# VERHANDLUNGSBERICHT DER DEUTSCHEN GESELLSCHAFT FÜR UROLOGIE

## 22. TAGUNG
### VOM 23. BIS 26. OKTOBER 1968 IN BERLIN

TAGUNGSLEITUNG

## W. BROSIG
BERLIN

REDIGIERT DURCH DEN ERSTEN SCHRIFTFÜHRER

DER DEUTSCHEN GESELLSCHAFT FÜR UROLOGIE

## H.-K. BÜSCHER
HANNOVER

MIT 170 ABBILDUNGEN UND 98 TABELLEN IM TEXT

SPRINGER-VERLAG

BERLIN · HEIDELBERG · NEW YORK

1969

ISBN-13: 978-3-540-04743-8     e-ISBN-13: 978-3-642-46206-1
DOI: 10.1007/978-3-642-46206-1



Titel-Nr. 6939

# Inhaltsverzeichnis

## Erster Sitzungstag

Mittwoch, den 23. Oktober 1968

8.30 Uhr und 14.00 Uhr


Begrüßungsansprache
des Vorsitzenden W. Brosig (Berlin) . . . . . . . . . . . . . . . . . . . . . . . 1

Begrüßungsansprache
des Rektors der Freien Universität Berlin, E. Harndt . . . . . . . . . . . . . . 2

Ehrungen . . . . . . . . . . . . . . . . . . . . . . . . . . . . . . . . . . . . . . 4

Festvortrag: Zur Geschichte der Berliner Urologie. Von H. Goerke . . . . . . . . 6


## I. Hauptthema: Urogenitaltuberkulose


Chemotherapie der Urogenitaltuberkulose. Referat. Von K. L. Radenbach
(Berlin) . . . . . . . . . . . . . . . . . . . . . . . . . . . . . . . . . . . . . . 13


### Vorträge


Ergebnisse der Chemotherapie bei Nierentuberkulose in Zusammenarbeit von Urologischer und Tuberkulose-Klinik. Von A. Gabler, G.
Freise, A.-A. Kollwitz, R. Nagel und K. L. Radenbach (Berlin) . . . . . . . 28

Chemotherapeutische Behandlung der Urogenitaltuberkulose mit neuen
Medikamenten bei eingeschränkter Nierenfunktion. Von K. König, P.
May und B. Kastert (Homburg/Saar) . . . . . . . . . . . . . . . . . . . . . . 32

Die Prostatatuberkulose. Von K. F. Albrecht und K. H. Wilhelm (Wuppertal) 34

Die Indikation zur Kavernotomie. Von W. Staehler (Tübingen) . . . . . . 37

Zur Problematik der operativen Beseitigung tuberkulöser Harnleiterstrikturen. Von E. Schmiedt (München) . . . . . . . . . . . . . . . . . . . . 39

Klinik und Therapie der Urogenitaltuberkulose in funktioneller Sicht.
Von C.-F. Rothauge und M. Schilder (Gießen) . . . . . . . . . . . . . . . . . 43

Corticosteroidtherapie der strikturierenden Harnleiter-Tbc. Von F.
Zeller (Gießen) . . . . . . . . . . . . . . . . . . . . . . . . . . . . . . . . . 45

Ist die Corticosteroidtherapie bei tuberkulösen Harnleiterstrikturen
sinnvoll? Von H. Wenderoth (Wuppertal) . . . . . . . . . . . . . . . . . . 47

Über die Bedeutung der unspezifischen Begleitinfektion bei Nierentuberkulose. Von P. Porpáczy (Wien) . . . . . . . . . . . . . . . . . . . . . 50

Die Bedeutung der selektiven Nierenangiographie bei Nierentuberkulose hinsichtlich organerhaltender Eingriffe. Von M. Schmidt-Mende,
F. Eisenberger und P. Falge (München) . . . . . . . . . . . . . . . . . . . . 53

Gleichzeitiges Vorkommen von Prostatatuberkulose und Prostataadenom. Von K. Janca (Novi Sad) . . . . . . . . . . . . . . . . . . . . . . . . . 58

Rezidivhäufigkeit der Urogenitaltuberkulose. Von H.-W. SCHÜLER (Heidelberg) . . . . . . . . . . . . . . . . . . . . . . . . . . . . . . . . . . . . . . . . 60

Zur Differentialdiagnostik der Nieren-Sarkoidose. Von A. TAUPITZ und M. FALK (Kaiserslautern) . . . . . . . . . . . . . . . . . . . . . . . . . . . . 62

Ein Fall spontan geheilter Nierentuberkulose aus dem 19. Jahrhundert. Von E. LJUNGGREN (Göteborg) . . . . . . . . . . . . . . . . . . . . . . . . 65

Urogenitaltuberkulose. Aufgeforderter Diskussionsvortrag. Von E. SIMONS (Aachen) . . . . . . . . . . . . . . . . . . . . . . . . . . . . . . . . . . . . . . 67

Rundtischgespräch
vom 23. Oktober 1968. Vorsitz: Herr C.-E. ALKEN (Homburg/Saar) . . . . . . . . 69


## Zweiter Sitzungstag

Donnerstag, den 24. Oktober 1968

8.30 Uhr und 12.00 Uhr

## II. Hauptthema: Blasenhalsobstruktion

Vorsitz: Herr MARBERGER, Innsbruck


Die Blasenhalsstenose im Kindesalter. Referat. Von B. STÜCK (Berlin) . . . 88

Die anatomischen Grundlagen für die Vesicourethroplastik. Referat. Von B. W. YOUNG (San Francisco) . . . . . . . . . . . . . . . . . . . . . . . . . . 95


### Vorträge


Diagnostische und therapeutische Probleme bei Kindern mit Blasenentleerungsstörungen. Von J. G. MOORMANN und J. SÖKELAND (Homburg/Saar) 98

Beobachtungen über die Strömungsverhältnisse am Blasenhals. Von H. MARBERGER und H. MADERSBACHER (Innsbruck) . . . . . . . . . . . . . . . 100

Beobachtungen an hinteren Urethralklappen bei Kindern. Von W. SCHOLTEN (Wuppertal) . . . . . . . . . . . . . . . . . . . . . . . . . . . . . . . . . . 104

Die Unterschiede der Blasenhalskontraktur des Kindes und des Erwachsenen. Von A. SIGEL (Erlangen) . . . . . . . . . . . . . . . . . . . . . 108

Chronische Harnwegsinfektion und Stenose der weiblichen Harnröhre im Kindesalter und bei Erwachsenen. Von E. HRADEC (Prag) . . . . . . 111

Zur Frage der Ätiologie und Therapie der Sphinktersklerose. Von G. DATHE und K. A. LENNERT (Frankfurt a. M.) . . . . . . . . . . . . . . . . . . . 117

Blasenhalsveränderungen bei der neurogen gestörten Blase und ihre Behandlung. Von H.-K. BÜSCHER (Hannover) . . . . . . . . . . . . . . . . . 120

Diagnostik von Blasenhalsveränderungen mit latenter Blasenentleerungsstörung. Von M. BRESSEL (Homburg/Saar) . . . . . . . . . . . . . . . . . 121

Die transurethrale Beseitigung der Blasenhalsobstruktion bei hohen Querschnittslähmungen. Von J. POTEMPA (Heidelberg) . . . . . . . . . . . 124

Blasenhalsobstruktion nach transurethraler Resektion und Prostatektomie. Von E. SCHMIEDT, A. HOFSTETTER, F. EISENBERGER und M. GARNISOV (München) . . . . . . . . . . . . . . . . . . . . . . . . . . . . . . . . . . . . . 126

Sarcoma botryoides als Ursache einer Blasenhalsobstruktion. Von H. FROHMÜLLER (Würzburg) . . . . . . . . . . . . . . . . . . . . . . . . . . . . 130

Inhaltsverzeichnis V


Die transurethrale Resektion bei der kindlichen Blasenhalsstenose. Von
A. GACA (Freiburg) . . . . . . . . . . . . . . . . . . . . . . . . . . . 134

Entleerungsstörung der kindlichen Harnblase bei Hypertonie des
Sphincter externus. Von S. LYMBEROPOULOS (Aachen) . . . . . . . . . . 136


## III. Hauptthema: Cytostatika in der Urologie


Zur Wirkungsweise von Cytostatika. Referat. Von D. NEUBERT (Berlin) . . . 137

Diskussionsbemerkung KARRER mit Schlußbemerkung NEUBERT . . . . . . 153

Die cytostatische Therapie bei Tumoren des Urogenitaltraktes. Referat.
Von A.-A. KOLLWITZ unter Mitarbeit von K. KULT . . . . . . . . . . . . . 154

Diskussionsbemerkung KARRER . . . . . . . . . . . . . . . . . . . . . . 169


### Vorträge


Cytostatische Rezidivprophylaxe nach Hypernephromoperationen. Von
B. B. BIBUS, K. KARRER und S. RUMMELHARDT (Wien) . . . . . . . . . . . 170

Kombinationsbehandlung beim Blasencarcinom. Von U. ALMSTEDT, A.-A.
KOLLWITZ, W. BROSIG und S. GROHME (Berlin) . . . . . . . . . . . . . . 181

Chemotherapeutic agents in the treatment of bladder tumors. Von M.
PAVONE-MACALUSO (Palermo) . . . . . . . . . . . . . . . . . . . . . . 186

Thio-TEPA in Therapie und Prophylaxe der Blasenpapillome. Von E.
ZINGG (Zürich) . . . . . . . . . . . . . . . . . . . . . . . . . . . . . 191

Cytostatische „Triple-drug-Intervalltherapie" im Rahmen der Behandlung von teratomatösen Hodentumoren. Von W. VAHLENSIECK und ST.
GÖDDE (Bonn) . . . . . . . . . . . . . . . . . . . . . . . . . . . . . . 193

Die cytostatische Therapie, kombiniert mit der operativen und Strahlenbehandlung bei Hodentumoren. Von FR. KÖRNER (Hamburg) . . . . . 197

Hämorrhagische Cystitis unter cytostatischer Therapie. Aufgeforderter
Diskussionsvortrag von H. BAUMGÄRTEL . . . . . . . . . . . . . . . . . 200

Kombinierte Oestrogen-Cytostatikabehandlung. Aufgeforderter Diskussionsvortrag von G. JÖNSSON . . . . . . . . . . . . . . . . . . . . . . . . . 201

Die Behandlung der Blasenpapillomatose mit Thio-Tepa. Aufgeforderter
Diskussionsvortrag von P. GRABER . . . . . . . . . . . . . . . . . . . . 202


### Dritter Sitzungstag

Freitag, den 25. Oktober 1968

9.00 Uhr und 14.00 Uhr

## IV. Hauptthema: Experimentelle Urologie

Vorsitz: Herr LUTZEYER, Aachen

### Vorträge


Experimentelle Untersuchungen zur homologen Nierentransplantation
ohne Immunosuppression. Von K. RUILE und R. VOSS (Gießen) . . . . . . . 204

Untersuchungen mit der Szintillationskamera nach Anger über die Abstoßung von Nierentransplantaten beim Hund. Von P. MÜLLER-BEISSENHIRTZ,
K. Z. WINKEL, D. BEDUHN, A. ENCKE, H.-W. SCHÜLER und M. ZIEGLER (Heidelberg) 208

Isotope autologe und homologe Blasentransplantation im Tierexperiment. Von E. ZINGG . . . . . . . . . . . . . . . . . . . . . . . . . . . 211

Die Homotransplantation tiefgekühlter Blasenanteile im Tierversuch. Von K. BANDHAUER, J. FRICK und H. J. FÖDISCH (Innsbruck) . . . . . . . . . . 214

Teiltransplantation der Harnblase. Von P. KOLLE (München) . . . . . . . 220

Partieller Harnblasenersatz durch Teflonfilz. Von A. KELAMI, H. O. DUSTMANN, A. LÜDTKE-HANDJERY, V. CARCAMO und C. HEROLD (Berlin) . . . . . . . 223

Defektdeckung der Blase durch homoiologe und heterologe Transplantate. Von E. SIMONS und E. PIERITZ (Aachen) . . . . . . . . . . . . . . . . 225

Funktion des durch einen Blasenlappen subtotal ersetzten Harnleiters. Von C. PLANZ und H. D. WULFF (Mainz) . . . . . . . . . . . . . . . 229

Tierexperimentelle Untersuchungen zur Ureterosigmoidostomie. Von H. D. WULFF und C. PLANZ (Mainz) . . . . . . . . . . . . . . . . . 230

Experimentelle Untersuchungen zur Verbesserung der Ischämietoleranz von Nieren. Von F. TRUSS (Göttingen) . . . . . . . . . . . . . . 231

Biochemische und morphologische Untersuchungen zur Ischämietoleranzzeit der Nieren. Von R. VOSS und K. RUILE . . . . . . . . . . . . 235

Tierexperimentelle Untersuchungen über den Einfluß von renaler Embolisierung auf den Blutdruck. Von H. FROHMÜLLER (Würzburg) . . . . . 239

Experimentelle und klinische Untersuchungen über die unterschiedliche funktionelle Bedeutung des präformierten perirenalen Kollateralkreislaufs und der operativ induzierten Kollateralenbildung für die durchblutungsgedrosselte Niere. Von O. HALLWACHS und G. VAN KAICK (Aachen) . . . . . . . . . . . . . . . . . . . . . . . . . . . . . . 244

Kältechirurgie am Nierenparenchym. Von W. LUTZEYER, S. LYMBEROPOULOS, H. BREINING und ST. LANGER (Aachen) . . . . . . . . . . . . . . . . 246

Kryotherapie des heterotransplantierten menschlichen Krebses. Von A. SIGEL, D. M. GOLDENBERG, K. M. SCHROTT und V. WARD (Erlangen) . . . . . . . 249

Parenterale Fettemulsion bei Urämie im Tierexperiment. Von H. SOMMERKAMP und R. NEUGEBAUER (Marburg) . . . . . . . . . . . . . . . . . 255

Das Verhalten von Substanzen mit unterschiedlichen renalen Ausscheidungsmechanismen in der Nierenlymphe unter physiologischen und pathologischen Bedingungen. Von R. HUBMANN, B. OPELT, J. G. MOORMANN und F. H. SCHMIDT . . . . . . . . . . . . . . . . . . . . . . . 256

Beziehungen zwischen Blasendruck und Tubulusdruck bei Harnabflußstörungen. Von D. BRITTEN und G. RUEDAS (Hamburg) . . . . . . . . . . . 260

Lithotripsie von Blasensteinen durch hydraulische Schlagwellenwirkung. Von G. KIERFELD (Essen) . . . . . . . . . . . . . . . . . . . . 263


## V. Freie Vorträge

### Vorsitz: Herr KLOSTERHALFEN, Hamburg


Prinzipielle Fragen bei der Nebennierenchirurgie. Von G. MAYOR (Zürich) 265

Operative Behandlung der kongenitalen Harnstauungsniere: Subtotale en-bloc-Resektion. Von W. LUTZEYER und S. LYMBEROPOULOS . . . . . . . . 269

Die akute Niereninsuffizienz in der Urologie. Von L. BRAUN (Münster) . . 273

Zur Frage der Gefährdung Einnieriger. Von P. MELLIN (Essen) . . . . . . 276

Das Schicksal der Einnierigen. Von E. SCHINDLER (Bad Wildungen) . . . . . 279

Das Schicksal der Einnierigen. Von W. KNIPPER (Hamburg) . . . . . . . . 290

Über den Wert tomographischer Untersuchungen in der urologischen
Röntgendiagnostik. Von R. AY, K. REISNER und K. H. VAN DE WEYER (Mainz). 293

Die Bedeutung des Bildverstärkers bei der Nierensteinoperation. Von
F. ARNHOLDT (Stuttgart) . . . . . . . . . . . . . . . . . . . . . . . . . . 294

Vergleichende angiographische und morphologische Untersuchungen
maligner Nierentumoren. Von K. H. BICHLER, M. HETTLER, H. VAN LESSEN und
H. BECHTELSHEIMER (Marburg) . . . . . . . . . . . . . . . . . . . . . . . 296

Über den veränderten Kontrastmittelabfluß aus der Niere bei liegender
und stehender Körperhaltung. Von H. SCHMIDT und K. OSWALD (Tübingen) . 299

Veränderungen am Lymphogramm durch Operation und ionisierende
Strahlen. Von W. LUDVIK, F. WACHTLER und W. ZAUNBAUER (Wien) . . . . . . 300

## Vierter Sitzungstag

Sonnabend, den 26. Oktober 1968

8.30 Uhr

## VI. Freie Vorträge
Vorsitz: Herr NAGEL, Köln

Physiologie des Renin-Angiotensinsystems und Pathogenese der renovasculären Hypertonie. Von M. ZIEGLER und K. MÖHRING (Heidelberg) . . . 303

Vergleichende Untersuchungen mit Angiographie und Isotopen bei einseitig funktionsgestörten Nieren. Von H. SOMMERKAMP und H. WÜRDINGER
(Marburg und Eßlingen/Neckar) . . . . . . . . . . . . . . . . . . . . . . . 309

Über zwei neue Methoden der Nebennierendiagnostik, die selektive
Angiographie und die Nebennierenszintigraphie. Von K. H. VAN DE
WEYER (Mainz) . . . . . . . . . . . . . . . . . . . . . . . . . . . . . . . 311

Resorption von 45-Calcium und 14-C-Harnstoff aus Harnblase und isolierten Darmschlingen. Von P. STROHMENGER (Essen) . . . . . . . . . . . . 314

Radioisotopenuntersuchungen zur Frage der Dauerspülung nach transurethraler Resektion der Prostata. Von H. FROHMÜLLER (Würzburg) . . . 317

Histoautoradiographische Untersuchungen über das Wachstum von Blasentumoren. Von G. LUNGLMAYR und H. REGELE (Wien) . . . . . . . . . . . 320

Biochemische und autoradiographische Untersuchungen zur Ätiologie
des Blasencarcinoms. Von K. HOCHBERG, W. KOCHEN und L. RÖHL (Heidelberg) 323

Zur Behebung der posttraumatischen und postoperativen Harninkontinenz beim Mann. Von E. SCHMIEDT (München) . . . . . . . . . . . . . . . 329

Die Harnleiterdünndarmersatzplastik. Von C. F. ROTHAUGE (Gießen) . . . . 332

Möglichkeiten der Krankenblattdokumentation in der Urologie. Von J.
SÖKELAND und W. STRAUBE (Homburg/Saar). . . . . . . . . . . . . . . . . . 340

Erfahrungen und Ergebnisse einer 3jährigen Krankenblattdokumentation. Von W. STRAUBE und K. KEMPER (Homburg/Saar) . . . . . . . . . . . 341

Kritische Betrachtungen über die Voraussetzungen eines Nierentransplantationsprogrammes. Von L. RÖHL (Heidelberg) . . . . . . . . . . . . . 342

Für und Wider in der Behandlung von Nierentransplantaten mit Antilymphocytenserum. Von H. J. KEUTEL und L. E. STEVENS (Utah) . . . . . . 346

Die Kältechirurgie der Prostata. Von H. J. REUTER (Stuttgart) . . . . . . . 350

Cryosurgical prostatectomies, our modifications and results. Von P. ROUVALIS (Athen) . . . . . . . . . . . . . . . . . . . . . . . . . 355

Transurethrale Kryochirurgie unter Sichtkontrolle. Von ST. MOLNÁR (München) . . . . . . . . . . . . . . . . . . . . . . . . . . . 359

Plasmatestosteron beim Mann über 60 Jahre. Von J. FRICK (Innsbruck) . . 363

Grundsätzliche Erwägungen zur Anwendung von Antiandrogenen beim Prostatacarcinom. Von P. BURCHARDT (Hamburg) . . . . . . . . . . . . 365

Zur Indikation der operativen Behandlung von Cystennieren. Ergebnisse prä- und postoperativer Untersuchungen. Von J. KAUFMANN (Hamburg) . . . . . . . . . . . . . . . . . . . . . . . . . . . . . 367

Zur Klinik und Therapie der Harnleiterperitonealfistel. Von A. TAUPITZ, K. ABBAS und G. WACKER (Kaiserslautern) . . . . . . . . . . . . . 368

Die selektive Bestimmung der metabolischen Acidose nach Harnableitung in den Darm. Von W. SCHMANDT (Münster) . . . . . . . . . . . . . . 372

Die urologischen Komplikationen der Gicht. Von M. PECHERSTORFER und R. EBERL (Wien). . . . . . . . . . . . . . . . . . . . . . . 374

Die Bedeutung der Steinanalyse für die Rezidivsteinprophylaxe. Von P.-M. KLEIN (Hamburg) . . . . . . . . . . . . . . . . . . . . . 378

Zur Behandlung des retrocavalen Ureters. Von E. ELSÄSSER (München) . . 379

Das eosinophile Infiltrat der Blase. Von B. BIBUS und J. ZEITLHOFER (Wien) 383

Zur Diagnose der bakteriellen Prostatitis mit Hilfe der quantitativen Keimzahlbestimmung. Von K. A. LENNERT und W. MONDORF (Frankfurt a. M.) 384

**Aussprache:**
Herr RIEDEL . . . . . . . . . . . . . . . . . . . . . . . . 387

Generalversammlung . . . . . . . . . . . . . . . . . . . . . . . 388

Verzeichnis der Mitglieder der Deutschen Gesellschaft für Urologie . . 390

# Anschriften der Autoren und Vortragenden


ALBRECHT, K. F., Professor Dr., Urolog. Klinik der Städt. Krankenanstalten, 56 Wuppertal-Barmen, Heusnerstraße 40.

ALMSTEDT, U., Dr., 1 Berlin 19, Spandauer Damm 130

ARNHOLDT, F., Dozent Dr., Katharinenhospital, 7 Stuttgart 1.

AY, R., Dr., 65 Mainz, Carl Benz-Straße 5.

BANDHAUER, K., Dozent Dr., Urolog. Univ.-Klinik, A-6020 Innsbruck.

BAUMGÄRTEL, H., Dr., Urolog. Klinik der Freien Universität, Klinikum Steglitz, 1 Berlin.

BIBUS, B., Professor Dr., Kaiser Franz Joseph-Spital, A-1100 Wien, Kundratstraße 3.

BICHLER, K. H., Dr., Chirurg. Univ.-Klinik und -Poliklinik, 355 Marburg, Robert Koch-Straße 8.

BRAUN, L., Privatdozent Dr., Chirurg. Univ.-Klinik, 44 Münster.

BRESSEL, M., Dr., Urolog. Univ.-Klinik, 665 Homburg a. d. Saar.

BRITTEN, D., Dr., Urolog. Univ.-Klinik, 2 Hamburg-Eppendorf.

BROSIG, W., Professor Dr., Urologische Universitätsklinik, Klinikum Steglitz, 1 Berlin 45, Hindenburgdamm 30.

BÜSCHER, H.-K., Professor Dr., Friederikenstift, 3 Hannover, Humboldtstraße 5.

BURCHARDT, P., Urolog. Univ.-Klinik, 2 Hamburg.

DATHE, G., Dr., Chirurg. Univ.-Klinik der Johann Wolfgang Goethe-Univ., 6 Frankfurt a. M.

EBERL, R., Oberarzt Dr., II. Med. Abt. im Krankenhaus der Stadt Wien-Lainz, A-1130 Wien, Wolkersbergenstraße 1.

ELSÄSSER, E., Dr., Oberarzt der Urolog. Klinik der Univ., 8 München 15, Thalkirchner Str. 48.

FREISE, G., Dr., 1 Berlin 39, Am Großen Wannsee 80.

FRICK, J., Univ.-Klinik, Urolog. Abt., A 6020 Innsbruck.

FROHMÜLLER, H., Privatdozent Dr., Chirurg. Univ.-Klinik, Urolog. Abt., 87 Würzburg, Staatl. Luitpold-Krankenhaus.

GABLER, A., Dr., 1 Berlin 39, Am Großen Wannsee 80.

GACA, A., Doz. Dr., Chirurg. Univ.-Klinik, Urolog. Abt., 78 Freiburg, Hugstetterstraße 55.

GOERKE, H., Professor Dr. Dr., Institut für Geschichte der Medizin der Freien Universität, 1 Berlin.

GRABER, P., Dr., Urolog. Abt. der Chirurg. Univ.-Klinik, Ch-4000 Basel.

HALLWACHS, O., Dr., Urolog. Abt. der Rhein.-Westf. Technischen Hochschule, 51 Aachen.

HOCHBERG, K., Dr., Urolog. Abt. der Chirurg. Univ.-Klinik, 69 Heidelberg.

HRADEC, E., Professor Dr., U. nemanich, Praha 2.

HUBMANN, R., Priv.-Doz. Dr., Urolog. Abt. des Allgem. Krankenhauses St. Georg, 2 Hamburg.

JANCA, K., Dozent Dr., Chirurg. Univ.-Klinik, Novi Sad.

JÖNSSON, G., Professor Dr., University of Lund, Dept. of Urology, Lund.

KARRER, K., Dozent Dr., Institut für Krebsforschung der Universität, A-1090 Wien, Borschgasse 8a.

KAUFMANN, J., Dozent Dr., Urolog. Univ.-Klinik, 2 Hamburg-Eppendorf, Martinistraße 52.

KELAMI, A., Dr., Urolog. Klinik der Freien Universität, Klinikum Steglitz, 1 Berlin 45, Hindenburgdamm 30.

KEMPER, K., Dr., Urolog. Klinik der Universität, 665 Homburg a. d. Saar.

KEUTEL, H. J., Asst. Prof. Dr., University of Utah, School of Medicine, Dept. of Surgery, Salt Lake City, Utah 84112.

KIERFELD, G., Dr., Urolog. Klinik der Ruhruniversität, Klinikum Essen, 43 Essen, Hufelandstraße 55.

KLEIN, P.-M., Dr., Urolog. Univ.-Klinik und Poliklinik, 2 Hamburg 20, Martinistraße 52.

KNIPPER, W., Dr., Urolog. Abt. des Marienkrankenhauses, 2 Hamburg.

KÖNIG, K., Dr., Urolog. Univ.-Klinik, 665 Homburg a. d. Saar.

KÖRNER, Fr., Priv.-Doz. Dr., 2 Hamburg 70, Stephanstraße 154.

KOLLE, P., Priv.-Doz. Dr., Urolog. Klinik der Univ. München, 8 München 15, Thalkirchner Straße 48.

KOLLWITZ, A.-A., Priv.-Doz. Dr., Klinikum Steglitz, 1 Berlin 45, Hindenburgdamm 30.

LENNERT, K. A., Dr., Urolog. Abt. der Chirurg. Univ.-Klinik, 6 Frankfurt a. M.

LJUNGGREN, E., Professor Dr., Sahlgrenska Sjukhuset, Göteborg.

LUDVIK, W., Dr., A-1090 Wien 9, Alserstraße 4.

LUNGLMAYR, G., Dr., Urolog. Univ.-Klinik, A-1090 Wien.

LUTZEYER, W., Professor Dr., Urolog. Klinik der Rhein.-Westf. Techn. Hochschule, 51 Aachen.

LYMBEROPOULOS, S., Dr., Urolog. Klinik der Med. Fakultät der Rhein.-Westfälischen T. H., 51 Aachen, Goethestraße 27—29.

MADERSBACHER, H., Dr., Chirurg. Univ.-Klinik, Lehrkanzel für Urologie, A-6020 Innsbruck.

MARBERGER, H., Professor Dr., Chirurg. Univ.-Klinik, Lehrkanzel für Urologie, A-6020 Innsbruck.

MAY, P., Dr., Urolog. Univ.-Klinik, 665 Homburg a. d. Saar.

MAYOR, G., Professor Dr., Urolog. Univ.-Klinik, Ch-8000 Zürich.

MELLIN, P., Professor Dr., 43 Essen-Holsterhausen, Hufelandstraße 55.

MOLNÁR, S., Dr., Privatklinik Professor Dr. Reis, 8 München, Möhlstraße 28.

MOORMANN, J. G., Dr., Urolog. Univ.-Klinik, 665 Homburg a. d. Saar.

MÜLLER-BEISSENHIRTZ, P., Dr., Urolog. Univ.-Klinik, 69 Heidelberg, Kirschnerstraße 1.

NAGEL, R., Professor, Dr., Klinikum Westend, 1 Berlin 19, Spandauer Damm 130.

NEUBERT, D., Professor Dr., Pharmakologisches Institut der Freien Universität, 1 Berlin, Thielallee 69/73.

NEUGEBAUER, R., Urolog. Abt. der Chirurg. Univ.-Klinik, 355 Marburg, Robert Koch-Straße 8.

PAVONE, M., Urological Clinic of the University of Palermo.

PECHERSTORFER, M., Dozent Dr., Urolog. Univ.-Klinik, A-1090 Wien, Alserstraße 4.

PLANZ, C., Dr., Urolog. Univ.-Klinik, 65 Mainz.

PORPACZY, P., Dr., Allgemeine Poliklinik, Urolog. Abteilung, A-1090 Wien.

POTEMPA, J., Privatdozent Dr.

RADENBACH, K. L., Professor Dr., 1 Berlin 39, Am Großen Wannsee 80.

REUTER, H. J., Dr., Urolog. Privatklinik, 7 Stuttgart-S, Humboldtstraße 16.

RÖHL, L., Professor Dr., Vorstand der Urolog. Abt. der Chirurg. Univ.-Klinik, 69 Heidelberg 1, Kirschnerstraße 2.

ROTHAUGE, C. F., Professor Dr., Lehrstuhl und Abteilung für Urologie der Justus Liebig-Universität, 63 Gießen, Klinikstraße 37.

ROUVALIS, P., M. D., 100 Vasilisis Sofias, Athen.

RUEDAS, G., Dr., Physiol. Institut der Univ., 2 Hamburg-Eppendorf.

RUILE, K., Dr., Chirurg. Univ.-Klinik, 63 Gießen, Klinikstraße 37.

RUMMELHARDT, S., Professor Dr., Krankenhaus der Stadt Wien-Lainz, A-1130 Wien, Wolkersbergenstraße 1.

SCHINDLER, E., Dr., Reg.-Med.-Direktor, 359 Bad Wildungen, Langemarckstraße 9.

SCHMANDT, W., Dr., Chirurg. Klinik und Poliklinik, Urolog. Abt., 44 Münster, Jungeblodtplatz 1.

SCHMIDT, H., Professor Dr., Strahlendiagnostische Abt. des Allgem. Krankenhauses, 2 Hamburg 50, Allee 164.

SCHMIDT-MENDE, M., Privatdozent Dr., Urolog. Klinik der Univ. München, 8 München 15, Thalkirchner Straße 48.

SCHMIEDT, E., Professor Dr., Urolog. Klinik der Univ. München, 8 München 15, Thalkirchner Straße 48.

SCHOLTEN, W., Dr., Städt. Krankenanstalten, Urolog. Klinik, 56 Wuppertal-Barmen.

SCHÜLER, H.-W., Dr., Urolog. Abteilung der Chirurg. Univ.-Klinik, 69 Heidelberg 1, Kirschnerstraße 2.

SIGEL, A., Professor Dr., Chirurg. Univ.-Klinik, Urolog. Abt., 852 Erlangen.

SIMONS, E., Priv.-Doz. Dr., Urolog. Klinik der Med. Akademie, 51 Aachen, Goethestraße 27/29.

SÖKELAND, J., Priv.-Doz. Dr., Urolog. Univ.-Klinik, 665 Homburg a. d. Saar.

SOMMERKAMP, H., Priv.-Doz. Dr., Urolog. Abt. der Chirurg. Univ.-Klinik, 355 Marburg, Robert Koch-Straße 8.

STAEHLER, W., Professor Dr., Chirurg. Univ.-Klinik, 74 Tübingen.

STRAUBE, W., Dr., Urolog. Klinik der Universität, 665 Homburg a. d. Saar.

STROHMENGER, P., Priv.-Doz. Dr., 43 Essen, Hufelandstraße 55.

STÜCK, B., Priv.-Doz. Dr., Univ.-Kinderklinik, 1 Berlin 19, Heubnerweg 6.

TAUPITZ, A., Priv.-Doz. Dr., Stadtkrankenhaus, Urolog. Klinik, 675 Kaiserslautern, Friedrich Engels-Straße 25.

TRUSS, F., Professor Dr., Chirurg. Univ.-Klinik, Urolog. Abt., 34 Göttingen, Goßlerstraße 10.

VAHLENSIECK, W., Professor Dr., Chirurg. Univ.-Klinik, Urolog. Abt., 53 Bonn-Venusberg.

VOSS, R., Dr., Lehrstuhl und Abt. für Urologie, Justus Liebig-Universität, 63 Gießen, Klinikstraße 37.

WENDEROTH, H., Dr., Oberarzt der Urolog. Klinik, 56 Wuppertal-Barmen, Sanderstraße 180.

WULFF, H. D., Dr., Urolog. Univ.-Klinik, 65 Mainz.

YOUNG, B. W., Dr., 490 Post Street, San Francisco, Calif.

ZELLER, F., Dr., A. Jesionek-Krankenhaus, 63 Gießen.

ZIEGLER, M., Dr., Abt. für Urologie an der Chirurg. Univ.-Klinik, 69 Heidelberg.

ZINGG, E., Professor Dr., Urolog. Univ.-Klinik, Ch-8000 Zürich.

# Erster Sitzungstag

## Mittwoch, den 23. Oktober 1968, 8.30 Uhr und 14.00 Uhr

## Begrüßungsansprache des Vorsitzenden

*Meine sehr verehrten Damen und Herren, liebe Kollegen!*

Zur Eröffnung der 22. Sitzung der Deutschen Gesellschaft für Urologie möchte ich Sie alle auf das herzlichste begrüßen und Ihnen für Ihr Erscheinen danken. Mein ganz besonderer Gruß gilt dem Senator für Arbeit, Gesundheit und Soziales, Herrn Dr. BODIN, und dem Rektor der Freien Universität Berlin, Magnifizenz Professor Dr. HARNDT.

Von den Vorsitzenden ausländischer medizinischer Gesellschaften begrüße ich ganz besonders herzlich meine Freunde FRANCO DI GIRONCOLI, Florenz, Präsident der Italienischen Gesellschaft für Urologie; Professor MAYOR, Zürich, Präsident der Schweizerischen Gesellschaft für Urologie; Professor MARBERGER, Vorsitzender der Österreichischen Gesellschaft für Urologie; Professor Dr. OESER, Berlin, als Vertreter der Deutschen Röntgengesellschaft und natürlich auch alle ausländischen Kollegen, die aus der Tschechoslowakei, Italien, England, Jugoslawien, Rumänien, Schweden, Österreich, Schweiz, USA und Holland angereist sind.

Bei dieser Gelegenheit sollten wir an unsere Kollegen im anderen Teile Deutschlands denken, die z. Z. einen westdeutschen Kongreß nicht besuchen können. Lediglich Kollege NETTER aus Leipzig ist als einziger hier erschienen. Wünsche zum Gelingen des Kongresses sind von drüben zahlreich eingegangen.

Nach dreijähriger Pause tagt die Deutsche Gesellschaft für Urologie in einer Stadt, die eine große urologische Vergangenheit aufzuweisen hat. Da der Vorschlag, einen ständigen Kongreßort einzurichten, von der überwiegenden Mehrzahl der Mitglieder in der Generalversammlung im vorigen Jahr abgelehnt wurde, ist es dem Vorsitzenden überlassen gewesen, den Vortragsort festzusetzen, der mit Ihrer Zustimmung auf meine jetzige Wahlheimat Berlin gefallen ist. Nicht nur, daß ich dieser Stadt verpflichtet bin, ist es aus organisatorischen Gründen z. Z. unmöglich, von außerhalb einen solchen Kongreß auszurichten. Ich bin Ihnen also dankbar, daß Sie mich in dieser Hinsicht ideel unterstützt haben.

Berlin hat eine große urologische Tradition fortzusetzen, was in Anbetracht der heutigen Situation nicht nur hier, sondern auch an anderen Universitäten schwierig ist. Bis vor etwa 10 Jahren hat sich die Deutsche Urologie, die trotzdem international immer eine gute Rolle spielte, mit wenigen Ausnahmen neben den Universitäten entwickelt. In Berlin ist dank der Initiative von Professor LINDER

1960 der dritte Lehrstuhl für Urologie in Deutschland (nach Homburg a. d. Saar und Düsseldorf) eingerichtet worden. Seitdem gibt es jetzt zwölf Lehrkanzeln für dieses Fach an deutschen Universitäten; dabei soll aber nicht verschwiegen werden, daß es noch einige Kliniker gibt, die die Bedeutung der Urologie nicht erkennen wollen.

Was die wissenschaftlichen Themen der 22. Tagung betrifft, so sind sie etwas abseits der großen Linie. Das war beabsichtigt, da meine Spezialgebiete, z. B. die Nierentransplantation oder das Blasencarcinom, auf fast allen urologisch-chirurgischen Kongressen in den letzten Jahren sehr oft behandelt wurden. Dagegen ist die Nierentuberkulose seit Jahren nicht mehr auf dem Programm erschienen, so daß es Zeit ist, auf diesem wichtigen Gebiet wieder einmal Rechenschaft zu geben.

Ein Kapitel aus der Kinderurologie: „Die Blasenhalsobstruktion" ist das zweite Hauptthema. Die Kinderurologie hat in den letzten Jahren immer mehr an Bedeutung gewonnen, wobei auch gerade die deutsche Urologie nicht ganz unbeteiligt gewesen ist. Als drittes Hauptthema wurde die Cytostatika in der Urologie gewählt. Über dieses Thema ist zusammenfassend überhaupt noch nicht berichtet worden. Wenn auch die Erwartungen, die man in diese Mittel gesetzt hat, sich nicht ganz erfüllt haben, so scheinen sich doch, wie wir später sehen werden, in der Kombinationstherapie, z. B. beim Blasencarcinom, langsame Fortschritte abzuzeichnen.

Schließlich wäre noch die experimentelle Urologie zu erwähnen, die mir persönlich sehr am Herzen liegt, da ich die Meinung vertrete, daß nur durch das Experiment (sei es im Labor oder im Tierstall) in Verbindung mit der Klinik der internationale Leistungsstandard erhalten bzw. Fortschritte gemacht werden können. Auch liegen noch eine große Anzahl freier Themen und Filmvorführungen vor, die uns einen Querschnitt über das gesamte Gebiet der modernen Urologie geben werden.

Es sind fast 100 Vorträge angemeldet worden. Zu meiner Überraschung mußte ich jedoch feststellen, daß ein großer Teil der Redner noch nicht Mitglied der Deutschen Gesellschaft für Urologie sind, und ich hoffe, daß dieser kleine Schönheitsfehler bald korrigiert werden wird.

Professor Dr. W. BROSIG, Urologische Universitätsklinik, Klinikum Steglitz, 1 Berlin 45, Hindenburgdamm 30

# Begrüßungsansprache des Rektors der Freien Universität Berlin

## Prof. Dr. E. HARNDT

*Sehr geehrter Herr Präsident, Herr Senator, meine Damen und Herren!*

Es ist auch für mich als dem Rektor der Freien Universität eine angenehme Pflicht, Sie hier in Berlin zu begrüßen und Ihrer Tagung einen erfolgreichen Verlauf zu wünschen, zumal der Rektor unserer Universität in diesem Jahr aus dem Kreis der Medizinischen Fakultät kommt.

Der Rektor einer Universität ist heute, zumindest in der Mentalität unserer Studenten, kaum noch als ein zu achtender Repräsentant anzusehen; jedenfalls halten sie es für zweckmäßig, seine Amtsräume zu besetzen und das Mobiliar zu zertrümmern, um mit diesen und ähnlichen Aktionen ihre Reformwünsche zu begründen und durchzusetzen.

Natürlich haben auch die medizinischen Studenten ihre Forderungen, aber sie sind offenbar nicht so engagiert, um diese auch auf wissenschaftlichen Tagungen zu präsentieren.

Die kürzlich hier in Berlin abgelaufene Germanisten-Tagung wurde, wie es im Vokabular der „progressiven Demokraten" heißt, umfunktioniert, um rational-kritisch zu reflektieren, wie die Relevanz der Literatur in der Industriegesellschaft zu artikulieren sei.

In Frankfurt waren Studenten zur Tagung der Soziologen von vornherein als gleichberechtigte aktive Teilnehmer an den Diskussionen zugelassen.

In Fachbereichen, in denen es sich weniger um das Wissen von Tatsachen als vielmehr um die Deklaration von Meinungen, Ansichten und Auffassungen handelt, mag es möglich sein, die studentischen Forderungen zu erfüllen, bereits im Studium am Wissenschaftsprozeß und zur Mitentscheidung am Arbeitsplatz beteiligt zu sein, um zur „Demokratisierung von Forschung und Lehre" die Forschungsplanung gesellschaftsbezogen auszurichten.

In der Medizin jedoch, zumal in einem so hoch entwickelten Spezialfach wie die Urologie, zeigt bereits eine kurze Durchsicht des Tagungsprogramms, was für ein Maß an Grundwissen, an speziellen Kenntnissen und Erfahrungen voraus-zusetzen sind, um sich an der Fachdiskussion beteiligen zu können.

So brauche ich Ihrer Tagung wenigstens nicht auch noch einen störungs-freien Verlauf zu wünschen. Sowohl die sonst so diskussionsfreundlichen Stu-denten als auch die sog. „Initiativgruppe medizinischer Arbeiter" stehen Ihren Problemen hilflos gegenüber.

Aber bitte! Um nicht falschen Deutungen zu unterliegen, ich spreche von den Schülern, nicht von unseren Mitarbeitern.

So begrüße ich es besonders, daß Ihr Programm neben angesehenen Fach-größen des In- und Auslandes auch in großer Zahl den Nachwuchs zu Worte kommen läßt.

Neben den Übersichtsreferaten zu den verschiedenen Verhandlungsthemen steht jeweils auch eine Reihe freier Vorträge. Achten und beachten Sie die Vor-tragenden der jungen Generation nicht weniger als die gefeierten Autoritäten. Nur dann werden Sie auf diesem Kongreß einen Überblick erhalten über das, was Wissenschaft und Praxis auf Ihrem Gebiet Wichtiges erarbeitet haben, die Ergeb-nisse stillen Forscherfleißes, experimentelle Untersuchungen, Beobachtungen, Beschreibungen, Erfahrungsberichte, neue Operationsmethoden, kurz alles Leistungen, von denen die Fortentwicklung der Medizin ihren Ausgang nimmt. Und Sie alle, meine Damen und Herren, Hochschullehrer und Fachärzte, Theo-retiker und Empiriker, Forscher und Praktiker, werden am Schluß Ihrer Tagung nicht ohne Gewinn an ihre Arbeit zurückkehren. Zurückkehren in dem Bewußt-sein, daß an den außerordentlichen Erfolgen der Medizin auch die Urologie einen nicht geringen Anteil hat. Und Sie werden sich, so hoffe ich, dann auch gern an Berlin erinnern. An Berlin, in welchem Ihre Gesellschaft und Ihr Fach so manche Bereicherung erfahren hat.

1*

# Ehrungen

Traditionsgemäß und in respektvoller Erinnerung möchte ich nun derjenigen Kollegen gedenken, die uns in den vergangenen 3 Jahren für immer verlassen haben:

Am 2. Mai 1966 verstarb im 67. Lebensjahr das Korrespondierende Mitglied Herr Dozent Dr. RUDOLF CHWALLA, Wien. Er war Konsiliarfacharzt für Urologie am Krankenhaus Klosterneuburg.

Am 22. Juni 1966 verstarb im 59. Lebensjahr der Chefarzt am Chirurgischen Kreiskrankenhaus Bad Mergentheim, Herr Dr. THEODOR GÖPFERT.

Am 11. Juli 1966 verstarb im 60. Lebensjahr Herr Prof. Dr. EDMUND THIERMANN, Chefarzt der Urologischen Abteilung am Städtischen Krankenhaus Nürnberg.

Am 13. August 1966 verschied im 83. Lebensjahr unser Ehrenmitglied Herr Prof. Dr. KARL SCHEELE, Leiter der Chirurgischen Abteilung der Huyssens-Stiftung in Essen.

Am 2. November 1966 kam bei einem Autounfall im 45. Lebensjahr der Oberarzt im St. Georg-Krankenhaus Hamburg, Herr Dr. MARTIN BERGMEYER ums Leben.

Am 13. Februar 1967 verstarb im 73. Lebensjahr unser Ehrenmitglied Herr Prof. Dr. HEINRICH HEUSSER, Persönlicher Ordinarius für Urologie an der Universität Basel.

Am 19. März 1967 verschied im 77. Lebensjahr unser Ehrenmitglied Herr Dr. Georg KLOSE, Chefarzt des Sanatoriums „Silesia" in Bad Wildungen.

Am 23. August 1967 starb im 70. Lebensjahr Herr Dr. HERMANN SCHMUTTE, Chefarzt des Elisabeth-Krankenhauses in Frankfurt am Main.

Am 25. Mai 1968 verstarb unser Ehrenmitglied MEREDITH CAMPBELL, emeritierter Professor an der Universität von New York, im 73. Lebensjahr. Seine Verdienste, vor allem um die Kinderurologie, sind uns allen bekannt.

Sie haben sich zum Gedenken und zur Ehre der Verstorbenen von Ihren Plätzen erhoben. — Ich danke Ihnen.

Nun wenden wir uns einem etwas erfreulicheren Thema zu.

Der Vorstand der Deutschen Gesellschaft für Urologie hat beschlossen, weiteren Persönlichkeiten, die sich um die deutsche Urologie verdient gemacht haben, die *Ehrenmitgliedschaft* zu verleihen.

Es ist mir eine große Freude, daß ich hier zu allererst Herrn Professor LINDER nennen kann. Professor LINDER ist jetzt Direktor an der Chirurgischen Univ.-Klinik in Heidelberg. Er war 10 Jahre an der Freien Universität in Berlin tätig. Prof. LINDER hat schon immer eine besondere Sympathie für unser Fach bekundet und seine Bedeutung anerkannt. Schließlich gelang es ihm 1960, einen Lehrstuhl für Urologie an der Medizinischen Fakultät in Berlin zu schaffen. Auch nach seinem Weggang nach Heidelberg hat Herr LINDER sofort die Urologie als selbständiges Fach dort eingerichtet. Da inzwischen hier in Berlin nun zwei Lehrstühle für Urologie installiert wurden, sind Herrn LINDER eigentlich drei Lehrstühle für Urologie zu verdanken. Das ist fürwahr ein Beweis für seine Aufgeschlossenheit, und es ist mir eine große Freude und Ehre, wenn ich ihm persönlich heute die Urkunde überreichen kann, zumal ich ihm allein zu verdanken habe, was ich heute bin.

Als zweites Ehrenmitglied wurde Herr WILLARD E. GOODWIN, M. D., Professor für Urologie an der Universität Los Angeles in Californien, vorgeschlagen. Herr GOODWIN ist vielen von uns bekannt, und er hat immer viel Interesse an der Entwicklung der deutschen Urologie gezeigt. Die Amerikaner sind ja so etwas wie unser Leitbild geworden, und der gute Kontakt mit ihnen hat für beide Seiten nur Vorteile gebracht. Da Prof. GOODWIN einer der ersten Fachvertreter im Lande ist, wollen wir durch seine Ernennung unsere Hochachtung und Anerkennung für die amerikanische Urologie zum Ausdruck bringen.

Als drittes Ehrenmitglied darf ich Herrn HISAO TAKAYASU, Professor für Urologie an der Universität Tokio, nennen. Schon Ende des vorigen Jahrhunderts begann die traditionelle Freundschaft zwischen der deutschen und japanischen Medizin, und ich glaube, daß es wichtig ist, wenn wir die Bindungen jetzt nicht abreißen lassen, sondern wieder neu knüpfen sollten, zumal nach wie vor viele japanische Kollegen an deutschen Kliniken gearbeitet haben. Prof. TAKAYASU ist z. Z. der führende Urologe in Japan.

Es gehört weiter zur Tradition, daß der Vorsitzende anläßlich der Eröffnung der Gesellschaft seiner urologischen Lehrer gedenkt. Ich möchte dies hier kurz tun:

Zuerst möchte ich meinen ersten urologischen Instruktor dankbar erwähnen, es war Sanitätsrat Dr. KELLER, jetzt in Dresden, der mich damals am Reservelazarett 1 in Prag im Jahre 1941 in die Geheimnisse der Urologie einführte. Fernerhin erinnere ich mich dankbar an meinen chirurgischen und auch urologischen Lehrer in Frankfurt am Main, Professor Dr. GEISSENDÖRFER, an dessen Klinik ich 12 Jahre arbeitete. Der Sprung nach vorn wurde mir durch die Unterstützung von Professor LINDER möglich, welcher mir im Jahre 1958 vorschlug, an der Freien Universität Berlin (Krankenhaus Westend) eine urologische Klinik im Rahmen einer Universitätsklinik aufzubauen bzw. zu übernehmen. Ich habe vorhin zum Ausdruck gebracht, daß es gerade Professor LINDER war, dem ich meine jetzige Laufbahn als Urologe zu verdanken habe.

Hiermit sind die Präliminarien abgeschlossen. Ich bitte nun Herrn Prof. GOERKE, den Direktor des Instituts für Geschichte der Medizin, um seinen *Festvortrag*.

Bei dieser Gelegenheit möchte ich nicht versäumen, mich herzlich bei Herrn Professor GOERKE zu bedanken, daß er die große Mühe auf sich genommen hat, gerade jetzt einen Vortrag zu halten. Denn wie Sie wissen, ist Herr GOERKE nicht nur Direktor seines Institutes, sondern auch *Ärztlicher Direktor des neugebauten Klinikums in Steglitz*, und wer dieses Klinikum gesehen hat, kann ermessen, was es heißt, hier noch Zeit für ein wissenschaftliches Referat aufzubringen.

Professor Dr. W. BROSIG, Urologische Universitätsklinik, Klinikum Steglitz, 1 Berlin 45, Hindenburgdamm 30

# Festvortrag

Aus dem Institut für Geschichte der Medizin der Freien Universität Berlin
(Direktor: Prof. Dr. Dr. h. c. H. Goerke)

## Zur Geschichte der Berliner Urologie

H. Goerke

Wenn sich in diesen Tagen die Deutsche Gesellschaft für Urologie zu ihrer 22. Tagung zum sechsten Mal in Berlin versammelt, um wieder in einem reich gefüllten, vielseitigen Programm wissenschaftlicher Sitzungen Arbeits- und Forschungsergebnisse aus dem In- und Ausland entgegenzunehmen, zu diskutieren und in privaten und fachlichen Gesprächen die Verbindungen zu den Fachkollegen zu pflegen und zu erneuern, dann besteht für manchen Teilnehmer dieses Kongresses auch ein Anlaß, sich seines eigenen beruflichen Werdeganges zu erinnern und daran, daß er ein Angehöriger der Berliner Urologenschule ist. Viele unter Ihnen sind stolz darauf, daß sie in der alten Reichshauptstadt oder nach dem Zweiten Weltkrieg hier Jahre ihrer Fachausbildung verbracht und fruchtbare wissenschaftliche Arbeit geleistet haben. Dennoch aber wissen nur wenige etwas mehr über den Begriff „Berliner Urologenschule" hinaus, haben etwas von den vielen wichtigen Beiträgen zur Entwicklung der modernen Urologie gehört, die von Berlin ausgegangen sind, und von den hervorragenden Vertretern ihres Faches, die hier gewirkt haben. Es sind auch viel mehr Ärzte und markante Leistungen gewesen, als daß es möglich wäre, darüber in einem Vortrag von 20 min zu berichten. Dies scheint aber der Titel meines Beitrages, wie Sie im Programm lesen können, in Aussicht zu stellen. Ich hatte Ihrem Kongreßpräsidenten zugesagt, etwas „Über" oder „Zur" Geschichte der Berliner Urologie zu berichten, was den Programmredakteuren dann aber offenbar doch nicht ordinariengemäß zu sein schien.

Wenn wir von Urologie im heutigen Sinne sprechen, so wissen wir alle, daß sie zu den Fächern gehört, die auf Grund neuer technischer Voraussetzungen auf der Basis einer instrumentell geschaffenen Diagnostik entstanden sind. Die Parallele zur Ophthalmologie ergibt sich von selbst, und zwar im Hinblick auf die Beurteilung der Situation der früheren Organspezialisten, vor allem der des 17. und 18. Jahrhunderts. Mit der Einführung des Augenspiegels durch Hermann v. Helmholtz im Jahre 1850 wurde das Fachgebiet der modernen Ophthalmologie begründet, und der Augenarzt in der nun folgenden Zeit ist etwas ganz anderes als der Organspezialist „Okulist", der über die Jahrmärkte zog und als Starstecher berühmt wie auch berüchtigt gewesen ist. Die ganz ähnlich in ihrer Rolle zu bewertenden alten Steinschneider und Lithotomen haben ebenso nichts mehr gemein mit den nach Einführung des Cystoskops entstandenen Spezialärzten — den Blasenärzten, den Ärzten für Harn- und Nierenleiden — den Vorgängern unseres heutigen Facharztes für Urologie. Zum Unterschied von den

Augenärzten aber hatten diese Ärzte es viel schwerer, mancher Vertreter Ihres Sondergebietes muß auch heute noch darüber klagen, die völlige fachliche Unabhängigkeit zu erreichen. Ein solcher Gedanke aber mutet heute auch den Historiker schon fast etwas überholt an, wo die Zeit der extremen Spezialisierung bereits überschritten zu sein scheint, und man schon nach neuen Formen der Integrierung der Fächer sucht.

Mit der Einführung des Cystoskops durch NITZE begann eine Entwicklung Ihres Faches, an der neben NITZE selbst gerade in der Frühzeit eine Reihe von Berliner Ärzten bis in die 20er Jahre hervorragenden Anteil gehabt hat. Mit der Methode selbst, der Geschichte des Cystoskops, hat sich einer der letzten Schüler NITZES, OTTO RINGLEB, in seinem Begrüßungsvortrag anläßlich des 8. Kongresses Ihrer Gesellschaft im Jahre 1928 in Berlin sehr eingehend beschäftigt. Er hat damals vor allem auch auf die Vorläufer verwiesen und die technischen Schritte im einzelnen begründet. Am 2. Oktober 1877 hat der gebürtige Berliner MAXIMILIAN NITZE vor dem Kgl. Sächsischen Landes-Medizinal-Kollegium in der Pathologischen Anstalt des Krankenhauses Friedrichstadt in Dresden an einer Leiche zum ersten Mal seinen Blasenspiegel demonstriert und Anerkennung gefunden. Kurz darauf begann er sein Instrument auch bei lebenden Patienten, bevorzugt Frauen, anzuwenden. Die bald aufgenommene enge Zusammenarbeit mit dem Wiener Instrumentenmacher JOSEPH LEITER führte dazu, daß MAX NITZE im Jahre 1878 nach zweijährigem Aufenthalt von Dresden nach Wien übersiedelte. Dort hat dann am 9. März 1879 vor der Gesellschaft der Ärzte die bekannte Demonstration des Cystoskops am Kranken stattgefunden, die das Verfahren und seinen Begründer NITZE bei der breiten Ärzteschaft bekanntwerden ließ. Gegen Ende des Jahres 1880 hat sich dann MAXIMILIAN NITZE in seiner Geburtsstadt Berlin niedergelassen und war hier bis zu seinem Tode im Jahre 1906 ärztlich tätig. In der Wilhelmstraße 43b hat er Wohnung und Praxis gehabt, in der Gegend, wo später viele renommierte Verlage ihren Sitz hatten. In seinen ersten Berliner Jahren ist NITZE in der medizinischen Öffentlichkeit nicht in Erscheinung getreten; um so mehr hat er in der Stille an der Verbesserung seines Instrumentes gearbeitet und Erfahrungen am Patienten gesammelt. Am 5. Januar 1887 ist er mit einem Vortrag vor der Berliner medizinischen Gesellschaft wieder an die Öffentlichkeit getreten. Sein Bestreben, die technischen Voraussetzungen für den Harnleiterkatheterismus und die intravesicale Operation mit Hilfe des Cystoskops zu schaffen, sein 1889 veröffentlichtes „Lehrbuch der Cystoskopie", der 1894 erschienene „Kystophotographische Atlas", seine zahlreichen Anregungen in diagnostischer, aber auch in praktisch-therapeutischer Hinsicht, haben ihm trotz aller Schwierigkeiten, die sich aus seinem Wesen heraus im Umgang mit Kollegen und Freunden, vor allem auch mit seinen Instrumentenmachern ergaben, bereits zu seinen Lebzeiten einen anerkannten Platz als Pionier des jungen Faches gesichert. Im Jahre 1889 habilitierte er sich in der Medizinischen Fakultät der Berliner Friedrich-Wilhelms-Universität für Urologie, ein für die weitere Entwicklung des Faches besonderes Ereignis. Es war übrigens am 3. Dezember 1889, als diese Habilitation erfolgte, und es dauerte noch 48 Jahre, bis der vorletzte Schüler NITZES, OTTO RINGLEB, den ersten Lehrstuhl für Urologie an der gleichen Universität erhielt. Daß auch RINGLEBS Ernennung an einem 3. Dezember erfolgte, gehört zu den kleinen Gaukeleien der Geschichte, vor denen nichts sicher

ist. Im Jahre 1900 wurde Maximilian Nitze außerordentlicher Professor, was
dem heutigen außerplanmäßigen entspricht, 4 Jahre später ehrten ihn Freunde
und Fachgenossen aus aller Welt anläßlich des Tages, an dem ein Vierteljahr-
hundert seit seiner Cystoskopdemonstration in Wien verstrichen war. An dem
seiner Vollendung entgegengehenden neuen Rudolf-Virchow-Krankenhaus sollte
Nitze die Leitung der Abteilung für Krankheiten der Harnorgane bekommen.
Dazu aber kam es nicht mehr. Am 23. Februar 1906 verstarb im Alter von 57
Jahren der Geheime Medizinalrat Prof. Dr. Maximilian Nitze an einem apoplek-
tischen Insult in Berlin. Beigesetzt wurde er in Eisenach. Am 1. Oktober des
gleichen Jahres nahm das Rudolf-Virchow-Krankenhaus seine Arbeit auf.

Das Cystoskop, dieses Signaturinstrument der Urologen, hat mehr als eine
Generation von Fachvertretern in apparativ-technischer Beziehung beschäftigt.
Wir alle wissen, wie mühsam der Weg war, der zu dem heutigen Instrument
geführt hat, wie groß die Zahl der technischen Modifikationen und der individuellen Varianten ist, an welche die Namen von Ärzten und Instrumentenmachern
geknüpft sind. Unter diesen Instrumentenmachern gab es viele hervorragende
Meister, einige Namen leben noch in den von ihnen gegründeten Firmen weiter.
Älteren Urologen sind die Namen von führenden Berliner Cystoskopherstellern
wie Hartwig, Löwenstein, Georg Wolff und Hirschmann geläufig.

Für die Urologie gewann vor allem in literarischer Beziehung ein anderer
Berliner Arzt große Bedeutung, der nur wenige Jahre jünger als Nitze war: Carl
Posner. Er war 1854 in Berlin als Sohn eines Arztes geboren und hatte sich 1881
in eigener Praxis hier niedergelassen. Auf Anregung von Ernst Fürstenheim, der
sich schon früh für Harnkrankheiten spezialisiert hatte und unter dem Einfluß
der Pariser Schule stand, selbst aber publizistisch nicht in Erscheinung trat,
wandte sich Posner diesem Gebiet zu. Seine Bücher über die „Diagnostik der
Harnkrankheiten" (1894), die „Therapie der Harnkrankheiten" (1895), „Vor-
lesungen über Harnkrankheiten" (1911) u. a., waren gesucht und erzielten mehrere
Auflagen und Übersetzungen. Im Jahre 1890 habilitierte sich Posner, allerdings
nicht für Urologie, sondern für Innere Medizin, 1903 wurde er außerordentlicher
Professor. Viele Jahre lang hat er als Schriftleiter der „Berliner klinischen Wochen-
schrift" auch seinem eigentlichen Fachgebiet manchen wertvollen Dienst leisten
können. Wieder einige Jahre jünger war Leopold Casper, 1859 in Berlin geboren,
der sich studienhalber auch in London, Wien und Paris aufgehalten und seit
1885 der Urologie zugewandt hatte. Er habilitierte sich im Jahre 1892 für dieses
Fach. Sein wichtigster technischer Beitrag ist die Einführung einer Gleitschiene
am Cystoskop, auf der dem Ureterkatheter die Richtung auf die Harnleiter-
öffnung gegeben werden konnte. Seine zwei Modelle veröffentlichte Casper 1895
und 1896. Dieses Instrument gab Joaquin Albarran (1880 bis 1912) — einem
Cubaner, der nach dem Studium in Spanien nach Paris gegangen und dort ein
erfolgreicher Kliniker geworden war — die Anregung zur Konstruktion des nach
ihm benannten Hebels, der von außen steuerbar ist, und mit dem der Urether-
katheter in die gewünschten Einschubwinkel gebracht werden kann. Albarran
hatte Casper in Berlin besucht und hier das Instrument kennengelernt. Im Jahre
1906 wurde Albarran übrigens Nachfolger von Guyon als Leiter der Klinik für
Harnkrankheiten am Hôpital Necker. Seine „Médecine opératoire des voies
urinaires", die 1908 in Paris erschien, schätzte Casper so hoch ein, daß er auf die

Herausgabe eines geplanten eigenen Werkes über urologische Chirurgie verzichtete. Mehrere andere Standardwerke des Faches aber, von denen einige auch ins Englische übersetzt wurden, haben CASPER weltweite Anerkennung eingebracht, u. a. sein „Handbuch der Cystoskopie" (1898), sein „Lehrbuch der Urologie mit Einschluß der männlichen Sexualerkrankungen" und sein „Lehrbuch der urologischen Diagnostik". Am 14. September 1933 wurde LEOPOLD CASPER, der wie die Mehrzahl der hier heute genannten namhaften Berliner Urologen zur großen Gruppe der jüdischen Ärzte der Reichshauptstadt gehörte, die Lehrbefugnis an der Berliner Universität entzogen. Er verließ Deutschland und ging nach New York, wo er 1959 im Alter von 100 Jahren verstorben ist.

Weit über sein eigentliches Fachgebiet hinaus reichte der Einfluß von ROBERT KUTNER (1867 bis 1913), Arztsohn aus Ückermünde, Doktorand und Schüler von NITZE, seit 1892 in Berlin als Spezialarzt für Harnleiden niedergelassen. Er hat nach dem von seinem Lehrer angegebenen Verfahren schon 1891 die ersten brauchbaren endoskopischen Photographien vom Innern der menschlichen Blase erzielen können. Auch durch die Konstruktion von Kathetersterilisatoren, von Operationscystoskopen, einem Demonstrationscystoskop mit Doppeloptik, mit Beiträgen zur speziellen aseptischen Operationstechnik und die Einführung der Blauprobe mit Methylenblau hat er sich Verdienste um die Urologie erworben. Weit über Berlin und Deutschland hinaus wurde KUTNER jedoch durch seine mit großem Erfolg betriebenen Bemühungen um die ärztliche Fortbildung bekannt. Er hat nicht nur erstmals im Jahre 1900 urologische Fortbildungskurse für niedergelassene Ärzte veranstaltet, sondern wurde ein Jahr später auch Generalsekretär des neugegründeten Zentralkomitees für die ärztliche Fortbildung in Preußen und war neben ERNST V. BERGMANN und FRIEDRICH ALTHOFF maßgeblich an der Errichtung des Kaiser-Friedrich-Hauses für das ärztliche Fortbildungswesen beteiligt, zu dessen erstem Direktor man ihn 1906 wählte. 2 Jahre später wurde der überaus rührige Mann Generalsekretär des Reichsausschusses für das ärztliche Fortbildungswesen, im folgenden Jahr auch des Internationalen Komitees für das ärztliche Fortbildungswesen. Im Alter von 46 Jahren starb er 1913 an einer Apoplexie.

Vom Assistenten bis zum Chefarzt der Chirurgischen Abteilung des Krankenhauses der Berliner jüdischen Gemeinde stieg JAMES ISRAEL (1848 bis 1926) auf, ein besonders erfolgreicher und befähigter Förderer der operativen Urologie, ein Schüler BERNHARD V. LANGENBECKS. Er hat nie ein Lehramt innegehabt, dennoch aber die Entwicklung nachhaltig beeinflußt. Seine Bücher „Chirurgische Klinik der Nierenkrankheiten" (1901) und „Chirurgie der Niere und des Harnleiters" (1925) belegen nicht nur seine großen eigenen Erfahrungen, sondern zeigen auch ganz allgemein den Fortschritt der urologischen Chirurgie in diesen Jahrzehnten um die Jahrhundertwende. Schon 1887 hatte JAMES ISRAEL über die Frühoperation eines Hypernephroms mit Entfernung des Organs, ein Jahr später über die operative Beseitigung einer Nierensteineinklemmung mit Anurie, 1890 über die operative Heilung eines Nierensarkoms, 6 Jahre später über einen Fall von primärem Nierenbeckentumor berichten können. Auf dem Internationalen Medizinischen Kongreß in Moskau 1897 legte er bereits eine statistische Übersicht über 191 von ihm ausgeführte Nierenoperationen vor. Nichts beweist deutlicher als dies, welchen Aufschwung die Chirurgie der Harnwege dort nehmen konnte, wo ein spezielles Interesse bestand. Als Nierenchirurg muß übrigens auch Ernst Küster (1839 bis 1930) erwähnt werden, der von 1871 bis 1890 Chefarzt der Chirurgischen Abteilung des Augusta-Hospitals war und wenige Jahre später, dann schon Ordinarius für Chirurgie in Marburg, eine „Chirurgie der Nieren" veröffentlicht hat. Er hat sich 1884 in einer pathologisch-anatomischen und klinischen Untersuchung mit den bis dahin wenig beachteten Geschwülsten der Harnblase befaßt.

Neben den apparativ-instrumentellen Fortschritten und der Entwicklung der urologischen Chirurgie darf die heute so entscheidend wichtige Röntgendiagnostik nicht unberücksichtigt bleiben. Sie darf es, auch wenn erst in den 20er Jahren dabei die großen Schritte getan werden konnten, schon gar nicht, wenn von den Berliner Verhältnissen gesprochen wird. Drei führende Berliner Röntgenärzte der Frühzeit haben sich mit der Röntgendiagnostik der Nierenkrankheiten, naturgemäß in dieser Zeit dem Problem des Steinnachweises im Nativbild, beschäftigt. Walter Cowl, ein gebürtiger Amerikaner, der aus gesundheitlichen Gründen nach Berlin übergesiedelt war, nahm bereits 1897 zu dieser Frage Stellung. Auch Max Levy-Dorn beschäftigte sich noch vor der Jahrhundertwende damit. Ganz besonders aber widmete sich Max Immelmann (1864 bis 1923) dieser besonderen Aufgabe. Seine hartnäckige Beschäftigung mit den Fragen des röntgenologischen Nachweises von Konkrementen in den Harnwegen brachte ihm sogar den Beinamen „Nieren-Immelmann" ein. Bereits 1914 wies der Berliner Internist Ernst Rautenberg auf die bessere Darstellbarkeit des Nierenweichteilschattens nach Anlegung eines Retropneumoperitoneums hin. Aber erst gegen Ende der 20er Jahre, im Herbst 1929, wurde mit Einführung des „Uroselektans" die Ausscheidungsurographie begründet und zugleich ein auch für die retrograde Pyelographie ungefährliches Kontrastmittel eingeführt. Alexander v. Lichtenberg hat darüber zusammen mit Swick auf dem Kongreß dieser Gesellschaft in München berichtet. Für v. Lichtenberg, der schon 1906 in Heidelberg zusammen mit Voelcker mit Kollargollösungen einen Pyelographieversuch gemacht hatte, war es der große Erfolg nach vieljährigen Bemühungen. Versuche über Versuche waren von vielen Ärzten unternommen worden, und zahlreiche Patienten hatten bei solchen Kollargolpyelographien schwere und sogar tödliche Schäden erlitten. Mit der Einführung des Uroselektans trat übrigens die Berliner pharmazeutisch-chemische Fabrik Schering, damals noch Schering und Kahlbaum, erstmals mit durchschlagendem Erfolg als Kontrastmittelhersteller in Erscheinung, um seit dieser Zeit einen führenden Platz zu behaupten. Alexander v. Lichtenberg, geboren 1880 in Budapest, war Schüler von Czerny in Heidelberg und Madelung in Straßburg gewesen und hatte 1922 die Leitung der Urologischen Abteilung am St. Hedwigskrankenhaus übernommen, der damals größten und unter ihm führenden urologischen Klinik der Welt. Diese Klinik wurde durch ihn zur gesuchten Ausbildungsstätte für deutsche und ausländische Urologen. Alexander v. Lichtenberg mußte Deutschland 1936 verlassen, er ging in die Neue Welt und ist 1948 in Mexiko gestorben.

Die Namen dieser großen Berliner Urologen, die hier nur durch einige biographische Hinweise und durch kurze Bemerkungen über ihre wissenschaftlichen Leistungen ergänzt wurden, finden wir wieder in den Verhandlungen einer lokalen Fachgesellschaft, der 1912 gegründeten Berliner urologischen Gesellschaft. Ihre ersten Vorsitzenden waren Carl Posner und Leopold Casper, in späteren Jahren

u. a. WOSSIDLO, RINGLEB und V. LICHTENBERG. Diese Gesellschaft hat sich seit 1924 auch in die Auseinandersetzungen um die Selbständigkeit des Faches eingeschaltet, eine wichtige Rolle bei den Auseinandersetzungen mit den Krankenkassen gespielt und sich u. a. auch um die Aufgabenabgrenzung gegenüber den Dermatologen bemüht. Im Vordergrund stand jedoch der Austausch von Arbeits- und Forschungsergebnissen sowie praktische Beobachtungen, wofür sich bei der großen Zahl urologisch interessierter Ärzte in Berlin die allerbesten Voraussetzungen boten.

Ein solcher lokalhistorisch orientierter Rückblick leidet immer darunter, daß der Eindruck entstehen könnte, nur gerade hier wäre wirklich etwas für die Entwicklung des Faches getan worden, an anderen Orten dagegen kaum etwas von Bedeutung geschehen. Daß dem nicht so ist, braucht in diesem Kreise nicht besonders betont zu werden. Nachdrücklich aber sei auf die Tatsache verwiesen, daß die besonderen Verhältnisse in der früheren Reichshauptstadt ungewöhnlich günstige Bedingungen für einen Aufschwung in der Medizin geboten haben. Der Fortschritt hat sich bekanntermaßen nicht auf ein Fachgebiet allein beschränkt, ergab sich vielmehr aus der wechselseitigen Beeinflussung von Grundlagenforschung und klinischer Arbeit. Wenn auch die pathologische Anatomie mit RUDOLF VIRCHOW, die Bakteriologie mit ROBERT KOCH und die Chirurgie mit ERNST V. BERGMANN in den Augen von Zeitgenossen und Nachwelt stark im Vordergrund standen, verdienen daneben die vielen bedeutenden Vertreter anderer Teilgebiete der Medizin im rechten Ausmaß gewürdigt zu werden. Dies für die Urologie zu versuchen, war nicht nur durch diesen Kongreß veranlaßt, sondern auch dadurch, weil sich in meinem Institut eine große Sammlung von urologischen Instrumenten befindet, die wir durch die Bemühungen meines Mitarbeiters, Herrn WINKELMANN, aus dem Besitz des letzten Schülers von NITZE, von dem 1965 in Freiburg verstorbenen RUDOLF JAHR, erwerben konnten. Diese schöne Sammlung hat einer Ihrer engeren Fachkollegen, Herr SCHULTZE-SEEMANN, neben seiner Praxis mit viel Liebe zur Sache und großer Sorgfalt geordnet und jedes einzelne Instrument zuverlässig bestimmt. Die Sammlung, die auch noch wenige Stücke aus dem Nachlaß von NITZE selbst enthält, ist in einem Raum des neuen Klinikums der Freien Universität in Steglitz aufgestellt, wo sie an den beiden für Ihren Kongreß vorgesehenen Besichtigungstagen, am Freitag und Sonnabend, für Sie zugänglich ist. Ein Katalog gibt Auskunft über die Bestände, die auch aus einem besonderen Grunde für uns besonders wertvoll sind. Nach dem Tode von NITZE hatte nämlich KUTNER die älteren Instrumente seines Lehrers für die historische Sammlung im Kaiserin-Friedrich-Haus am Luisenplatz erworben, wo sie bis zum Ende des Zweiten Weltkrieges ausgestellt waren, seitdem aber verschollen sind. So wird nun diese Sammlung, die für Sie aufgebaut wurde, an die Stelle der verlorenen treten.

Gestatten Sie mir zum Abschluß noch ein paar Worte über den allgemeinen Wert wissenschaftshistorischer Betrachtungen. Niemand kann erwarten, daß alle Ärzte ein spontanes Interesse an medizinhistorischen Fragen haben, man kann auch ohne Wissen um diese Dinge seinem Beruf mit Nutzen für sich und andere nachgehen und glücklich dabei sein. Wer jedoch vom Wachsen der Erkenntnis weiß, die nicht immer geradlinigen Wege der wissenschaftlichen Medizin kennt, der wird eine andere Einstellung zu dem gewinnen, was in einer fortschrittsbesessenen

Zeit um uns, in unserem Beruf und der uns dienenden Technik vorgeht. Wer hier in Berlin lebt oder nach hier kommt, dem wird es vielleicht noch mehr als an anderen Orten offenbar werden, daß in der deutschen Medizin aus den gleichen Gründen Unsicherheit und Widersprüchlichkeiten bestehen wie in anderen Bereichen unseres Lebens auch. Auch in unserem Beruf fiele uns das Dasein gewiß leichter, wenn nicht Abbrüche in der kontinuierlichen Entwicklung als Folge der Jahre nach 1933 und erneut nach 1945 erfolgt wären. Darauf hinzuweisen und dies immer wieder durch Beispiele zu belegen, wird dazu beitragen, eine widerspruchsvolle Zeit gelassener und mit mehr Verständnis hinzunehmen, dem Fortschritt in der Medizin mit weniger Reue zu begegnen.

Professor Dr. Dr. H. Goerke, Institut für Geschichte der Medizin der Freien Universität, 1 Berlin 45, Augustastraße 37

# I. Hauptthema:

# Urogenitaltuberkulose

Aus der Städt. Klinik für Lungenkranke Heckeshorn, Berlin
(Ärztl. Direktor: Prof. Dr. K. L. Radenbach)

## Chemotherapie der Urogenitaltuberkulose

K. L. Radenbach

### Referat

Bei dem Umfang des Stoffes über mein Thema kann ich nur einige Aus-schnitte über den derzeitigen Stand der chemisch-antibiotischen Behandlung darlegen, die mir persönlich wichtig erscheinen. Ich muß mich auch weitgehend auf Ergebnisse experimenteller Untersuchungen von großer praktischer Wichtig-keit und klinischer Prüfungen beschränken, die nach anerkannten Methoden der Therapieforschung durchgeführt worden sind.

Es ist gesichert, daß bei der Behandlung jeder Tuberkulose heute unter den verschiedenen Behandlungsmöglichkeiten die Chemotherapie weit im Vorder-grund steht [20, 52], und gerade von urologischer Seite sind wertvolle Impulse für eine gute Chemotherapie der Tuberkulose ganz allgemein, und zwar mit Drei-fachbehandlung ausgegangen.

Für ein gutes Ergebnis der Chemotherapie ist, wie wir heute sicher wissen, deren optimale Durchführung in einer Intensivanfangsbehandlungsphase ent-scheidend [20, 52]. Diese Intensivbehandlung läßt sich in der Regel nur stationär durchführen, während die nachfolgende Weiterbehandlung in einer Stabilisie-rungs- und in einer Sicherungsphase heute zu den Indikationen für eine ambulante Chemotherapie gehört. Hauptaufgabe von Klinik und Heilstätte ist es, in der Anfangsphase eine schnelle Befundrückbildung und eine Negativierung aller Bakterienausscheider unter strikter Vermeidung einer Bakterienresistenz in kürzester Zeit herbeizuführen sowie eine Einstellung auf eine ambulant gut realisierbare Weiterbehandlung vorzunehmen [49]. Zu den Hauptaufgaben des niedergelassenen Arztes gehört eine langfristige Weiterbehandlung in der Stabili-sierungsphase zur Erzielung von klinischer Erscheinungsfreiheit und in der Sicherungsphase zur Aufrechterhaltung des erzielten Anfangsergebnisses. Unter guter Chemotherapie der Gesamtbehandlungszeit wird heute eine medikamentöse Behandlung verstanden, die bei unvorbehandelten Fällen mit an Sicherheit grenzender Wahrscheinlichkeit, bei Rückfällen, ja sogar chronischen Fällen mit größter Wahrscheinlichkeit zum dauerhaften Verlust einer Bakterienausscheidung, zur sicheren klinischen Tuberkuloseheilung und zur Rezidivfreiheit führt. Diese Chemotherapie gibt es heute.

Zu deren Grundlagen gehört die Pharmakokinetik der antituberkulösen Mittel, die kurz gestreift werden soll.

### *Zur Pharmakokinetik der antituberkulösen Medikamente im Hinblick auf die Urogenitaltuberkulose*

Hauptkomponenten der Pharmakokinetik der Tuberkulosemittel sind bekanntlich Resorptionsverhältnisse, Resorptionsgeschwindigkeit, Blutserumkonzentration, Eiweißbindung, biologisch aktiver Anteil im Serum, Diffusionsverhältnisse, Gewebekonzentration in den Krankheitsherden, Verhältnis der antibakteriellen Wirkung auf extracellulär gelagerte Tuberkulosebakterien zu der auf intracellulär gelagerte Keime, Halbwertzeit im Serum, schließlich Ausscheidungsverhältnisse.

Speziell bei den Urogenitaltuberkulosen interessieren die Konzentrationen biologisch aktiven Wirkstoffes am Sitz der Bakterien in den Krankheitsherden, die Ausscheidung von Medikamenten und Metaboliten durch die Nieren sowie der biologisch aktive Wirkstoffanteil im Harn.

Die sehr wichtige Frage nach den Konzentrationen biologisch aktiven Wirkstoffes an den pathohistologisch unterschiedlichen Krankheitsherden und ihren verschiedenen Lokalisationen im Urogenitalsystem steht leider noch offen. Im Hinblick auf die Ausscheidungsvorgänge kennt man den Eliminationsmechanismus der Medikamente Isoniazid, Streptomycin, PAS, Ethionamid, Cycloserin, Thiosemicarbazon, Kanamycin, Viomycin, Tetracyclin, ja auch der neuen Mittel Prothionamid (= 1321 Th = Ektebin), Ethambutol (= Myambutol), Capreomycin (= Ogostal) und Rifampicin sehr weitgehend [1, 11, 13, 22, 29, 32, 43, 46, 61, 66, 69 u. a.].

Unverändertes Isoniazid und dessen Metaboliten werden praktisch allein durch die Nieren, und zwar vorwiegend durch glomeruläre Filtration eliminiert. Unverändertes Streptomycin, Capreomycin, Kanamycin, Viomycin und unverändertes sowie metabolisiertes Cycloserin werden hauptsächlich durch die Nieren, und zwar elektiv durch glomeruläre Filtration ausgeschieden. Eine vorwiegend glomeruläre Filtration gilt für die Tetracycline, welche allerdings auch zu einem nicht unerheblichen Anteil durch die Leber, über Galle und Faeces eliminiert werden. PAS-Metaboliten und PAS selbst werden allein durch die Nieren ausgeschieden und etwa zu gleichen Teilen tubulär sezerniert und glomerulär filtriert. Fast alle mit dem Harn ausgeschiedenen Metaboliten der bisher genannten Mittel sind antibakteriell inaktiv. Alle diese Medikamente erscheinen aber auch als solche im Harn in biologisch aktiver Form, und zwar in hohen Konzentrationen, welche die maximalen Serumkonzentrationen etwa um das 5- bis 50fache überschreiten.

Von Prothionamid, Ethionamid, Thiosemicarbazon und Ethambutol ist bekannt, daß ihre Metaboliten und sie selbst mit unbekanntem Mechanismus vorwiegend durch die Nieren ausgeschieden werden und daß sie ebenfalls im Harn in biologisch aktiver Form, und zwar in Konzentrationen vorhanden sind, welche die maximalen Serumkonzentrationen etwa um das 5- bis 10fache überschreiten. Vom Rifampicin weiß man bereits, daß es nach subtherapeutischen Einzeldosen erst einmal über Leber, Galle und Faeces in hohen Konzentrationen und dann erst bei therapeutischen Einzeldosen zusätzlich über Nieren und Harn in sehr hohen Konzentrationen, und zwar in biologisch aktiver Form ausgeschieden wird.

Thiocarlid (= DACT = Isoxyl usw.) scheint sowohl über die Galle als auch über den Harn eliminiert zu werden, erscheint aber im Urin in biologisch aktiver Form nur in niedrigen Konzentrationen [54]. Vom Pyrazinamid weiß man nur, daß ein inaktiver Metabolit im Harn erscheint und daß gleichzeitig eine vermehrte tubuläre Rückresorption von Harnsäure stattfindet, die zu einer Hyperurikämie führen kann [66][1].

Trotz vorwiegender Elimination durch die Nieren und hoher Harnkonzentration der meisten Medikamente ist der Standpunkt zu vertreten, daß für den therapeutischen Effekt auch bei den Urogenitaltuberkulosen allein die erreichbaren Konzentrationen im Blut und am Krankheitsherd, dem extra- oder intracellulären Sitz der Bakterien maßgebend sind (vgl. [29]). Jedenfalls bringen hochwirksame Harnkonzentrationen der meisten Mittel und damit eine zusätzliche „Autolokalbehandlung" bei der Nieren-, Ureter- und Blasentuberkulose keinen therapeutischen Vorteil im Vergleich zu anderen Organtuberkulosen [2].

Vermutungen, daß hoher Harnkonzentrationen wegen niedrige Medikamentendosen ausreichend seien, sind unzutreffend [26, 30, 44, 45 u. a.), wie auch für zusätzliche Lokalbehandlungen keine Vorteile eindeutig nachgewiesen worden sind [24, 67 u. a.).

*Nierenfunktion und Nebenwirkungen der Chemotherapie*
*bei Urogenital- und intrathorakalen Tuberkulosen*

Im Hinblick auf die Medikamentenverträglichkeit und -toxicität muß man generell die individuelle Nierenfunktion und individuelle Nierenausscheidungsstörungen berücksichtigen [14, 17, 31, 44, 45, 48, 55, 68 u. a.][2]. In dieser Hinsicht bestehen aber im Durchschnitt zwischen den Patienten mit Nierentuberkulose und mit Lungentuberkulose keine wesentlichen Unterschiede. Obwohl die Nierentuberkulose zu einer bedeutungslosen Irritation bis schwerwiegenden Einschränkung der Nierenfunktionen führt [21, 31, 55 u. a.], gilt dies deshalb, weil die Lungenpatienten häufiger ein hohes Alter mit physiologisch eingeschränkter Funktion und fast gleich häufig Zweitkrankheiten der Nieren aufweisen.

Große Behandlungsschwierigkeiten können sich bei einer absoluten Niereninsuffizienz ergeben, deren Erkennung aber leicht ist. Praktisch wichtiger ist eine relative Niereninsuffizienz, die übersehen wird, wenn man nicht an sie denkt, und die dann öfter zu toxischen Nebenwirkungen führt.

Bei der notwendigen Zusammenarbeit zwischen Urologen und Phthiseologen [12, 23 u. a.] in der Behandlung der Urogenitaltuberkulosen wäre es wünschenswert, wenn der Urologe dem Tuberkulosearzt immer seine Beurteilung der Nierenfunktion mitteilen würde, soweit der Phthiseologe nicht über die entsprechenden Untersuchungsmethoden verfügt oder soweit er nicht gleichzeitig Internist ist.

Fassen wir die kursorischen Feststellungen über Pharmakokinetik und Nierenfunktion zusammen, so folgert hieraus, daß sich die Chemotherapie der Urogenitaltuberkulosen kaum von der bei den übrigen Tuberkulosen unterscheidet. Das gilt sowohl für die Nebenwirkungen der Medikamente als auch für ihre antibakterielle Wirksamkeit. Der für die praktische Behandlung maßgebende therapeutische Index der Medikamente, d. h. ihr jeweiliges Verhältnis von Verträglich-

---

[1] Eine Ausscheidung über die Nieren in mikrobiologisch aktiver Form geht hervor aus der inzwischen erschienenen Arbeit von K. D. STOTTMEIER, R. E. BEAM und G. P. KUBICA "The absorption and excretion of pyrazinamide. I. Preliminary study in laboratory animals and in man", Amer. Rev. resp. Dis. 98, 70—74 (1968).

[2] *Nachtrag bei der Korrektur*: Zu verweisen ist auch auf die inzwischen erschienene Veröffentlichung von I. STRAUSS „Konservative Therapie der Nierentuberkulose unter besonderer Berücksichtigung der Tuberkulostatikatoleranz bei verminderter Nierenfunktion", Therapiewoche 19, 81 ff. (1969).

keit zu Wirksamkeit, ist bei allen Tuberkulosen nahezu der gleiche. Ergebnisse aussagekräftiger therapeutischer Prüfungen bei den intrathorakalen Tuberkulosen lassen sich deshalb cum grano salis auf die Urogenitaltuberkulosen und umgekehrt übertragen.

Qualität und Aussagekraft von Therapieprüfungen sind bei der Lungentuberkulose — wie bei der Urogenitaltuberkulose — extrem unterschiedlich. Maßgebend sind nicht klinische Eindrücke, sondern nur Ergebnisse solcher Prüfungen, die nach anerkannten Methoden der Therapieforschung [3, 5, 9, 16, 39, 59, 62, 63, 64] vorgenommen worden sind. Man muß deshalb vor Übertragung therapeutischer Veröffentlichungen über Lungentuberkulose auf die Urogenitaltuberkulose deren Ergebnisse stets kritisch betrachten.

### *Allgemeine Voraussetzungen für eine optimale medikamentöse Behandlung der Urogenitaltuberkulosen*

Zu den Voraussetzungen für eine erfolgversprechende Chemotherapie gehört es, daß der Patient kooperativ ist und daß er seine Medikamente vorschriftsmäßig einnimmt. Durch Aufklärung und Belehrung ist hier viel zu erreichen. Dennoch sollten während der stationären Behandlung die Medikamente unter Aufsicht verabreicht werden.

Voraussetzung für eine gute medikamentöse Behandlung sind weiterhin eine exakte Ermittlung und laufende Kontrolle der Empfindlichkeitsverhältnisse der Krankheitserreger [18, 24, 40, 47, 49, 50, 52, 67 u. a.]. Vor jedem Behandlungsbeginn sind aus allen möglichen Untersuchungsmaterialien Kulturen anzulegen, aus denen bei positivem Ausfall gute Resistenzbestimmungen vorgenommen werden müssen. Nur auf diese Weise kann die Behandlung der Bakteriensensibilität angepaßt, d. h. gezielt vorgenommen werden.

Bei unvorbehandelten Patienten liegt in 5 bis 15% der Fälle eine primäre Bakterienresistenz in Form einer Einfach- oder Zweifachresistenz den besten Mitteln gegenüber vor [7, 23, 41, 45, 47, 49, 50, 58 u. a.]. Bei vorbehandelten Kranken mit Nierentuberkulose und Bakterienausscheidung besteht in 30 bis 70% der Fälle eine sekundäre Einfach- bis Mehrfachresistenz [7, 14, 19, 23, 41]. Behandeln wir ohne Resistenzbestimmungen, so führen wir sehr oft eine insuffiziente Therapie durch.

Wie man sicher weiß, ist die weitere Verabreichung von Medikamenten, denen gegenüber die Krankheitskeime resistent sind, nicht erfolgversprechend. Das gilt auch für Isoniazid, wie dies inzwischen erwiesen ist [10].

### *Über die klinisch brauchbaren antituberkulösen Mittel und deren Anwendung*

Zu einer guten Behandlung gehört weiterhin der Einsatz von Mitteln, die individuell den besten therapeutischen Index versprechen, natürlich auch die Verwendung von Stoffen, deren klinischer Effekt sichergestellt ist.

Leider sind nicht alle im Handel befindlichen Präparate empfehlenswert. Isoniazidderivate stellen keinen Fortschritt dar. Ca-Benzoyl-PAS (= Benzacyl) ist in anwendbaren Tagesdosen unwirksam (s. [27, 37, 65, 66 u. a.]). Unter den neuen Stoffen stellt Thiocarlid (= DATC = Isoxyl usw.) ein klinisch schwach und wenig sicher wirksames Mittel dar (s. [6, 44, 60, 65, 70 u. a.]), dessen Einsatz für die Routine nicht in Frage kommt.

Eine generelle Voraussetzung zur Erzielung eines Hemmeffektes auf die Tuberkulosebakterien am Krankheitsherd und damit einer therapeutischen Wirkung ist die Anwendung der optimalen Tagesdosis, notfalls einer Mindesttagesdosis. Zu modernen Erkenntnissen gehört, daß die Tagesdosis in möglichst wenige Einzeldosen aufgeteilt (s. [50]) und daß im Rahmen einer Kombinationsbehandlung die Kombinationspartner gleichzeitig gegeben werden sollten. Vorübergehend hohe Gewebekonzentrationen am Krankheitsherd sind bei der Tuberkulose entscheidend.

Die optimalen Tages- und Einzeldosen der heute zur Verfügung stehenden Mittel sind aus Tab. 1 und 2 zu ersehen. Die Medikamente habe ich klassi-

Tabelle 1. *Dosierungsschema zur Chemotherapie der Urogenitaltuberkulose*
*a) Erstrangmittel zum primären Einsatz als führende Medikamente*

|  | Optimale Tagesdosis an 6 Wochentagen | Zahl der Einzeldosen |
|---|---|---|
| Isoniazid (INH) | 5 mg/kg Gewicht oral | 1 |
| Streptomycin (kein Dihydrostreptomycin) | 0,75—1 g i.m. | 1 |

*b) Zweitrangmittel zum primären Einsatz als resistenzverzögernde Medikamente*[a]

|  | Optimale Tagesdosis an 6 Wochentagen | Zahl der Einzeldosen |
|---|---|---|
| PAS (K-PAS, Na-PAS) | 10—12 g oral (umgerechnet auf freie Säure) | 1—2 |
| Prothionamid oder Ethionamid | 0,5—0,75 g oral | 1—2 |
| Ethambutol | 15—20 mg/kg Gewicht oral | 1 |
| Cycloserin | 0,75—1 g oral | 2—3 |

[a] Einordnung von Rifampicin (0,45 bis 0,6 g oral in einer Einzeldosis) noch nicht möglich.

fiziert in Erstrangmittel zum primären Einsatz als führende Medikamente, in Zweitrangmittel zum primären Einsatz als resistenzverzögernde Medikamente (Tab. 1), in Zweitrangmittel zum Einsatz als führende Reservemedikamente und schließlich in Zweitrangmittel zum Einsatz als resistenzverzögernde Reservemedikamente (Tab. 2). Die in Tab. 1 und 2 angeführten Tagesdosen gelten für die Verhältnisse bei nicht wesentlich eingeschränkten Nierenfunktionen.

Über den stets anzustrebenden Einsatz von Isoniazid plus Streptomycin herrscht heute Einmütigkeit (Tab. 1a). Eine Beschränkung der Gesamtdosis an Streptomycin zur etwaigen Vermeidung von Ureterstenosen oder zur Aufsparung als Operationsschutz ist überholt [25, 38 u. a.)[3]. Zum primären Einsatz als

---

[3] *Nachtrag bei der Korrektur:* Nach inzwischen vorliegenden, aussagekräftigen Untersuchungen dürfte Rifampicin in der Tages- und Einzeldosis von 0,6 bis 0,75 g zu den Erstrangmitteln zählen und deshalb in Zukunft — auch wegen seiner guten Verträglichkeit — oft an die Stelle von Streptomycin treten.

resistenzverzögernde Medikamente kommen außer PAS, Ethionamid und Cycloserin vor allem die neuen Mittel Prothionamid und Ethambutol in Frage (Tab.
1b). Ihre Tagesdosis kann dann neben Isoniazid plus Streptomycin relativ niedrig
gehalten werden. Ihr therapeutischer Index entspricht dann etwa dem der PAS,
deren Derivate (Benzoyl-PAS, Phenyl-PAS) aber — wie gesagt — klinisch unwirksam sind. Isoniazid-PAS-Kombinationspräparate sind ebenfalls strikt abzulehnen, wenn sie neben einer wirksamen Isoniaziddosis eine PAS-Mikrodosis
enthalten, was bei Dipasic, Iso-Benzacyl forte, Iso-Benzacyl und INHA-PAS der
Fall ist (s. [65, 66]).

Tabelle 2. *Dosierungsschema zur Chemotherapie der Urogenitaltuberkulose*
(Fortsetzung)

c) *Zweitrangmittel zum Einsatz als führende Reservemedikamente*[a]

|  | Optimale Tagesdosis an 6 Wochentagen | Zahl der Einzeldosen |
|---|---|---|
| Prothionamid oder Ethionamid | 0,75—1 g oral oder als Infusion i.v. | 2—3 |
| Ethambutol | 25 mg/kg Gewicht oral | 1 |
| Capreomycin[b] | 0,75—1 g i.m. | 1 |
| PAS (Na-PAS) | 17,5 g als Infusion i.v. (freie Säure) | 1 |

[a] Einordnung von Rifampicin (0,6 bis 0,75 g oral in einer Einzeldosis) noch
nicht möglich.

[b] Kanamycin und Viomycin (1 g i.m. in einer Einzeldosis, nur dreimal wöchentlich) weitgehend durch Capreomycin verdrängt.

d) *Zweitrangmittel zum Einsatz als resistenzverzögernde Reservemedikamente*

|  | Optimale Tagesdosis an 6 Wochentagen | Zahl der Einzeldosen |
|---|---|---|
| Pyrazinamid | 2—2,5 g oral | 1—2 |
| Thiosemicarbazon (Thioacetazon) | 0,15 g oral | 1 |
| Oxytetracyclin oder Tetracyclin | 3—4 g oral | 2—3 |
| Thiocarlid (DATC) | 8 g oral | 1 |

Liegt Resistenz oder Unverträglichkeit von Isoniazid oder Streptomycin vor,
so können statt dessen die in Tab. 2c zusammengestellten Reservemedikamente
in den aufgezeichneten Dosen verordnet werden, in denen sie führend sind. Außer
Prothionamid und Ethambutol mit gutem therapeutischem Index ist Capreomycin
als neues Mittel mit befriedigendem therapeutischem Index bei der Nierentuberkulose zu nennen. Es hat Kanamycin und Viomycin weitgehend verdrängt, kann
aber auch wie diese Mittel ototoxisch und vor allem nephrotoxisch [33, 34] wirken[4].
Capreomycin wird wie Streptomycin dosiert und kann meist täglich eingesetzt
werden. Auf Tab. 2 unter d) habe ich schließlich jene Zweitrangmittel zusam-

---

[4] *Nachtrag bei der Korrektur:* Zu denken ist auch an die Möglichkeit von Elektrolytstörungen (Hypokaliämie, Hypocalcämie), die anscheinend in der polyurischen Phase einer
Capreomycin-Nierenschädigung vorkommen.

mengestellt, die als resistenzverzögernde Reservemedikamente notfalls eingesetzt werden können, wenn die primären resistenzverzögernden Medikamente aus Resistenz- oder Verträglichkeitsgründen nicht in Frage kommen. Pyrazinamid und die beiden genannten Tetracycline sind durchaus brauchbar und wirksam, wenn die notwendige Dosierung eingehalten wird. Grundsätzlich gilt das auch für Thiosemicarbazon, das heute allerdings möglichst durch Prothionamid zu ersetzen ist. Wie man inzwischen weiß, ist Thiosemicarbazon aber in den Kombinationspräparaten Nicoteben comp. und Tebafen unterdosiert, so daß sich deren weitere Verwendung nicht empfiehlt.

Zu den unumgänglichen Voraussetzungen für eine gute Chemotherapie gehört weiterhin eine Kenntnis der häufigsten Nebenwirkungen aller Medikamente, von harmlosen Unverträglichkeitserscheinungen, aber bedeutsamen allergischen und toxischen Reaktionen [53 u. a.], auf die ich hier nicht eingehen kann. Die Behandlung muß stets streng überwacht werden [48]. Art und Häufigkeit der notwendigen Kontrollen lassen sich am einfachsten einem Merkblatt des Deutschen Zentralkomitees zur Bekämpfung der Tuberkulose [17] entnehmen.

Als Voraussetzung zu einer guten Behandlung sind schließlich totale oder partielle Kreuzresistenzen zwischen einigen Mitteln zu berücksichtigen (s. [52, 57, 65]).

### Mechanismus der Resistenzentwicklung der Tuberkulosebakterien

Die Wirksamkeit von Isoniazid oder Streptomycin ist so hervorragend, daß sie empfindliche Keime nahezu mit Sicherheit hemmen. Gäbe es keine primär resistenten Bakterienpopulationen und gäbe es nicht innerhalb jeder empfindlichen Population einzelne primär resistente Mutanten allen Mitteln gegenüber, so könnte man alle Urogenitaltuberkulosen mit Isoniazid- oder Streptomycinmonotherapie ausheilen. Wie man sicher weiß, hat die Entwicklung einer Tuberkulosebakterienresistenz folgenden Grund [8, 15, 18, 49 u. a.]: Innerhalb jeder empfindlichen Erregerpopulation, wenn sie eine gewisse Zahl von Keimen überschreitet, finden sich einige primär resistente Mutanten jedem Mittel gegenüber. Je keimärmer ein tuberkulöser Herd ist, um so weniger solcher primär resistenter Mutanten enthält er. Je keimreicher ein Herd ist, um so größer ist die Zahl dieser resistenten Mutanten. Zu keimreichen Herden gehören Nierenkavernen. Gelangt nun das antituberkulöse Mittel an bakterienreiche Herde, so werden zwar alle empfindlichen Keime gehemmt, also die Masse der Bakterien. Durch eine ungehemmte Vermehrung der anfangs wenigen primär resistenten Mutanten kommt es aber unter Monotherapie zu einer Selektion dieser Keime, und es tritt dann eine sekundäre, erworbene Resistenz in Erscheinung. *Die Herausbildung dieser Resistenz führt dann zu einem unverzeihlichen Therapieversagen.* Monotherapie ist aber auch bei bakterienarmen Prozessen sehr riskant und schlecht, weil hierbei immer einige primär resistente Mutanten persistieren, welche die große Gefahr eines Rezidivs in sich bergen.

Hingegen tritt eine Resistenz kaum jemals auf, wenn man bei einer empfindlichen Bakterienpopulation mit Isoniazid plus Streptomycin in Simultankombination behandelt. Primär Isoniazid-resistente Mutanten werden durch Streptomycin, primär Streptomycin-resistente Mutanten durch Isoniazid gehemmt. So extrem bakterienreiche Herde, die innerhalb der empfindlichen

Bakterienpopulation zweifach resistente Mutanten enthalten, kommen glücklicherweise praktisch nicht vor. Bei diesem Mechanismus der Resistenzentwicklung wird klar, daß in jeder Kombination die volle Dosis jedes Kombinationspartners gegeben werden muß. *Die entsprechende Vermeidung der sekundären Resistenz führt fast ausnahmslos zur dauerhaften Befundbesserung, sicheren Negativierung und schließlich klinischen Heilung.* Oberstes Ziel jeder Chemotherapie muß also in der Anfangsphase der Behandlung die Beseitigung der resistenten Mutanten sein.

Ist die Keimzahl stark reduziert, enthalten die Herde praktisch keine resistenten Mutanten mehr, und man kann dann die Krankheit mit einer guten Einfachbehandlung endgültig ausheilen.

### Schlechte und gute Dreifachkombinationstherapie

Über die Notwendigkeit, immer kombiniert zu behandeln, besteht also kein Zweifel mehr. Es reicht aber nicht aus, irgendeine Kombinationstherapie zu

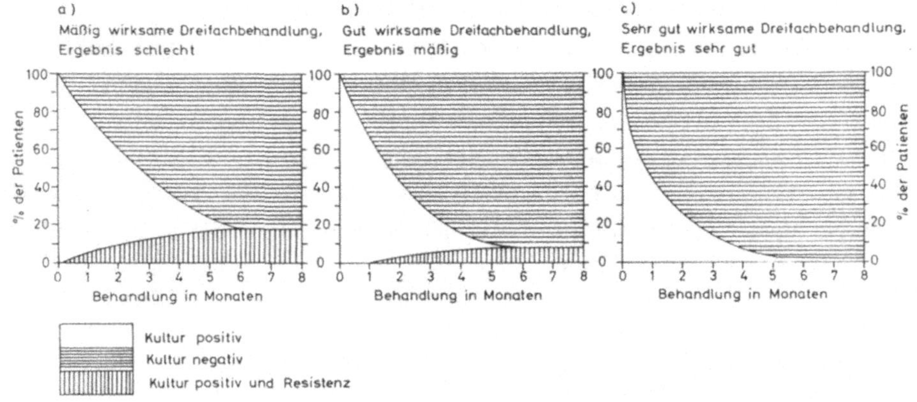


Abb. 1. Schematische Darstellung von Konversions- und Resistenzraten unzureichender und guter Dreifachkombinationen bei unvorbehandelter Nierentuberkulose

betreiben, sondern eine optimale. Abb. 1 demonstriert schematisch Ergebnisse von mehr oder weniger guten Dreifachbehandlungen bei Nierentuberkulose. Zu Beginn der jeweiligen Therapie scheiden 100% der Patienten Bakterien aus.

Nach einer Therapie von 8 Monaten ist es unter a) in 82% der Fälle zu einer kulturellen Harnnegativierung gekommen. 18% der Kranken sind positiv geblieben und scheiden resistente Bakterien aus. Es könnte sich bei diesem Beispiel um eine Therapie bei unvorbehandelten Patienten mit sensiblen Keimen gehandelt haben, die mit Isoniazid plus PAS täglich sowie intermittierend mit Streptomycin zweimal wöchentlich behandelt worden sind. Es könnte sich hierbei auch um eine wöchentlich oder monatlich alternierende Therapie gehandelt haben, bei der nacheinander verschiedene Medikamente simultan in Zweifachkombinationen gegeben worden sind, was man trotz Verwendung von drei oder mehr Mitteln ebenfalls nicht als Dreifachbehandlung bezeichnen kann.

Unter b) ist eine bessere Dreifachbehandlung durchgeführt worden. 92% der Patienten sind negativ geworden, 8% sind positiv geblieben und weisen resistente Erreger auf. Schließlich ist unter c) wiederum ein anderes Therapieregime angewandt worden. Nach einer Behandlung von 8 Monaten sind fast alle Patienten negativ geworden. Eine Resistenz ist überhaupt nicht in Erscheinung getreten. Fragt man nach der Ursache des immer noch unterschiedlichen Behandlungsergebnisses zwischen b) und c), so wurde zwar mit beiden Therapiearten eine simultane Dreifachkombination angewandt, jedoch mit unterschiedlich wirksamen Kombinationspartnern.

Nachdem es sicher ist, daß eine Mono- oder Zweifachtherapie immer insuffizient ist, geht aus dem Schema (Abb. 1) hervor, daß es Dreifachkombinationen mit schlechtem, mäßig gutem und sehr gutem Ergebnis gibt.

Tabelle 3. *Kulturelle Negativierungsraten (Harnkonversion) durch Chemotherapie bei unvorbehandelter Nierentuberkulose*

(vereinfacht nach LATTIMER [35]; LATTIMER u. Mitarb. [36])

---

*Zweifachbehandlung*

    mit Isoniazid (täglich 300 mg) plus PAS (täglich 12 g), 24 Monate lang:     81%

*Zweifachbehandlung und intermittierende Zusatzbehandlung*

    mit Isoniazid (täglich 300 mg) plus PAS (täglich 12 g) plus Streptomycin (zweimal wöchentlich 1 g), 24 Monate lang:     82%

---

Tabelle 4. *Kulturelle Negativierungsraten (Harnkonversion) durch Chemotherapie bei unvorbehandelter Nierentuberkulose*

---

*Dreifachbehandlung*

    mit Isoniazid (täglich 300 mg) plus PAS (täglich 12 g) plus Cycloserin (täglich 0,5 g), 24 Monate lang:     92%
    (vereinfacht nach LATTIMER u. Mitarb. [36])

*Dreifachbehandlung*

    in der stationären Anfangsphase bis zur wiederholt bestätigten Harnkonversion mit Isoniazid (täglich 5 mg/kg Gewicht) plus Streptomycin (täglich 0,75—1 g) oder Ethionamid (täglich 0,75—1 g) plus PAS (täglich 12 g) oder Cycloserin (täglich 0,75 bis 1 g), dann ambulante Weiterbehandlung (s. Text), insgesamt 24 Monate lang: ca. 100%
    (vereinfacht nach HANLEY [28]; ANDREWS u. Mitarb. [4]; sowie eigenen Untersuchungen gemeinsam mit GABLER u. Mitarb. [23]).

---

Tab. 3 zeigt nun dauerhafte Harnnegativierungsraten als Hauptkriterium des Behandlungsergebnisses bei unvorbehandelter Nierentuberkulose mit unterschiedlichen, aus Prüfungsgründen festen Zweifachkombinationen. Mit einer Konversionsrate um 80% sind sie nach den derzeitigen Auffassungen ungenügend. Die tägliche Zweifachbehandlung mit intermittierender Drittmittelzusatzbehandlung hat keinen Fortschritt gebracht und kann deshalb heute nicht mehr als Dreifachtherapie bezeichnet werden.

Die Aufstellung in Tab. 4 faßt schließlich kulturelle Negativierungsraten bei Dreifachbehandlung zusammen. Die obere Kombination unter Verwendung von einem führenden Mittel und von zwei lediglich resistenzverzögernden Medikamenten mit einer Konversionsrate von 92% ist wesentlich besser als Zweifachkombinationen. Die untere Kombination mit simultaner Verwendung von zwei führenden Mitteln und einem dritten resistenzverzögernden Medikament und einer Konversionsrate von nahezu 100% ist optimal und unübertreffbar.

### Intensivdreifachtherapie in der Anfangsphase

Nach Vorliegen dieser und anderer Prüfungen ist es klar, daß generell nur noch eine anfängliche simultane Behandlung mit zwei führenden Medikamenten plus einem dritten resistenzverzögernden Mittel in Frage kommt. Das gilt auch für Genitaltuberkulosen ohne Bakterienausscheidung, weil man bei ihnen über die Bakteriensensibilitätsverhältnisse meist nicht orientiert ist und hier immer mit einer Primärresistenz zu rechnen hat.

Bei unvorbehandelten Fällen sind selbstverständlich von dem guten Schema Isoniazid/Streptomycin/PAS täglich [4, 12, 18, 28, 42, 44, 45, 56, 68 u. a.] abweichende Kombinationen gestattet oder sogar notwendig[5]. An Stelle der PAS kann man heute auch ein anderes, sicher resistenzverzögerndes Mittel primär einsetzen. Ein primärer Ersatz von Isoniazid durch ein anderes führendes Mittel kommt aber vorerst nur in Frage, wenn Unverträglichkeit oder Unanwendbarkeit vorhanden ist. Eine analoge Modifikation erscheint sogar notwendig, wenn sich eine primäre Resistenz herausstellt.

Unerläßlich ist eine Modifikation bei vorbehandelten Kranken mit sekundärer Resistenz. Besteht bei Patienten mit anhaltender Bakterienausscheidung und/oder Rezidiv auch nur der Verdacht auf das Vorliegen einer Resistenz, so müssen vor Eingang des Ergebnisses der Resistenzbestimmung erst einmal ungezielt simultan drei Mittel unter Beachtung etwaiger Kreuzresistenz angewandt werden, die bisher noch nicht verabreicht worden sind. Eine exakte Chemotherapieanamnese vor Behandlungsbeginn ist hier sehr wichtig. Nach Bekanntwerden der Sensibilitätsverhältnisse wird dann die Behandlung je nach Bedarf auf zwei führende Medikamente und ein drittes resistenzverzögerndes Mittel umgestellt und nun gezielt fortgeführt. Wenn bei unvorbehandelten Fällen heute stets eine gute Dreifachkombination zu fordern ist, so gilt das erst recht für vorbehandelte und chronische Fälle mit Resistenz [50].

Aus kontrollierten, absolut aussagekräftigen Prüfungen bei der Lungentuberkulose haben wir in den letzten Jahren dazugelernt, daß eine Intensivdreifachkombination nur vorübergehend in der Anfangsphase notwendig und in den nachfolgenden Behandlungsphasen überflüssig ist. Es hat sich die Regel bewährt, die Intensivdreifachkombination so lange anzuwenden, bis drei, in monatlichen Abständen angelegte, negative Kulturen vorliegen. Das ist bei unvorbehandelten Kranken mit sensiblen Bakterien spätestens in 9 Monaten, bei vorbehandelten Patienten mit resistenten Keimen fast immer in 12 Monaten — unter der Voraussetzung einer guten Behandlung — der Fall.

### Zweifachtherapie in der Stabilisierungsphase

In der sich anschließenden Stabilisierungsphase kann und sollte dann die Therapie mit einer gezielten, simultanen Zweifachbehandlung fortgeführt werden. Bei früher unvorbehandelten Fällen mit sensiblen Bakterien sollte man stets eine Weiterbehandlung mit Isoniazid in Kombination mit Rifampicin, Ethambutol, Prothionamid, PAS oder Cycloserin anstreben. Bei vorbehandelten Kranken mit Resistenz werden in analoger Weise zwei Mittel eingesetzt, die aber möglichst beide füh-

---

[5] *Nachtrag bei der Korrektur:* An Stelle von Streptomycin wird man demnächst wahrscheinlich häufig Rifampicin verwenden.

rende Medikamente sein sollten. Je nach Ausgangsbefund, Resistenzsituation und Rangordnung der Medikamente dauert diese Phase der Zweifachtherapie bei der Urogenitaltubetkulose 3 bis 6 Monate.

### Einfachtherapie in der Sicherungsphase

Der konsequenten Behandlung in der Stabilisierungsphase folgt nach stabiler Konversion und klinischer Erscheinungsfreiheit schließlich die wichtige Monotherapie der Sicherungsphase zur Aufrechterhaltung des erzielten Behandlungsergebnisses als Exacerbations- und Rezidivprophylaxe. Einfachbehandlung ist jetzt ausreichend, weil alle primär resistenten Mutanten inzwischen eliminiert worden sind. Langzeitweiterbehandlung ist notwendig, weil sensible Keime immer noch persistieren. Sie sollte bei Sensibilität stets mit Isoniazid, bei Isoniazidresistenz möglichst mit Rifampicin oder Prothionamid durchgeführt werden, bis die Gesamtdauer der Chemotherapie 2 Jahre beträgt. Eine gute Anfangsbehandlung vorausgesetzt, ist eine noch längere Therapie wahrscheinlich überflüssig. Steht Isoniazid, Rifampicin oder Prothionamid aus Resistenz- oder Verträglichkeitsgründen nicht mehr zur Verfügung, so empfiehlt sich vorerst auch in der Sicherungsphase noch eine Zweifachtherapie, für die vor allem Ethambutol, PAS und Cycloserin in Frage kommen.

### Dauerergebnisse guter Chemotherapie

Nachdem wir gesehen haben, daß mit optimaler Chemotherapie bei nahezu allen kooperativen Patienten mit den heute zur Verfügung stehenden Mitteln Harnkonversionen zu erzielen sind, lassen Nachuntersuchungen erkennen, daß dann die Dauerbehandlungsergebnisse mit stabiler klinischer Heilung und Rezidivfreiheit nicht wesentlich schlechter als die Anfangsergebnisse sind [23, 28, 35, 36].

Zur Untermauerung dieser Aussage wird abschließend beispielhaft ein Fall demonstriert.

*Kasuistik* (Fall I. S., geb. 8. 5. 1936): Bei der damals 15jährigen Pat. wurde vor 18 Jahren (November 1951) eine linksseitige, destruierende Nierentuberkulose mit Blasentuberkulose festgestellt und eine Ureteronephrektomie durchgeführt. Postoperativ wurde die Kranke etwa 4 Wochen lang mit Streptomycin und PAS nachbehandelt. Nachdem sich anschließend wieder Tuberkulosebakterien und eine floride Blasentuberkulose fanden, wurden von 1952 bis 1954 drei Kuren von je 3 Monaten in Spezialheilstätten durchgeführt. Hierbei Behandlung mit Isoniazid, dann mit Isoniazidblaseninstillationen, schließlich mit Isoniazid und Thiosemicarbazon. Nachdem auch hiermit Blasentuberkulose und Bakterienausscheidung nicht beseitigt werden konnten, führte der behandelnde Arzt von 1953 bis 1956 kurzfristige Stoßbehandlungen mit Isoniazid bzw. Streptomycin in Monoanwendung durch.

Inzwischen hatte die Pat. eine Ausbildung zur medizinisch-technischen Assistentin begonnen und kam so vor 12 Jahren (Juni 1957) in meine Behandlung. Die Untersuchung ergab, wie Abb. 2a entnommen werden kann, eine chronische, nicht destruierende Tuberkulose der rechten Restniere und eine chronische Blasentuberkulose mit beginnender Schrumpfblase. Außerdem bestanden eine chronische nicht-tuberkulöse Harnweginfektion und eine relative Niereninsuffizienz. Die im Ureterharn nachgewiesenen Tuberkulosebakterien waren resistent gegen Streptomycin, aber noch empfindlich gegen Isoniazid, PAS und Thiosemicarbazon.

Da die Pat. durch ihre Krankheit schon fast 3 Ausbildungsjahre verloren hatte und sie — wie ihre vorbehandelnden Ärzte — annahm, daß ihre Krankheit unheilbar sei, lehnte sie die an und für sich erforderliche stationäre Behandlung ab. Zumal sie sonst sehr kooperativ und äußerst zuverlässig war, habe ich mich deshalb zu einer ambulanten Behandlung durchgerungen und diese 3 Jahre lang pausenlos mit Isoniazid, PAS und Thiosemicarbazon an 6 Tagen der Woche durchgeführt. Bereits nach 4 Monaten und dann konstant konnten im Urin kulturell und tierexperimentell keine Bakterien mehr nachgewiesen werden. Durch wiederholte, gezielte, unspezifisch-antibiotische Behandlung wurde die Zusatzharnweginfektion gebessert, so daß Dysurie und Blasentenesmen verschwanden, nicht aber eine Pollakisurie.

Bei hoher Miktionsfrequenz waren nach 7 Behandlungsmonaten eine hochgradige Schrumpfblase mit Reflux, Hydroureter und Hydronephrose aufgetreten (Abb. 2b). Die Kranke wurde sofort einer operativen Behandlung zugeführt, die in Form einer Scheele-Plastik vor 11 Jahren (Mai 1958) durchgeführt wurde (F. May, München).

Postoperativ betrug die Blasenkapazität 500 ml, schwand die Pollakisurie und die Stauung in den ableitenden Harnwegen (Abb. 2c). Seitdem war die Pat. bis heute — abgesehen von interkurrenten unspezifischen Infekten — von Seiten der Harnwege beschwerde-

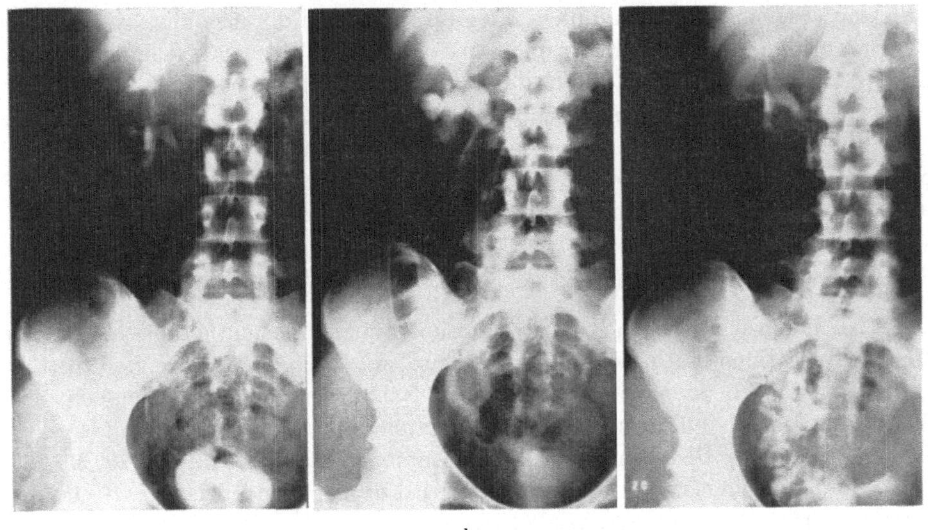


Abb. 2. Fall I. S., geb. 8. 5. 1936, Urogramme vom 22. 6. 1957 (a), 8. 3. 1958 (b) und 14. 7. 1961 (c)

und erscheinungsfrei. Tuberkulosebakterien konnten nie mehr nachgewiesen werden. Funktionsprüfungen einschließlich Clearanceuntersuchungen ergaben eine unverändert ausreichende Nierenleistung. Ausbildung und Berufstätigkeit als technische Assistentin wurden nur durch die operative Behandlung 3 Monate lang unterbrochen.

Nach Behandlungsabschluß vor 9 Jahren (Mai 1960) hat die Pat. geheiratet und ist in einer Univ.-Klinik voll berufstätig. Abgesehen von einem posttuberkulösen Mittellappensyndrom mit Bronchopneumonien und reversibler Mittellappenatelektase ist sie bis heute nicht mehr ernstlich krank gewesen.

*Epikrise:* Wenngleich die medikamentöse Behandlung vor 12 Jahren noch nicht so gut vorgenommen werden konnte, wie uns dies heute möglich ist, wurde die chronische Urotuberkulose der Kranken dauerhaft saniert.

## Zusammenfassung

Mit insgesamt langfristiger, pausenloser, streng überwachter, der Bakteriensensibilität angepaßter, anfangs intensiver und simultan dreifach kombinierter Chemotherapie läßt sich heute fast jede frische und auch chronische Urogenitaltuberkulose als solche bei kooperativen Pat. dauerhaft ausheilen. Selbstverständlich sind gleichzeitig zusätzliche operative Eingriffe bei einem Teil der Kranken nach wie vor notwendig. Für jede Tuberkulose und auch für die Urogenitaltuberkulose gilt heute die Feststellung [71], daß Patient und Arzt bei der Behandlung versagen können, nicht aber eine optimale, korrekte Chemotherapie.

## Summary (Chemotherapy of Genitourinary Tuberculosis)

It is shown that today with good antituberculous chemotherapy in cooperative patients practically any not previously treated and pre-treated tuberculosis of the urogenital tract can be cured clinically. This chemotherapy must be long-termed, uninterrupted, well supervised, strictly adapted to the susceptibility of the bacteria and, in an initial intensive phase, triply combined. Nevertheless, in some patients additional surgery is still necessary. The statement [71] can be confirmed that in genitourinary tuberculosis, in as much as any other tuberculosis, patient and doctor may fail with the treatment but not so an optimal correct antituberculous chemotherapy.

## Literatur

1. Acocella, G., Nicolis, F. B., and Lamarina, A.: A study of the kinetics of rifampicin in man. Manuscript 1967. — 2. Albrecht, K. F.: Die Urogenitaltuberkulose: Pathogenese, Diagnostik und Therapie. Übersicht über die wichtigsten Veröffentlichungen des letzten Jahres. Urologe 3, 33—37 (1964). — 3. Alken, C. E.: Gedanken zur klinischen Prüfung neuer Medikamente. Urologe 4, 153—156 (1965). — 4. Andrews, N. C., Wilson, N. J., Webb, W. R., Lattimer, J. K., Branscomb, B. V., Lester, W., McDonald, F., Olson, D. E., Schwartz, W. P., Webb, W. R., and Boucot, K. R. (Committee on Therapy, National Tuberculosis Association, American Thoracic Society): The present status of genitourinary tuberculosis. Amer. Rev. resp. Dis. 92, 505—507 (1965). — 5. Arzneimittelkommission der deutschen Ärzteschaft: Richtlinien für die Bewertung von Veröffentlichungen, Gutachten und anderen Unterlagen über den therapeutischen Wert von Arzneimitteln. Dtsch. Ärztebl. 65, 1917—1918 (1968). — 6. Balogh, F., Frang, D., Toth, M. u. Vecsey, D.: Medikamentöse Behandlung der Urogenitaltuberkulose bei Resistenz gegenüber den „großen Remedia". Beitr. Klin. Tuberk. 131, 22—31 (1965). — 7. Barbu, Z. R., Kotey, P., Barbu, E., and Alexa, M.: Clinical and bacteriological correlations in urogenital tuberculosis. 19th International Tuberculosis Conference. Amsterdam 3rd—7th Oct. 1967. — 8. Bartmann, K.: Isoniazid. Möglichkeiten und Grenzen seiner Wirkung. Stuttgart: Thieme 1963. — 9. Bartmann, K.: Zur Methodik der klinischen Prüfung von Antituberkulotika. Proc. 5th International Congress of Chemotherapy, vol. 4, p. 5—18. Wien: Wiener Medizinische Akademie 1967. — 10. Bignall, J. R. (Committee on Treatment, International Union against Tuberculosis): Second Chemotherapy Trial, clinical part. 19th International Tuberculosis Conference. Amsterdam 3rd—7th Oct. 1967. — 11. Black, H. R., Griffith, R. S., and Peabody, A. M.: Absorption, excretion and metabolism of capreomycin in normal and diseased states. Ann. N.Y. Acad. Sci. 135/2, 974—982 (1966). — 12. Brosig, W.: Die Behandlung der Urogenitaltuberkulose. Internist (Berl.) 1, 116—122 (1960). — 13. Bruckschen, E. G.: Myambutol, experimentelle und klinische Ergebnisse. Oberammergau: Oberammergauer Buch- und Kunstdruck 1967. — 14. Busch, H. G.: Beitrag zur Frage der Resistenzentwicklung bei Urogenitaltuberkulose. Urologe 5, 22—25 (1966). — 15. Canetti, G.: Die Kombinationstherapie in der experimentellen Tuberkulose. Ihr Aussagewert für die Klinik. Proc. 3rd International Congress of Chemotherapy, vol. 1, p. 89—95. Stuttgart: Thieme 1964. — 16. Crofton, J.: The clinical evaluation of antituberculosis drugs. In: Barry, V. C., Ed., Chemotherapy of tuberculosis, p. 228—247. London: Butterworth and Co. Ltd. 1964. — 17. Deutsches Zentralkomitee zur Bekämpfung der Tuberkulose, Arbeitsausschuß für Chemotherapie: Merkblatt für die Überwachung der ambulanten antituberkulösen Chemotherapie. Augsburg 1966. — 18. Douma, J.: De medicamenteuze behandeling van niertuberculose. Ned. T. Geneesk. 110, 1519—1520 (1966). — 19. Fegiz, G.: Results of a preliminary survey on current treatment of uro-genital tuberculosis. Bull. int. Un. Tuberc. 38, 95—97 (1966). — 20. Fox, W.: The John Barnwell lecture: Changing concepts in the chemotherapy of pulmonary tuberculosis. Amer. Rev. resp. Dis. 97, 767—790 (1968). — 21. Frey, J.: Krankheiten der Niere, des Wasser- und Salzhaushalts, der Harnwege und der männlichen Geschlechtsorgane. In: Heilmeyer, L., Hrsg., Lehrbuch der inneren Medizin, 2. Aufl., S. 893—996. Berlin-Göttingen-Heidelberg: Springer 1961. — 22. Füresz, S., Scotti, R., Pallanza, R., and Mappelli, E.: Rifampicin: A new rifamycin. III:

Absorption, distribution, and elimination in man. Arzneimittel-Forsch. (Drug Res.) **17**, 36—48 (1967). — 23. GABLER, A., FREISE, G., KOLLWITZ, A.-A., u. RADENBACH, K. L.: Ergebnisse der Chemotherapie bei Nierentuberkulose in Zusammenarbeit von Urologischer und Tuberkuloseklinik. 22. Tgg. Dtsch. Ges. Urol. Berlin 23.—26. Okt. 1968. — 24. GLOOR, H. U.: Antibiotische und Chemotherapie der Urogenitaltuberkulose. Ergebn. ges. Tuberk. u. Lung.-Forsch. **13**, 163—204 (1956). — 25. GLOOR, H. U.: Aktuelles zur Nierentuberkulose. Bibl. tuberc. (Basel) **23**, 162—178 (1967). — 26. GLOOR, H. U., u. MAY, F.: Tuberkulose des Urogenitalapparates. Hdb. Tuberk., Bd. 4, S. 333—402. Stuttgart: Thieme 1964. — 27. HAAPANEN, J. H.: Determination of PAS in serum and urine and its clinical significance. Tartu Riikliku Ülikooli Toimetised, Vihik 171, Arstiteaduslikke Töid X, Ftisiaatria Küsimusi, S. 23—44. Tartu 1965. — 28. HANLEY, H. G.: Treatment of renal tuberculosis. Brit. med. J. **1963 II**, 1611—1612. — 29. HUBMANN, R.: Klinische und experimentelle Untersuchungen zur Chemotherapie der unspezifischen Infektionen im Bereich des Urogenitalsystems. Fortschr. Med. **86**, 679—685 (1968). — 30. KÖNIG, K., u. MAY, P.: Zur Therapie der Urogenitaltuberkulose. Fortschr. Med. **85**, 731—733 (1967). — 31. KÖNIG, K., u. MAY, P.: Chemotherapeutische Behandlung der Urogenitaltuberkulose bei eingeschränkter Nierenfunktion. 22. Tgg. Dtsch. Ges. Urol. Berlin 23.—26. Okt. 1968. — 32. KRADOLFER, F.: Über eine neue Klasse von bakterizid wirkenden Antibiotica unter spezieller Berücksichtigung von Rifampicin. Schweiz. med. Wschr. **98**, 622—627 (1968). — 33. KROPP, R., FREY, J. u. RADENBACH, K. L.: Über Einwirkungen von Kanamycin auf Nierenfunktionen. Prax. Pneumol. **20**, 350—354 (1966). — 34. KROPP, R., JUNGBLUTH, H., and RADENBACH, K. L.: Effect of capreomycin on renal function. (Preliminary results.) Antibiot. et Chemother. (in press). — 35. LATTIMER, J. K.: Renal tuberculosis. New Engl. J. Med. **273**, 208—211 (1965). — 36. LATTIMER, J. K., REILLY, R. J., SEGAWA, A., WECHSLER, H., SIEGEL, J., GIRGIS, A., and GLEASON, D.: Injections are no longer necessary in the treatment of renal tuberculosis. J. Urol. (Baltimore) **93**, 735—738 (1965). — 37. LOEW, M., u. KUNEKE, S.: Untersuchungen über Wirksamkeit und Wirkungsweise der N-Benzoyl-p-Aminosalicylsäure (Benzacyl). Beitr. Klin. Tuberk. **116**, 394—406 (1957). — 38. LUKAS, W.: Ist es noch berechtigt, Streptomycin als „Operationsschutz" aufzusparen? Prax. Pneumol. **20**, 748—758 (1966). — 39. MARTINI, P.: Methodenlehre der therapeutisch-klinischen Forschung. Berlin-Göttingen-Heidelberg: Springer 1953. — 40. MAY, P., u. KÖNIG, K.: Die konservative Behandlung der Urogenitaltuberkulose. Urologe **6**, 46—53 (1967). — 41. MIYAKE, K., SMITH, M. J. V., and LATTIMER, J. K.: Drug resistance of acid fast bacilli in the urine. J. Urol. (Baltimore) **98**, 263—266 (1967). — 42. NAGEL, R.: Urogenitaltuberkulose. Med. Mschr. **16**, 107—111 (1962). — 43. NAUMANN, P.: Serum- und Urinkonzentrationen antibakteriell wirkender Substanzen. In: LOSSE, H., u. KIENITZ, M., Hrsg., Pyelonephritis, Forschungsergebnisse 1966, S. 298—313. Stuttgart: Thieme 1967. — 44. OPL, G.: Die Chemotherapie der Nierentuberkulose. Prax. Pneumol. **22**, 451—457 (1968). — 45. PECHERSTORFER, M., u. OPL, G.: Zur Chemotherpie der Nierentuberkulose. Ein Bericht über 180 Fälle. Wien. med. Wschr. **116**, 511—513 (1966). — 46. PLACE, V. A., PEETS, E. A., BUYSKE, D. A., and LITTLE, R. R.: Metabolic and special studies of ethambutol in normal volunteers and tuberculous patients. Ann. N.Y. Acad. Sci. **135/2**, 775—795 (1966). — 47. RADENBACH, K. L.: Behandlung und Behandlungsergebnisse bei Tuberkulosekranken mit sekundärer Bakterienresistenz. Proc. 3rd International Congress of Chemotherapy, vol. 1, p. 130—143. Stuttgart: Thieme 1964. — 48. RADENBACH, K. L.: Überwachung und Kontrolluntersuchungen bei ambulanter antituberkulöser Behandlung. Prax. Pneumol. **19**, 145—155 (1965). — 49. RADENBACH, K. L.: Moderner Stand der Chemotherapie bei Tuberkulose. Dtsch. med. J. **16**, 773—780 (1965). — 50. RADENBACH, K. L.: Chemotherapy of chronic pulmonary tuberculosis with polyresistant bacteria with reference to ethambutol and capreomycin. Scand. J. resp. Dis., Suppl. **65**, 195—206 (1968). — 51. RADENBACH, K. L.: Zur Tuberkulosesituation in der Bundesrepublik Deutschland vom Standpunkt des Klinikers. Z. ärztl. Fortbild. (Beilage Berl. Ärztebl.) **57**, Nr. 10 (1968). — 52. RADENBACH, K. L.: Moderne Therapie der Lungentuberkulose. Ärztl. Fortbild. (Stuttg.) **17**, (im Druck) (1969). — 53. RADENBACH, K. L., u. HEINRICH, F.: Nebenwirkungen und Gefahren tuberkulostatischer Behandlung. Hippokrates (Stuttg.) **32**, 267—273 (1961). — 54. ROBINSON, O. P. W., and HUNTER, P. A.: Absorption and excretion studies with thiocarlide (4′4-diisoamyloxythiocarbanilide) in man. Tubercle (London) **47**, 208—213 (1966). — 55. ROTHAUGE, C. F., u. SCHILDER, M.: Klinik und Therapie der Urogenitaltuberkulose in funktioneller Sicht. 22. Tgg.

Dtsch. Ges. Urol. Berlin 23.—26. Okt. 1968. — 56. ROTHKOPF, M.: Bemerkungen zur Urogenitaltuberkulose. Mschr. Tuberk.-Bekämpf. 10, 150—162 (1967). — 57. SCHÜTZ, I.: Ethambutol, Capreomycin, Thiocarlid und deren Einordnung in den Behandlungsplan der Tuberku. lose. 26. wiss. Sitzg. Berufsverband der Lungenfachärzte von Berlin. Berlin-Wannsee 28. Okt-1967 (Manuskript). — 58. SEIDEL, H.: Wert und Leistung der kleineren Tuberculostatica in der Klinik. Tagungsber. 13. Kongr. Süddtsch. Ges. Tuberk. u. Lungenkrankh., S. 153—160. Stuttgart: Thieme 1968. — 59. STURM, A., HEILMEYER, L., BODECHTEL, G. u. SCHLEGEL, B. (Vorstand der Deutschen Gesellschaft für Innere Medizin): Aufstellung von Richtlinien für die klinische Prüfung von Arzneimitteln. Verh. dtsch. Ges. inn. Med. 71, 976—982 (1965). — 60. TOUSEK, J.: Zur klinischen Wirkung von Isoxyl. Internationales Kolloquium im Forschungsinstitut Borstel, Borstel 7.—8. Mai 1968; Antibiot. et Chemother. (in press). — 61. TRENDELENBURG, F.: Antibakterielle Chemotherapie der Tuberkulose. Fortschr. Arzneimittelforsch. 7, 193 (1964). — 62. TRENDELENBURG, F.: Methoden der klinischen Prüfung neuer tuberkulostatischer Stoffe unter besonderer Berücksichtigung der ethischen Probleme und der individuellen Verlaufsvergleiche. Proc. 3rd International Congress of Chemotherapy, vol. 1, p. 72—80. Stuttgart: Thieme 1964. — 63. TUCKER, W. B.: The evolution of the cooperative studies in the chemotherapy of tuberculosis of the Veterans Administration and Armed Forces of the U.S.A. An account of the evolving education of the physician in clinical pharmacology. Fortschr. Tuberk.-Forsch. 10, 1—68 (1960). — 64. TUCKER, W. B.: Methods of clinical examination and evaluation of tuberculostatic substances as well as their value as indicators. Proc. 3rd International Congress of Chemotherapy, vol. 1, p. 63—72. Stuttgart: Thieme 1964. — 65. WALTER, A. M.: Chemotherapeutische Probleme der Behandlung der Lungentuberkulose. Prax. Pneumol. 20, 735—747 (1966). — 66. WALTER, A. M., u. HEILMEYER, L.: Antibiotika-Fibel. Antibiotika und Chemotherapie, 2. Aufl. Stuttgart: Thieme 1965. — 67. WENDEROTH, H.: Die Tuberkulose der Harnwege und der männlichen Genitalorgane. Prax. Pneumol. 21, 551—560 (1967). — 68. WILDBOLZ, E.: Zur Therapie der Nierentuberkulose. Dtsch. med. Wschr. 91, 1561—1562 (1966). — 69. WILHELMI, E.: Tuberculostatica, Kombination und Medikamentenwechsel. Urologe 1, 30—35 (1962). — 70. Wissenschaftliche Arbeitsgemeinschaft für die Therapie von Lungenkrankheiten: Kooperative, kontrollierte Prüfung von Thiocarlid (DATC), PAS und Bettruhe in kurzfristiger Monotherapie bei kavernöser vorbehandelter Lungentuberkulose. Beitr. Klin. Tuberk. 139, 115—139 (1969). — 71. ZIERSKI, M.: Ursachen der Mißerfolge der Chemotherapie. Beitr. Klin. Tuberk. 138, 41—42 (1968).

Professor Dr. K. L. RADENBACH, 1 Berlin 39, Am Großen Wannsee 80

# Vorträge

Aus der Städt. Klinik für Lungenkranke Heckeshorn, Berlin
(Ärztl. Direktor: Prof. Dr. K. L. Radenbach)
und der Urologischen Klinik der Freien Universität Berlin
(Direktor: Prof. Dr. W. Brosig)

## Ergebnisse der Chemotherapie bei Nierentuberkulose in Zusammenarbeit von Urologischer und Tuberkulose-Klinik

A. Gabler, G. Freise, A.-A. Kollwitz, R. Nagel und K. L. Radenbach

Eine enge Zusammenarbeit zwischen Urologen und Tuberkuloseärzten ist eine wichtige Voraussetzung für eine erfolgreiche Behandlung der Urogenitaltuberkulose (Brosig, Radenbach u. a.). Wir haben deshalb die Zusammenarbeit zwischen der Berliner Urologischen Univ.-Klinik und der Klinik Heckeshorn in den letzten Jahren intensiviert, insbesondere durch die Einführung regelmäßiger gemeinsamer klinischer Konferenzen mit Patientenvorstellung. Hierbei fassen wir einen Konferenzbeschluß, der als Konsiliarbeschluß für das weitere diagnostische und therapeutische Vorgehen maßgebend ist, und legen ihn schriftlich nieder. Der in der einen oder anderen Klinik liegende Patient und auch der von der einen in die andere Klinik verlegte Kranke wird damit gemeinsamer Patient beider Kliniken und aller hier arbeitenden Spezialisten, wie Urologen, Chirurgen, Phthiseologen, Pneumologen, Internisten, Bakteriologen und Röntgenologen. Basierend auf den Erfahrungen der maßgebenden Spezialgebiete wird der gemeinsame Behandlungsplan zur Grundlage für eine optimale Therapie. Über ein Ergebnis unserer ärztlichen Gruppenarbeit soll hier berichtet werden.

### Methodik und Krankengut

Prospektive und kontrollierte klinische Prüfungen eines Behandlungsregimes, wie wir sie von der Lungentuberkulose her kennen und laufend durchführen, können wir für die Nierentuberkulose noch nicht vorlegen. Jedoch ist auch eine retrospektive Analyse aussagekräftig, wenn die Ergebnisse streng nach einem detaillierten Protokoll erarbeitet werden. Eine solche haben wir vorgenommen.

Für die Beurteilung der Brauchbarkeit und Wirksamkeit einer antituberkulösen Chemotherapie sind folgende Kriterien von entscheidender Bedeutung: Verhalten der Bakterienausscheidung, gemessen an der kulturellen Negativierungsrate; Resistenzverhältnisse der Tuberkulosebakterien und deren Verhalten unter der Therapie; Nebenwirkungen der Behandlung; Rückfallrate und deren Gründe; sowie Spätergebnisse.

Hieraus ergaben sich für uns folgende Zulassungskriterien: Die Nierentuberkulose mußte vor Behandlungsbeginn kulturell bewiesen sein; die Therapie mußte — speziell in der Intensivanfangsbehandlungsphase — nach den Richtlinien durchgeführt worden sein, wie sie von Radenbach geschildert worden sind; es mußten genaue Aufzeichnungen über Nebenwirkungen der Medikamente vorliegen; es mußten Ergebnisse mindestens ein Jahr nach Behandlungsbeginn existieren; es mußte eine Resistenzbestimmung zu Behandlungsbeginn und von jeder weiteren positiven Kultur durchgeführt worden sein. Das sind Kriterien, welche die auswertbare Fallzahl naturgemäß verkleinern.

Für eine solche Auswertung standen 106 Fälle aus den Jahren 1958 bis 1967 zur Verfügung. Bei 76 dieser Patienten lagen vor Klinikeinweisung positive Kulturen vor; aber nur bei 8 von ihnen war extern eine Resistenzbestimmung veranlaßt worden, obwohl es sich teilweise um langjährig vorbehandelte Fälle handelte. Da wir eine exakte Ermittlung der Sensibilitätsverhältnisse für unerläßlich halten, um die Therapie so früh wie möglich gezielt gestalten und bei bestehenden Resistenzen zusätzliche Resistenzentwicklungen vermeiden zu können, zogen wir auswärts vorliegende Bakterienkulturen zu Resistenzbestimmungen (Prof. Dr. K. BARTMANN; Dr. H. HUSSELS) heran. Das bedeutete einen Zeitgewinn von 8

Tabelle 1. *Sensibilitätsverhältnisse, primäre und sekundäre Resistenz vor Behandlungsbeginn bei 106 Pat. mit Nierentuberkulose (1958 bis 1967)*

| Resistenzverhältnisse der Tuberkulosebakterien | Nicht vorbehandelte Fälle (70) | Vorbehandelte Fälle (36) |
|---|---|---|
| Sensibilität | 66 = 94,3% | 14 = 38,9% |
| Resistenz | 4 = 5,7% | 22 = 61,1% |
| Monoresistenz | 4 = 5,7% | 12 = 33,3% |
| Zweifachresistenz | 0 | 6 = 16,7% |
| Drei- oder Vierfachresistenz | 0 | 4 = 11,1% |

Wochen in bezug auf die Sicherheit der Therapie. In 38 Fällen konnten wir diese Möglichkeit nutzen.

Die Erhebung einer subtilen Chemotherapieanamnese bei vorbehandelten Kranken führte außerdem 16mal zur Annahme einer Resistenz und zu therapeutischen Konsequenzen, deren Richtigkeit später durch das Antibiogramm bestätigt wurde. Diese Möglichkeit sollte bei Vorbehandelten stets genützt werden.

Die Resistenzverhältnisse bei den Bakterien unserer Kranken sind aus Tab. 1 ersichtlich. Bei 66 von 70 nicht vorbehandelten Patienten waren die Bakterienstämme empfindlich gegenüber allen antituberkulösen Mitteln. 4 zeigten eine primäre Einfachresistenz. Unter 36 Vorbehandelten hatten 14 noch sensible Keime; 22 schieden resistente Bakterien aus. 12mal lag eine Monoresistenz, und zwar gegenüber Isoniazid (INH) vor; 6mal bestand Doppelresistenz gegen Isoniazid und Streptomycin, und in 4 Fällen waren Drei- bzw. Vierfachresistenzen nachweisbar.

Die stationäre Therapie wurde mindestens 6 Monate lang durchgeführt. 32 Patienten wurden 8 bis 10 Monate und 16 ein Jahr oder länger stationär behandelt.

### Ergebnisse und Diskussion

Über Zahl und Art der aufgetretenen Medikamentennebenwirkungen ergaben sich folgende Feststellungen: Bei 50 der 106 Patienten traten harmlose

Unverträglichkeitserscheinungen oder aber reversible bzw. kompensierbare toxische Nebenwirkungen auf, die zum Absetzen von Medikamenten und Ersatz durch andere führten. Eine nicht geringe Zahl von insgesamt 90 Therapieumstellungen erschien wegen folgenden Unverträglichkeitserscheinungen bzw. toxischen Reaktionen der antituberkulösen Mittel angezeigt: Erscheinungen vom Magen-Darmtrakt 32mal, von der Leber 6mal, vom Zentralnervensystem 18mal, vom Gleichgewichtsorgan 24mal, sonstige 10mal. Dennoch war es stets möglich, ohne Zeitverlust eine verträgliche Dreifachmedikamentenkombination aufzubauen, die sich dem Behandlungsprinzip optimal anpassen ließ. Lediglich in 26 Fällen aus den ersten Jahren des Untersuchungszeitraumes sind in dieser Hinsicht nach derzeitigen Kenntnissen gewisse Einschränkungen zu machen. Heute ist es in keinem Fall mehr notwendig, wegen Unverträglichkeit einzelner Medikamente eine unzureichende Therapie in Kauf zu nehmen.

An Hand unserer Auswertung können wir nicht die mancherorts immer noch vertretene Auffassung bestätigen, daß die Anwendung von Streptomycin die Ausbildung von Ureterstenosen begünstigt: 30 unserer Patienten hatten geringgradige bis ausgeprägte prävesicale Ureterstenosen, 12 davon vor Therapiebeginn, 6 unter einer Behandlung mit Verwendung von Streptomycin und 12 während einer Therapie ohne Streptomycinapplikation.

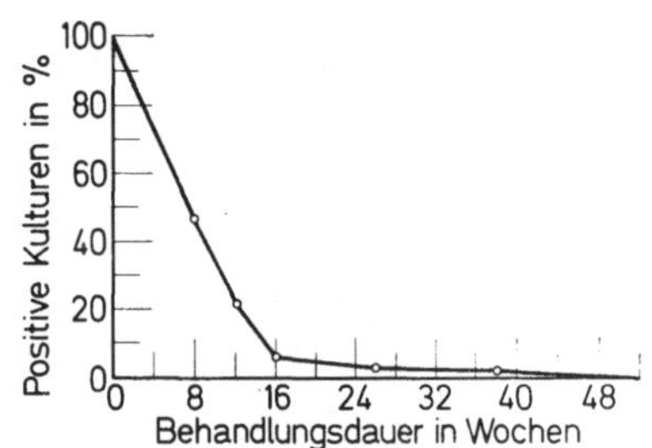


Abb. 1. Kulturelle Harnkonversion bei 106 vorbehandelten und nicht vorbehandelten Pat. mit Nierentuberkulose (1958 bis 1967)

Die entscheidende Aussage über die Effektivität unserer Therapie vermittelt Abb. 1 mit der Angabe der kulturellen Negativierungsraten. Von den 106 Patienten wurden 56 nach 8 Wochen, 26 nach 12 Wochen, 18 nach 16 Wochen und 6 nach 26 Behandlungswochen und später negativ. Alle Harnkonversionen waren während der stationären Intensivanfangsbehandlungsphase stabil. In keinem Fall trat unter unserer Therapie eine zusätzliche Bakterienresistenz, geschweige denn eine erstmalige sekundäre Resistenz auf. Das sind Behandlungsergebnisse, welche den Wert des Therapieprinzips unterstreichen.

Eine wichtige Rolle bei der Nierentuberkulose spielen zusätzliche unspezifische Harnweginfektionen und chronische Pyelonephritiden. In 36 Fällen hatten wir diese zu berücksichtigen. Mit gezielter chemisch-antibiotischer Behandlung waren sie bei 22 Patienten gut, bei 6 Kranken schwierig zu beherrschen. In 8 Fällen konnten wir sie nicht entscheidend beeinflussen.

Bei 11 Patienten hatten wir Probleme durch eine absolute Niereninsuffizienz. Sie mußte insbesondere bei der Dosierung der antituberkulösen Mittel berücksichtigt werden. Die notwendige reduzierte, therapeutisch dennoch ausreichende Tagesdosis haben wir in einigen Fällen durch mikrobiologische Serumkonzentrationsbestimmungen ermittelt.

Unsere Richtlinien für zusätzliche operative Eingriffe bei Urotuberkulose sind aus Tab. 2 ersichtlich. Nach stabiler Harnkonversion operiert und deshalb hier bei der Chemotherapie mit ausgewertet wurden 7 der 106 Fälle. Im Vordergrund standen Ureterneueinpflanzungen in die Blase. Auch diese Relation spricht für die durchgeführte Chemotherapie.

Unsere bisherigen bakteriologischen Spätergebnisse sind in Tab. 3 zusammengefaßt. Von den 106 Patienten sind inzwischen 4 wieder positiv geworden; wir meinen nur wegen unzureichender ambulanter Therapiefortführung oder inkonsequenter Medikamenteneinnahme. Alle anderen sind bisher negativ, d. h. rezidivfrei geblieben.

Tabelle 2. *Operationsindikationen bei Urotuberkulose*

*Vor Harnkonversion*

| | |
|---|---|
| Ureteronephrektomie: | Bei dringlicher Indikation, z. B. Pyonephrose bei zerstörter Niere. |
| Ureterocystoneostomie: | Bei drohendem Nierenversagen durch Rückstau. |

*Nach Harnkonversion*

| | |
|---|---|
| Ureteronephrektomie: | Bei zerstörter Niere. |
| Nierenteilresektion: | Bei Zerstörung eines Teils der Niere. |
| Ureterocystoneostomie: | Bei prävesicaler Ureterstenose. |
| Blasenerweiterungsplastik: | Bei Schrumpfblase. |

Tabelle 3. *Vorläufige bakteriologische Spätergebnisse nach Harnkonversion in der stationären Intensivanfangsbehandlungsphase bei 106 Pat. mit Nierentuberkulose (1958 bis 1967)*

| Bakteriologisches Verhalten | Zahl der Fälle |
|---|---|
| Wieder positiv geworden (nach 1 Jahr) | $4 = 3,8\%$ |
| Bisher negativ geblieben (1—2 Jahre) | 44 |
| Bisher negativ geblieben (2—3 Jahre) | 26 |
| Bisher negativ geblieben (3—4 Jahre) | 10 |
| Bisher negativ geblieben (4—5 Jahre) | 8 |
| Bisher negativ geblieben (mehr als 5 Jahre) | 14 |

Wir halten dieses Ergebnis nicht für ungewöhnlich, sogar für verbesserungsfähig, wenn sich die Mitarbeit der Patienten bei der ambulanten Weiterbehandlung und die Zusammenarbeit auch mit den niedergelassenen Ärzten noch intensivieren läßt — ein Ziel, das wir anstreben.

### Zusammenfassung

106 Pat. mit Nierentuberkulose aus den Jahren 1958 bis 1967 wurden einer retrospektiven Analyse unterzogen. Es handelte sich um 70 unvorbehandelte Fälle, darunter 4 mit primärer Bakterienresistenz, und 36 vorbehandelte Fälle, darunter 22 mit sekundärer Resistenz. In einer stationären Intensivanfangsbehandlungsphase waren die Kranken mit einer der Bakteriensensibilität angepaßten simultanen Dreifachkombination mit den jeweils besten Mitteln behandelt worden; insgesamt wurde die Therapie langfristig durchgeführt. Als Anfangsbehandlungsergebnis konnte in allen Fällen eine kulturelle Harnkonversion — unter Vermeidung von Bakterienresistenz bzw. zusätzlicher Resistenzentwicklung — erreicht werden. Bei einer Nachbeobachtung von 1 bis 10 Jahren nach Abschluß der stationären Behandlung haben vier Pat. ein Rezidiv mit erneuter Bakterienausscheidung bekommen; alle anderen sind negativ geblieben.

*Summary (Results of Chemotherapy of Renal Tuberculosis
in Cooperation of an Urological and a Tuberculosis Hospital)*

106 patients suffering from renal tuberculosis and treated as in-patients during the years 1958 to 1967 were subject to a retrospective study. 70 patients had not been previously treated, 4 of them showing primary bacterial resistance, and 36 patients had been previously treated, 22 of them having secondary resistant bacteria. During the initial intensive phase of treatment, a simultaneous triple drug therapy adapted to the susceptibility of the bacteria and always consisting of the best drugs, was used; altogether a long-term therapy was practised. As a result of the initial treatment, in all cases it was possible to achieve conversion of urine cultures and to avoid development of bacterial resistance or additional resistance. Follow-up periods between 1 and 10 years showed that four patients suffered a relapse with renewed excretion of bacteria; all the others remained negative.

Literatur

BROSIG, W.: Die Behandlung der Urogenitaltuberkulose. Internist (Berl.) **1**, 116—122 (1960). — RADENBACH, K. L.: Chemotherapie der Urogenitaltuberkulose. Verh. dtsch. Ges. Urol. **22**, 13—27 (1969).

Weitere, zum Thema gehörige Literatur kann den beiden angeführten Arbeiten entnommen werden.

Dr. A. GABLER, Dr. G. FREISE, Professor Dr. K. L. RADENBACH,
1 Berlin 39, Am Großen Wannsee 80;
Professor Dr. A.-A. KOLLWITZ, 1 Berlin 45, Hindenburgdamm 30 (Klinikum Steglitz);
Professor Dr. R. NAGEL, 1 Berlin 19, Spandauer Damm 130 (Klinikum Westend)

Aus der Urolog. Univ.-Klinik Homburg a. d. Saar (Direktor: Prof. Dr. C. E. ALKEN)

# Chemotherapeutische Behandlung der Urogenitaltuberkulose mit neueren Medikamenten bei eingeschränkter Nierenfunktion

K. KÖNIG, P. MAY und B. KASTERT

Die Tuberkulostatika werden, wie die meisten Fremdsubstanzen, überwiegend durch die Nieren ausgeschieden, und die Nierenfunktion wird damit zum wichtigsten Regulationsfaktor für die Medikamentenkonzentration im Organismus. Liegt eine Niereninsuffizienz vor, so resultiert infolge der verzögerten Elimination eine Kumulation der renal ausgeschiedenen Substanzen und in gleichem Maße eine Zunahme der toxischen Nebenwirkungen, die mehr oder minder stark bei fast allen Tuberkulostatika vorliegen.

Die Verhütung von iatrogenen Schäden bei der Tuberkulosebehandlung ist nicht nur ein therapeutisches, sondern auch ein juristisches Problem, und insbesondere bei eingeschränkter Nierenfunktion ergibt sich die Schwierigkeit, nicht zu hoch zu dosieren und trotzdem optimale Wirkspiegel zu erreichen.

Über die schon seit Jahren bekannten Tuberkulostatika liegt ausreichende Literatur vor, und deshalb erschien es uns wichtig nachzuweisen, welche Medikamentendosierung mit neueren Substanzen bei verschiedenen Graden der Nierenfunktionsstörung möglich ist.

Wir haben an unserer Klinik sowohl experimentell als auch im klinischen Versuch die neueren Tuberkulostatika Ogostal®, Isoxyl®, Myambutol® und Rimactan® auf ihre Wirksamkeit untersucht.

Ogostal® (Capreomycin), das fast ausschließlich glomerulär filtriert wird, verabreichten wir 20 Patienten, und zwar 1 g i.m. mit z. T. geringer Nierenfunktionseinschränkung bis zum Stadium der Urämie. Bei allen Untersuchten bestimmten wir die Serumharnstoff- und Serumkreatininwerte sowie die endogene Kreatininclearance, die PAH- und die Inulinclearance.

Erstes Bild[1]:

Bei diesen vier Patienten mit normalen Serumkreatininwerten lagen die Inulinclearancewerte im unteren Bereich der Norm und die Capreomycinserumspiegel zeigten nach einem Anstieg bis zu 40 µg/ml (MIC 2,5 bis 5 µg/ml) einen kontinuierlichen Abfall, und nach 48 Std waren praktisch keine Wirkkonzentrationen mehr nachweisbar.

Zweites Bild:

Diese Patientengruppe wies eine mittlere Einschränkung der glomerulären Filtrationsrate auf, und es erfolgte teilweise noch fast normale Ausscheidung des Medikamentes, während andererseits Zeichen einer verlängerten Halbwertszeit vorlagen.

Drittes Bild:

Eine deutlich verzögerte Ausscheidung bei Inulinclearancewerten um 20 bis 30 ml/min.

Viertes Bild:

Bei diesen Untersuchten mit ausgeprägter Niereninsuffizienz (auch die PAH-Clearancewerte lagen in allen Fällen weit unter 100 ml/min) resultiert eine erhebliche Ausscheidungsverzögerung, die im Extremfall einen gleichbleibenden Serumspiegel über 48 Std zeigt.

Doppelt radioaktiv markiertes Isoxyl ($^3$H $^{35}$S) verabreichten wir 20 Patienten in einer Dosierung von 2 × 4 g.

Fünftes Bild:

3 dieser 5 Untersuchten erhielten das Medikament präoperativ nüchtern ohne weitere Nahrung. Die Serumspiegel erreichten nicht die Werte der MIC, die bei etwa 1,2 µg/ml liegt. Die übrigen 2 Patienten erhielten mit dem Isoxyl gleichzeitig Milch und Bouillon verabreicht; die Wirkspiegel lagen erheblich höher.

Sechstes Bild:

Nur geringgradig höhere Serumwerte fanden wir bei Patienten, die eine starke Nierenfunktionseinschränkung aufwiesen und praktisch oral keine Nahrung zu sich nahmen.

---

[1] Die sieben angeführten Bilder werden — mit freundlichem Einverständnis der Autoren — aus Platzgründen hier nur beschrieben.

Siebtes Bild:

Diese fünf Patienten wiesen zwar eine erhebliche Niereninsuffizienz auf, wurden aber oral ernährt, und die Wirkstoffspiegel lagen in allen Fällen z. T. erheblich über 5 µg/ml.

Auf Grund unserer Untersuchungsergebnisse — wobei im Rahmen dieses Vortrages aus Zeitgründen auf die klinischen Erfahrungen nicht näher eingegangen werden kann — sind wir der Ansicht, daß die fast völlig nebenwirkungsfreien Tuberkulostatika Isoxyl und Rimactan auch bei stärkerer Niereninsuffizienz voll dosiert verabreicht werden können. Beim Rimactan ist jedoch eine vorsichtige Dosierung angezeigt bei gestörter Leberfunktion, da die Ausscheidung dieses Stoffes mit Hilfe eines speziellen Eliminationsmechanismus zu 60 bis 70% über die Leber erfolgt. Ogostal und Myambutol verabreichten wir in voller Dosierung, d. h. 1 g i.m. bzw. 25 mg/kg, bis zu einer Inulinclearance von 50 ml/min.

Bis etwa 30 ml/min verabreichen wir die volle Dosis jeden 2. Tag und haben hiermit beim Capreomycin keine Kumulation gesehen und Wirkstoffkonzentrationen erreicht, die auch während der injektionsfreien Tage erheblich über der MIC lagen.

Erforderlich erscheint es jedoch, daß bei diesen Patienten kurzfristigere Kontrollen der von den Nebenwirkungen betroffenen Organe durchgeführt werden. Im Abstand von zwei Wochen z. B. beim Capreomycin Urinstatus, Serumharnstoff und Serumkreatininbestimmung sowie Audiometrie und beim Myambutol eine vierwöchentliche Visuskontrolle.

Dr. K. König, Dr. P. May, Dr. B. Kastert,
Urolog. Univ.-Klinik, 665 Homburg a. d. Saar

Aus der Urolog. Klinik der Städt. Krankenanstalten Wuppertal-Barmen

# Die Prostatatuberkulose

K. F. Albrecht und K. H. Wilhelm

Bei der Urogenitaltuberkulose des Mannes findet sich nach pathologisch-anatomischen Untersuchungen in 75 bis 90% der Fälle eine, wohl meist hämatogen entstandene, tuberkulöse Miterkrankung der Prostata. Der spezifische Befall der Vorsteherdrüse wird klinisch oft übersehen, weil die Prostatatuberkulose nur selten Beschwerden verursacht. Die rectale Untersuchung allein ergibt unsichere Befunde. Selbst ausgedehnte spezifische Einschmelzungen können einen unverdächtigen Palpationsbefund zeigen. In anderen Fällen werden tuberkulöse Veränderungen vorgetäuscht, die gar nicht vorhanden sind. Die Diagnose kann durch Nachweis von Tuberkelbacillen im Ejaculat gesichert werden.

Häufig lassen sich bei der *hinteren Urethroskopie* in der Umgebung des Colliculus seminalis *golflochartige* Kaverneneingänge oder erweiterte, starre Drüsenausführungsgänge erkennen. Da man aber bei der Urogenitaltuberkulose zurückhaltend mit instrumentellen Untersuchungen sein soll, ist es besser, die

Höhlenbildungen durch eine Urethrographie darzustellen. Dabei finden sich mehr oder weniger ausgeprägte Veränderungen, die von nur gering erweiterten Ausführungsgängen über größere Kavernen bis zu einer völligen tuberkulösen Einschmelzung der Drüse mit Ausbildung einer sog. „Vorblase" reichen können.

Wir untersuchten 330 Männer mit gesicherter Urogenitaltuberkulose urethrographisch. Bei 235 dieser Patienten waren Kavernen und erweiterte Ausführungsgänge in der Prostata nachzuweisen. Das sind 71,2% der untersuchten

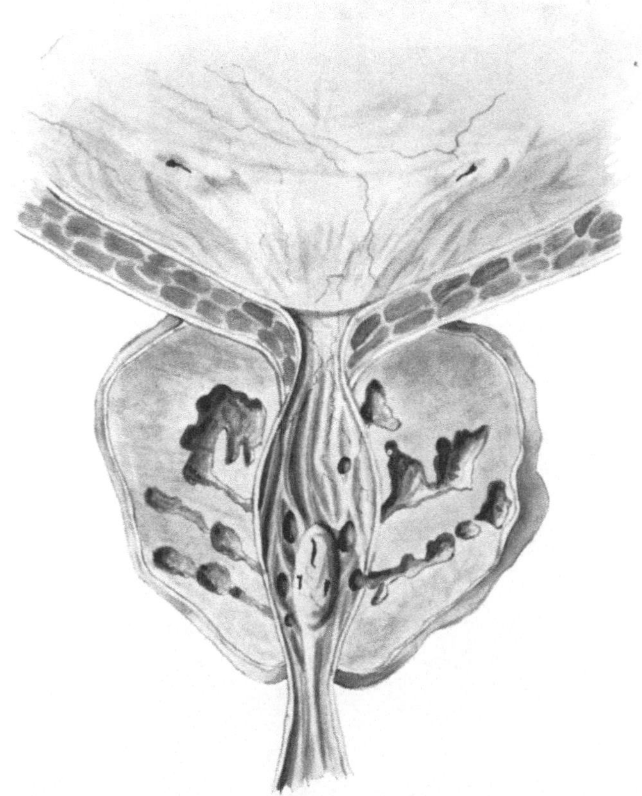

Abb. 1. Kavernen und erweiterte Ausführungsgänge bei Prostatatuberkulose

Fälle. Bei 172 (73,2%) der 235 Patienten mit Kavernenbildungen waren rectal spezifische Veränderungen in der Prostata zu tasten. 63 (26,8%) zeigten bei der rectalen Palpation keinen auf Tuberkulose verdächtigen Prostatabefund.

Ähnliche Höhlenbildungen können auch bei anderen Prostataerkrankungen nachgewiesen werden. Man sieht sie aber nach unseren Vergleichsuntersuchungen bei der Tuberkulose zehnmal häufiger als nach nicht tuberkulösen Entzündungen.

Die Prostatatuberkulose spricht schlechter als andere Herde auf eine tuberkulostatische Behandlung an. Verlaufskontrollen an unserem Krankengut zeigten unter der Chemotherapie keine wesentlichen Veränderungen oder Verkleinerungen der Höhlen. Ganz vereinzelt war sogar eine Zunahme der spezifischen Veränderungen zu beobachten. Trotzdem ist eine konservative medikamentöse Behandlung ausreichend, da nur selten Beschwerden bestehen und eine hämatogene Streuung durch die tuberkulostatische Therapie vermieden werden kann. Ein ausreichender Therapieerfolg ist erreicht, wenn eine dauerhafte Bacillenkonversion eintritt.

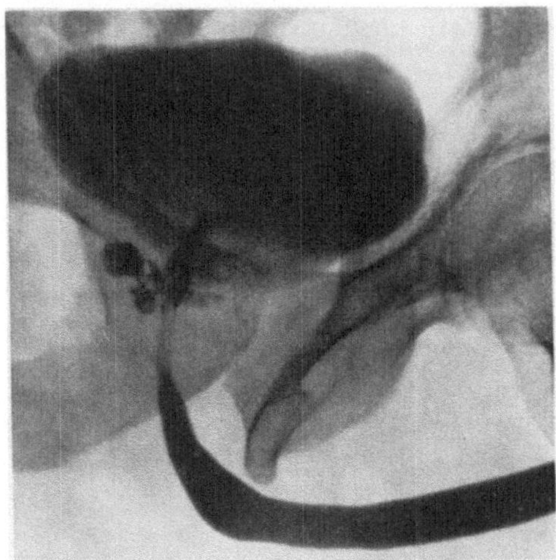

Abb. 2. Kavernen und erweiterte Prostatagänge

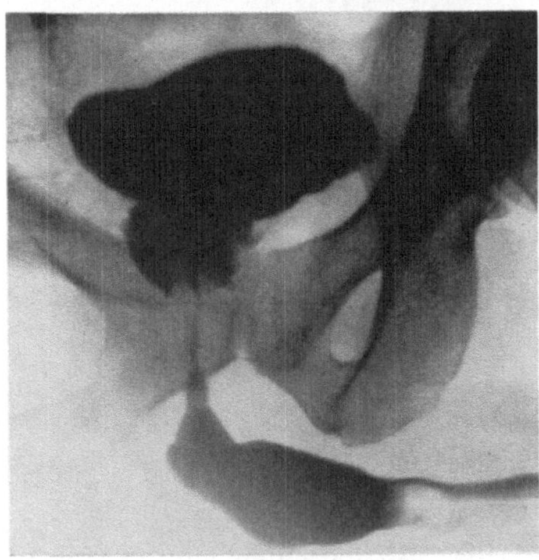

Abb. 3. Tuberkulöse Einschmelzung der ganzen Prostata mit Bildung einer „Vorblase"

## Zusammenfassung

Die spezifische Mitbeteiligung der Prostata bei Urogenitaltuberkulosen wird klinisch selten diagnostiziert. Kavernöse Prostataveränderungen lassen sich urethroskopisch und urethrographisch nachweisen. Bei 330 Männern mit Urogenitaltuberkulosen fanden sich 235mal spezifische Höhlenbildungen im Urethrogramm (= 72,1%). Bei 172 (= 73,2%) der 235 kavernösen Prostatatuberkulosen ergab die rectale Palpation spezifische Veränderungen. 63 (= 26,8%) waren rectal ohne Befund. Eine tuberkulostatische Behandlung ist ausreichend. Die Kavernen zeigen unter der medikamentösen Therapie keine wesentlichen Veränderungen.

Literatur:

Albrecht, K. F., u. Pfeiffer, H.: Die Bedeutung der Urethrographie (Cystourethrographie) in der Diagnostik der männlichen Urogenitaltuberkulose. Urol. int. (Basel) 9, 101—116 (1959). — Boshamer, K.: Urologische Tuberkulose in „Klinik der Gegenwart", Handbuch der praktischen Medizin. München-Berlin: Urban u. Schwarzenberg 1968. — Broghammer, H.: Verkäsende Tuberkulose in einem Prostataadenom. Z. Urol. 60, 255—270 (1967). — Pfeiffer, H., Albrecht, K. F.: Zur Klinik der Prostatatuberkulose. Tuberk.-Arzt 15, 182 —197 (1961).

Professor Dr. K. F. Albrecht
Urolog. Klinik der Städt. Krankenanstalten, 56 Wuppertal-Barmen, Heusnerstraße 40

Aus der Urolog. Abteilung (Vorstand: Prof. Dr. W. Staehler)
an der Chirurg. Univ.-Klinik Tübingen

# Die Indikation zur Kavernotomie

## W. Staehler

Wir verdanken es der großen Wirksamkeit der tuberkulostatischen Mittel, daß organerhaltende operative Maßnahmen bei der Nierentuberkulose ohne Gefahr durchgeführt werden können. Bei einer isolierten, abgeschlossenen Kaverne, deren Inhalt unter Druck steht und das benachbarte Parenchym dadurch schädigt, ist eine Teilresektion, bei der die Resektion im gesunden Nierengewebe erfolgt, nicht erforderlich. Nach der Freilegung der Niere wird die Kaverne punktiert und der Inhalt abgesaugt; die Kaverne wird dann eröffnet, die Wandverkäsungen werden mit dem scharfen Löffel ausgekratzt, gegebenenfalls auch eine Probeexcision aus dem Gewebe entnommen. In die Höhlung wird Streptomycinpuder gegeben, ein dünnes Rohr wird eingelegt, mit Catgutfäden fixiert und zur Wunde herausgeleitet. Für 8 Tage werden täglich 1 g Streptomycin instilliert; dann ist das Rohr zu entfernen. Liegt die Kaverne am unteren Pol, kann die Kavernotomie, oder genauer gesagt die Kavernostomie in situ erfolgen (Abb. 1).

An Hand von Tab. 1 möchte ich Ihnen von den 62 bisher durchgeführten Kavernotomien alle diejenigen Besonderheiten aufzeigen, die für die Indikation von Bedeutung sind.

Daß gerade bei Einzelniere oder solchen, bei denen die andere Seite stumm ist oder die zu Hypertonie führen, die Kavernotomie als das gewebeschonendste Verfahren zu empfehlen ist, liegt auf der Hand.

Die Indikation für die Kavernotomie ist dann gegeben, wenn der Nierenurin trotz monate- bis jahrelanger tuberkulostatischer Behandlung Tbc-positiv bleibt oder wird. In manchen Fällen sahen wir unmittelbar nach der Sanierung durch Kavernotomie Verschwinden einer Sehnenscheidentuberkulose an der Hand sowie völliges Verschwinden von Herzstörungen, Kopfschmerzen und asthmaartigen Zuständen. Bei TV-urinnegativen stummen Kavernen besteht keinerlei Veranlassung die Kavernotomie durchzuführen. Bei doppelseitigen Prozessen, bei denen die eine Seite nephrektomiereif ist und die andere Kavernen aufweist, die negativ sind, haben wir als ersten Eingriff die Kavernotomie vorgenommen, um die bessere Seite zu sanieren; in zweiter Sitzung wurde dann die Nephrektomie durchgeführt. Liegen Kavernen auf beiden Seiten vor, so ist die bessere

Seite zuerst zu kavernotomieren. Bei Einzelnieren ist die Kavernotomie auch dann angezeigt, wenn der Harnstoff erhöht ist; die Nierenfunktion wird besser, da nach Beseitigung des meist hohen Innendrucks in den Kavernen das Parenchym entlastet wird und die von der zentralen Kaverne ausgehenden Kontaktherde dann

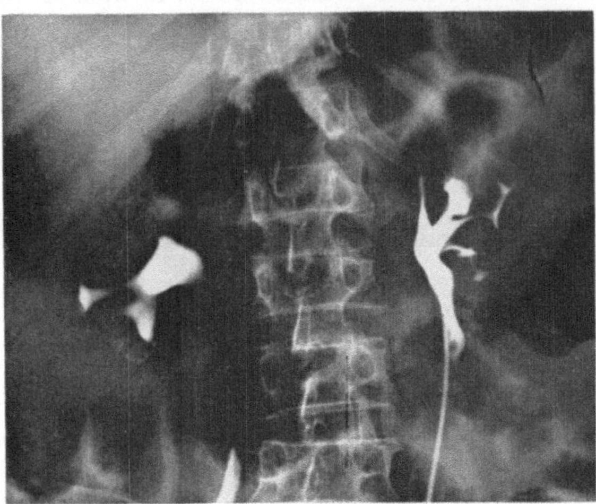

Abb. 1. R, 60jährige Frau. Die instrumentelle Pyelographie zeigt beiderseits stumme Kaverne im oberen Pol. Nach monatelanger tuberkulostatischer Behandlung zeigt der rechte Nierenurin stets TV.-positives, der linke zeitweise TV.-positives Ergebnis. Nach der Kavernotomie rechts ist der rechte Nierenurin TV.-negativ. Wenn der linke Nierenurin nicht negativ wird, ist Kavernotomie links erforderlich

abheilen. Offene Kavernen sind nur dann anzugehen, wenn durch Nierenbeckenstenosen erweiterungsplastische Maßnahmen erforderlich werden, wobei in zwei Fällen der stenosierte Kelchhals ausgeschnitten, also erweitert und eine breite Ver-

Tabelle 1. *62 Kavernotomien (1951 bis 1. 9. 1968)*

| Kavernotomien | |
|---|---|
| bei Einzelniere | 2 |
| beide Seiten | 1 |
| offene | 8 |
| mit Nierenbeckenkavernenplastik | 2 |
| mit Nierenbeckenplastik (Stenose) | 2 |
| späterer Nephrektomie der anderen Seite | 1 |
| mit Teilresektion der anderen Seite | 1 |
| mit Teilresektion derselben Seite zusätzlich | 4 |
| mit tiefsitzender Ureterstenose (vorher operiert) | 4 |
| mit tiefsitzender Ureterstenose (vorher operiert) | 5 |
| mit späterer Fistelbildung (offene Kavernotomie) | 3 |
| mit Inhalt mehr als 100 ml | 2 |

bindung des Kelchendes mit dem Nierenbecken erzielt wurde, von mir als Pyelokavernoplastik bezeichnet (Tab. 1).

Tab. 2 zeigt, daß in den letzten Jahren die Kavernotomie häufiger indiziert war als die Teilresektion. Das Verhältnis von Kavernotomie zur Teilresektion betrug im Jahre 1954 ca. 2:6 und jetzt nach dem Stand vom 1. September

Tabelle 2

| Jahre | Kavernotomie | Teilresektion | Nephrektomie | Verhältnis Kavernotomie : Teilresektion |
|---|---|---|---|---|
| bis 1954 | 7 | 19 | 32 | 2:5,8 |
| bis 1961 | 24 | 44 | 126 | 2:3,7 |
| bis 1965 | 44 | 49 | 167 | 2:2,2 |
| bis 1. 9. 1968 | 62 | 52 | 206 | 2:1,6 |

Die Tabelle gibt einen Überblick über die Anzahl der Kavernotomien, Teilresektionen und Nephrektomien wieder. Es ist deutlich erkennbar, daß sich das Verhältnis von Kavernotomie zu Teilresektion zugunsten der Kavernotomie verschoben hat.

1968 2:1,6. Die Kavernotomie entspricht einer Herdsanierung, ohne daß Parenchym entfernt wird, wobei die tuberkulostatische Therapie Grundlage des Behandlungsplanes bleibt.

### Literatur

Aboulker, P.: J. Urol. méd. chir. **62**, 646 (1956). — Chiaudano, C., e Giongo, V.: Minerva med. **1958**, 156. — Oswald, K., Otero, M. und Mukherjee, K. K.: Med. Welt (Stuttg.) **18**, 2912 (1967). — Staehler, W.: Medizinische **1954**, 943; — Klinik und Praxis d. Urologie. Stuttgart: Thieme 1959. — Wetterwald, F.: J. Urol. méd. chir. **70**, 1 (1964).

Professor Dr. W. Staehler, 74 Tübingen, Calwerstraße 7

Aus der Urolog. Klinik der Universität München (Direktor: Prof. Dr. E. Schmiedt)

# Zur Problematik
# der operativen Beseitigung tuberkulöser Harnleiterstrikturen

E. Matouschek und E. Schmiedt

Wie groß die Gefahr von tuberkulösen Ureterstrikturen für die Niere sein kann, geht aus einer Statistik von Deuticke u. Mitarb. hervor, wonach bei 74 Kranken mit tuberkulösen Harnleiterstenosen 53mal eine Nephrektomie vorgenommen werden mußte. Zudem besteht — ganz abgesehen von den sich mehrenden Mitteilungen über eine verkürzte Lebenserwartung von Nephrektomierten — für den tuberkulös Kranken noch die besondere Gefahr der Restnierentuberkulose. Angesichts der Tatsache, daß die Erholungsfähigkeit und damit die Funktionsreserve der erkrankten und vor allem durch Harnstauung geschädigten Niere relativ groß ist, sollte man hier so organerhaltend wie möglich operieren.

Die nicht seltenen *pelvinen Abflußbehinderungen* als Ausdruck der Miterkrankung des Harnleiters bei schweren Tuberkulosen der Niere können durch Teilamputation und anschließende Nierenbeckenplastik beseitigt werden.

Eine derartige spezifische Abflußbehinderung lag bei einer 44jährigen Kranken vor, bei der es zu einer Teilverkalkung im Bereich des unteren Poles der funktionellen Restniere (bei funktionsloser „Kittniere" links) gekommen war. Die Harnstauung wurde durch eine Nierenbeckenplastik nach Anderson-Hynes beseitigt und der erkrankte untere Pol amputiert. Die Kontroll-Ausscheidungs-urographie nach erfolgtem Eingriff zeigte eine gute Funktion der Restniere (Abb. 1a—b).

*Stenosierungen im Bereich des mittleren Harnleiterdrittels* im Verlauf von Urotuberkulosen sind zwar selten, werden aber immer wieder einmal beobachtet.

So bestand bei einem 42jährigen Kranken als Folge einer spezifischen Stenose im Bereich des mittleren Harnleiterdrittels eine schwere Harnstauung bei

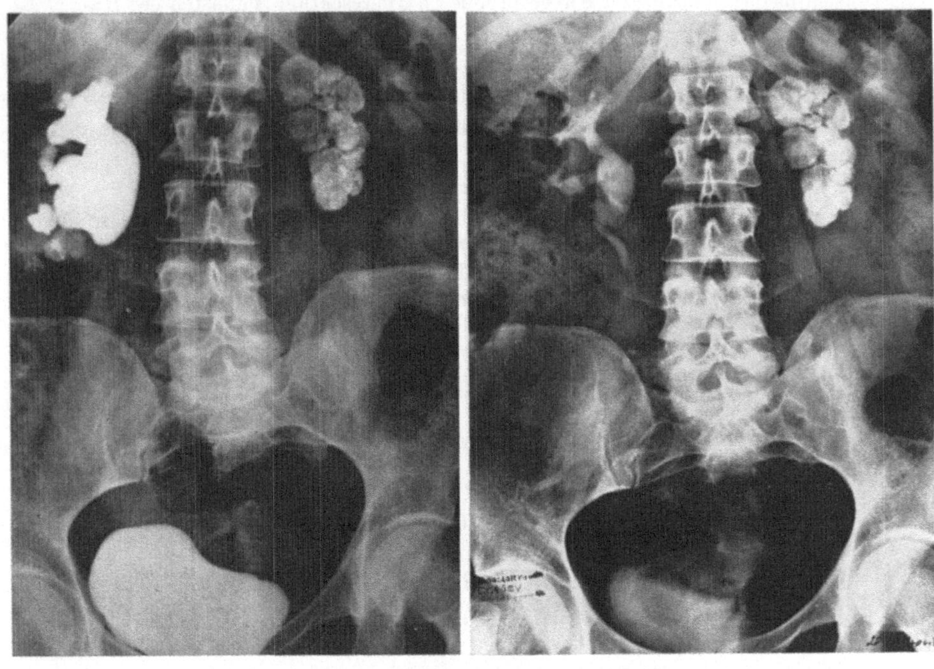

a        b

Abb. 1a. *Urographie:* Tuberkulöse Ureterabgangsstenose bei Teilverkalkung des unteren Nierenpoles rechts und funktionsloser Kittniere links

Abb. 1b. *Urographie:* Zustand nach Nierenbeckenplastik (Anderson-Hynes) und Amputation des unteren Nierenpoles rechts

gleichzeitiger Beckenniere links mit deutlich reduzierter Funktion. Zur Beseitigung der Harnstauung rechts wurden die Harnleiterstenose reseziert und die Harnleiterstümpfe mittels End-zu-End-Schräganastomose wieder vereinigt. Die Kontrollurographie nach dem Eingriff ließ eine Normalisierung des Harnabflusses erkennen, wodurch sich die Harnstauung erheblich zurückgebildet hat (Abb. 2a—b). Eine häufige Komplikation der Urotuberkulose ist bekanntlich die *juxtavesicale Ureterstenose.* Im Gegensatz zu früheren Auffassungen halten wir eine floride Nierentuberkulose für keine Kontraindikation zur Durchführung einer plastischen Operation am Harnleiter, da ungestörte Abflußverhältnisse die wichtigste Voraussetzung für eine erfolgreiche Behandlung einer Urotuberkulose sind.

Zur Überbrückung einer prävesicalen Harnleiterstenose führen wir entweder die Boari-Plastik mit End-zu-End-Schräganastomose oder die Neueinpflanzung des Harnleiters nach POLITANO-LEADBETTER durch. Der nach Boari-Plastiken mit Schräganastomose öfters nachzuweisende Reflux muß hier bewußt in Kauf genommen werden. Wir verzichten insbesondere bei tuberkulösen Strikturen bei der Boari-Plastik auf irgend eine der verschiedenen Antirefluxmodifikationen, nachdem der ungestörte Harnabfluß hinsichtlich der Erhaltung der betroffenen Niere und damit auch der Lebenserwartung des Kranken wichtiger als ein gewisser vesico-ureteraler Reflux ist.

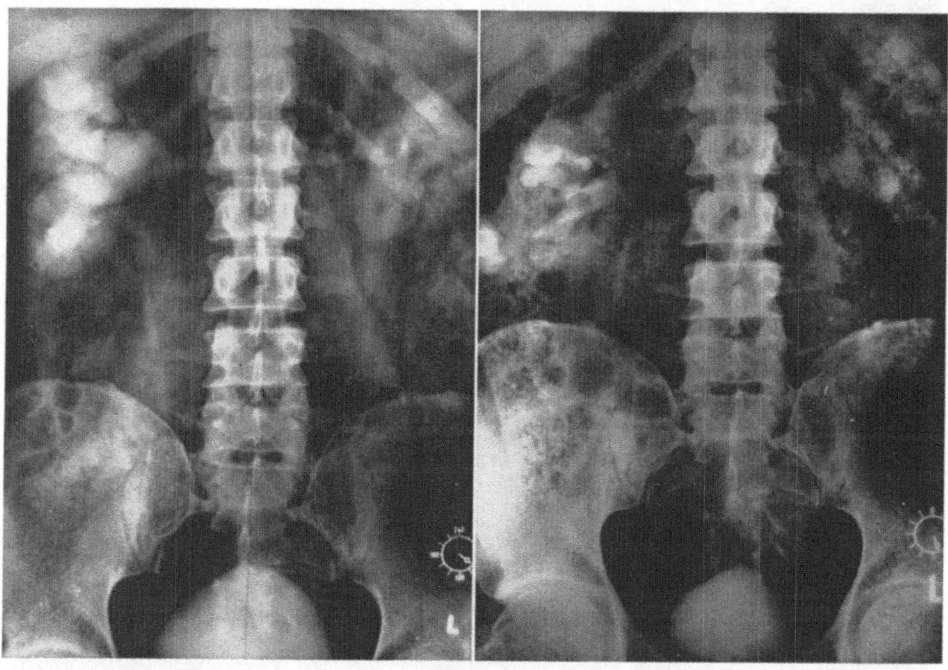
a        b

Abb. 2a. *Urographie:* Spezifische Striktur in Uretermitte rechts

Abb. 2b. *Urographie:* Zustand nach Resektion der tuberkulösen Ureterstriktur rechts und Schräganastomose der Ureterstümpfe

So war beispielsweise bei einer 47jährigen Kranken mit einer Spondylitis tuberculosa und funktionsloser spezifischer Niere links auswärts wegen einer prävesicalen Ureterstriktur eine Boari-Plastik mittels Invaginationstechnik vorgenommen worden, wonach es zu einer neuerlichen Stenose im Bereich der Anastomose kam (Abb. 3a). Wir haben diese Ureterblasenlappen-Anastomose reseziert und eine Schräganastomose angelegt. Hiernach bildete sich die Harnstauung nicht nur deutlich zurück, sondern nach weiterer tuberkulostatischer Behandlung wurden auch keine Tuberkelbakterien mehr ausgeschieden (Abb. 3b).

Ein operatives Vorgehen ist auch dann angezeigt, wenn *neben einer prävesicalen Stenose* gleichzeitig eine *tuberkulöse Schrumpfblase* mit oder ohne vesico-ureteralem Reflux vorliegt. Wenn irgend möglich sollte hier die Beseitigung der Ureterstriktur mit einer Sigmoido- oder Coecocystoplastik einhergehen.

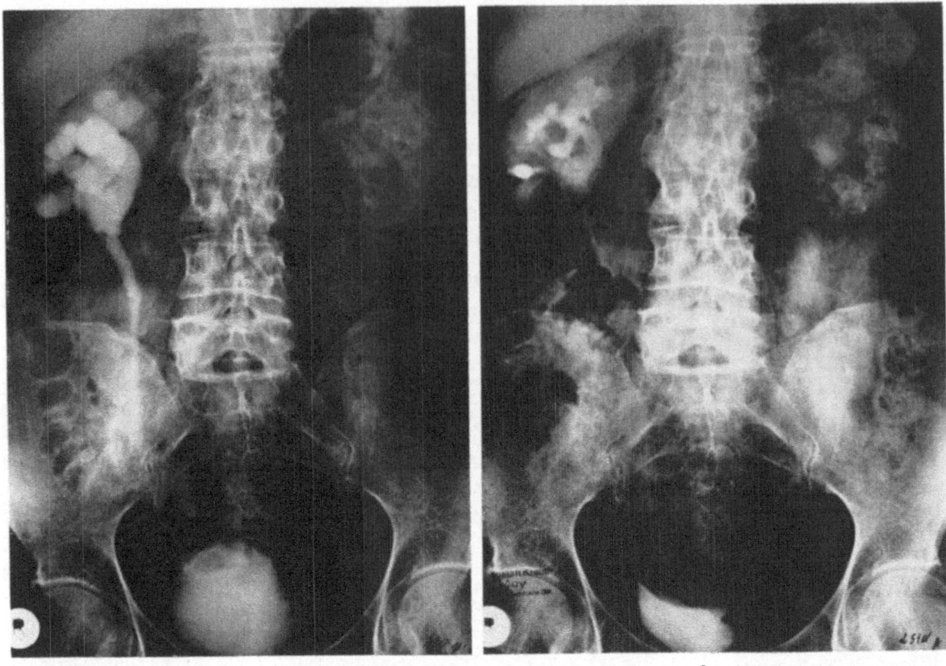

a         b

Abb. 3a. *Urographie:* Zustand nach Boari-Plastik rechts mittels Invaginationstechnik; Konsekutive neuerliche Strikturierung

Abb. 3b. *Urographie:* Zustand nach Vornahme einer neuerlichen Blasenlappenplastik rechts mittels Schräganastomose

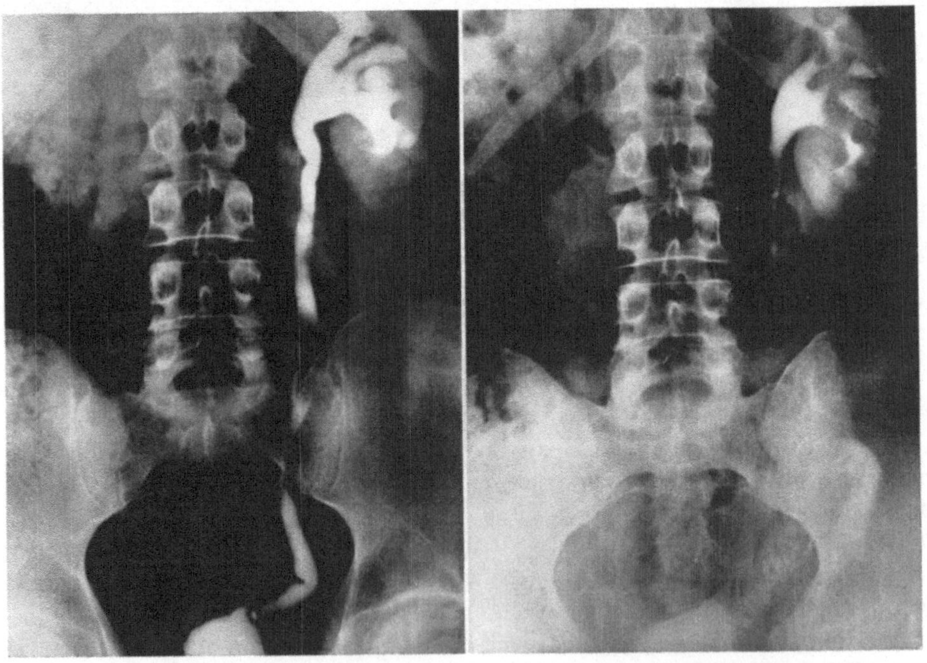

a         b

Abb. 4a. *Refluxcystogramm:* Spezifische Schrumpfblase mit vesico-renalem Reflux bei Restniere links und mäßiger prävesicaler Ureterstenose

Abb. 4b. *Urographie:* Zustand nach Sigmoidocystoplastik mit Implantation des linken Ureters in die ausgeschaltete Sigmaschlinge

Als Beispiel hierfür die Bilder einer ausgeprägten tuberkulösen Schrumpfblase mit mäßiger prävesicaler Ureterstenose und vesicorenalem Reflux bei einem 30jährigen Kranken mit Restniere links (Abb. 4a). Nach Vornahme einer Sigmoidocystoplastik, wobei die sog. Cattail-Technik zur Anwendung kam, haben sich die Miktionsfrequenz normalisiert und die Dilatation der oberen Harnwege nahezu völlig zurückgebildet (Abb. 4b).

Die wenigen Beispiele zeigen, daß es mit Hilfe geeigneter operativer Maßnahmen bei gleichzeitiger optimaler tuberkulostatischer Behandlung in vielen Fällen gelingt, den ungestörten Harnabfluß spezifisch erkrankter Nieren und Harnleiter wieder herzustellen und damit Urotuberkulosen auszuheilen, die früher einer Nephroureterektomie oder chronischem Siechtum anheimfielen.

## Zusammenfassung

Tuberkulöse Harnleiterstrikturen am Ureterabgang werden am besten mittels Nierenbeckenplastik nach Anderson-Hynes beseitigt, wobei gleichzeitig gegebenenfalls eine Polamputation miterfolgen kann. Die seltenen Strikturen in Uretermitte reseziert man und stellt die Harnleiterkontinuität mittels Schräg-zu-Schräg-Anastomose wieder her.

Die häufige juxtavesicale Ureterstenose läßt sich am besten mittels Reimplantation des Ureters in die Blase nach Politano-Leadbetter oder mit Hilfe einer Boari-Plastik beheben, wobei hier die Schräganastomose die Methode der Wahl ist und ein gewisser Reflux bewußt in Kauf genommen werden muß, da der ungestörte Harnabfluß hinsichtlich der Ausheilung der Urotuberkulose wichtiger als ein gewisser vesico-ureteraler Reflux ist. Prävesicale Ureterstenosen mit tuberkulöser Schrumpfblase sollten mit einer Sigmoido- oder Coecocystoplastik behandelt werden.

Hiermit gelingt es in vielen Fällen spezifisch erkrankte Nieren zu erhalten, die früher operativ entfernt werden mußten.

Professor Dr. E. Schmiedt, Urolog. Klinik der Universität
8 München 15, Thalkirchner Straße 48

Lehrstuhl für Urologie (Professor Dr. C. F. Rothauge) der Justus-Liebig-Universität Gießen
und A. Jesionek-Krankenhaus (Professor Dr. C. Arold) Gießen

# Klinik und Therapie der Urogenitaltuberkulose in funktioneller Sicht

C. F. Rothauge und M. Schilder

Ziel der Behandlung der Urogenitaltuberkulose muß die Heilung der tuberkulösen Infektion unter Wiederherstellung der geschädigten Nierenfunktion sein. Wir haben deshalb die Ergebnisse der Nierenfunktionsprüfungen von insgesamt 103 Patienten mit Urotuberkulose ausgewertet.

Als Kriterium für die Leistungsfähigkeit des im Nierenmark lokalisierten Haarnadelgegenstromsystems wurde die im Konzentrationsversuch ermittelte maximale Konzentrationsfähigkeit der Nieren herangezogen. Die tuberkuläre Sekretion wurde zahlenmäßig mit dem Phenolrottest ermittelt. Ich möchte Sie nicht mit Zahlenangaben langweilen und zeige Ihnen deshalb die Verteilungskurve (Abb. 1) der maximalen Konzentrationsfähigkeit — links unten — gegenüber einem gesunden Vergleichskollektiv — rechts unten —. Sie sehen, daß die Kurven weit auseinanderfallen; die Sigmagrenze ist gewahrt. Lediglich in unmittelbarer Nähe der 2-Sigmagrenze kommt es zu einer geringfügigen Überschneidung der Kurven.

Die Daten für das gesunde Vergleichskollektiv habe ich einer Arbeit von Bock u. Krecke entnommen.

Links oben sehen Sie die Verteilungskurve der Phenolrotausscheidung im Vergleich zu einem gesunden Kollektiv rechts. Man sieht, daß hier kaum die einfache Sigmagrenze gewahrt ist. Unterhalb dieser Grenze, im 1- bis 2-Sigmabereich, kommt es zu einer etwas größeren Überschneidung der Kurven. Trotzdem wird deutlich, daß auch hier die Werte des Kollektivs mit Urogenitaltuberkulose im Sinne einer deutlichen Funktionsminderung gegenüber dem gesunden Vergleichskollektiv verschoben sind. Die Daten für das gesunde Vergleichskollektiv habe ich einer Arbeit von Carstensen entnommen.

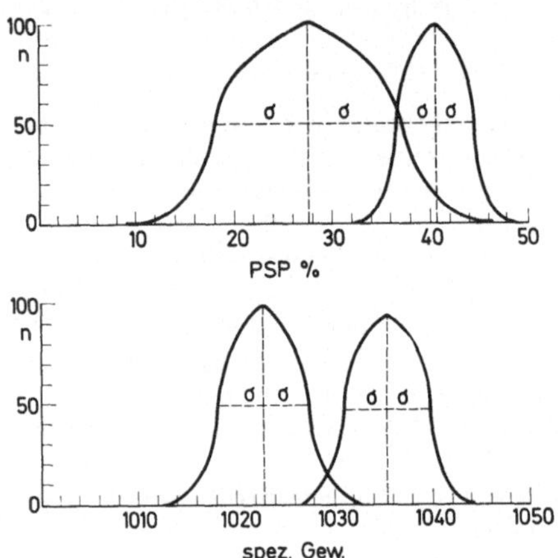

Abb. 1. Oben: Verteilungskurven der Phenolrotausscheidung in % der injizierten Menge nach 15 min. Unten: Verteilungskurven des max. spez. Gewichts im Konzentrationsversuch

Schlüsseln wir unser Krankengut nach dem Ausfall der einzelnen Proben zu einem Funktionsspektrum auf, so können wir, je nach dem Schweregrad der funktionellen Störung, folgende funktionelle Syndromstufen bei der Urotuberkulose unterscheiden.

I. a) Als leichteste Form der Funktionsstörung ist eine isolierte Herabsetzung der maximalen Konzentrationsfähigkeit anzusehen.

b) Nur bei 11 Pat. war eine isolierte Herabsetzung der PSP-Ausscheidung nachweisbar.

II. Als nächst schwerere Form fanden wir sowohl ein vermindertes Konzentrationsvermögen als auch eine pathologische PSP-Ausscheidung.

III. Bei der funktionell schwersten Form der Nierentuberkulose konnten wir neben dem pathologischen Ausfall der beiden vorerwähnten Funktionsproben auch einen erhöhten Serum-Kreatininwert nachweisen.

Diese Einteilung in funktionelle Syndromstufen ist von nicht geringer prognostischer Bedeutung: Während die Patienten der I. und II. Syndromstufe fast ausnahmslos eine gute Prognose haben, muß die Prognose der III. Gruppe, insbesondere quoad restitutio functionis als schlecht bezeichnet werden.

Wie ist nun die nachgewiesene Herabsetzung der Nierenfunktion bei der Urotuberkulose zu erklären?

Dabei spielt sicher die tuberkulöse Zerstörung des Nierenparenchyms eine Rolle, wie wir durch seitengetrennte Clearanceuntersuchungen nachweisen konnten. Aber auch die Funktion der sog. gesunden Niere erreicht im Mittel nicht ganz den Normalwert. Dies erklärt sich u. a. durch das Vorliegen einer echten energetischen Insuffizienz. Die Bestimmung der energiereichen Phosphate im vital entnommenen Nierenparenchym ergab nämlich eine Herabsetzung der Konzentration derselben auf etwa die Hälfte der Norm. Diese Untersuchungen wurden von meinem Mitarbeiter Voss durchgeführt. Zweifellos spielt auch die unspezifische Mischinfektion und die hydronephrotische Schädigung der Nierenfunktion beim Zustandekommen der nachgewiesenen Funktionseinschränkungen eine Rolle. Die zur Verfügung stehende Redezeit erlaubt es mir jedoch nicht, hierauf weiter einzugehen.

Wie verhält sich nun die Nierenfunktion unter chemotherapeutischer Heilstättenbehandlung? Wir fanden einen Anstieg der maximalen Konzentrationsfähigkeit und einen solchen der Phenolrotausscheidung. Diese Anstiege erwiesen sich bereits 3 Monate nach Beginn der Behandlung als signifikant. Die Signifikanzen konnten mittels X-Test nach VAN DER WAERDEN u. NIEVERGELT ermittelt werden bei einer sehr kleinen einseitigen Irrtumswahrscheinlichkeit von nur 0,05%. Der signifikante Anstieg setzt sich bis zum 9. Behandlungsmonat fort, in dem ein Maximum erreicht wird. Daraus wird evident, daß bei der Urotuberkulose in funktioneller Sicht erst nach neunmonatiger Behandlung ein Stadium der Konsolidierung erreicht wird. Wenn wir in Übereinstimmung mit MAY u. STRAUSS den günstigsten Zeitpunkt zur Vornahme einer operativen Intervention am Funktionsspektrum ermitteln, so ergibt sich, daß in der Regel nach einer Vorbehandlungszeit von 9 Monaten der optimale Zeitpunkt zur Durchführung eines operativen Eingriffs erreicht ist. Auf die bekannten Ausnahmen von dieser Regel kann ich aus Zeitmangel nicht weiter eingehen. Unter funktionellen Gesichtspunkten halten wir die Indikation zur Nephrektomie nur dann für gerechtfertigt, wenn die seitengetrennte quantitative Nierenfunktionsprüfung eine vollständig normale Funktion der verbleibenden Niere ergibt, es sei denn, daß auch die Isotopennephrographie und die Nierenszintigraphie eine vollständige Funktionslosigkeit der zu exstirpierenden Niere bestätigen. Wir haben nämlich die Erfahrung gemacht, daß die vollständige vikariierende Übernahme der Gesamtnierenfunktion durch die Restniere nur dann erfolgt, wenn diese bei Durchführung der Nephrektomie voll funktionstüchtig war.

Professor Dr. C. F. ROTHAUGE, Lehrstuhl und Abteilung für Urologie der Justus-Liebig-Universität, 63 Gießen an der Lahn, Klinikstraße 37

Aus dem A. Jesionek-Krankenhaus Gießen, LVA Hessen (Ärztl. Direktor: Prof. Dr. C. AROLD)

# Corticosteroidtherapie der strikturierenden Harnleiter-Tbc

F. ZELLER

Wenn ich trotz der schon mitgeteilten günstigen Berichte von BUSCH, OKOLICANY, SIDON, CARSTENSEN u. WITTE, STRAUSS, MOTSCHALAWA, WENDEROTH u. OPL zur Corticosteroidtherapie der strikturierenden Harnleiter-Tbc nochmals Stellung nehme, so deshalb, weil wichtig erscheint, hervorzuheben, daß

1. die bei der Lungentuberkulose übliche Chemotherapie nicht ohne weiteres für alle Formen der Nieren- und Harnleitertuberkulose übernommen werden darf (Toxicität, Grad der Nierenfunktionsstörung und Intensität der Narbenbildung);

2. durch Herausfinden der optimalen Tages- und Gesamtdosis, der Art und Dauer der Behandlung vielleicht eine weitere Verbesserung der Ergebnisse erzielt werden kann;

3. die Hormonbehandlung noch zu selten angewandt wird.

Wir begannen damit 1964; sie wurde inzwischen bei 27 Patienten abgeschlossen. In 26 Fällen waren TB im Urin durch Kultur bzw. Tierversuch nachgewiesen worden; nur einmal wurde die Diagnose histologisch gesichert.

Bei 5 Patienten mit fortgeschrittener Ureterstauung wurde wegen gleichzeitiger Lungenveränderungen bzw. Nieren- und Herzinsuffizienz auf die Hormonbehandlung verzichtet.

Im allgemeinen wurde eine Stoßtherapie mit fallenden Dosen von ca. 40 bis 2,5 mg Prednisolon, etwa 5 Wochen lang, bis zu einer Gesamtmenge von durchschnittlich 700 mg gegeben. Verabfolgt wurden in 16 Fällen 1 Stoß, in 8 Fällen 2 Stöße, in 2 Fällen 3 Stöße und in 1 Fall 4 Stöße. Jeder Stoß wurde mit spezifischen und unspezifischen antibiotischen bzw. chemotherapeutischen Mitteln kombiniert.

Eine Feststellung der Empfindlichkeit der TB wurde immer angestrebt; sie war oft nur dann möglich, wenn die erste Kultur noch zur Verfügung stand, da wegen der Sorge einer weiteren Zunahme der Harnleiterstenose das Ergebnis einer nochmaligen zweiten Kultur nicht abgewartet werden konnte.

Nebenwirkungen wurden selten beobachtet; bei einem Patienten kam es zu einem Nasenfurunkel, bei einem zweiten zu einer Makrohämaturie, bei einer dritten Patientin mußte die Corticosteroidbehandlung wegen eines urticariellen Exanthems mit akuter Hepatitis abgebrochen werden; sie klang wie die Beschwerden nach Absetzen des Mittels komplikationslos ab.

Auffallend war während der Corticosteroidbehandlung eine relativ häufig auftretende, allerdings vorübergehende Erhöhung der Leukocyten bis zu Werten von 18000, bei fast immer normal bleibender Blutsenkungsgeschwindigkeit.

Von den 26 offenen Fällen wurden nach Durchführung der Corticosteroidbehandlung 80% und im Verlauf der weiteren chemotherapeutischen Behandlung 96% kulturell negativ; bei einer Patientin verschwanden die TB erst nach Entfernung der erkrankten Niere.

Aus dem ersten Diapositiv ist zu ersehen, daß röntgenologisch in 12 Fällen eine wesentliche Besserung nicht erreicht werden konnte; in 6 Fällen eine weitgehende Besserung bzw. bei mäßiger Erweiterung eine Rückbildung der Stauung eingetreten war; und in 9 Fällen selbst stärkere Stauungszustände nach Corticosteroidbehandlung beseitigt waren.

Die folgenden i.v. Pyelogramme zeigen einen guten Therapieerfolg von Patienten vor und nach der Corticosteroidtherapie.

Zusammenfassend darf somit festgestellt werden:

Trotz des Vorbehaltes, daß die Patientenkollektive noch relativ klein sind, die Erfolgsbeurteilung fast nur röntgenologisch und nicht auch isotopennephrographisch bzw. planimetrisch erfolgte, scheint es sicher zu sein, daß sich die Stauung in einem erheblichen Teil der Fälle durch die beschriebene Behandlung beseitigen läßt. Da Nebenwirkungen bei Berücksichtigung der Kontraindikationen kaum zu erwarten sind, und wir oft nicht wissen, wie lange die Striktur schon besteht, und welcher Art die Schleimhautveränderungen sind, sollte man bei jeder nicht zu weit fortgeschrittenen tuberkulösen Harnleiterstenose, in Kombination mit wirksamen chemotherapeutischen und antibiotischen Mitteln gegen die spezifische und unspezifische Infektion, eine Corticosteroidtherapie durchführen. Selbst bei einer stummen Niere ist ein Versuch angezeigt, wenn das Isotopennephrogramm auf ein mechanisches Abflußhindernis hinweist.

Dr. F. Zeller, A. Jesionek-Krankenhaus, 63 Gießen

# Ist die Corticosteroidtherapie bei tuberkulösen Harnleiterstrikturen sinnvoll?

H. Wenderoth

In der Urologischen Klinik Wuppertal überschauen wir seit 1949 ein Krankengut von 622 tuberkulösen Infektionen der Harnwege und des männlichen Genitaltraktes. Seit 1964 bis jetzt wurden 74 Patienten mit Neuerkrankung an urologischer Tuberkulose aufgenommen. Diese 74 Erkrankten schlüsseln sich auf:

1. 51 Männer und
2. 23 Frauen.

Unter den 51 Männern mit Urogenitaltuberkulose fanden sich in einem Fall eine subpelvine und in zehn Fällen eine prävesicale spezifische Harnleiterstriktur.

Bei den 23 Frauen sahen wir bei einer Patientin eine Kelchhalsstriktur und gleichzeitig prävesicale Einengung des Harnleiters, in einem weiteren Fall eine subpelvine Striktur, in einem weiteren Fall eine Strikturierung des mittleren und prävesicalen Harnleiters und in acht weiteren Fällen prävesicale Harnleiterstrikturen.

Diese 22 Fälle wurden alle zusätzlich zur tuberkulostatischen Triple-Drug-Behandlung und der üblichen erregerspezifischen antibiotischen Behandlung zur Bekämpfung der Superinfektion einer Corticosteroidbehandlung unterzogen.

Im Durchschnitt wurde über einen Zeitraum von 4 bis 6 Wochen ein Corticosteroid in einer Dosierung gegeben, das der klinischen Äquivalenz einer täglichen Gabe von 25 mg Prednison oder Prednisolon entsprach. In den letzten Jahren verwendeten wir ein Betamethasonpräparat[1] in der entsprechenden Dosierung von 2,5 mg Betamethason täglich. In der dann folgenden Woche erfolgte Reduzierung dieser Menge auf die sog. Erhaltungsdosis von 0,5 mg Betamethason täglich, was einer Prednison- bzw. Prednisolonmedikation von 5 mg entspricht. Die Dosierung lief über einen Zeitraum von weiteren 8 Wochen. Während der hohen Corticosteroidverabreichung erfolgte die Behandlung stationär.

Von den 22 Strikturen sprachen nur 4 günstig auf diese Behandlung an. Hierzu ein Beispiel:

Bei einer 34jährigen Frau, die über ein Druckgefühl in der rechten Nierengegend *seit 2 Monaten* klagte, wurde eine Nierentuberkulose rechts mit Kelchhalsabschnürung des oberen Kelches und prävesicaler Harnleiterstriktur rechts festgestellt. Bereits 8 Wochen nach Beginn der Betamethasonbehandlung fand man normale Kelch-, Kelchhals- und Harnleiterverhältnisse.

---

[1] Verwandt wurde das Präparat Celestan (Byk-Essex München).

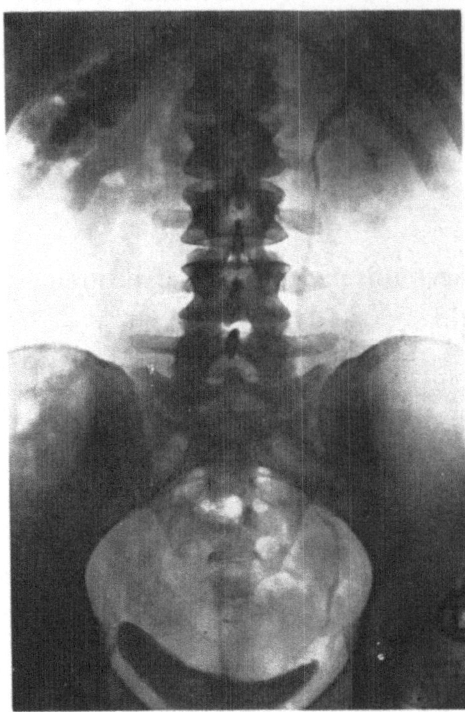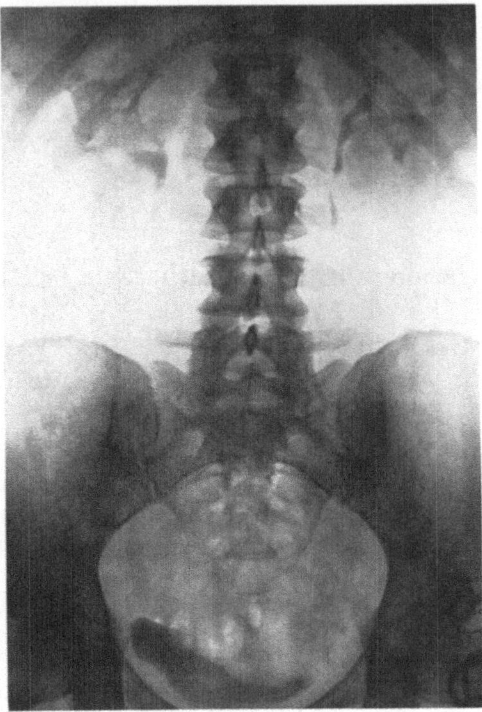

Abb. 1                                                    Abb. 2

Abb. 1. 34jährige Frau mit Nierentuberkulose rechts. Gestauter rechter Harnleiter durch prävesicale Stenose.
Spezifische Abschnürung des Kelchhalses zur oberen Kelchgruppe rechts

Abb. 2. Gleiche Pat. wie in Abb. 1, Unter Corticosteroidbehandlung und tuberkulostatischer Therapie Rückgang
der Stauungserscheinungen rechts

Bei 18 Erkrankten blieb die Corticosteroidtherapie ohne Erfolg. Auch hier darf ich Ihnen einen Fall demonstrieren.

Bei einer 19jährigen Pat., die schon *über ein Jahr* über Beschwerden in der rechten Nierengegend geklagt hatte, wobei aber die Beschwerden teilweise als Wirbelsäulenbeschwerden angesehen worden waren und die zusätzlich seit Monaten heftige Miktionsbeschwerden hatte, fand sich bei einer Nierentuberkulose rechts eine Einengung im mittleren und prävesicalen Harnleiterbereich rechts. Hier führte die Corticosteroidbehandlung, die sogar über einen Zeitraum von 8 Wochen durchgeführt wurde, zu keinem Erfolg (Abb. 3). Deshalb mußte operativ vorgegangen werden.

Von 22 spezifischen Strikturen sprachen weniger als ein Fünftel der Erkrankten auf die Corticosteroidbehandlung an. Man fragt sich, warum die Therapie in einem so hohen Grade versagt hat.

Die Anamnesen ergaben, daß bei den 4 erfolgreich mit Corticosteroiden behandelten Erkrankten Nieren- und Blasenbeschwerden *nicht länger als 7 Monate* bestanden hatten:

Bei 1 Erkrankten seit 2 Monaten, bei 2 Erkrankten etwa seit 4 Monaten und bei 1 Erkrankten etwa seit 7 Monaten.

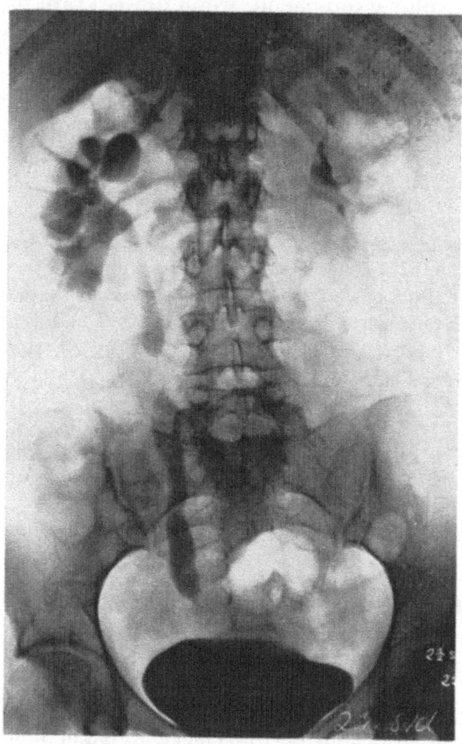

Abb, 3. 19jährige Pat. Tuberkulöse Harnleiterstrikturen prävesical und im mittleren Harnleiter rechts. Unter
Corticosteroidbehandlung keine Besserung der Stauung, da der Prozeß älter als ein Jahr war

Dagegen wurden bei den 18 Erkrankten, bei denen die Corticosteroidbehandlung erfolglos verlief, vorangegangene Beschwerdezeiten von 1 Jahr bis $4^1/_2$ Jahren angegeben:

Bei 5 Erkrankten seit etwa 1 Jahr, bei 5 Erkrankten seit etwa $1^1/_4$ Jahr, bei 3 Erkrankten seit etwa $1^1/_2$ Jahren, bei 2 Erkrankten seit etwa $1^3/_4$ Jahren, bei 1 Erkrankten seit etwa $2^1/_2$ Jahren, bei 1 Erkrankten seit etwa 3 Jahren und bei 1 Erkrankten seit etwa $4^1/_2$ Jahren.

Wenn man bei einer spezifischen Erkrankung der Harnwege mit gleichzeitiger Harnleiterstriktur eine Corticosteroidtherapie durchführen will, dann sollte man sich darüber im klaren sein, daß auch dieses Medikament nur eine begrenzte Wirksamkeit entfalten kann. Mit der zusätzlichen Corticosteroidbehandlung will man nicht nur eine gewisse Erweichung und Erweiterung des narbig verengten Harnleiterstückes erreichen, sondern ebenso wichtig ist es, daß auch die Peristaltik im strikturierten Harnleiteranteil wieder hergestellt wird. Das setzt aber voraus, daß die narbige Verengung im subpelvinen oder prävesicalen Harnleiterabschnitt nicht zu alt ist. Wir können die Erfahrungen anderer Kliniken, die sich mit diesem Problem ebenfalls befaßt haben, nur bestätigen: Spezifische Harnleiterstrikturen, die älter als ein Jahr sind, werden auch durch eine Corticosteroidbehandlung nur unbedeutend oder gar nicht beeinflußt. Die zusätzliche Corticosteroidbehandlung ist nach unseren Erfahrungen und mit der von uns verwendeten

Dosierung nur dann erfolgversprechend, wenn die Erkrankung nicht länger als ein Jahr entsprechende Symptome machte. Hat man sich dann zur Corticosteroidbehandlung entschlossen, sollte man genügend lange und mit genügend hoher Dosierung bei gleichzeitig exakt durchgeführter Triple-Drug-Therapie und antibiotischer Abschirmung die Behandlung stationär durchführen.

### Zusammenfassung

22 Fälle mit tuberkulösen Harnleiterstrikturen wurden mit Corticosteroiden behandelt. Nur 4 Strikturen sprachen ausreichend auf die Behandlung an. Die restlichen 18 Strikturen mußten nach erfolgloser Corticosteroidbehandlung operiert werden. Bei den 4 erfolgreich Behandelten bestanden Beschwerden weniger als 7 Monate. Die übrigen 18 hatten Beschwerdezeiten zwischen 1 und $4^1/_2$ Jahren. Die Corticosteroidbehandlung von spezifischen Harnleiterstrikturen erscheint nur im Frühstadium sinnvoll.

### Literatur

Busch, H.-G.: Cortison in der Behandlung der Urogenitaltuberkulose. Urologe **3**, 37—44 (1964). — Strauss, I., u. May, H.: Zur Corticoidbehandlung der Nierentuberkulose. Dtsch. med. Wschr. **91**, 1445—1449 (1966). — Schmiedt, E.: Zur konservativen Behandlung der Harnleiterstrikturen mit Cortison. Z. Urol., Sonderbd. Wiener Kongreßber. 1957 d. Dtsch. Ges. f. Urologie, S. 281—284.

Dr. H. Wenderoth, Oberarzt der Urolog. Klinik, 56 Wuppertal-Barmen, Sanderstraße 180

Aus der Urolog. Abteilung der Allgemeinen Poliklinik der Stadt Wien
(Vorstand: Doz. Dr. H. Haschek)

# Über die Bedeutung der unspezifischen Begleitinfektion bei Nierentuberkulose

P. Porpáczy

Die moderne Chemotherapie der Nierentuberkulose hat es mit sich gebracht, daß auch Organe mit beträchtlichen anatomischen Veränderungen und Abflußbehinderungen konservativ behandelt werden. Kelchläsionen, Kavernen, Kelchhalsstenosen, Ureterstenosen und minderdurchblutete, narbige Parenchymanteile schaffen Voraussetzungen, die auch bei anderer Genese das Auftreten von unspezifischen Harnwegsinfektionen begünstigen. Wiederholte instrumentelle Untersuchungen, die bei zunehmender Schwere und Chronizität häufiger werden, bieten zusätzlich die Möglichkeit iatrogener Infektion.

Bei der Nierentuberkulose geht die unspezifische Begleitinfektion jedoch meist in der Symptomatik der tuberkulösen Erkrankung unter und das klinische Bild erlangt nach unserer Erfahrung nur selten mitbestimmende Bedeutung. Es kann sich somit im Schatten der Nierentuberkulose eine chronische Pyelonephritis unbemerkt etablieren. Anamnese und Pyurie sind beiden Erkrankungen gemeinsam, röntgenologische Charakteristika der Pyelonephritis bei spezifisch — unspezifischen Mischinfektionen nicht in typischer Weise zu erwarten. Nur ein bakteriologischer Harnbefund kann das Vorhandensein der Begleitinfektion aufdecken.

Nach Ausheilung der spezifischen Erkrankung kann die sog. banale Begleitinfektion bestehen bleiben und der Therapie beträchtliche Schwierigkeiten entgegensetzen. Es sind dies jene Fälle, wo bei negativem Tierversuch und negativer Bazillenkultur, die Pyurie bestehen bleibt und erst in diesem Stadium die chronische Pyelonephritis demaskiert.

Die Anzahl an Nierentuberkulose Erkrankter, bei denen kulturell Erreger unspezifischer Harnwegsinfektionen nachgewiesen werden können, wird von ALCORN und BUCHTEL mit 44,7%, von JENNI mit 48% sowie von GAYET mit 35% bei einseitiger und mit 80% bei beidseitiger Tuberkulose und Tuberkulose der Restniere, angegeben. Bei Überprüfung von 26 histologischen Präparaten von Nieren, die wegen schwerer spezifischer Veränderungen nephrektomiert werden mußten, fand JENNI in 23 Fällen mehr oder weniger ausgebreitete unspezifische Entzündungsherde. ULDRICH fand bei 35% nephrektomierter tuberkulöser Nieren eine unspezifische interstitielle Entzündung. AUVERT räumt der unspezifischen Superinfektion eine wichtige Rolle für die Entstehung von Strikturen im Bereiche der Kelchhälse und des Ureters sowie für die Ausbildung tuberkulöser Schrumpfblasen ein.

Auf Grund theoretischer Überlegungen und der angeführten Untersuchungen kann die unspezifische Sekundärinfektion im Rahmen der Nierentuberkulose somit als häufiges Ereignis angenommen werden. Um ihre Bedeutung für das Schicksal der Patienten mit Nierentuberkulose zu klären, haben wir 212 nachuntersucht und festgestellt, wie oft die unspezifische Entzündung die spezifische überdauerte und wie sie sich klinisch verhielt.

Bei unseren Fällen wurde im Stadium der floriden Tuberkulose nach einer unspezifischen Superinfektion nur dann gesucht, wenn das klinische Bild für eine solche sprach. Routinemäßig wurde nicht nach unspezifischen Begleitinfektionen gefahndet. Wurde aber auf Grund des positiven bakteriologischen Befundes eine Mischinfektion festgestellt, wurde in üblicher Weise eine länger dauernde Chemotherapie durchgeführt. Dabei wurden vor allem Nitrofurantoin, Tetracycline und Cycloserin eingesetzt. Die beiden letzteren wurden wegen ihres tuberkulostatischen Effektes bevorzugt.

Unser besonderes Augenmerk galt jenen Patienten, bei denen nach erfolgreicher tuberkulostatischer Therapie, d. h. bei negativer Bazillenkultur und negativem Tierversuch, eine Pyurie und makroskopische Trübung des Harnes bestehen blieb. Es war dies unter unseren 212 Fällen (90 Frauen, 122 Männer) 16mal (11 Frauen, 5 Männer) der Fall. Regelmäßig konnte als Ursache der Pyurie bakteriologisch eine unspezifische Harnwegsinfektion festgestellt werden.

Als infektionstragender Keim konnte in etwa gleicher Häufigkeit E. coli, Proteus und Pseudomonas pyocyanea nachgewiesen werden.

Erwartungsgemäß wurden Frauen von der Komplikation der unspezifischen Restinfektion bevorzugt (9,9% gegenüber 6,0% bei den Männern, bezogen auf die Gesamtzahl).

Die Beziehung zwischen der Häufigkeit unspezifischer Restinfektionen und der Schwere der vorangegangenen spezifischen Erkrankung zeigt die Tabelle. 13mal etablierte sich die chronische Pyelonephritis in Einzelnieren, davon 10mal in tuberkulös vorerkrankten Organen und 3mal in nicht manifest vorerkrankten Nieren. Niemals trat eine unspezifische Restinfektion auf, wenn die tuberkulöse

Vorerkrankung ohne röntgenologisch faßbare Veränderungen abgelaufen war. Daß kein Fall ins Stadium III fällt, erklärt sich aus der häufig notwendigen Nephrektomie in diesem Stadium hochgradiger Veränderungen.

Wichtig erscheint, daß auch die tuberkulös nicht vorerkrankte Restniere gefährdet ist und nach Nephrektomie des spezifisch erkrankten Organs die chronische Pyelonephritis auf der „gesunden" Seite fortbestehen kann. Couvlaire hat schon auf diesen wichtigen Umstand hingewiesen.

Bedeutungsvoll erscheint weiter, daß die Pyelonephritis in den tuberkulös vorerkrankten Organen der Therapie naturgemäß wesentlich größere Schwierigkeiten entgegensetzt, als wir dies von dieser Erkrankung ohnedies schon gewohnt sind. Von unseren 10 Patienten dieser Gruppe starben 2 urämisch, 5 befinden sich

Tabelle

| Stadien | Einseitige Tbc | beidseitige Tbc | Tbc der Restniere | keine Tbc der Restniere |
|---|---|---|---|---|
| P[a] | | | | |
| I[b] | ○ | | ●●●<br>●●● | |
| II[c] | ○ | ○ | ●●<br>●● | |
| III[d] | | | | |
| O | | | | ●●<br>● |

[a] Parenchymatöse Form (positiver Tierversuch, röntgenologisch keine spezifischen Veränderungen erkennbar).

[b] Stadium I (ulcerokavernöse Läsion an einem Kelch).

[c] Stadium II (mehrere Kelche befallen, ausgedehnte Veränderungen).

[d] Stadium III (ausgedehnte Parenchymveränderungen und Stenose der harnableitenden Wege).

seit Jahren im Stadium der chronischen Urämie ohne daß trotz intensivster antibakterieller Therapie eine Sanierung des Infektes möglich wäre.

Aus diesen Überlegungen ergibt sich die Notwendigkeit, die unspezifische Superinfektion bei Nierentuberkulose möglichst früh zu erfassen und zu behandeln. Es sollte routinemäßig eine Harnkultur durchgeführt werden. Bei positivem bakteriologischen Harnbefund muß neben der tuberkulostatischen Therapie auch unspezifisch antibakteriell behandelt werden. Es ist naheliegend bevorzugt Medikamente einzusetzen, die sowohl einen tuberkulostatischen Effekt haben, als auch gegen die gramnegativen Keime der unspezifischen Harninfektion wirksam sind. Es sind dies Streptomycin, die Tetracycline, Cycloserin und Rifampicin. Besonders die letztgenannte Substanz, die ja primär aus der Reihe der Tuberkulostatika kommt, hat sich nach unseren Erfahrungen auch bei unspezifischen Harnwegsinfektionen als ausgezeichnet wirksam erwiesen. Dazu kommt, daß dieses Medikament auch bei eingeschränkter Nierenfunktion gefahrlos angewendet werden kann.

Ziel der Therapie sollte es somit sein, die unspezifische Begleitinfektion, insbesondere bei Einzelnieren und unter diesen wiederum besonders bei tuberkulös vorerkrankten, so früh wie möglich auszuschalten, da sie unerkannt, auch bei erfolgreicher tuberkulostatischer Therapie schicksalsbestimmend für den Patienten werden kann.

Literatur

Albrecht, K. F.: Urologe 1, 22 (1962). — Alcorn, K. A., and H. A. Buchtel: J. Urol. (Baltimore) 39, 376 (1938). — Couvelaire, R.: Zit. bei Haschek, H. — Deuticke, P., u. Haschek, H.: Urologe 4, 46 (1965). — Gayet, R.: Zit. bei Haschek, H. — Gloor, H. U.: Schweiz. med. Wschr. 90, 513 (1960). — Haschek, H.: Z. Urol. 53, 65 (1960). — Jenni, M.: Urol. int. (Basel) 6, 174 (1958). — Rutishauser, G., u. Herzog, H.: Urol. int. (Basel) 9, 92 (1959). — Strauss, I.: Ther. d. Gegenw. 105, 872 (1966). — Sökeland, J.: Urologe 2, 33 (1963). — Uldrich, J.: Zit. bei Haschek, H.

Dr. P. Porpaczy, Allgemeine Poliklinik, Urolog. Abteilung. A-1090 Wien (Österreich)

Aus der Urolog. Klinik der Universität München (Direktor: Prof. Dr. E. Schmiedt)

# Die Bedeutung der selektiven Nierenangiographie bei Nierentuberkulose hinsichtlich organerhaltender Eingriffe

M. Schmidt-Mende, F. Eisenberger und P. Falge

Voraussetzung einer exakten Indikationsstellung für organerhaltende Eingriffe bei der Nierentuberkulose ist die detaillierte Information über Ausmaß und Lokalisation der vorliegenden pathologisch-anatomischen Veränderungen.

Sowohl Ausscheidungsurographie als auch retrograde Pyelographie erlauben lediglich eine Beurteilung der Morphologie des Nierenhohlsystems und Harnleiters. Rückschlüsse auf Parenchymdestruktionen sind auf Grund der Veränderungen des Hohlsystems nur bedingt möglich. Isotopennephrographie und Szintigraphie vermitteln vorwiegend funktionelle Auskünfte. Die Aussagekraft der konventionellen Untersuchungsverfahren in der morphologischen Diagnostik umschriebener spezifischer Prozesse des Nierenparenchyms insbesondere bei urographisch stummer Niere läßt sich durch Anwendung der selektiven Nierenangiographie erheblich verbessern.

Das heute gebräuchlichste Verfahren der selektiven Nierenangiographie nach Seldinger ist nach Lang nur noch mit einer Mortalität von 0,06% und einer Komplikationsrate von 0,7% belastet, so daß seine breitere Anwendung vertretbar erscheint.

Der Kürze der Zeit wegen wollen wir auf Grund unserer bisherigen Erfahrungen mit der selektiven Nierenangiographie in der Tuberkulosediagnostik hier einige wesentliche Merkmale dieses Verfahrens hervorheben.

Frühformen der Nierentuberkulose mit fehlenden röntgenologischen Veränderungen des Nierenbeckenkelchsystems lassen in der Regel im Angiogramm keine pathologische Gefäßstruktur erkennen. Tuberkulöse Erstläsionen im Rindengebiet, am Glomerulum, den Arteriolae afferentes und efferentes und im Mark an den Arteriae medullares entziehen sich meist dem angiographischen Nachweis. Auch kleinste Parenchymdestruktionen mit urographisch erfaßbaren beginnenden Schleimhautulcerationen im Fornix und Papillenbereich kommen im Renovaso-

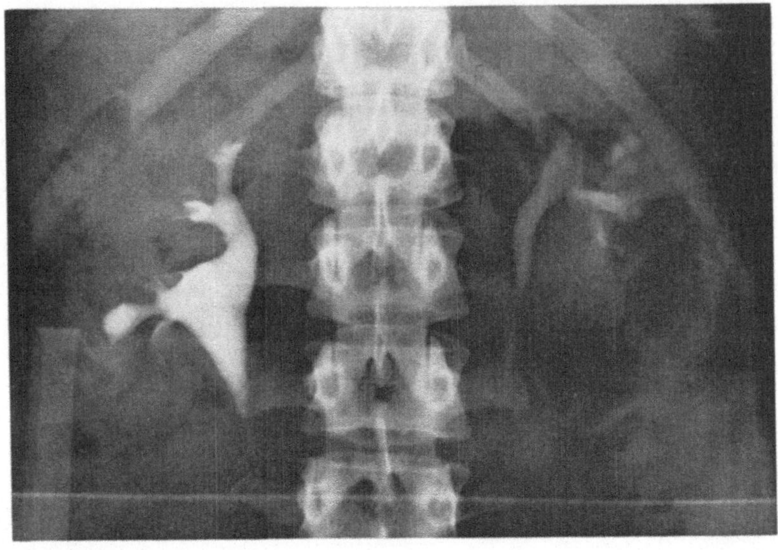

a

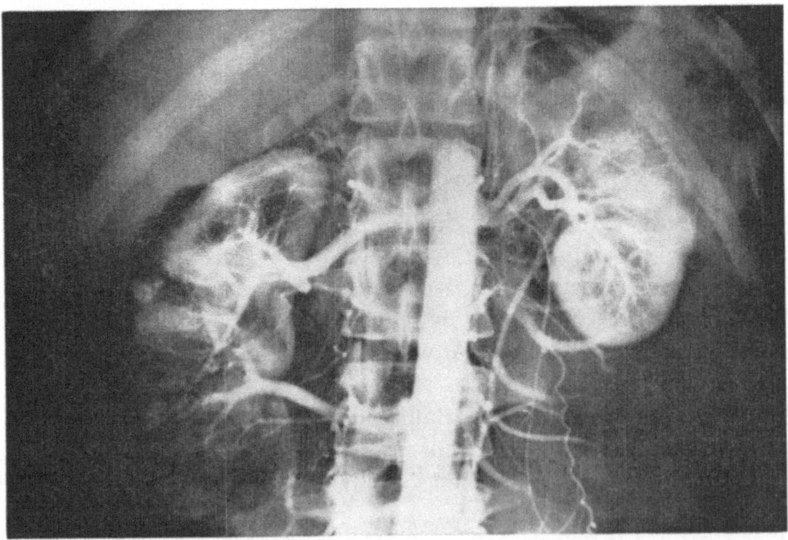

b

Abb. 1a u. b. Nierentuberkulose links, Urogramm und Angiogramm

gramm meist nicht zur Darstellung. Im Frühstadium der Nierentuberkulose ist somit das Infusionsurogramm dem Nierenangiogramm an diagnostischem Aussagewert überlegen.

Wesentliche diagnostische Ausssagekraft hat dagegen die Nierenangiographie im Stadium fortgeschrittener umschriebener tuberkulöser Nierenveränderungen mit Ausbildung strikturierender Prozesse am Nierenbeckenkelchsystem und Harnleiter, Papilleneinschmelzungen und Ausbildung von Markkavernen. Hier erfaßt das Angiogramm oft urographisch nicht dargestellte Destruktionen im Nierenparenchym. In diesem Stadium finden sich in der arteriellen Phase folgende typische Gefäßveränderungen.

Frische tuberkulöse Herde sind durch eine breite Randvascularisation (Abb. 1a u. b) mit deutlich gestörter Gefäßarchitektur gekennzeichnet. Kavernen (Abb. 2) zeichnen sich als gefäßleere rundliche Bezirke gegenüber der Umgebung ab.

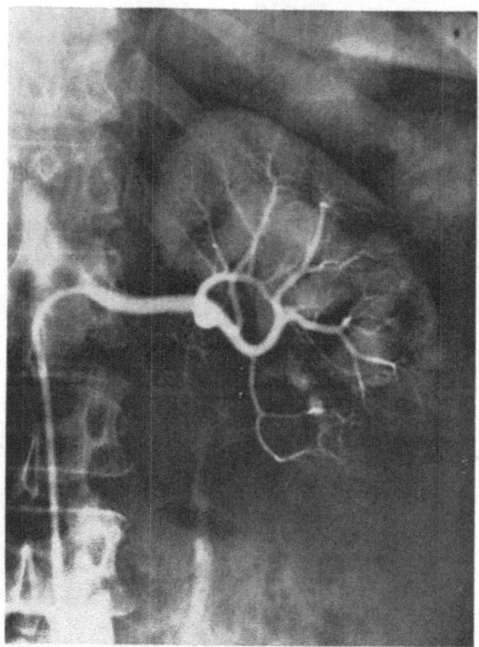

Abb. 2. Große Kaverne links, unteres Polgebiet

Im Unterschied zur Cyste führen sie aber weniger zur Verdrängung umgebender Gefäße, sondern zeigen deutliche Gefäßabbrüche mit Kaliberschwankungen und kolbigen Auftreibungen.

Bei einseitig urographisch stummer Niere (Abb. 3a u. b) liefert die Angiographie genaue Aufschlüsse über die Morphologie des Nierenparenchymschadens und gibt damit wichtige Hinweise für das operative Vorgehen. Besonderen Wert hat die Nierenangiographie für die Indikation zur partiellen Nierenresektion insbesondere unter präoperativer Kenntnis der Gefäßversorgung der Niere und evtl. Gefäßanomalien.

Fortgeschrittene fibröscirrhotische Veränderungen mit Parenchymschrumpfung zeichnen sich durch Gefäßarmut und unregelmäßig verlaufende korkenzieherartige Gefäße aus, die sich im Zuge einer Revascularisation der bindegewebig organisierten Bezirke bilden.

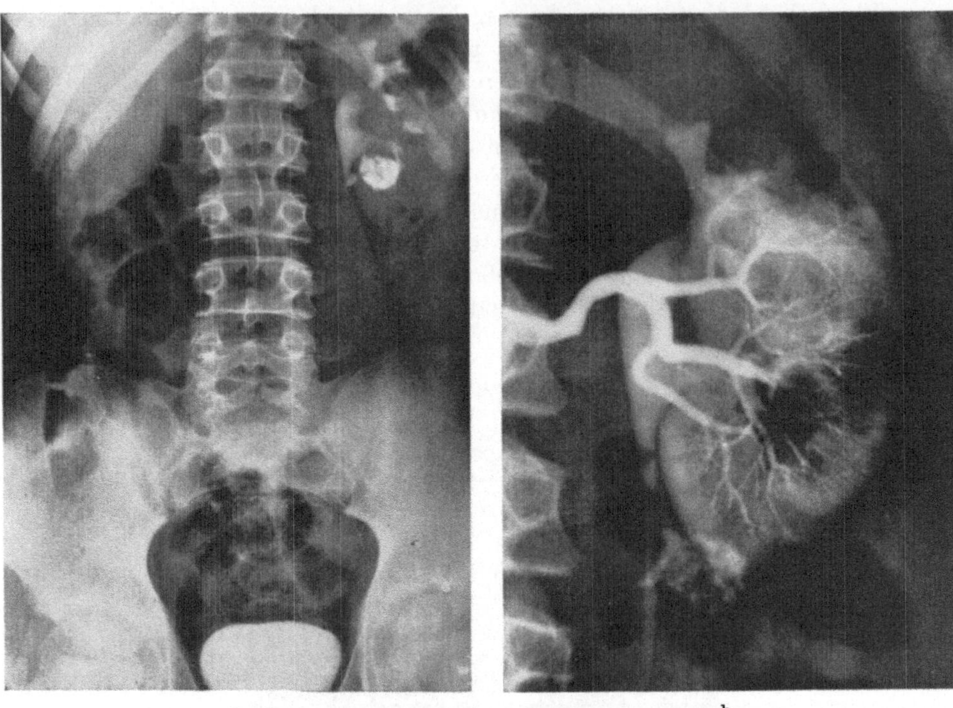

a                 b

Abb. 3a u. b. Urographisch stumme Niere rechts mit zugehörigem Angiogramm. Kaverne, ausgedehnter Parenchymschaden, Gefäßabbrüche

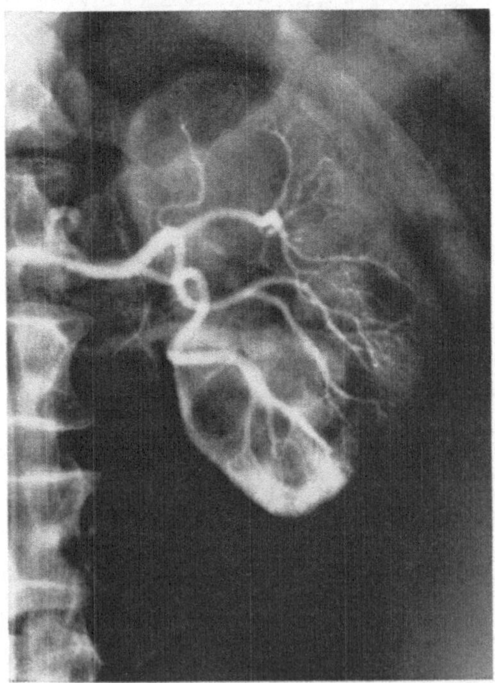

Abb. 4. Spätstadium der Nierentuberkulose mit Gefäßvarefizierung

Im Spätstadium der Nierentuberkulose (Abb. 4) finden wir infolge sklerosierender und kavernöser Prozesse eine weitgehende Rarefizierung der mittleren und größeren Gefäße. Arteria renalis und ihre Hauptäste erscheinen verschmälert. Hier ist die Nephrektomie bzw. die konservative Therapie angezeigt. Besonders guten Aufschluß über Lokalisation und Ausdehnung tuberkulöser Prozesse gibt die Parenchymphase der Angiographie (Abb. 5).

Kavernen und Destruktionen erscheinen hier als kontrastarme bzw. leere Parenchymbezirke. Cirrhotische Parenchymanteile zeichnen sich durch einen verminderten nephrographischen Effekt aus. Kurz noch ein Hinweis auf Fehlerquellen.

Akzessorische Gefäße sowie ein zu tiefes Einführen des arteriellen Katheters in die Arteria renalis können ausgedehnte zu Fehldeutungen führende Füllungsdefekte verursachen.

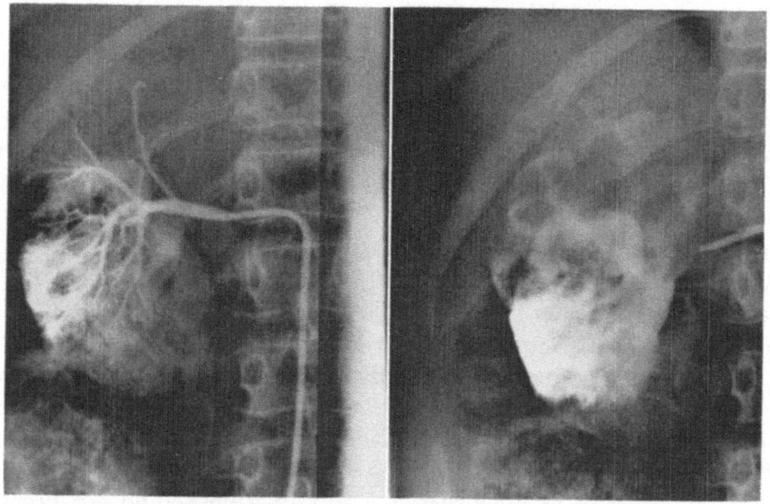

Abb. 5. Parenchymphase der Angiographie. Ausgedehnter Parenchymschaden bei Restniere rechts

Zusammenfassend haben wir mit der selektiven Nierenangiographie ein wertvolles diagnostisches Hilfsmittel für die organerhaltende operativeTherapie der Nierentuberkulose in der Hand.

Privatdozent Dr. M. Schmidt-Mende, Dr. F. Eisenberger, Dr. P. Falge,
Urolog. Klinik der Universität München, 8 München 15, Thalkirchner Straße 48

Chirurg. Univ.-Klinik Novi Sad (Vorstand: Prof. Dr. D. DIMKOVIC)

# Gleichzeitiges Vorkommen von Prostatatuberkulose und Prostataadenom

## K. JANCA

Obgleich in der Urologie Prostataadenom und Prostatatuberkulose sehr häufige Erkrankungen sind, wenn separat erscheinen — ist ihr gleichzeitiges Vorkommen bei einem Kranken ein relativ seltener Fall. Nach MARION ist das Erscheinen der Tuberkulose in einem Prostataadenom eine große Seltenheit. SIMMONDS hat 4 Fälle veröffentlicht; PATSCH u. FOULDS haben neben ihren 2 Fällen noch 14 Fälle aus der Literatur gesammelt. BROGHAMMER hat einen Fall veröffentlicht. Das größte Krankenmaterial — 11 Fälle — haben BACKER u. GRIFF.

*Unsere Fälle*

In unserer Klinik, bei 1133 vorgenommenen Prostatektomien wegen Prostataadenom, wurde in den letzten 15 Jahren in 6 Fällen ein gleichzeitiges Vorkommen von Prostataadenom und Prostatatuberkulose entdeckt.

Alle unsere Fälle wurden vom Pathologen diagnostiziert, wie übrigens auch fast bei allen anderen Autoren, so daß wir uns in die Möglichkeit einer präoperativen Diagnostik nicht einlassen wollen. Alle unsere Patienten wurden unter Zeichen der Obstruktion am Harnblasenhals operiert.

Alle 6 Kranken waren zwischen 60 bis 70 Jahre alt, während BACKER u. GRIFF anführen, daß 4 von ihren 11 Fällen unter 50 Jahre alt waren. 3 Kranke wurden mit kompletter Retention, 2 mit Hämaturie und 1 Kranke mit unkompletter Harnretention in unsere Klinik aufgenommen. Bei 2 Kranken dauerten die Schwierigkeiten bis zu 1 Jahr und bei 4 Kranken weniger als 3 Monate. Bei unseren Patienten haben die präoperativ durchgeführte Cystoskopie, i.v. Pyelographie und mikroskopische Prüfung des Urinsedimentes nach ZIEHL-NEELSEN auf eine spezifische Änderung nicht hingewiesen. Der Palpationsbefund der Prostata hat bei 3 Kranken ein Bild von hypertrophisch-adenomatöser Prostata gezeigt, während bei einem Kranken härtere Herde in der vergrößerten Prostata palpiert wurden. Infolgedessen, als auch wegen der Zeichen von Obstruktion am Harnblasenhals, wurde bei allen Kranken eine Prostatektomie indiziert. Der Pathologe hat uns bei 5 Kranken einen Befund gegeben, daß es sich um tuberkulöse Änderungen in der leiomyoadenomatös-hyperplastischen Prostata handelt und bei 1 Kranken hat er nur eine tuberkulöse Prostatitis festgestellt.

In der Abb. 1, sieht man die Prostata mit mäßig hyperplastischen Drüsen, in der drei teilweise nekrobiotische tuberkulöse Granulome in Form eines Knötchens mit riesiger Langhansscher Zelle in einem von diesen.

Die Abb. 2 zeigt leiomyoadematös-hyperplastische und chronisch-tuberkulös inflamierte Prostata mit einer Koliquation und einer Kaverne im Organ.

Die Abb. 3 zeigt teilweise exsudative und in gewissem Maße kaseonekrotische Tuberkulose von leiomyoadenomatös-hyperplastischer Prostata.

Vor der Ära der Antituberkulotika war die Chirurgie des tuberkulösen Adenoms der Prostata wegen der Gefahr von tuberkulöser Fistel als auch Disemmination der Tuberkulose sehr riskant. Bei unseren Fällen war die Sanation und Wundheilung auf mehr als einen Monat nur bei einem Kranken verlängert, der auch an Diabetes mellitus litt. Bei anderen 5 Kranken wurde die Wunde in der auch

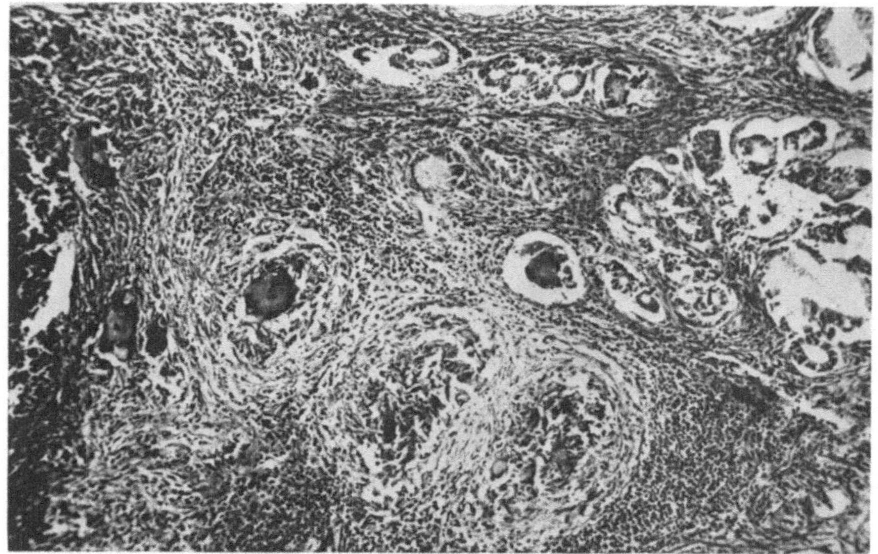

Abb. 1

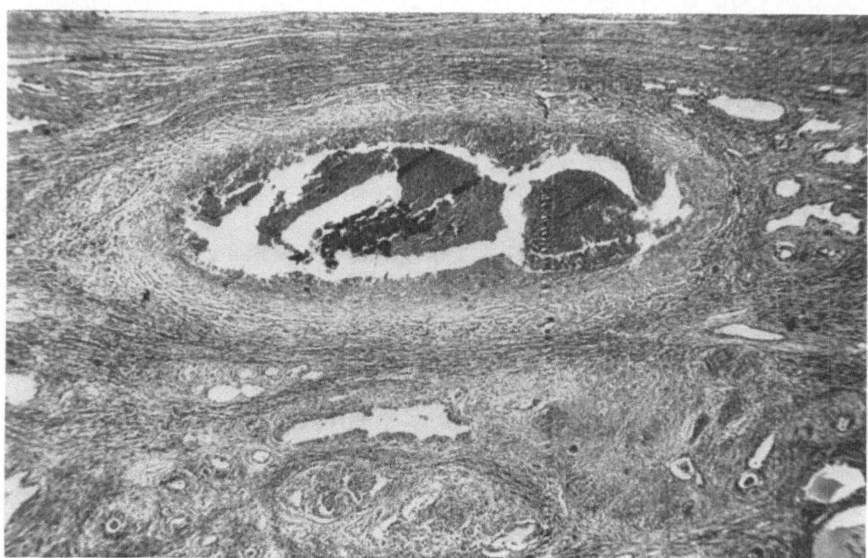

Abb. 2

für übrige Prostatektomien üblichen Zeit geheilt. In dieser Hinsicht sind unsere operativen Ergebnisse identisch mit Ergebnissen der Mehrzahl der anderen Autoren.

Zusammenfassend können wir sagen, daß gleichzeitiges Vorkommen von Prostatatuberkulose und Prostataadenom eine ziemlich seltene Erscheinung ist. Vor der Operation ist größtenteils schwer eine Diagnose zu geben, außer wenn die perineale Biopsie wegen der Zweifel an maligner Alteration nicht durchgeführt wird. Bei allen Kranken wird die Operation wegen der Obstruktion am Harnblasenhals indiziert. Infolgedessen wird uns fast regelmäßig die Diagnose vom Pathologen gegeben. Postoperative Behandlung stellt ein nicht größeres Risiko in

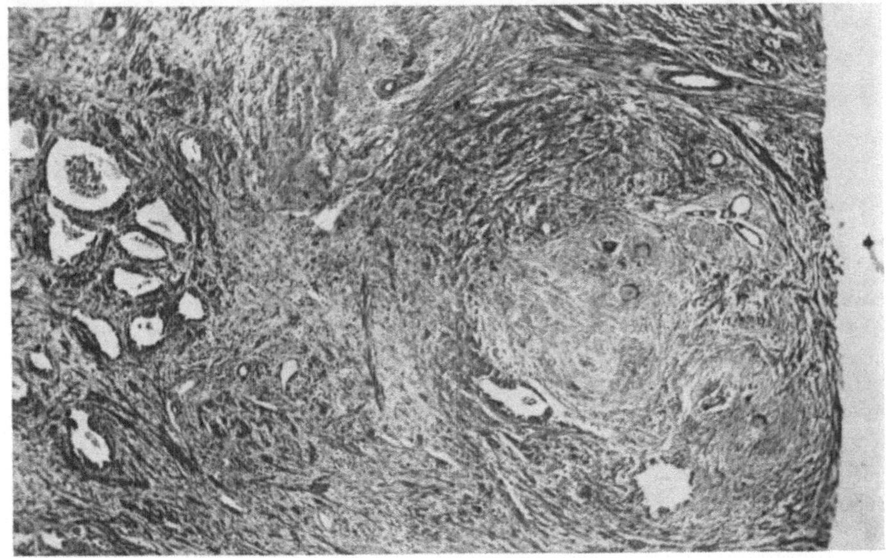

Abb. 3

der Prostatektomie bei gewöhnlichem Adenom dar. Operative Ergebnisse, unmittelbare wie auch langfristige, sind mit Prostatektomien beim Prostataadenom identisch.

Dozent Dr. K. Janca, Chirurg. Univ.-Klinik, Novi Sad (Jugoslawien)

Aus der Urolog. Abteilung der Chirurg. Univ.-Klinik Heidelberg
(Vorstand: Prof. Dr. L. Röhl)

# Rezidivhäufigkeit der Urogenitaltuberkulose

H.-W. Schüler

Unter einem tuberkulösen Rezidiv, das ja in der Literatur unterschiedlich definiert wird, verstehen wir jeden neuen spezifischen Schub eines Kranken, der nach intensiver tuberculostatischer Therapie 2 Jahre lang keine Zeichen einer klinischen und bakteriologischen Aktivität mehr zeigte.

Unseren *vorläufigen Ergebnissen* liegt ein Untersuchungsmaterial von 492 Patienten zugrunde, die sich in den Jahren 1958 bis 1964 im Rahmen eines 4- bis 6monatigen Heilverfahrens im Sanatorium Eberbach-Rockenau bei Heidelberg aufhielten.

An diesem Sanatorium besteht eine eigene Abteilung für Urogenitaltuberkulose, die von unserer Klinik fachurologisch betreut wird.

Unsere Patienten stammten aus allen Teilen der Bundesrepublik und waren auswärts bereits nach den verschiedensten Therapieplänen vorbehandelt worden.

Die Patienten wurden von uns mittels einer gezielten Fragebogenaktion derart überprüft, daß unabhängig voneinander jeweils der behandelnde Hausarzt und Urologe sowie das zuständige Gesundheitsamt und schließlich der Patient selbst befragt wurden.

Bei 470 Patienten ($= 95,6\%$) konnte auf diese Weise eine zufriedenstellende Überprüfung durchgeführt werden, bei 22 Patienten ($= 4,4\%$ der Fälle) waren die Angaben nicht zu verwerten.

Nach der Entlassung aus dem Sanatorium Eberbach blieben 284 Patienten bis zum Zeitpunkt der Nachuntersuchung, d. h. maximal 7 Jahre rezidivfrei; 152 Patienten waren über einen gewissen Zeitraum wahrscheinlich noch aktiv und 34 Patienten hatten ein durch Tierversuch gesichertes Rezidiv.

Das rezidivfreie Intervall betrug bei 12 dieser 34 Patienten bis zu 2 Jahren, bei 18 Patienten 2 bis 5 Jahren und bei 4 Patienten 7 Jahre.

Eine detaillierte Analyse unseres Krankengutes würde den Rahmen dieser Arbeit überschreiten.

Auffallend war die dreimal so häufige Bevorzugung des männlichen Geschlechtes, wobei Alkoholismus und vorzeitige Wiederaufnahme der Arbeit die gravierendsten Ursachen darstellten. Es bestand keine Altersdisposition.

Wir fanden eine eindeutige Korrelation zwischen dem Schweregrad der klinischen Befunde, der Intensität der durchgeführten Therapie und der Rezidivhäufigkeit. Denn die Hälfte aller Patienten, die nach Beendigung des Heilverfahrens noch für eine gewisse Zeit aktiv blieben und knapp die Hälfte der Rezidivträger zeigten röntgenologisch spezifische Veränderungen an beiden Nieren, von den rezidivfreien Patienten jedoch nur 28%. Andererseits hatten 77% der sog. „Aktiven" und 71% der „Rezidivträger" im Gegensatz zu nur 42% der „Rezidivfreien" eine nachweisbare Mitbeteiligung des Genitalsystems.

Die Wiedererkrankung scheint bei unseren Rezidivträgern nur in den seltensten Fällen schicksalsmäßig bedingt zu sein.

Unser Patientenmaterial zeigt auf Grund der bereits auswärts durchgeführten Behandlungsarten naturgemäß eine gewisse Inhomogenität.

Wir fanden, daß bei 14 von 34 Rezidivpatienten die auswärts vorausgegangene, rein konservative Therapie ungenügend gewesen war. Auch bei den 20 übrigen Rezidivträgern, die kombiniert-operativ behandelt worden waren, war die tuberkulostatische Vor- und Nachbehandlung größtenteils unzureichend und zu kurz gewesen. Meist hatte vor der Heilstättenbehandlung nur eine Mono- oder Zweiertherapie, in einem Fall sogar überhaupt keine Tuberculostaticatherapie stattgefunden.

Die überwiegende Mehrzahl der „Rezidivträger" und auch der sog. „Aktiven" gab auf eindringliche Befragung an, daß sie aus Furcht vor den ihnen aus eigenen und mitgeteilten Erfahrungen her bekannten toxischen Nebenwirkungen, z. B. Gastrointestinalstörungen, Alkoholunverträglichkeit und Depressionen, die verordneten Medikamente über große Zeiträume eigenwillig absetzten.

Wir möchten daher auf Grund dieser und anderer Ergebnisse *vor allem* folgende Richtlinien im Hinblick auf eine echte erfolgversprechende Behandlung der Urogenitaltuberkulose erneut in den Vordergrund stellen:

### Allgemeine Richtlinien

1. Auswahl der Tuberculostatica nur nach jeweiliger Resistenzbestimmung.
2. Kontrollierte Applikation aller Tuberculostatica.
3. Kurzfristige Verlaufskontrollen unter Berücksichtigung toxischer Nebenwirkungen.

### Spezielle Richtlinien

1. Quantitativ und qualitativ optimale „Triple-Drug"-Therapie über mindestens 2 Jahre oder darüber hinaus bis zum dreimaligen in mehrmonatigem Abstand durchgeführten negativen Tierversuch.

2. Testgerechte intensive, tuberculostatische Vor- und Nachbehandlung mit prä- und postoperativen Streptomycingaben.

Indikation zur möglichst organerhaltenden Operation unter Anwendung moderner Untersuchungsmethoden (z. B. Angiographie).

Entscheidung zur Polresektion erst nach einjähriger Behandlung und Verlaufskontrolle.

3. Langfristige, zumindest 5- bis 10jährige Überwachung nach erfolgreichem Behandlungsabschluß mit anfangs viertel-, später halbjährlichen Tierversuchen.

Dr. H.-W. Schüler, Urolog. Abteilung d. Chirurg. Univ.-Klinik, 69 Heidelberg 1, Kirschnerstraße 2

# Zur Differentialdiagnostik der Nieren-Sarkoidose

## A. Taupitz und M. Falk

Die Differentialdiagnostik der Nierentuberkulose sollte bei unklaren oder nicht typischen Befunden auch die Sarkoidose berücksichtigen.

Bei der Sarkoidose oder auch Morbus Boeck handelt es sich um eine Systemerkrankung, die vorwiegend die Hiluslymphknoten und die Haut befällt.

Die Forschung der letzten Jahre hat jedoch ergeben, daß sie praktisch in fast allen Organsystemen manifestiert sein kann, wobei lokale Organsarkoidosen durchaus im Vordergrund stehen können.

Man nimmt an, daß die Sarkoidose eine Reaktionskrankheit ist, die sich im RHS abspielt; ihr Elementarelement ist das typische epitheloidzellige Sarkoidoseknötchen oder Granulom.

Über die Organbeteiligung gibt folgendes Schema Auskunft:

In dem Schema von Wurm ist die Niere prozentual noch nicht berücksichtigt (Abb. 1). Nach Arbeiten vor allem amerikanischer Autoren in den letzten Jahren beträgt die Nierenbeteiligung 10 bis 25%.

Histologisch finden sich in Rinde und Mark epitheloidzellige Granulome von unterschiedlicher Ausdehnung.

Hierdurch kann das Volumen der Niere verändert werden und das Kelch-system ausgezogen und destruiert erscheinen. Gröbere Funktionsstörungen gehen mit diesen Befunden meist nicht einher.

GUEDON u. Mitarb. beschrieben 1967 einen Fall von Nierensarkoidose. Es war hier unter dem Verdacht eines großen Nierentumors oder einer Tuberkulose

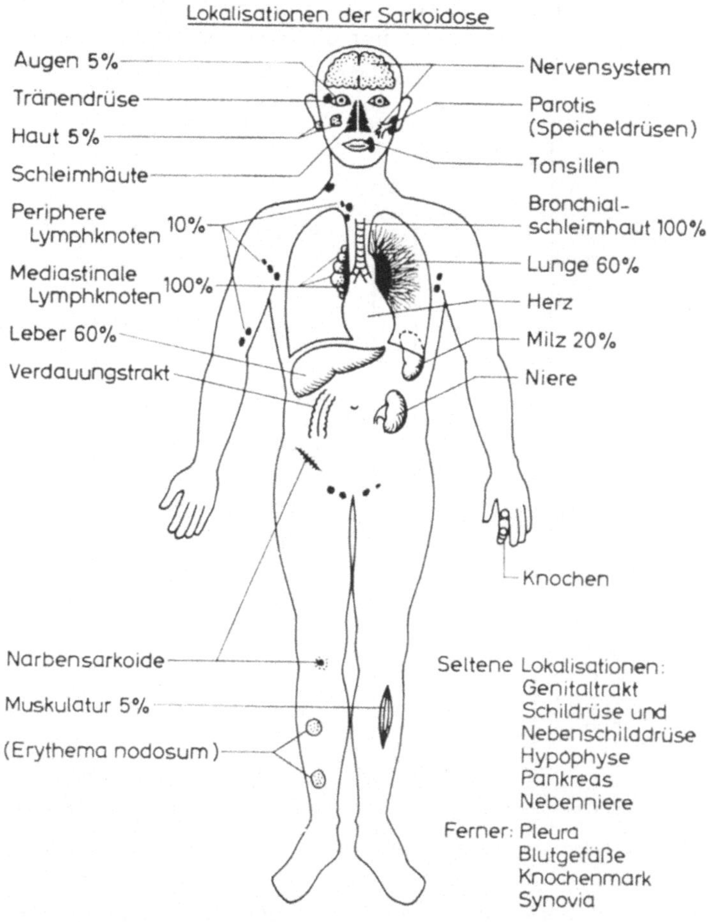


Abb. 1. Klinik und Ätiologie der Sarkoidose (Morbus Boeck); aus: WURM, K., H. REINDELL und E. DOLL: Tg. Rhein.-Westf. Tbc-Ver. Düsseldorf (1964)

die Nephrektomie ausgeführt worden. Erst der weitere Verlauf ergab eine vor-wiegend in der Niere manifestierte Sarkoidose.

Neben diesen lokalen Veränderungen werden bei einem Teil der Patienten — meist in den aktiven Stadien der Erkrankung — Calciumstoffwechselstörungen beobachtet. Es finden sich Hypercalciämie und Hypercalciurie. Der Calciumspiegel im Serum kann dabei hohe Werte — bis zu 14 und 15 mg-% — erreichen. Hier-durch kommt es wiederum bei einem Teil der Patienten zu metastatischer Nieren-verkalkung und Nierensteinbildung.

Im Urogramm bemerkt man häufig kontrastarme Ausscheidung, im Urin sind vielfach Hyposthenurie, Albuminurie und pathologische Sedimentbefunde festzustellen. Fast regelmäßig werden diese Befunde von einem Anstieg der Reststickstoffwerte im Serum begleitet.

Man nimmt heute an, daß die mehr oder weniger ausgeprägte Niereninsuffizienz als Folge der Hypercalciämie mit Schädigung der Tubulusfunktion auftritt.

In der Behandlung der Sarkoidose gelten Cortisonderivate als Mittel der Wahl. Durch Cortison werden nicht nur die Sarkoidoseinfiltrationen im Gewebe zum Rückgang gebracht, es kommt außerdem zu einem eindrucksvollen Absinken

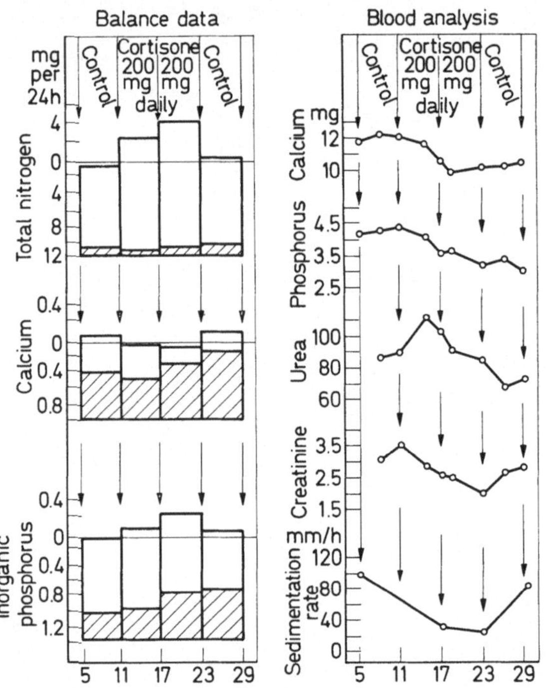


Abb. 2. Die Wirkung von Cortison auf die P-, Ca- und N-Bilanz und auf die Ca-, P- und Harnstoffwerte im Serum bei einem Patienten mit Sarkoidose und Hypercalciämie. (Faeces: ▨; Urin: ☐. Unter der Nullinie: negative Bilanz; über der Nullinie: positive Bilanz). Nach Scholz, D. A.: J. Amer. med. Ass. **169**, 682 (1959)

der Calciumwerte in Serum und Urin und zu einer Besserung der Nierenfunktion mit Normalisierung der Reststickstoffwerte (Abb. 2).

Die Abb. 2 zeigt das Ergebnis von Bilanzuntersuchungen vor, während und nach Cortisontherapie.

Sowohl die Kausalgenese der Calciumstoffwechselanomalie als auch die Wirkungsweise des Cortisons sind bisher noch ungeklärt. Es gibt verschiedene Therorien, die besonders im amerikanischen Schrifttum diskutiert werden.

Ähnlichkeiten bestehen mit der Vitamin D-Intoxikation und mit dem primären Hyperparathyreoidismus. Eine sichere Abgrenzung gegenüber der Calciumstoffwechselveränderung im Gefolge eines Nebenschilddrüsenadenoms kann durch den Ausfall des Cortisontestes erreicht werden. Nach mehrtägiger Verabreichung von Cortison fällt der Calciumspiegel im Serum bei der Sarkoidose auf Normwerte ab, beim primären Hyperparathyreoidismus bleibt er dagegen konstant erhöht.

Unseres Erachtens ist die Hypercalciämie bei Sarkoidose auf eine besondere Reaktion der Nebennierenrinde während exzessiver Belastung zurückzuführen und als Ausdruck eines Hypocortizismus zu kennzeichnen.

Die Sarkoidose bietet nicht nur hinsichtlich der lokalen Manifestation in den Nieren wissenswerte Aspekte sondern auch als Autoimmunkrankheit mit Beanspruchung des endokrinen Systems interessante Einblicke in die Pathologie des Calciumstoffwechsels.

### Zusammenfassung

Die Sarkoidose ist eine Systemerkrankung, die in fast allen Organen manifest sein kann. Die Nierenbeteiligung wird mit 10 bis 25% angegeben. Diagnostisch ist auf Grund des Röntgenbefundes zwischen Sarkoidose, Tuberkulose und Tumor der Niere zu differenzieren. Bei einem Teil der Patienten treten Calciumstoffwechselstörungen auf, die zu Hypercalciämie, Hypercalciurie, Nephrocalcinose und Nephrolithiasis mit mehr oder weniger ausgeprägter Niereninsuffizienz führen können. Die Therapie mit Cortison ist in der Lage, diese Veränderungen zu beheben. Es wird vermutet, daß der Calciumstoffwechselanomalie ein vorübergehender Hypokortizismus zugrunde liegt.

Professor Dr. A. TAUPITZ,
Urolog. Klinik, 675 Kaiserslautern, Friedrich-Engels-Straße 25

# Ein Fall spontan geheilter Nierentuberkulose aus dem 19. Jahrhundert

E. LJUNGGREN

Vor der Einführung der Chemotherapie war man der Ansicht, daß eine tuberkulöse Infektion in einer Niere so gut wie nie heilte, sondern unweigerlich fortschritt und in den meisten Fällen zu einer mehr oder weniger vollständigen Zerstörung der Niere führte. Oft griff die Infektion auch auf den Harnleiter und die Harnblase über, und hierbei war es besonders die tuberkulöse Cystitis, die in fortgeschrittenen Fällen den Patienten starke Beschwerden verursachte. Auf Grund dieser Tatsachen war man im allgemeinen der Ansicht, daß — sobald die Diagnose einer einseitigen Nierentuberkulose gestellt war — unmittelbar eine Nephrektomie durchgeführt werden müsse. In den Jahren 1920 bis 1930 war man stolz darauf, wenn eine Nierentuberkulose in einem wirklich frühen Stadium diagnostiziert und im Anschluß daran eine Nephrektomie durchgeführt werden konnte. Es werden demzufolge Fälle beschrieben, bei denen die einzige tuberkulöse Veränderung, die in solchen Nieren feststellbar war, aus einigen stecknadelkopfgroßen Tuberkeln auf der Fläche einer Nierenpapille bestand. Fälle von doppelseitiger Nierentuberkulose waren für die chirurgische Therapie nicht zugänglich. Es gab jedoch den seltenen Fall, wo ein solcher Patient als unheilbar nach Hause geschickt wurde, der aber mehrere Jahre später mit klarem Urin ohne Tuberkelbacillen und klinisch symptomfrei wiederkam. Da die i.v. Urographie erst 1929 eingeführt wurde, konnten diese Fälle in der Regel nicht näher untersucht werden.

Mein Vater, CARL AUGUST LJUNGGREN, der von 1892 bis 1926 Krankenhausarzt in Trelleborg war, hatte eine Nierentuberkulose, die spontan ausheilte.

Daß ich jetzt seine Krankengeschichte erwähne, beruht darauf, daß ich kürzlich die Kopie eines Briefes erhielt, den sein Schwiegervater, Professor der pathologischen Anatomie, Axel Key, im Jahre 1897 an Dr. Max Beck beim Institut für Infektionskrankheiten, Charité, Berlin geschrieben hatte. Der Brief hatte in verkürzter Form folgenden Wortlaut:

Geehrter Kollege. Mein Schwiegersohn, Dr. med. C. A. Ljunggren, bekam kurze Zeit nach seiner Heirat mit meiner Tochter vor 6 Jahren einen tuberkulösen Knoten in dem einen Nebenhoden. Er hielt sich zu der Zeit mit seiner Frau in Heidelberg auf, wo er Chirurgie bei Czerny studierte. Suppuration trat ein, und Czerny incidierte den tuberkulösen Absceß in dem Nebenhoden. Eine Fistel, die anfänglich zurückblieb, heilte bald. Der Allgemeinzustand war daraufhin recht gut, und er war später ständig tätig sowohl als praktischer Chirurg wie auch als wissenschaftlicher Autor. Der Urin war jedoch ständig etwas trübe, und es wurden zahlreiche Leukocyten sowie Tuberkelbacillen festgestellt.

Demzufolge steht fest, daß er an einer Urogenitaltuberkulose leidet, und daß diese wahrscheinlich auch die Nieren in Mitleidenschaft zieht.

Nun möchte ich Sie höflich fragen, ob Sie ihm raten, nach Berlin zu fahren, um sich der neuen Kochschen Behandlung zu unterziehen.

Mit vorzüglicher Hochachtung
Axel Key

Was Dr. Beck auf diesen Brief antwortete, weiß ich nicht. Jedenfalls unterzog sich mein Vater, ich möchte sagen glücklicherweise, nicht der Kochschen Behandlung, was wohl eine Behandlung mit Tuberkulin bedeutet hätte.

Die Pyurie, die noch im Jahre 1897 bestand, hörte ein Jahr später auf. Sie war also 7 Jahre lang vorhanden.

Der Beweis dafür, daß auch eine Nierentuberkulose vorlag, war der Befund einer Röntgenuntersuchung, die 20 Jahre später vorgenommen wurde. Bei der Übersichtsaufnahme der Nieren zeigte sich in der einen Niere eine große Verkalkung, nach allem zu urteilen ein verkalkter exkludierter tuberkulöser Herd.

Erwähnenswert ist, daß er während der Jahre, in denen er eine aktive Urogenitaltuberkulose hatte, Vater von vier Kindern wurde. Dies bestätigt die Richtigkeit der Beobachtung, die unter anderem Ola Obrant gemacht hat, daß nämlich sogar bei einer verbreiteten Genitaltuberkulose viele seiner Patienten die Fertilität behielten. In mehreren Fällen erlebte Obrant, daß solche Patienten trotz geringer Ejaculatmenge und zahlreicher Tuberkelbacillen im Sperma Väter wurden.

Es ist für uns in der heutigen Zeit schwer, die Angst zu verstehen, die mit dem Wissen um eine Nierentuberkulose um die Jahrhundertwende verbunden war. Die medizinische Wissenschaft war sich damals darüber einig, daß das Leiden in den Fällen, in denen die tuberkulöse Niere nicht beseitigt wurde, unerbittlich bis zum Tode der Patienten fortschreiten würde.

Ich empfinde den tiefsten Respekt für die Art, mit der mein Vater seine Krankheit ertrug. Er ließ sich im Hinblick auf seine Arbeitsfähigkeit und übrigen Lebensweise in keiner Hinsicht beeinflussen. Vom Jahre 1892 an war er Krankenhausarzt in Trelleborg, ohne einen Assistenzarzt, also ständig im Dienst, Tag und Nacht. Er verfaßte auch in den 1890er Jahren eine wissenschaftliche Arbeit nach der anderen.

Durch moderne Chemotherapie hätte seine Krankheitsperiode um 5 bis 6 Jahre verkürzt werden können, und es wäre ihm damit viele Sorgen und Unruhe erspart geblieben.

## Zusammenfassung

Ein 31jähriger Chirurg erkrankte im Jahre 1891 an einer tuberkulösen Epididymitis. In den Jahren 1891 bis 1898 bestand eine Pyurie und Tuberkelbacillurie. Dann wurde der Harn normal. 20 Jahre später zeigte eine Übersichtsaufnahme der Niere eine große Verkalkung in der einen Niere, nach allem zu urteilen einen verkalkten, exkludierten tuberkulösen Herd.

Professor Dr. E. Ljunggren, Sahlgrenska Sjukhuset, Göteborg (Schweden)

Aus der Abteilung Urologie der Med. Fakultät der Rhein.-Westf. Techn. Hochschule Aachen
(Vorstand: Prof. Dr. W. Lutzeyer)

# Urogenitaltuberkulose

E. Simons

### Aufgeforderter Diskussionsvortrag

Die optimale Chemotherapie ist zwar auch die Hauptwaffe gegen die Tuberkulose der Harnwege, jedoch die anfänglich zu optimistischen Vorstellungen wurden durch Rückschläge erschüttert.

Die von Crofton (1958) zuerst beschriebenen Erfolge der Dreifachkombination- behandlung wurde von vielen Autoren bestätigt. Die Kombinationsbehandlung ist erforder- lich durch die unterschiedliche Resistenz der Tuberkelbacillen gegenüber den einzelnen Tuberkulostatika. Da eine volle Sensibilität gegenüber den Tuberkulostatika erster Ordnung nur in 44,6% besteht, ist eine regelmäßige Resistenzbestimmung für eine gezielte und erfolg- reiche Chemotherapie erforderlich. Chemotherapie und Heilstättenbehandlung nach klinischer Vorbehandlung stehen auch heute noch an erster Stelle der Therapie. Die operative Behand- lung der Urogenitaltuberkulose wird weitestgehend gemieden. Das *absolute Vertrauen auf die konservative Art* im Heilplan führt jedoch in vielen Fällen zu schweren Enttäuschungen. Um eine erfolgreiche Therapie zu gewährleisten, oder um eine besonders günstige Vorbereitung für eine vorgesehene organerhaltende Operation zu erlangen, ist ein enger Kontakt und eine stete Zusammenarbeit zwischen Klinik und Heilstätte angezeigt. Jedes Schema kann zuerheblichen Rückschlägen beitragen. Regelmäßige Röntgenkontrolluntersuchungen sollten erfolgen unter Beachtung und Berücksichtigung der angewandten Tuberkulostatika. Schon 1963 hat Busch darauf hingewiesen, daß unter Streptomycin und INH (Iso-Nicotinsäure-Hydracit) die Neigung zu einer vorzeitigeren Stenose und Okklusion besteht gegenüber den Medikamenten Conteben und PAS (Paraaminosalicylsäure). Auf Grund unserer Ergebnisse teilen wir diese Auffassung.

Aus zeitlichen Gründen sollen von den uns bekannten Mißerfolgen nur zwei Ergebnisse herausgestellt werden:

In einem Fall handelte es sich um einen 47jährigen Pat. mit einer rechtsseitigen Nieren- tuberkulose. Trotz bester äußerer Umstände und 30 Monate intensiver Behandlung, trat eine deutliche Verschlechterung des Allgemeinzustandes und des lokalen Zustandbildes ein.

Im zweiten Fall bestand bei einer 25jährigen Pat. beiderseits eine verzögerte Ausschei- dung, vorwiegend links, mit erweiterten Nierenbecken und Nierenkelchen, verplumpte und teilweise deformierte Kelche links, ohne Abflußstörung. Nach 15 Monaten erfolgte die Vor- stellung in unserer Klinik. Das Ausscheidungsurogramm ergab rechts eine normale Aus- scheidung. Die Nierenkelche sind zwar erweitert und verplumpt, ebenso das Nierenbecken, aber es bestand eine freie Ureterpassage. Links ist nunmehr eine große hydronephrotische Sackniere mit einem schmalen Parenchymsaum erkennbar. Das histologische Ergebnis der nephrektomierten Niere lautete: Obliteration des Ureters mit unspezifischer Narbe. Klein- herdige Tuberkulose der Nierenreste. Hydronephrose.

5*

Bei rechtzeitiger Überprüfung wäre bei linksseitiger operativer Intervention eine Erhaltung der Niere möglich gewesen.

Eine Verbesserung der gegenwärtig immer noch vorhandenen tuberkulösen Verseuchung, wobei die Urogenitaltuberkulose mit 30% an erster Stelle der extrapulmonalen Tuberkulose steht, ist nur gegeben durch eine vorbildliche Zusammenarbeit aller Institutionen ohne Rücksicht auf finanzielle Gegebenheiten. Leider muß aber gerade bei der Tuberkulose an eine soziale Indikation bei der Aufstellung des Heilplanes gedacht werden.

Dr. E. Simons, Urolog. Klinik der Med. Akademie, 51 Aachen, Goethestraße 27/29

# Rundtischgespräch vom 23. Oktober 1968

Vorsitz: Herr ALKEN

Herr ALKEN: Meine Damen und Herren, ich möchte Ihnen zuerst die Teilnehmer vorstellen.

Herr KÖNIG, der die Tuberkulose mit Herrn MAY zusammen an meiner Klinik bearbeitet, dann Herr SCHULTZE-SEEMANN, Schüler von MAY, praktischer Urologe, um einmal eine Stimme aus der Praxis zu haben. Zu meiner Linken habe ich das gute oder schlechte Gewissen der Kliniker (Prof. UEHLINGER), zu meiner Rechten Herrn RODECK und Frau Dr. KELLER. Frau Dr. KELLER ist Lungenfachärztin, aber mit einer Ambition zur Urogenitaltuberkulose, mit einer stillen Liebe haben Sie gesagt, das qualifiziert Sie absolut, dann Herrn RADENBACH, auch Lungenspezialist und enger Zusammenarbeiter mit der Arbeitsgruppe BROSIG.

Zunächst sind die Fragen zu den heute gehörten Vorträgen zu behandeln:

Herr SIGEL, Sie hatten zu allen drei Hauptvorträgen von heute morgen Fragen gestellt. Zuerst also zum Vortrag UEHLINGER.

Herr SIGEL: Darf ich zu dem glanzvollen Vortrag von Herrn Prof. UEHLINGER folgendes einwenden: Herr UEHLINGER hat gesagt, wir müßten sehen, daß wir therapeutisch aus der Urologie ein mechanisches Problem machen. Dieses mechanische Problem ist aber sehr oft von vornherein vorhanden. Was für meine Begriffe jedoch etwas zu kurz herauskam, war die Harnleiterstenosierung auf eben dieser spezifischen Grundlage. Das muß dann gar nicht eine primäre Mörtelniere sein, sondern das rein hydronephrotisierende Moment spielt eine ganz große Rolle dabei.

Eine weitere Frage: Diese Exklusion, das war der Begriff, den ich vermißt habe, die kann die Niere sowohl partiell als auch total betreffen, davon hängt natürlich die Indikation zur Ektomie oder zur partiellen Resektion ab.

Herr ALKEN: Bitte darf ich stoppen, bitte die konkrete Frage an Herrn UEHLINGER.

Herr SIGEL: Über stenosierende Harnleitertuberkulose habe ich zu wenig gehört. Und als Folge davon die Primärindikation zur Nephrektomie und nicht erst eine 6monatige Vorbehandlung, wie beispielsweise Herr RODECK generell verlangt.

Herr ALKEN: Ich würde sagen, daß das ein klinisches Problem ist.

Herr SIGEL: 2. Frage an Herrn RADENBACH. Er hat gesagt, nur die Resistenz verhindert einen Totalerfolg. Ich bin überzeugt, es gibt viele Tuberkulosen, die sind von vornherein, wenn wir sie zum ersten Mal sehen, so narbig zerstört, daß die Durchblutung fehlt; und wenn die Durchblutung fehlt, kann keine Chemotherapie zum Erfolg führen, ob dabei Resistenz besteht oder nicht.

Herr ALKEN: Darf ich die Frage für Herrn RADENBACH beantworten. Ich glaube, er hat das nicht erwähnt, weil das selbstverständlich ist.

Herr RADENBACH: Auf dem Wege eines Sekretaustausches, einer Diffusion des Lymphstromes; es ist an Lungenresektionspräparaten ganz eindeutig erwiesen, daß z. B. in großen käsigen Herden, eine wirksame INH-Konzentration vorhanden ist.

Herr SIGEL: Mag sein, ist mir aber unvorstellbar, daß ein Medikament irgendwo hinkommen kann, wenn die Durchblutung nicht vorhanden ist.

Herr ALKEN: Liegen Experimente vor, ob auch bei Mangeldurchblutung der wirksame Gewebsspiegel erreicht werden kann?

Herr RADENBACH: Bei der Lunge ja, von der Niere wissen wir es nicht, die Frage bleibt offen.

Herr SIGEL: Darf ich Herrn RODECK noch etwas fragen. Seine Operationstechnik bei der Ileo-Cystoplastik kann man nur bewundern.

Meine Frage an Herrn RODECK ist heute die: wird es mit der Zeit, obgleich es viel weniger Schrumpfblasen als früher gibt, nicht doch zunehmend mehr eine Indikation zur supravesicalen Ableitung, zur Bricker-Blase geben?

Herr RODECK: Wenn ich zunächst Ihre erste Frage beantworten darf: Die Beispiele, die Sie genannt haben, gehören zur der Gruppe 3, die ich auch angeführt habe; hier besteht eine absolute Indikation zur Nephrektomie. Zu dieser Gruppe habe ich nicht gesagt, daß man grundsätzlich 6 Monate vorbehandeln soll. Man kann in diesen Fällen kürzer behandeln, aber grundsätzlich ist doch eine Vorbehandlung notwendig. Ob man sie nun 3 oder 6 Monate ausführt, ist letztlich nicht so entscheidend.

Herr ALKEN: Herr RADENBACH und Frau KELLER, sind Sie auch der Ansicht, daß es gleich ist, ob man 3 oder 6 Monate vorbehandelt, wenn ich noch frische Prozesse habe?

Frau KELLER: Ja, es kommt auf den Ausgangsbefund an. Die Patienten kommen z. T. mit recht zerstörten Nieren zu uns, und wir fordern dann mindestens eine 3monatige Vorbehandlung, um diese Herde auszuschalten, wenn wir die Niere nicht erhalten können und wenn die Gegenseite in Ordnung ist.

Herr SIGEL: Entschuldigen Sie, verehrte Frau Kollegin, aber ist es nicht sinnvoller, gleich zu operieren und hinterher nachzubehandeln, auch billiger?

Frau KELLER: Nein, das hat mit billiger nichts zu tun; wir hätten wesentlich mehr Komplikationen als vor der chemo-therapeutischen Ära.

Herr SIGEL: 8 Tage Vorbehandlung selbstverständlich, dann gibt es aber keine Komplikationen.

Herr ALKEN: Meine Damen und Herren, das ist eine ganz entscheidende Frage für die Praxis. Alle unsere Kollegen draußen stehen ab und zu vor der Situation, eine tuberkulöse Niere entfernen zu müssen. Konkrete Frage jetzt an die Tischrunde: Muß vorbehandelt werden oder nicht und wie lange?

Herr RODECK: Bei einer ganz dringenden Indikation, z. B. bei einer Pyonephrose kann man operieren nach einer relativ kurzfristigen Vorbehandlung und bei intensiver Nachbehandlung. Bei allen andere Fällen besteht ja keine absolute Dringlichkeit, und warum soll man dann von den Grundsätzen, die man sich angeeignet hat, abweichen, zumal ja doch gerade bei so hochgradigen Befunden regelmäßig auch ein Blasenbefall da ist.

Herr ALKEN: Das ist die internationale Lehrmeinung, daß man vorbehandelt, ehe man mit dem Messer herangeht. Die Praxis, Herr SCHULTZE-SEEMANN?

Herr Schultze-Seemann: Wir haben es in München auch so gemacht, mindestens 3 bis 4 Monate Vorbehandlung im Sanatorium, erst dann Operation, wenn es nicht schwer zerstörende Prozesse sind.

Herr Alken: Herr König, Sie wollten noch etwas sagen?

Herr König: Ich bin der Meinung, daß man bei einer Urogenitaltuberkulose zumindest 6 Monate vorbehandeln sollte, wenn nicht eine dringliche Indikation besteht. Wir haben u. a. von Herrn Rodeck gehört, daß eine Konsolidierung des Prozesses nicht vor 6 bis 9 Monaten zu erwarten ist, und wir wissen auf Grund der Literaturunterlagen, daß früher, nachdem direkt operiert wurde, häufiger eine Resttuberkulose aufgetreten ist.

Herr Alken: Ich muß jetzt die skandinavische Schule erwähnen. Die haben lange Reihenuntersuchungen gemacht: Die Fälle, die ohne Vorbehandlung waren, sind danach mit sehr viel mehr Komplikationen nach dem Eingriff ausgeheilt als die Fälle, die vorbehandelt waren. Aber ich glaube, man sollte das jetzt nicht zu weit ausspinnen; es herrscht anscheinend Einmütigkeit, daß in jedem Fall vorbehandelt werden soll.

Herr Sigel: Eine allerletzte Frage: Sie sagten, Herr Rodeck, wenn einer älter ist als 60 Jahre, würden Sie die tuberkulöse Ruine nicht mehr herausnehmen, weshalb nicht auch beim 70jährigen?

Herr Rodeck: Ich habe das beschränkt auf die symptomlose Kittniere, und es ist ja tatsächlich so, wenn man solche Kittnieren angiographisch untersucht, dann können sie ihr Gefäßsystem völlig reduziert haben. Sie finden überhaupt keinen Gefäßanschluß mehr, und es bleibt dann nicht einzusehen, warum man einem Patienten in hohem Alter, der keinerlei Krankheitserscheinungen von dieser Niere hat, nun ein Operationstrauma zumuten soll. Bei dieser Gelegenheit möchte ich doch Ihre Zwischenfrage beantworten, die Sie wegen der Bricker-Blase gestellt haben. Sie haben es, glaube ich, gehört, daß ich die Indikation der Bricker-Blase abgegrenzt habe. Man soll sie nur dann durchführen, wenn noch eine doppelseitige Nierenfunktion vorliegt oder eine schwere Störung der harnableitenden Wege besteht. Wenn Sie eine einseitige Tuberkulose haben, und das ist bei den Schrumpfblasen doch sehr häufig der Fall, ist nicht einzusehen, warum ich erst die risikoreichere Ileumausschaltung machen muß und nicht gleich die Uretero-Cutaneostomie durchführe.

Herr Alken: Ich glaube, das sind die Fälle, die ohne Vorbehandlung und Nachbehandlung operiert worden sind, nicht wahr, und nachher mit einer Schrumpfblase zu uns kommen. Aber was Sie gesagt haben mit der Indikation beim alten Menschen, das ist ein allgemein-chirurgisches Problem. Ich würde auch, gleich ob es eine Tuberkulose oder etwas anderes ist, wenn der schicksalsmäßige Ablauf des Lebens schon am Ende ist, keine heroischen Eingriffe machen und lieber vorsichtig sein. Bei jungen Menschen mit größerer Lebenserwartung ist das ein ganz anderes Prinzip.

Herr Radenbach: Ich bitte auch zu berücksichtigen, daß Lattimer, dessen Standpunkt ich nicht vertrete, nachgewiesen hat, daß man bei einer guten Chemotherapie eine total zerstörte Niere belassen kann, und daß selbst in diesen Fällen bei Nachuntersuchungen nach 5 bis 10 Jahren keine weitere Tuberkulose außerhalb aufgetreten ist, auch sonst keine ungünstigen Erscheinungen. Ich würde also auch sagen, bei alten Leuten und wo ein Risiko ist: nicht operieren!

Herr Sigel: Die Tuberkulose in den USA verläuft anscheinend anders als in Europa, sie spielt eine viel, viel harmlosere Rolle als bei uns, auch in der ganzen Literatur.

Herr Alken: Meine Damen und Herren, als ich heute morgen in der Pause einen urologischen Normalverbbraucher gefragt habe, wie hat es Ihnen gefallen, sagte er, sehr gut, aber die Tuberkulose ist ja schon eine Spezialwissenschaft für sich geworden. Ich glaube, den Eindruck haben Sie wohl alle bekommen. Die Dinge waren vor Jahren sehr einfach. Jetzt sind sie so kompliziert, daß man sich wirklich damit befassen muß, um sie zu verstehen. Um die verschiedenen Schwankungen zu charakterisieren: Früher haben wir einfach operiert. Dann kamen die Tuberkulostatika, da waren wir sehr optimistisch. Dann haben wir konservativ und operativ behandelt, und dann kam auch unter dem Einfluß der Tuberkulostatika über die skandinavische Schule ein sehr konservatives Element, und man hat die Verschlußnieren ganz in Ruhe gelassen. Jetzt sind wir wieder in einer anderen Welle. Die Urogenitaltuberkulose rangiert ja heute bei den extrapulmonalen Tuberkulosen in der Bundesrepublik vor der Knochentuberkulose wieder an erster Stelle. Darf ich Sie dazu etwas fragen, Herr Uehlinger: Sie haben gesagt, die Nierentuberkulose sei eine Alterserkrankung geworden; das bezieht sich doch wohl nur auf das, was Ihnen auf dem Sektionstisch begegnet?

Herr Uehlinger: Nein, das Resektionsmaterial umfaßt eine größere Breite von 20 bis 30jährigen, das Sektionsmaterial ist auf das höhere Alter begrenzt.

Herr Alken: Dann können wir insofern revidieren, daß es keine Alterserkrankung ist und wir noch eine ganze Menge Material in den mittleren Bereichen haben.

Herr Albrecht: Ich wollte nur sagen, daß in den letzten 10 Jahren in unserer Klinik an einer Nierentuberkulose kein Patient mehr gestorben ist.

Frage an Herrn Radenbach: Es war gesagt worden, daß eine Triple-Drug-Behandlung in Kombination mit Streptomycin gemacht wird, also ein Teil davon ist Streptomycin, und zwar 1 g täglich über 2 bis 3 Jahre. War das richtig verstanden? Ich meine, früher war es so, daß man bei 30 g generell aufhörte, d.h. also, nach 4 Wochen ist man am Ende mit dem Streptomycin?

Herr Radenbach: Ich bitte um Entschuldigung, daß ich mich infolge Zeitmangel da vielleicht nicht klar genug ausdrücken konnte. Die Triple-Drug-Therapie brauchen Sie nach meiner Überzeugung nicht 2 Jahre lang durchzuführen, sondern Sie müssen eine Dreifachtherapie nur durchführen in der Intensiv-Anfangsbehandlungsphase, bis eine sichere Konversion erzielt ist. Dann können Sie mit einer Zweifachbehandlung fortfahren. Die Streptomycinbehandlung selbst führen wir seit sehr vielen Jahren in Frankfurt und auch hier in Berlin, sicher seit 10 Jahren, mit relativ hohen Gesamtdosen durch.

Herr Albrecht: Wie hoch?

Herr Radenbach: Ich schätze, im Durchschnitt bei den Patienten mit Nierentuberkulose zwischen 100 und 150 g.

Wenn Nebenwirkungen des Streptomycins auftreten, traten sie bei den ersten 10 bis 60 g auf. Wenn die Patienten 60 g Streptomycin vertragen, vertragen sie auch 600 g. Wir haben Patienten mit Lungentuberkulose, die haben 400 g Streptomycin bekommen.

Herr ALKEN: Herr RADENBACH, haben Sie etwas vom Kunstfehlergut-
achten gehört?

Herr RADENBACH: Selbstverständlich — das konnte ich auch nicht in allen
Einzelheiten erwähnen — muß die Behandlung streng kontrolliert durchgeführt
werden, d. h. wir brauchen vor jeder Streptomycinbehandlung eine Nierenfunktionsprüfung, ein Audiogramm, wir müssen eine Gleichgewichtsprüfung durchführen, um festzustellen, ob Vorschädigungen da sind.

Ist die Nierenfunktion eingeschränkt, kann ich natürlich nicht die Normal-
dosis von Streptomycin 0,75 bis 1 g verabreichen, sondern vielleicht nur täglich
$^1/_2$ g oder bei Patienten mit einer absoluten Niereninsuffizienz $^1/_4$ g Streptomycin.

Herr ALBRECHT: Diese Frage ist beantwortet, die zweite Frage ist: Woraus
schließen Sie, daß Streptomycin keine Strikturen macht? Sie haben einen Fall
gezeigt von einem Mädchen, das nachher unter der Streptomycinbehandlung
diese massive Schrumpfblase und die Harnleiterstenose bekam. Haben Sie Anzeichen dafür, daß Streptomycin nicht, wie wir es allgemein wissen, Strikturen
macht; gibt es entsprechende Untersuchungen?

Herr RADENBACH: In unserem eigenen Krankengut hatten wir Strikturen
häufiger bei Patienten, die nicht mit Streptomycin behandelt worden sind, als bei
Patienten, die mit Streptomycin behandelt worden sind. Die Striktur ist meines
Erachtens nach eine irreversible narbige Striktur, herbeigeführt durch den path.-
anat. Ablauf der Tuberkulose. Wenn Sie gut behandeln, gibt es eben eine Binde-
gewebsentwicklung, wenn in der Wand des Ureters die Tuberkulose vorhanden ist,
egal, ob Sie Streptomycin geben oder INH oder sonst irgend ein Mittel.

Herr ALKEN: Darf ich unterbrechen, beim Pathologisch-anatomischen
schalte ich Herrn UEHLINGER wieder mit ein. Wir wissen, Herr UEHLINGER, daß
die Tuberkulose narbig ausheilen muß, sonst heilt sie nicht aus; ich habe es einmal
so charakterisiert: die erwünschte Vernarbung am unerwünschten Ort. In der
Lunge ist das sehr schön: am Harnleiter bekommen wir aber die Stenose. Nun,
meine Frage: Kann dieser narbige Ablauf, den Sie als pathologischer Anatom an
ihrem Präparat sehen, durch Änderungen der Chemotherapie beeinflußt werden?

Herr UEHLINGER: Präzise kann ich die Frage nicht beantworten in bezug auf
Streptomycin oder andere Chemotherapie; aber im wesentlichen hängt die Frage
damit zusammen, wie die Vorläsion ist, der Zustand, in dem dann die Behandlung
antritt, die entscheidet das Schicksal, und da Streptomycin rascher zuschlägt
— am schnellsten von allen — werden wir bei Streptomycin eher weniger Stenosen
erwarten als bei Chemotherapie, die nicht so rasch die Tuberkelbakterien vernichtet,
aber im großen und ganzen glaube ich, besteht kein wesentlicher Unterschied,
es sei denn, wir helfen mit Prednison nach.

Herr RADENBACH: Die ersten Mitteilungen, daß Streptomycin Stenosen
macht, sind keine exakten wissenschaftlichen Untersuchungen, nach anerkannten
Methoden der Therapieforschung gewesen. Es ist lediglich festgestellt worden, daß
bei Streptomycinanwendung Strikturen auftreten; es ist keine kontrollierte
Prüfung durchgeführt worden.

Herr ALKEN: Herr RADENBACH, das kennen wir ja von der Literatur her:
Einer schreibt etwas, und wenn er einen großen Namen hat, schreiben die anderen
alle ab, und es geht dann in die Literatur ein; das ist ja nichts Neues. Aber die
Erklärung von Herrn UEHLINGER ist doch einleuchtend, daß nicht das Medikament,

sondern der Zeitpunkt entscheidend ist, an dem das Medikament einsetzt, und da haben Sie recht, das können wir nicht kontrollieren, weil wir keinen Einblick in die histologisch-pathologische Situation am Organ haben.

Herr ALBRECHT: Schönen Dank, damit ist also klar, daß das Märchen vom Streptomycin und der Strikturierung ab sofort vergessen werden kann.

Herr KÖNIG: Ja. Ich habe eine Frage zum Vortrag SCHÜLER. Sie hatten in Ihren Leitsätzen geschrieben: Prä- und postoperative Streptomycinbehandlung. Ich bin der Ansicht — und wir haben eben darüber gesprochen —, daß man das nicht so sagen kann. Wir müssen die prä- und postoperative Behandlung entweder von der Resistenzbestimmung abhängig machen oder von der Anamnese, wenn ein Patient schon 200 g Streptomycin gekriegt hat, ist es praktisch nicht zu verantworten, daß man ihm weiterhin, auch zum Operationsschutz, Streptomycin gibt.

Herr SCHÜLER: Wir geben grundsätzlich, wenn Streptomycin bis zu einer Dosierung von 60 g schon gegeben wurde, kein Streptomycin. Streptomycin zur präoperativen Behandlung nur dann, wenn die Untersuchung im Antibiogramm entsprechend ist.

Herr SCHMIEDT: Ich wollte noch etwas sagen zur Strikturbehandlung mit Cortisonderivaten. Es ist ja so, — das hat auch Herr WENDEROTH eindeutig gezeigt —, daß die Cortisonbehandlung zu spät kommt, wenn bereits ein definitiver Narbenprozeß am Harnleiter eingetreten ist. Solange aber noch eine Exsudation stattfindet, ist die Cortisonbehandlung erfolgreich, d. h. also, so früh wie möglich Cortison, denn nach 1 Jahr, wenn nicht schon sogar nach $1/2$ oder wenigstens $3/4$ Jahr, kommen wir damit zu spät.

Herr SPARWASSER: Ist für die Urogenitaltuberkulose die Einführung eines Chemo-Therapiepasses interessant?

Frau KELLER: Das haben wir jetzt. Jeder Patient, der bei uns die Heilstätte verläßt, bekommt einen Paß ausgestellt mit der genauen Angabe der Medikamente und der Weiterbehandlung. Den bekommt der Patient für sich, für den Hausarzt und für den Kostenträger, wenn das jeder weitermacht, dann haben Sie eine genaue Kontrolle aller verordneten Medikamente.

Herr SPARWASSER: Das war bisher im Urologenkreis nicht in dieser Form bekannt.

Frau KELLER: Das ist auch neu.

Herr ALKEN: Wir haben in Deutschland den Föderalismus. Das Gesundheitswesen ist Ländersache, und in großen Zügen kann jedes Land machen, was es will. In Hessen ist unter der Stabführung von Herrn LUKAS eine ganz vorzügliche Tuberkulosefürsorge, einschließlich der Urogenitaltuberkulose, eingerichtet worden. Der Medikamentenpaß wäre ja nicht nur für die Tuberkulose notwendig; wir haben doch keinen Patienten, der nicht kiloweise Antibiotica oder irgendwas gegessen hat, ob er nun einen vereiterten Zehennagel hat oder einen kleinen Schnupfen.

Das ist ein Problem. Aber für die Tuberkulose ist der Pass wegen des Resistenzproblems besonders notwendig.

Herr SPARWASSER: Ich habe versucht, den Chemo-Therapiepaß einzuführen bei der Gesundheitsbehörde; das war nicht möglich aus finanziellen Gründen. Mittlerweise hat die Firma Continental-Pharma den Druck übernommen. Falls Sie solche Exemplare benötigen, können Sie sie jederzeit dort beziehen.

Herr ALKEN: Richten Sie der Continental-Pharma unseren Dank aus für diese großzügige Aktion.

Herr BROSIG: Ich habe mir einige Fragen aufgeschrieben. Warum nur 6 Tage pro Woche, Herr RADENBACH?

Herr RADENBACH: Weil es erwiesen ist, daß eine Therapie an 6 Tagen der Woche genau so viel erbringt wie eine Therapie an 7 Tagen der Woche und die Verträglichkeit der Medikamente dann sehr viel besser ist. Es gibt in den Entwicklungsländern schon intermittierende Behandlungen, die nur an 3 Tagen der Woche durchgeführt werden und dann ganz massiv und die sich dort sehr gut bewährt haben. Das Wesentliche ist, daß wir drei Medikamente gleichzeitig geben, wir müssen ja berücksichtigen, daß die Tuberkulosebakterien sich in der Regel nur alle 24 Std, alle 48 Std usw vermehren.

Herr BROSIG: Zweite Frage an Herrn RODECK, Nephroureterektomie: Wir haben nur von dieser gesprochen, wenn nun bei zartem Ureter eine Nephrektomie durchgeführt wird; genügt das, oder wird die Ureterektomie zusätzlich gefordert?

Herr RODECK: Bei völlig zartem Ureter würde man sicher nichts dagegen haben, wenn nur die Nephrektomie ausgeführt wird; ich habe ja angegeben, daß in 47% unseres Untersuchungsmaterials keine Tuberkulose am Ureter nachgewiesen werden konnte. Aber es hat sich dieser Eingriff zu einem Standardeingriff entwickelt, so daß wir eigentlich an dieser Technik auch in den Fällen festgehalten haben, wo wir glaubten, daß der Ureter selbst völlig zart war und keine tuberkulösen Veränderungen aufwies. Nun ist es so, daß wir grundsätzlich nur Nephrektomien machen, wenn die Niere schwer funktionsgestört ist, und oftmals liegt das Hindernis allein prävesical im unteren Harnleiterdrittel, und da bietet es sich geradezu an, bis zu dieser Stelle, die man nun erreichen kann, den Ureter mitzunehmen.

Herr ALKEN: Ich glaube, die Frage von Herrn BROSIG ist sehr wichtig. Wir haben früher die Niere einfach herausgenommen und die tuberkulösen Fisteln gehabt. Das ist jetzt 30 oder 40 Jahre her. Dann haben wir den Harnleiter in den unteren Wundpol eingenäht, das war die zweite Phase, und dann kamen wir zur Ureteronephrektomie. Es ist heute noch die Lehrmeinung, daß man eine schwer tuberkulös erkrankte Niere mit einer prävesicalen Harnleiterstenose total entfernt. Und das ist jetzt sehr wichtig, daß wir unsere überkommene Lehrmeinung auf Grund Ihrer Erfahrung revidieren und vielleicht so sagen: wenn wir beim Freilegen sehen, daß der Harnleiter nicht verändert ist, dann sollte man das Risiko ruhig in Kauf nehmen.

Herr RODECK: Ja, dann muß man nicht unbedingt den ganzen Ureter herausnehmen.

Herr ALKEN: Eben, es ist ja auch eine Belastung, wenn man den zweiten Schnitt macht. Aber, wenn Sie den Zwischenrippenschnitt machen und wollen möglichst tief runtergehen, da ist ein nettes junges Mädchen, dann hauen sie der aber einen ganz anständigen Riegel hin, Herr RODECK?

Herr RODECK: Nein, darf ich Ihnen widersprechen, ich glaube, daß es eine Fehlmeinung ist, daß man von diesem schräg verlaufenden Intercostalschnitt nicht weit genug nach unten herunterkommt. Gerade, wenn es ein nettes junges Mädchen ist, die nicht adipös ist, dann dürfte es keine Schwierigkeiten machen, den Ureter extraperitoneal, also retroperitoneal, bis herunter zu verfolgen.

Herr ALKEN: Ja, Sie müssen dann aber stumpf vorgehen und schwer am Haken ziehen, damit Sie da unten reingucken.

Herr RODECK: Nein, das ist ja ein Vorteil der Intubationsnarkose, daß wir damit doch etwas besser zum Ziele kommen.

Herr ALKEN: Ich fasse zusammen: Bisher haben wir Uretero-Nephrektomie gemacht; es käme jetzt eine Phase, wo man sagen würde, je nach Fall würde man auf die Uretero-Nephrektomie verzichten.

Herr RADENBACH: Vom Standpunkt der Tuberkulose aus könnte man den Ureter stehen lassen; es ist nur die Frage, gibt es hinterher einen Reflux; und Nr. 2 ist die Frage, siedeln sich dann dort nicht vielleicht sekundär unspezifische Keime an.

Herr ALKEN: Also die Frage: Kann ein Ureterempyem später entstehen?

Herr BROSIG: Selbstverständlich, wenn eine prävesicale Stenose besteht, dann muß der Ureter raus, egal ob das eine Tuberkulose ist oder eine unspezifische Infektion. Auch bei einer Pyonephrose infolge einer prävesicalen Stenose muß der Ureter bis zur Blase entfernt werden. Wenn aber der Ureter — wir machen ja vorher doch Röntgenaufnahmen — völlig zart ist, ohne Stenose, gibt es keinen Reflux; und dann gibt es auch kein Stumpfempyem.

Herr RADENBACH: Darf ich noch dazu sagen, daß der Ureter häufig völlig obliteriert ist in diesem Bereich, und daß dann eigentlich gar kein Reflux zustande kommen kann. Man kann den Ureter dann getrost drinlassen. Eine andere Frage, die ich noch aufwerfen möchte. Wenn jemand von einer totalen Ureteronephrektomie spricht, ist die Frage, ob er tatsächlich eine totale Ureterektomie macht, also bis zur Einmündung in die Blase, und das Ostium selbst noch mit umschneidet. Um das durchzuführen, würde doch eine ganz erhebliche Ausweitung des Eingriffes entstehen. Es bleiben auch bei dieser sog. totalen Ureterektomie immer noch 5 cm stehen, und es ist letztlich gleichgültig, ob 5 oder 10 cm stehen bleiben.

Herr ALKEN: Ja. Nein, da ist Murren im Volk. Kollege, da ist ein Mikrofon, was wollen Sie sagen?

Herr aus dem Zuhörerraum: Frage an Herrn RODECK, wie weit er prävesical den Harnleiter stehen läßt. Diese Technik, die er angab, man komme mit dem Schnitt weit herunter, die wurde hier allgemein nicht anerkannt.

Herr RODECK: Ich habe ja gesagt, daß ich von diesem Schnitt aus nicht eine totale Ureterektomie machen will, sondern soweit wie möglich nach unten freipräpariere, und das gelingt bis zur Gefäßkreuzung, also die oberen zwei Drittel des Harnleiters kann man mitnehmen.

Herr ALKEN: Darf ich noch eine Frage an Sie stellen? Es sind ja meistens funktionslose Nieren, und Sie operieren auf Grund des Angiogramms von der funktionslosen Niere aus, Sie wissen gar nicht, was mit dem Harnleiter los ist. Sondieren Sie dann bzw. versuchen Sie es präoperativ?

Herr RODECK: Nicht in allen Fällen.

Herr BROSIG: Weitere Fragen. Wer operiert noch eine Prostatatuberkulose. Wir sind ja so unlogisch und operieren die sekundäre Nebenhodentuberkulose, aber die Prostata, wo die Erkrankung primär sitzt, die rühren wir nicht an. Vor Jahren gab es Arbeiten von JUNKER, der die Prostatatuberkulose operiert hat. Wird sie überhaupt noch operiert? Wir tun es nicht. Wir trauen uns nicht.

Stimme aus dem Zuhörerraum: Jawohl, wir operieren.

Herr RODECK: Das war keine Prostatatuberkulose, das war eine Tuberkulose in einem Prostataadenom. Der Pathologe hat es entdeckt. Es war ein Prostataadenom mit einer Harnblasenobstruktion und wegen der Harnblasenobstruktion wurde der Kranke operiert.

Herr BROSIG: Nein, da bin ich mißverstanden worden. Meine Frage war: Wer gezielt eine nachgewiesene Prostatatuberkulose operiert. Wir haben ja vorhin so schöne Bilder gesehen von Herrn ALBRECHT, und auch andere Röntgenbilder, wo man die Kavernen sieht. Wenn jemand eine Nebenhodentuberkulose hat, hat er ja eine Prostatatuberkulose, und wer operiert die?

Herr MARBERGER: Wir in Innsbruck, wenn man eine Harnröhrenstenose, eine Enge im tiefsten Teil der ableitenden Harnwege, entfernt, dann hat die Prostatatuberkulose oder die Prostatitis, spezifisch oder unspezifisch ungleich bessere Chancen auszuheilen, als sonst. Wenn sie ausheilt, heilt sie mit einer Narbe aus und die obstruiert dann. Sehr viele negative Ergebnisse nach Ersatz- oder Erweiterungsplastiken bei sog. Schrumpfblasen gibt es deswegen, weil der Blasenhals, der narbig verändert ist, und die Prostata einen zu großen Abflußwiderstand oder Austreibungswiderstand verursachen. Wenn man die zerstörte Prostata entfernt, dann wird der Abflußwiderstand oder der Austreibungswiderstand vielleicht nicht normal; aber er wird geringer und die Leute urinieren wesentlich besser.

Herr BROSIG: Und wie operiert Ihr denn?

Herr MARBERGER: Transurethral.

Herr ALKEN: Darf ich mich jetzt wieder einschalten: Wenn von Operation gesprochen wird, verstehen wir im allgemeinen einen offenen chirurgischen Eingriff, und ich glaube, hier ist ein Mißverständnis: Es handelt sich um die transurethrale Resektion, stimmt das?

Herr MARBERGER: Ja, das ist ja auch eine Operation. Wir entfernen transurethral das zerstörte und das narbig veränderte Prostatagewebe.

Herr BROSIG: Also es operiert keiner mehr perineal?

Herr ALKEN: Nein, den Unglücklichen kann man nur bedauern, der versucht, eine alte Prostatatuberkulose perineal zu operieren.

Herr BROSIG: Nächste Frage an Harrn RADENBACH: Ist die lokale Behandlung mit Tuberkulostatika etwa das, was Herr STAEHLER erwähnte: Spalten der Kaverne, Einlegen eines Drains und lokale Behandlung mit Tuberkulostatika, sinnvoll?

Herr ALKEN: Wieder eine Frage für die Praxis. Nun die Frage an die berufenen Tuberkulosespezialisten: Hat eine Instillationsbehandlung — von Spülbehandlung halte ich gar nichts, denn es geht ja wieder raus — einen tuberkulostatischen Effekt?

Herr RADENBACH: Der Harn wirkt sowieso tuberkulostatisch. Dort, wohin der Harn kommt, brauche ich keine zusätzliche Lokalbehandlung. Wie ist es bei Herden, die nicht vom Harn umspült werden? Ich halte es nicht für erforderlich, kann aber nicht beweisen, daß diese Meinung richtig ist. Ich habe persönlich die Erfahrung gemacht, daß bei diesen Lokalbehandlungen sehr häufig unspezifische Keime eingeschleppt werden; deswegen empfehle ich Zurückhaltung.

Herr BROSIG: Nächste Frage: Seitengetrennte Clearance bei Uro-Tuberkulose — Vortrag ROTHAUGE. Ich weiß nicht, ob es gerechtfertigt ist, daß man bei einer Uro-Tuberkulose eine seitengetrennte Clearance macht. Wenn man bedenkt, daß z. B. Herr RODECK überhaupt auf eine instrumentelle Untersuchung, sogar auf eine Cystoskopie bei Vorliegen einer Uro-Tuberkulose, verzichtet.

Herr ROTHAUGE: Diese Untersuchungen galten lediglich der Aufklärung einer wissenschaftlichen Fragetsellung und wurden selbstverständlich durchgeführt nach vorherigem Ausschluß einer Prostatatuberkulose und nach einer Vorbehandlungszeit von mindestens 6 Monaten.

Herr ALKEN: Ich glaube, daß das ein Beitrag zur Grundlagenforschung war.

Herr ROTHAUGE: Wenn man sich schon einer seitengetrennten Diagnostik unterziehen will oder diese anwenden will, dann sollte man doch von den nuclear-medizinischen Möglichkeiten Gebrauch machen.

Herr BROSIG: Noch eine Frage: Wie hoch ist Infektionsgefahr beim Geschlechtsverkehr?

Frau KELLER: Es gibt im norwegischen Schrifttum einige Arbeiten über Primärerkrankungen, also Primärtuberkulose. Eine Frau, die von einem an einer Nierentuberkulose erkrankten Mann angesteckt wurde, die ablaufen wie ein Primärinfekt, also eine Läsion mit der Erkrankung der zugehörigen Lymphknoten. Das sind aber seltene Mitteilungen, sie sind auch anatomisch sehr schwer zu beweisen. Ich weiß nicht, ob Herr Professor UEHLINGER da andere Erfahrungen hat.

Herr UEHLINGER: Es existieren ungefähr 4 bis 5 Beobachtungen einer transgenitalen Übertragung der Tuberkulose. Sie ist extrem selten, praktisch ist damit nicht zu rechnen.

Herr ALKEN: Wenn man die Summe der Tuberkulosen in der ganzen Welt, die erfaßbar sind, anspricht, und dann die vier Fälle in Relation zur Häufigkeit des Geschlechtsverkehrs setzt, dann ist das also sehr wenig.

Aber Herr BROSIG hat die Frage mit Recht gestellt. Der Patient wird fragen, oder die Ehefrau wird fragen, ist eine Gefährdung da? Herr KÖNIG, das ist ja in Augsburg diskutiert worden.

Herr KÖNIG: Ja in Augsburg auf der Sitzung des Zentralkomitees wurde praktisch das gleiche gesagt. Trotzdem sollte der Patient, meine ich, mit einer massiven Prostatatuberkulose schon aus hygienischen Gründen mit Geschlechtsverkehr zurückhaltend sein.

Herr ALKEN: Da bringen Sie einen Unsicherheitsfaktor herein. In der Weltliteratur gibt es nur vier oder fünf Fälle, wir können also nicht klar dazu Stellung nehmen.

Herr BROSIG: Die Frage der Fertilität, die hat eigentlich schon Herr LJUNGGREN allein durch sein Erscheinen hier beantwortet und die letzte Frage: Ist eine Isolierung eines Patienten mit einer Uro-Tuberkulose notwendig?

Herr RADENBACH: Bei einer frischen Uro-Tuberkulose ist eine Isolierung notwendig. Es gibt darüber Untersuchungen. Man hat dem Patienten Methylenblau gegeben und hat dann festgestellt, daß das Methylenblau überall hin verstreut gewesen ist.

Herr BROSIG: Wie lange isolieren?

Herr RADENBACH: Wenn wir gut behandeln, wird nach einer Behandlung von 8 Wochen die Bakterienausscheidung mindestens auf ein Hundertstel reduziert. Das wissen wir von der Lungentuberkulose her, darüber gibt es in der Urogenitaltuberkulose keine Untersuchungen. Nach 8 Wochen guter Behandlung ist eine Ansteckungsmöglichkeit praktisch nicht mehr vorhanden, theoretisch natürlich.

Herr ALKEN: Das ist eine Frage von eminenter Bedeutung. Die Konsequenz wäre, daß alle Kollegen, die Abteilungen oder Kliniken haben, bei der Gesundheitsbehörde einige Betten mehr anfordern, um dort ihre frischen Tuberkulosen vorübergehend zu isolieren. Denn die Frühdiagnose in der Praxis, die Diagnose in der Klinik, die Einleitung der Behandlung und die Weitergabe an das Sanatorium folgen in gewissem Abstand; und der Patient, der nun genau durchuntersucht werden muß, ist ja eine Zeit lang in der Klinik. Wenn wir Ihren Standpunkt akzeptieren, dann kann man den an Uro-Tuberkulose Erkrankten nicht zwischen andere Patienten legen.

Herr ALKEN: Wir kommen jetzt zu unserem eigentlichen Rundtischgespräch. Herr UEHLINGER, Sie haben heute morgen gesagt, die Latenzzeit kann zwischen 1 und 20 Jahren schwanken.

Herr UEHLINGER: Jawohl, das stimmt, und zwar haben wir durchschnittliche Latenzzeiten von 3 bis 10 Jahren, das ist das Gros. Dann gibt es Fälle, bei denen man schon nach einem Jahr bei einer beginnenden Tuberkulose Bakterien im Harn finden kann. Dann gibt es wiederum Fälle, wo es viel, viel länger geht. Ich darf Ihnen hier noch ein Beispiel anführen: Wir hatten während des Krieges einen Patienten zu begutachten mit doppelseitiger Nierentuberkulose, und die Anamnese ergab, daß bereits 20 Jahre vorher eine doppelseitige Nierentuberkulose diagnostiziert worden war, der Patient aber jede Behandlung verweigert hatte. Er ist einfach verschwunden und anläßlich eines cystitischen Rezidivs erneut zur Untersuchung gekommen. Sie ersehen daraus, wie lange das dauern kann, und es ist, glaube ich, gutachterlich außerordentlich wichtig, daß die hohen Zeiten das Richtige treffen und die kurzen Zeiten Täuschungen sind.

Herr ALKEN: Vielen Dank. Wenn wir also einen Fall haben, der vielleicht einmal früher eine Pleuritis gehabt hat, die gar nicht als tuberkulös erkannt wurde, keine Brückensymptome, und der nach 20 Jahren dann eine Nierentuberkulose hat, eine alte, würden wir als Begutachter sagen: in dubio pro reo. Wir müssen diese extremen Latenzzeiten für die Tuberkulose anerkennen. Würden Sie von klinischer Seite noch etwas dazu sagen?

Herr RADENBACH: Ich würde dem absolut zustimmen, und vielleicht kann Herr LJUNGGREN dazu Stellung nehmen, der hat meines Erachtens als erster auf die langen Latenzzeiten hingewiesen.

Herr ALKEN: Ja, das hat er nicht nur gesagt, sondern auch geschrieben.

Nun zum Resistenzproblem: Herr RADENBACH hat heute morgen gesagt, 15% Primärresistenz, 70% Sekundärresistenz, stimmt das?

Herr RADENBACH: Das ist lokal natürlich unterschiedlich. Wir haben hier in Berlin z. B. nur 5% Primärheilungen, in Westdeutschland 15%, in Frankreich gibt es 10%. Die Sekundärresistenzen hängen natürlich von der Güte der Behandlung ab, die durchgeführt wird! Wir haben hier in Berlin glücklicherweise nur 60%, es gibt aber schon Literaturangaben mit 90% Sekundärresistenzen, in Amerika 30% sekundäre Resistenzen bei Vorbehandelten.

Herr ALKEN: Vielen Dank. Herr RODECK, Sie haben gesagt, von Ihrem riesenhaften Material waren 75% aller Fälle, die sie von draußen hereinbekommen haben, nicht optimal vorbehandelt und 20% überhaupt nicht.

Herr RODECK: Ja, das war für mich eine erschütternde Feststellung, und es ergibt sich daraus, daß die Frühnephrektomien vielleicht häufig aus Unkenntnis, daß es sich um eine Tuberkulose handelt, durchgeführt werden.

Herr ALKEN: Herr RADENBACH hatte die schöne Formulierung gebraucht: Arzt und Patient können versagen. Bleiben wir zunächst einmal beim Arzt. Ich habe den Eindruck, daß die Urogenitaltuberkulose von einem hohen Prozentsatz unserer Kollegen nicht richtig behandelt wird. Wenn wir eine Infektion behandeln, ob unspezifisch, spezifisch, muß genügend lange und genügend hoch dosiert werden. Nur aus der Unterdosierung können sich Resistenzen entwickeln. Ich gebe zu, daß die Behandlung einer Tuberkulose schwierig ist; sie ist ja kein Eingriff, sondern der Patient muß jahrelang geführt werden. Die Urologie ist eine legale Tochter der Chirurgie, aber unsere Probleme werden nicht auf des Messers Schneide entschieden, sie sind mit einer Nephrektomie, die jeder Chirurg machen kann, nicht getan. Auch mit einer sehr subtilen Diagnostik und einem klaren Heilplan können wir optimale Erfolge erringen.

Nun Fragen der Diagnostik: Kann man auf Grund des Nachweises von säurefesten Stäbchen im Harn die Diagnose Tuberkulose stellen?

Herr RADENBACH. Ich glaube, wir müssen damit rechnen, daß wir 5% Einweisungen bekommen mit der Diagnose Nierentuberkulose nur auf Grund einer Ausstrichfärbung und das absolut unberechtigt. Man kann nur nach Vorliegen einer positiven Kultur oder eines positiven Tierversuchs sagen, es liegt eine Tuberkulose vor; es sei denn, daß röntgenologisch Destruktionen an der Niere nachweisbar sind, dann kann man sagen, es wird schon stimmen, und kann mit der Behandlung beginnen. Aber ein Ausstrich allein beweist keine Tuberkulose.

Herr SCHULTZE-SEEMANN: Ich lasse die Hohnkultur laufen und mache so früh wie möglich ein Ausscheidungsurogramm möglichst mit Kompression.

Herr ALKEN: Das wäre also erweiterte Diagnostik. Wir brauchen eine klare Stadieneinteilung für den langfristigen Heilplan. Wir haben ein Stadium ohne röntgenologische Veränderungen, und wenn bei irgendwelchen cystitischen Beschwerden zufällig ein säurefestes Stäbchen nachgewiesen wurde, berechtigt uns das in gar keiner Weise, die Diagnose „Tuberkulose" zu stellen. Man kann die Verdachtsdiagnose stellen und muß sie durch die Kultur erhärten, wenn beide positiv sind; dann kann man sagen, irgendwo im Urogenitalsystem ist eine Tuberkulose.

Herr KLOSTERHALFEN: Ich hätte dazu eine Frage: Was ist wichtiger, Kultur oder Tierversuch? Gibt es positive Kulturen und gleichzeitig negative Tierversuche?

Herr RADENBACH: Das gibt es durchaus. Es gibt sowohl Versager in der Kultur als auch Versager im Tierversuch, und ich glaube, die beweiskräftigste Untersuchung ist nach wie vor der Tierversuch. Bei den Kulturen muß man unterscheiden, welche Güte haben die jeweils angelegten Kulturen. Da gibt es extreme Unterschiede. Gute Kulturen erbringen fast so viel wie Tierversuche. Ich würde also meinen: zur Diagnosestellung auch Tierversuch. Im weiteren Verlauf der Behandlung kann man bei einem guten Bakteriologen auf zusätzliche Tierversuche verzichten.

Herr BACHMANN: Kann man die Diagnose „Tuberkulose" auch stellen, wenn nur die Hohnkultur positiv ist, der Tierversuch aber negativ?

Herr RADENBACH: Es muß natürlich in der Kultur nachgewiesen werden, daß es sich tatsächlich um Tuberkulosebakterien handelt, nicht um sog. atypische Mykobakterien. Allerdings sind einzelne Fälle in der Literatur beschrieben, bei denen Nierenmykobakteriosen vorhanden sind, mit Kavernen, die also absolut einer Tuberkulose entsprechen. Aber es gibt auch atypische Mykobakterien im Harn, die keinen wesentlichen Krankheitswert haben, und selbstverständlich wird man nach der Kultur Resistenzbestimmungen anstellen, wenn es sich um atypische Mykobakterien handelt. Dann liegen meistens eine Polyresistenz dieser Keime vor, folglich handelt es sich um schnell wachsende Mykobakterien, die müssen dann selbstverständlich bakteriologisch differenziert werden.

Herr ALKEN: Ich glaube, man kann die derzeitige Lehrmeinung so zusammenfassen, daß bei massiven röntgenologischen Veränderungen mit Kavernen die Diagnose aus dem Klinischen Befund gestellt wird. Aber auch da soll man den Nachweis von Tuberkelbakterien in Kultur und Tierversuch fordern. In denunklaren Fällen, wo Sie röntgenologisch nichts sehen aber die Verdachtsdiagnose auf Grund eines lange bestehenden Harninfektes stellen, soll man in der Regel an 3 verschiedenen Tagen Kultur und Tierversuche machen. Nun zur Resistenzbestimmung. Nach dem, was wir gehört haben und was auch allgemein bekannt ist, kann man heute eine tuberkulostatische Behandlung durchführen ohne Resistenzbestimmung.

Herr RODECK: Ich habe in meinem Vortrag heute morgen schon gesagt, daß Resistenzbestimmungen bei einer frischen Tuberkulose gegen die sog. primären Mittel absolut unerläßlich sind. Bei vorbehandelten Patienten müssen Sie sogar Resistenzbestimmungen gegenüber den zweitrangigen Mitteln durchführen lassen.

Herr KOLLWITZ: Ist man allgemein der Ansicht, daß der Nachtharn oder der frisch gelassene Morgenurin zur Untersuchung ausreichend ist, oder wird noch der 24-Std-Sammelharn gefordert?

Frau KELLER: nein, das ist überholt. Es hat sich bewährt, daß man die Patienten ab 18.00 Uhr nichts mehr trinken läßt.

Herr ALKEN: Ja, die Patienten haben dann einen konzentrierteren 12 Std-Urin, der optimale Ergebnisse erbringt.

Herr RADENBACH, Sie haben heute morgen sehr gut formuliert, es gibt keine Urogenitaltuberkulose, es gibt keine Knochentuberkulose, es gibt nur eine Tuberkulose mit verschiedenen Organmanifestationen, und die Grundprinzipien der Tuberkulosebehandlung können wir cum granu salis von der Lungentuberkulose auf die Urogenitaltuberkulose übertragen, ist das richtig?

Herr RADENBACH: Und umgekehrt.

Herr ALKEN: Und umgekehrt, gut. Nun sind wir alle mit dem PAS und dem Streptomycin groß geworden. Das war die Standardtherapie. Wesentlich ist aber doch, daß wir früher ganz andere Vorstellungen hatten, wir jetzt durch die Tatsache, daß fast 75% aller Fälle resistent geworden sind, vor einer völlig neuen Situation stehen.

Herr RADENBACH: Nicht 75% aller Patienten sind resistent, sondern 75% der Vorbehandelten. Wenn man die Gesamtzahl der Patienten mit Urogenitaltuberkulose nimmt — darüber existieren keine absolut sicheren Untersuchungen — gulabe ich, daß etwa ein Drittel aller Fälle mit Urogenitaltuberkulosen Resistenzen aufweisen.

Herr ALKEN: Resistenz gegen die alten Mittel ?

Herr RADENBACH: Gegen die besten Mittel.

Herr ALKEN: Was soll der Kollege in der Praxis machen ? Auf Grund der Resistenzbestimmung therapieren, mit den neuen Mitteln ?

Herr RADENBACH: Wenn die Resistenzbestimmung gut ist, richten wir die Therapie absolut nach dem Ausfall der Resistenzbestimmung. Ich glaube nur, der Kollege in der Praxis kann ambulant keine Rezidivtuberkulose optimal behandeln bzw. die zweitrangigen Medikamente sind so differenziert und können so viele toxische Nebenwirkungen haben, daß man diese Therapie gerade bei Rezidivtuberkulosen stets stationär durchführen sollte und nicht einmal in jedem Haus stationär durchführen kann, sondern nur dort, wo wirklich Erfahrungen bestehen in der Verwendung der zweitrangigen antituberkulösen Mittel.

Herr ALKEN: Sie haben eben erwähnt, daß die neueren Mittel eine erhöhte Toxicität haben, und daß damit das Problem der ambulanten Behandlung und der Home-Therapie illusorisch wird.

Herr RADENBACH: Ich will nicht sagen, daß alle neuen zweitrangigen Mittel eine besonders hohe Toxicität haben. Ethambutol kann zwar Opticusneuritiden machen, theoretisch könnte man es ambulant anwenden, oder ein Mittel, das wir demnächst haben werden, Rifambicin, ist relativ wenig toxisch. Ich glaube nur, die vielen Voruntersuchungen, die man allein machen muß, um zweitrangige Mittel anzuwenden, Leberfunktionsproben, Nierenfunktionsprüfung, Vestibularis prüfen, Acusticus prüfen, das läßt sich in der Praxis kaum jemals realisieren, und das ist der Grund, weshalb der Patient meiner Ansicht nach stationär behandelt werden muß.

Herr ALKEN: Gut, daraus ergäbe sich also die Konsequenz, der Allgemein- praktiker hat die Verdachtsdiagnose, macht Kultur und Tierversuch und schickt den Patienten zum Urologen. Der macht den differenzierten Heilplan. Sie haben das Schema von RUTISHAUSER u. ELKE angegeben, das scheint mir z. Z. am besten zu sein.

Herr RADENBACH: Ja, an sich schon, nur hatte ich bei der Einteilung von ELKE u. RUTISHAUSER und GOMMEN vermißt, daß die okklusiven Veränderungen an den ableitenden Harnwegen, die ja sehr häufig das Schicksal der Nieren beein- flussen, mit berücksichtigt werden. Es kommt doch sehr auf den Zeitpunkt an, wann ich etwas Organerhaltendes unternehme, und es ist ja ein großer Unterschied, ob ich eine einseitige Erkrankung habe, oder ob es sich um eine doppelseitige Erkrankung handelt. Das kommt bei dieser Stadieneinteilung nicht ganz klar heraus.

Herr aus dem Auditorium: Ich habe eine Frage: Ist es bei der Schwierigkeit der Resistenzbestimmung, der Diagnosestellung und der Aufstellung des Therapie- planes nicht absolut notwendig, daß der Patient von vornherein einer klinischen Behandlung zugeführt wird ?

Herr RODECK: Wenn wir in unserer sehr umfangreichen Ambulanz die Diagnose Urogenitaltuberkulose stellen, dann besteht unsere erste Aufgabe darin, zu fragen, ob oben im Sanatorium Sonnenblick ein Bett frei ist.

Herr ALKEN: Ähnlich spielt es sich hier in Berlin ab. Sie haben ganz richtig interpretiert: Wenn die Diagnose gestellt wird, muß der Patient zunächst einmal in klinische Behandlung. Das ist eine Konsequenz, die sich aus allem bisher Gesagten ergibt.

Herr RADENBACH: Jede Urogenitaltuberkulose kann nur in Zusammenarbeit zwischen Tuberkulosespezialist und Urologen optimal behandelt werden. Anders geht es nicht.

Herr ALKEN: Jetzt ein weiterer Punkt: In der langfristigen Behandlung kommen die vernarbenden Prozesse. Sie behandeln über 8, 9, 10, 12 Monate. Wie oft muß man dann urographieren, um eine Komplikation abfangen zu können?

Herr RADENBACH: Im ganz akuten Stadium, besonders wenn schon Harnleiterveränderungen vorliegen, wird man in relativ kurzen Zeiträumen kontrollieren müssen, d. h. alle 2 bis 3 Monate. Aber wenn eine stabile Konversion eingetreten ist, wird man zunächst in halbjährlichen Abständen, später dann 9, 12 Monate abwarten können. Wir haben die Erfahrung machen können, daß es sich sehr bewährt, wenn die Patienten dann entweder zu einer ambulanten oder aber zu einer kurzen stationären Kontrolle einbestellt werden, bei der alle Untersuchungen noch einmal durchgeführt werden können. Das ist wesentlich besser, als wenn der nachbehandelnde Urologe die Auflage bekommt, nach einem bestimmten Zeitraum diese Untersuchungen durchzuführen.

Herr Alken: Das wäre die Tendenz zu Zentralstellen, die den Kollegen in der Praxis beraten, wie er die zwischenzeitliche Therapie durchführen kann.

Herr KÖNIG: Dazu eine praktische Seite; wenn häufig kontrolliert werden muß, kann man ohne weiteres auch, so haben wir es gesehen, nach einer gewissen Zeit nur eine Aufnahme schießen, die Leer- und sonstigen Aufnahmen weglassen, da man mit gleichen Aufnahmezeitpunkten eine gute Kontrolle über den Verlauf hat.

Herr ALKEN: Mit oder ohne Kompression?

Frau KELLER: Das kommt darauf an.

Herr ALKEN: Ich habe die Frage bewußt gestellt, denn wenn wir eine Vernarbung, also eine Abflußstörung erwarten, dürfen wir keine Kompression anlegen.

Herr RODECK: Das sehen wir aber ja beim ersten Abflußbild.

Herr ALKEN: Es ist jetzt das Kontrollbild. Herr KÖNIG meint ja, daß man bei einer Kontrolle nur noch ein Bild machen muß, und wenn wir eine vermutliche Abflußstörung haben, sollte man dann eine Kompression anlegen?

Herr RODECK: Genau wie beim Harnleiterstein ohne Kompression.

Herr aus dem Zuhörerraum: Darf ich noch eine Frage stellen zur Diagnostik während des Tuberkuloseverlaufes? Kann man aus weiteren Untersuchungen, z. B. Elektrophorese, WELTMANN sehen, ob die Tuberkulose als stabil zu bewerten ist, wenn nicht, ob sie dann in einer Heilstätte behandelt werden muß? Wir bekommen ja oft die Anfragen: Halten Sie Heilstättenbehandlung für erforderlich oder nicht. Und welche hämatologische Untersuchungen führen Sie noch durch, um die Tuberkulose zu beobachten.

Herr RADENBACH: Ganz im Vordergrund steht die bakteriologische Kontrolluntersuchung. Man sollte genau wie bei der Lungentuberkulose alle 4 Wochen während der Behandlung, zumindest vor der Konversion, eine Kultur anlegen und erneut eine Resistenzbestimmung erbitten. An zweiter Stelle eine exakte Untersuchung des Harnsediments, aus dem man eine Menge ablesen kann, vor

6*

allen Dingen, wenn man semiquantitativ die Erythrocyten- und Leukocyten-
ausscheidung zählt. Nun im Hinblick auf die Aktivität der Tuberkulose selbst:
die Blutsenkung wird man selbstverständlich kontrollieren, man kann die Elektrophorese anwenden, die Eiweißlabilitätsproben erübrigen sich. Wir legen auf diese
Kontrolluntersuchungen im Hinblick auf den Therapieeffekt keinen so großen
Wert mehr. Wichtig sind die Kontrolluntersuchungen im Hinblick auf die mögliche
Medikamententoxicität. Diese Kontrollen sind bei bestimmten Medikamenten
unumgänglich. Das ist im Grunde wichtiger als die Kontrolle der Aktivität. Denn
bei einer guten Behandlung heilt die Tuberkulose als solche stets aus. Eine Faust-
regel: Immer, wenn man einen Urin einschickt, soll man die unspezifische Kultur
und Resistenzbestimmung mitmachen lassen. Denn wir haben ja heute morgen
gehört, daß eine Summe von Komplikationen durch den begleitenden unspezifischen Infekt verursacht wird. Wir heilen die Tuberkulose aus, der unspezifische
Infekt bleibt bestehen und ist dann Ursache weiterer Komplikationen.

Herr RADENBACH: Darf ich noch ein Wort sagen im Hinblick auf die Untersuchung auf unspezifische Keime. Damit wir keine Fehlerergebnisse bekommen,
soll der Patient zum Bakteriologen geschickt werden und dort Harn lassen, denn
das Versenden des Harns bringt so viele Fehlerquellen mit sich, daß die Ergebnisse
häufig nicht repräsentativ sind.

Herr ALKEN: Ich möchte jetzt zum Operativen übergehen. Herr UEHLINGER,
Sie haben sehr schön gesagt, starrwandige Kavernen sollten weg, Kittnieren auch,
und durch größere Eingriffe soll eine Herdsanierung durchgeführt werden, wenn
wir genügend vorbehandelt haben. Habe ich das richtig verstanden?

Herr UEHLINGER: Jawohl, ich glaube, das ist richtig in bezug auf die Fern-
resultate; denn wie gesagt, die Grundlage der hämatogenen Tuberkulose ist eine
instabile Infektabwehr; deshalb muß man hier durch sanieren, dann hat man
endlich Ruhe.

Herr ALKEN: Jetzt geht es, lieber Herr STAEHLER, um die Kaverontomie.
Das ist ein Kind, das Sie geboren haben, und es hat eine gute Entwicklung genommen. Wir haben sie auch durchgeführt. Ich bin aber nicht mehr so ganz davon
überzeugt, Sie sehen hier einen Fall, Einzelniere, im Urogramm oben die Exklusion,
tuberkulostatische Behandlung konsequent lange durchgeführt, bleibt weiter
positiv, und im Angiogramm sehen Sie nun, daß die Nierenarterie oben sehr un-
glücklich verläuft, unmittelbar in Nachbarschaft mit der großen Kaverne. Jetzt
dazu das Operationsbild. Sie sehen hier am oberen Pol die riesige Kaverne; sie
wird punktiert, und da die Kaverne sich relativ gut abgegrenzt hat, haben wir
keine Kavernotomie durchgeführt, sondern haben die Kaverne reseziert. Nächstes
Bild bitte: Hier ist die Kaverne aufgeschnitten, wir haben sie total reseziert bis auf
den kleinen Stumpf unten, wo es zur Niere selbst geht, und nun dazu das histologische Präparat. Was sagen Sie dazu, Herr UEHLINGER?

Herr UEHLINGER: Ja, im histologischen Präparat sehen Sie den Aufbau
einer Kavernenwand. Sie haben den Epitheloidzellwall, dann die Lymphocyten-
abwehrzone und dann fibröse Kapsel. Ich würde nach dem anatomischen Bild
sagen, das ist noch nicht durchsaniert. Ich habe für Kavernotomien mehr Erfahrung an Lungenpräparaten. In den Lungenpräparaten sieht man weitgehende
Reinigungen, eine vollständige Reinigung habe ich nie gesehen.

Herr ALKEN. Es ist jetzt die prinzipielle Frage: Wenn ich auf Grund optimaler Gefäßversogung eine Herdsanierung durchführen kann, soll ich dann eine Kavernotomie machen, wo wir nach unseren Erfahrungen — trotz konsequenter Behandlung — in der Kavernenwand und in der Kapsel noch frische Herde haben ? Dann wäre die Kavernotomie ja hinfällig.

Herr RODECK: Ich habe heute morgen zum Ausdruck gebracht, daß wir die Indikation zu einer Kavernotomie sehr eng stellen, eigentlich nur dann, wenn wir genötigt sind, an einer Restniere wegen bestehender Niereninsuffizienz, die wir mechanisch erklären müssen, einen Eingriff vorzunehmen, und eine Teilresektion aus anatomischen Gründen nicht möglich ist. Ich möchte glauben, daß das die einzige Indikation für die Kavernotomie sein sollte.

Herr ALKEN: Wir haben früher unter dem Eindruck der Arbeiten von Herrn STAEHLER kavernotomiert; das ist ein Eingriff ohne großes Risiko, man macht auf und drainiert. Wir haben aber eine Reihe von Fällen gehabt, die trotz einer durchgeführten Kavernotomie mit Drainage weiter positiv geblieben sind.

Herr RODECK: Wenn ich noch ein Beispiel anführen darf, das wir vor kurzer Zeit erlebt haben: Ein Patient wurde uns eingewiesen, bei dem kurz vorher eine Nephrektomie durchgeführt wurde. Die angeforderten Röntgenbilder ergaben, daß er beiderseits eine kavernöse Tuberkulose hatte, auf der Seite der späteren Nephrektomie eine große mediane Kaverne, auf der anderen Seite eine polständige Kaverne. Ich würde es für richtiger befunden haben, daß man in diesem Falle an Stelle der Nephrektomie eine Cavernotomie durchgeführt hätte, um bei dieser schweren doppelseitigen Tuberkulose die Restfunktion des zweiten Organs zu erhalten.

Herr STAEHLER: Wenn eine einzelne isolierte Kaverne da ist, müßte der Urin negativ werden. Aber das ist nicht immer der Fall; dann denken Sie an die stumme Kaverne — selbst wenn man ein Angiogramm macht, können kleinere Kavernen übersehen werden. Wenn Sie eine Kavernotomie machen, müssen Sie vorher auch den Nierenurin haben, d. h., Sie müssen einen Ureterkatheter reinsetzen.

Herr ALKEN: Wenn die andere Niere völlig in Ordnung ist ...

Herr STAEHLER: Ja, die ist auch manchmal positiv, obwohl sie vollkommen normal aussieht.

Herr ALKEN: Ich entschließe mich zuerst zu einem organerhaltenden Eingriff, wenn keine Dringlichkeit vorhanden ist. Bei Einzelnieren versuchen wir zunächst optimal konservativ zu behandeln. Und wenn das nicht ausheilt und wir vermuten eine Exklusion, dann setzen wir die gesamte Diagnostik ein mit Szintigramm, Nephrogramm, Angiogramm, nur bei einer Einzelniere ist dann ein Ureterkatheter nicht notwendig. Es sind bei uns Fälle mit Einzelnieren, die nach der Kavernotomie positiv geblieben sind.

Herr STAEHLER: Gerade bei den Einzelnieren haben wir die größten Schwierigkeiten. Ich will nicht sagen nach der Kavernotomie. Wir haben zwei Einzelnieren, die sind dauernd negativ geworden, sie werden laufend kontrolliert in unserer Heilstätte. Aber gerade die Einzelnieren sind diejenigen, die manchmal noch nach 6 Jahren plötzlich positiv werden. Warum ? Das ist vielleicht das Genitale, z. B. versteckte tuberkulöse Herde in der Prostata. Wir haben ja gehört, daß wir damit diagnostisch nicht recht weiterkommen.

Herr ALKEN: Herr STAEHLER, die ganz konkrete Frage, die wieder für die Praxis interessant ist: Wenn ich einen polständigen Prozeß habe, soll ich in diesem Fall nun die Kavernotomie machen oder soll ich, wenn Alter und Gefäßversorgung es ermöglichen, dann eine Polresektion machen?

Herr STAEHLER: Das hängt vom Operationsbefund ab. Auch wenn Sie vorher eine Angiographie machen, sieht es nachher manchmal doch anders aus. Entweder ist der Prozeß geringer oder er ist größer als erwartet. Dann muß man natürlich eine Teilresektion machen.

Herr ALKEN: Aber in dem Fall wäre doch tuberkulöses Gewebe zurückgeblieben, wenn ich nur die Kavernotomie gemacht hätte. Aus dem Grunde haben wir sorgfältig die ganze Kaverne weggenommen; es ist kein tuberkulöses Gewebe mehr da. Das war die Fragestellung.

Herr STAEHLER: Aber das liegt nicht an der Kavernenwand; dann müssen noch andere Herde da sein.

Herr ALKEN: Was sagen Sie dazu, Herr RODECK?

Herr RODECK: Das läßt sich im einzelnen schwer beantworten. Letztlich entscheidend ist das morphologische Präparat, und das gewinnen Sie nicht bei der Kavernotomie.

Herr ALKEN: Dazu hat Herr STAEHLER aber gesagt, er kratzt die Kaverne sorgfältig aus.

Herr RODECK: Ja, aufgefallen ist uns immer wieder, auch an den Operationspräparaten, die wir photographiert haben: wenn der Eiter einmal herausgespült ist, dann ist die Kavernenwand relativ glatt und spiegelnd.

Herr STAEHLER: Im allgemeinen stehen sie unter Druck. Wenn sie nicht unter Druck stehen, dann ist meist die Indikation auch nicht ganz richtig. Die Kaverne wirkt als zentraler Herd.

Herr ÜBELHÖR: Es ist ein großer Unterschied zwischen einer Polresektion und der Entfernung der Kavernenwand. Der Vorteil der Kavernotomie liegt darin, daß der Innendruck fällt. Die Kavernenwand wird besser durchblutet, und daher ist sie der Chemotherapie wieder zugänglich. Das histologische Bild, das wir gesehen haben, zeigt funktionsfähiges Nierengewebe. Da braucht man nicht auszukratzen. Man kann sich einfach darauf verlassen, daß die wiedereinsetzende oder veränderte Chemotherapie nun einen Erfolg haben wird.

Herr RADENBACH: Ich möchte zur glatten Kavernenwand noch folgendes sagen: Der Wert der Kavernotomie liegt darin, daß wir relativ rasch die Tuberkelbakterien heraus bekommen. Das haben wir bei den Lungen gesehen, das Sputum ist relativ rasch negativ geworden. Aber eine Sanierung der Kaverne wird dadurch nicht erreicht. Auch bei ganz spiegelnd glatten Kaverneninnenwänden finden wir, wenn wir näher suchen, immer wieder spezifisches Granulationsgewebe.

Herr STAEHLER: Ich darf noch auf den Pathologen RANDERATH hinweisen, der histologische Untersuchungen von Kavernenwänden gemacht hat und festgestellt hat, daß eben wenn sie unter Druck stehen, eine Histolyse der Wand eintritt, und dann die Infiltration nach außen ins Nierenbecken und auch nach der Peripherie der Kaverne auftritt. Wenn man nun also den Inhalt wegnimmt kommt auch wahrscheinlich kein neuer Inhalt mehr zu; das heilt dann aus. Natür lich muß man tuberkulostatisch weiterbehandeln. Im allgemeinen ist es dann so, daß — wenn die Indikation richtig gestellt ist — der Urinbefund hinterher sofort negativ wird.

Herr ALKEN: Vielen Dank Herr STAEHLER.

Meine Damen und Herren, ich glaube, wir schließen ab. Es ist wohl klar geworden, daß wir das Problem hier am runden Tisch nicht zu Ende diskutieren können. Wir hatten die Absicht, Akzente zu setzen.

Meine Damen und Herren, ich danke Ihnen für das Gespräch.

# Zweiter Sitzungstag

Donnerstag, den 24. Oktober 1968, 8.30 Uhr und 12.00 Uhr

## II. Hauptthema:

## Blasenhalsobstruktion

Vorsitz: Herr MARBERGER, Innsbruck

Kinderklinik der Freien Universität Berlin (Kaiserin Auguste Victoria Haus)
(Direktor: Prof. Dr. A. LOESCHKE)

### Die Blasenhalsstenose im Kindesalter

B. STÜCK

Referat

MARION [19] definierte in den 30er Jahren die kindliche Blasenhalsstenose als eine Harnentleerungsstörung, die derjenigen der Erwachsenen bei einer Prostatahypertrophie ähnelt, jedoch durch Veränderungen im Bereich des Blasenhalses hervorgerufen wird, ohne daß gröbere anatomische Abweichungen in der Urethra zu sehen sind oder neurogene Erkrankungen bestehen. Später fügte er folgende Hinweise auf dieses Krankheitsbild hinzu: die erschwerte Sondierung der hinteren Harnröhre und die ungenügende Dilatation des Sphincter internus im Miktionsurethrogramm. Damit war zwar der Ort des Hindernisses bezeichnet, die Ursache blieb jedoch unbekannt.

Die Angaben über die *Häufigkeit* dieser Harnentleerungsstörung sind sehr unterschiedlich. So beobachtete REISMAN [25] in einer Urologischen Univ.-Klinik in Dallas (Texas) während eines Zeitraumes von 4 Jahren 285 Kinder mit einer Blasenhalsstenose. Dagegen wurde nach DEAKIN [6] im St. Louis Children's Hospital in den Jahren 1933 bis 1956 nur bei 56 Kindern eine Blasenhalsenge diagnostiziert. Auf einem Symposium über den vesicoureteralen Reflux [28] gab STEWART an, daß in 95%, HUTCH dagegen, daß in 5% der Kinder mit einem Reflux eine Stenosierung am Blasenhals verantwortlich sei. BURNS u. Mitarb. [4] stellten bei 95% von Kindern mit einer rezidivierenden Pyurie eine Blasenhalsenge fest. HARROW u. Mitarb. [10] fanden diese dagegen nur bei 3 ihrer 217 untersuchten Kinder, die an rezidivierenden Harnwegsinfektionen litten.

Unterschiedliche Angaben werden auch über die *Geschlechtsverteilungen* der Erkrankung gemacht. Wurde in den ersten Mitteilungen noch betont, daß fast ausschließlich Knaben erkranken, so mehrten sich in den letzten Jahren die Berichte, nach denen vorwiegend Mädchen diese Harnentleerungsstörung zeigen

[1, 9, 25 u. a.]. Einige vergleichbare Zahlenangaben aus den sich widersprechenden Berichten sind in der Tabelle zusammengefaßt. Danach wird eine Blasenhalsstenose in den ersten Lebensjahren vorwiegend bei Knaben, nach dem 3. Lebensjahr dagegen bevorzugt bei Mädchen diagnostiziert. Die neueren Berichte über relativ häufige Blasenhalsstenosen betreffen vor allem Mädchen jenseits des Kleinkindesalters. Es ergibt sich daher die Frage, ob hier ein unterschiedliches pathogenetisches Prinzip besteht.

Die vielen Synonyma (Marionsche Krankheit, kongenitale Blasenhalsstenose, kongenitale Blasenhalsfibrose, submuköse Fibrose des Blasenausganges, Fibroelastose des Blasenhalses, durcissement rigide du col vésical, sténose postérieure de

Tabelle. *Über Häufigkeit und Geschlechtsverteilung operierter Kinder mit Blasenhalsstenosen in verschiedenen Altersgruppen*

| Zahl der Kinder | Geschlechtsverteilung ♂ | ♀ | Alter | Beobachtungszeitraum | Autor |
|---|---|---|---|---|---|
| 32 | 29 | 3 | 0—3 Jahre 20<br>3—7 Jahre 7<br>7—12 Jahre 5 | 1933—1955 | DEAKIN, 1957 [6] |
| 38 | 34 | 4 | Mehrzahl unter 2 Jahre | 1952—1963 | RUDHE u. ERICSSON, 1965 [26] |
| 105 | 1/2 ≈ | 1/2 | 0—1 Jahr 5<br>2—4 Jahre 23<br>5—19 Jahre 77 | 1934—1952 | EMMETT u. SIMON, 1956 [7] |
| 38 | 4 | 34 | —5 Jahre 4<br>5—10 Jahre 30<br>11— Jahre 4 | | GRIEVE, 1967 [9] |
| 94 | 5 | 89 | 4 Jahre 5<br>5—6 Jahre 19<br>7—8 Jahre 34<br>9—10 Jahre 22<br>11— Jahre 14 | | FLATMARK u. GJERTSEN, 1968 [8] |

l'urètre, bladder neck obstruction u. a.), die diese Krankheit trägt, weisen schon darauf hin, daß die *Ursache* nach wie vor unbekannt ist. Die histopathologischen Bilder sind uneinheitlich und vieldeutig. Schon MARION [19] hatte unterschiedlich eine allgemeine Muskelhypertrophie, eine Vermehrung fibröser Elemente oder adenomatöse Veränderungen im Blasenhalsbereich beobachtet. Anderen Untersuchern fiel in einigen ihrer Präparate die starke Bindegewebsvermehrung bei einer Verminderung der muskulären Anteile auf. Schließlich wurden auch entzündliche Infiltrate oder eine entzündliche Auflockerung der Schleimhaut in den Excisaten gesehen. Im Jahre 1957 veröffentlichte BODIAN [3] Beobachtungen, die er an den Urogenitalorganen von fünf Jungen erhoben hatte, welche im Alter von 7 Wochen bis 3 Jahren an den Folgen einer Blasenhalsstenose ad exitum gekommen waren. Bei allen fand er eine Vergrößerung des kindlichen Prostatagewebes bis hinab zu den Corpora cavernosa. Außerdem fiel dieses Gewebe durch eine intensive Vermehrung fibroelastischer Elemente auf Kosten muskuloglandulärer Anteile auf.

Daneben bestand eine von Bodian als sekundär angesehene Muskelhypertrophie der Blasenwand, die sich bis zum Colliculus seminalis fortsetzte. Die eigentliche Stenose wäre danach unterhalb des Blasenhalses zu suchen. Erwähnenswert ist noch, daß unterhalb der Stenose die Urethra nicht vergrößert bzw. verbreitert erschien. Diese Befunde wurden von einer Reihe von Untersuchern bestätigt, konnten aber auch bei letal verlaufenen Blasenhalsstenosen im Säuglingsalter nicht immer beobachtet werden.

Entsprechend gibt es ebensoviele pathogenetische Deutungen. So wird von einigen Untersuchern eine angeborene vagosympathische Koordinationsstörung angenommen, die schließlich zur Hypertrophie und Sklerose der Sphinctermuskulatur führt. Auch chronisch-entzündliche Prozesse im Bereich des Blasenhalses könnten bereits intrauterin eine bindegewebige Induration des Sphincter internus und damit eine Stenose hervorrufen [11]. Schließlich haben Abflußhindernisse im Bereich der Urethra sekundär eine Hypertrophie der Sphinctermuskulatur zur Folge (s. [31]). Liegt eine infravesicale Obstruktion vor, so reagiert die Blasenmuskulatur mit einer Hypertrophie. Da aber der Sphincter internus ein Teil des Detrusor ist [30], wird er in die Hypertrophie mit einbezogen. So beobachteten Williams u. Eckstein [33] bei posterioren Urethralklappen im Miktionsurethrogramm eine Verengerung im Blasenhalsbereich, die sich nach Sprengung der Klappen meist vollständig zurückbildete. Auch Urethralstrikturen können sekundäre Blasenhalsstenosen hervorrufen [14]. Posteriore Urethralklappen und angeborene Urethralstrikturen zeigen aber eine Knabenprävalenz. Da sie außerdem sehr frühzeitig zu den Symptomen einer Stauungsnephropathie führen, können sie nicht zur Erklärung für die vorwiegend im älteren Kindesalter bei Mädchen diagnostizierten Blasenhalsstenosen herangezogen werden. Perlmutter [24] beobachtete bei neun Mädchen mit einer Meatusstenose klinisch eine Blasenhalsenge, die sich nach Beseitigung der Meatusstenose vollständig zurückbildete. Noch häufiger sollen bei Mädchen distale Urethralstenosen auftreten [18, 31]. Bei einem Drittel der Kinder mit einer solchen Stenose entdeckten Lyon u. Tanagho [18] röntgenologisch die Zeichen einer Sphinctermuskelhypertrophie. Nach Sprengung dieses Ringes sollen häufig auch die Blasenveränderungen zurückgegangen sein. Die Verfasser glauben nicht, daß diese ringförmige Stenose einen Harnstau bedingt. Sie denken viel mehr, daß dieser Ring die Insertionsstelle für die Urethramuskelfasern ist, die in Verbindung mit der Blasenhalsmuskulatur stehen. Ob Entzündungen der ableitenden Harnwege allgemein zu einer Blasenhalsstenose führen können, ist fraglich. Leadbetter [15] u. a. halten es für möglich, Mitchell [21] und auch Pryles [29] lehnen es ab. Hierbei kommt es jedoch wahrscheinlich eher zu einer funktionellen als zu einer mechanischen Einengung des Blasenhalses. Definitionsgemäß gehören aber weder diese noch die bei einer infravesical gelegenen Obstruktion auftretende sekundäre Blasenhalsstenose infolge der Hypertrophie des Sphincters internus zum Krankheitsbild der kindlichen Blasenhalsstenose.

Leider kommt aber eine Unterscheidung zwischen primärer und sekundärer Blasenhalsstenose nicht in der klinischen *Symptomatologie* zum Ausdruck, da es keine spezifischen Symptome der kindlichen Blasenhalsstenose gibt. Alle Abflußbehinderungen im unteren Harntrakt zeigen klinisch ähnliche Bilder. Bei einer infravesical gelegenen Obstruktion kommt es sehr bald durch den Rückstau zur

Blasenmuskelhypertrophie. Die Blase wird unvollständig entleert. Eine zunehmende Menge von Restharn tritt auf, die wiederum zum Versagen des Ventilmechanismus an den Uretermündungen führt. Infolge des jetzt eintretenden vesicoureteralen Refluxes kommt es zum Hydroureter, zur Pelvektasie und schließlich zur tubulären Insuffizienz. Klinisch verbirgt sich das zunehmende Nierenversagen im Säuglingsalter hinter dem Bild des schlechten Gedeihens mit Trinkunlust, Fieberschüben und Dyspepsien. Schließlich treten Somnolenz, Cyanose und tonisch-klonische Krampfanfälle auf. Leider kommen die Kinder meist erst zur klinischen Beobachtung, wenn die Niereninsuffizienz weit fortgeschritten ist. Dann ist aber eine erfolgreiche kausale Therapie nur noch selten möglich. Wichtig ist daher die *Erkennung erster klinischer Zeichen* einer Obstruktion der unteren Harnwege in Form der Miktionsstörung. Der gesunde Säugling uriniert mit kräftigem Strahl, der plötzlich einsetzt und abrupt wieder abbricht. Oft wird die Blase in mehreren Portionen entleert. Rötung des Gesichtes als Ausdruck des Pressens beim Urinieren, ein schwacher oder torquierter Harnstrahl sowie ständiges Harnträufeln oder Nachträufeln sind verdächtig. Der junge Säugling uriniert 15 bis 25mal am Tag. Er entleert seine Blase spontan, wenn ca. 15 ml enthalten sind. Dabei beträgt die tägliche Harnmenge ungefähr drei Viertel der Trinkmenge. Oft weist eine große Blase auf eine Harnverhaltung hin. Jedoch spricht eine kleine Blase nicht unbedingt gegen eine Behinderung des Harnflusses.

Zu erwähnen sind zwei *Mißbildungssyndrome*, bei denen häufig eine Obstruktion der Harnwege besteht und die daher immer zu entsprechenden Untersuchungen Anlaß geben sollten: der „angeborene Ascites" und der „angeborene Bauchmuskeldefekt". Bisher sind über 30 Kinder beschrieben worden, bei denen es infolge einer Stenose im Bereich der Ureteren oder des Blasenhalses schon intrauterin zu einer Ascitesbildung gekommen ist [17, 16]. Wir selbst beobachteten vor knapp 2 Jahren ein solches Neugeborenes (D. W., ♂, Krankenblatt Nr. 979/67), das wegen seines aufgetriebenen Leibes bereits in der Entbindungsklinik aufgefallen war. Die Schwestern auf der Neugeborenenabteilung bemerkten dann auch noch ein Harnträufeln. Nach Ablassen von insgesamt 330 ml Ascites wurde ein Infusionsurogramm angefertigt, das geschlängelte und erweiterte Ureteren sowie eine mäßige Hydronephrose zeigte. Das später aufgenommene Miktionsurethrogramm ergab eine Engstellung im Bereich des Blasenhalses sowie eine divertikelartige Ausstülpung im Bereich der vorderen Urethra (Abb. 1). Da nicht entschieden werden konnte, inwieweit die Blasenhalsstenose sekundär durch die Verlegung des Urethralumens hervorgerufen war, wurden wegen der Schwere der Erkrankung, nachdem vorübergehend ein Blasendauerkatheter gelegen hatte, eine YV-Plastik, eine Rekanalisation der Harnröhre und eine Neuimplantation der Ureteren vorgenommen (Prof. Dr. Brosig, Urologische Klinik der Freien Universität Berlin). Danach urinierte der Junge wieder im Strahl.

Leider haben sich, wie so häufig bei diesen angeborenen schweren Stauungsnephropathien, die Erweiterungen der ableitenden Harnwege nur unwesentlich zurückgebildet. Urin wird ja schon von der 8. bis 9. Fetalwoche an produziert. Der bereits intrauterin auftretende Rückstau führt zu einer starken Dehnung der Wand von Harnblase und Nierenbecken. Wahrscheinlich kommt es dabei zum Austritt von Urin, der wiederum durch eine Reizung des Peritoneums eine Ascitesbildung hervorruft.

Kinder mit Bauchmuskeldefekten (Abb. 2) werden nicht so selten beobachtet. Uns wurden innerhalb von 5 Jahren drei Kinder vorgestellt [12]. Auch hier sind besonders oft Knaben betroffen. Die typische Symptomentrias besteht aus Bauchmuskeldefekten, Hodenretention und Erweiterung der ableitenden Harnwege. Letzteres Symptom ist wohl öfter der Ausdruck einer primären Entwicklungsstörung als die Reaktion auf einen Harnstau. Jedoch werden bei einer größeren Zahl von Kindern neben Obstruktionen im Bereich der Ureteren auch Blasenhalsstenosen beobachtet [13]. Das Überleben und Gedeihen hängt dabei in der Regel von der Art und dem Ausmaß der Harnwegsmißbildung ab. Leider kommen auch diese Kinder oft erst im späten Säuglingsalter in entsprechende

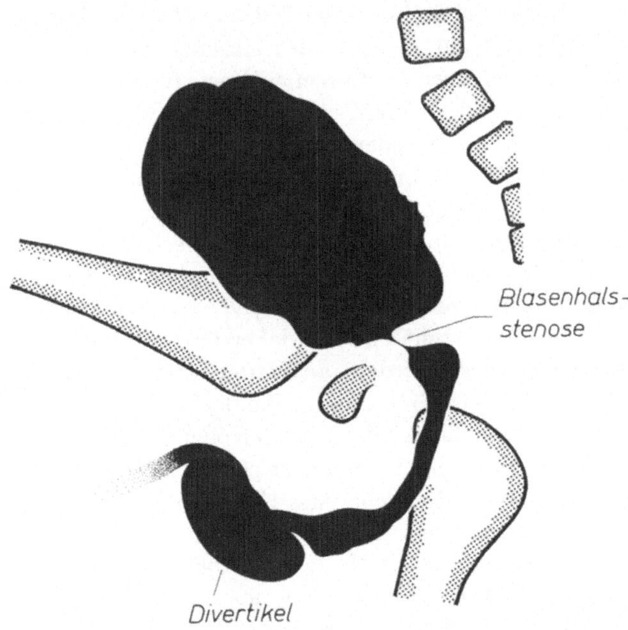


Abb. 1. Skizze nach dem Miktionsurethrogramm des Kindes D. W. (979/67) mit einem angeborenen Ascites

Behandlung, wenn die rezidivierenden Pyurien auf eine Urogenitalerkrankung hinweisen.

Schließlich sollte man noch daran denken, daß beim Vorkommen von Blasenhalsstenosen in der Familie die Neugeborenen besonders gut auf ihre Miktionsgewohnheiten hin beobachtet werden, da Geschwistererkrankungen gehäuft auftreten (W. H. HENDREN in [29]).

Bei älteren Kindern werden als Auswirkungen der Blasenhalsstenose neben Miktionsbeschwerden vorwiegend Polyurie, Pollakisurie, rezidivierende Harnwegsinfektionen und die Incontinentia diurna angeführt. Oft werden die Kinder auch wegen rezidivierender Bauchschmerzen dem Arzt vorgestellt. Inwieweit aber diese Erscheinungen durch eine echte Blasenhalsstenose verursacht werden, kann nur durch die systematische Zusammenarbeit zwischen Urologen, Pädiatern und Kinderröntgenologen entschieden werden. Bei dem progressiven Charakter, den diese Erkrankung im jungen Kindesalter zeigt, dürften Spätmanifestationen selten sein.

Für die *Diagnose*stellung wird auf die beim Katheterisieren erschwerte Passage hingewiesen, die aber nicht ohne weiteres auf eine Blasenhalsstenose schließen läßt. Außerdem besteht dabei die Gefahr der Keimeinschleppung. Für die orientierende morphologische und bakteriologische Untersuchung eignet sich sehr gut der Mittelstrahlurin. Bei Säuglingen mit einem Blasenhochstand wird man natürlich katheterisieren. Aber auch der Nachweis von Restharn nach der Spontanmiktion ist nicht immer als Hinweis auf ein Abflußhindernis in den unteren Harnwegen aufzufassen. Man findet ihn auch bei Kindern mit rezidivierenden Harnwegsinfektionen ohne anatomische Veränderungen. Verständlicherweise wird es auch beim vesicoureteralen Reflux zum Nachlaufen von Urin in die Blase kommen [20]. Man wird sich daher als Pädiater nicht auf diese Untersuchungen beschränken und sie gegebenenfalls erst bei der urologischen Untersuchung vornehmen. Besteht der Verdacht auf eine Harnwegsfehlbildung — und der sollte auch beim ersten Rezidiv einer Harnwegsinfektion aufkommen — muß man den Röntgenologen und den Urologen hinzuziehen. Wichtig sind vor allem die röntgenologischen Untersuchungen: das (Infusions)-Urogramm und das Miktionsurethrogramm zum Nachweis einer Harnstauung in den oberen Harnwegen, zum Aufzeigen der Blasenhalsenge und zum Ausschluß irgendwelcher Hindernisse im Verlauf der Harnröhre [5, 26, 27, 22 u. a.). Anschließend wird dann vom Urologen

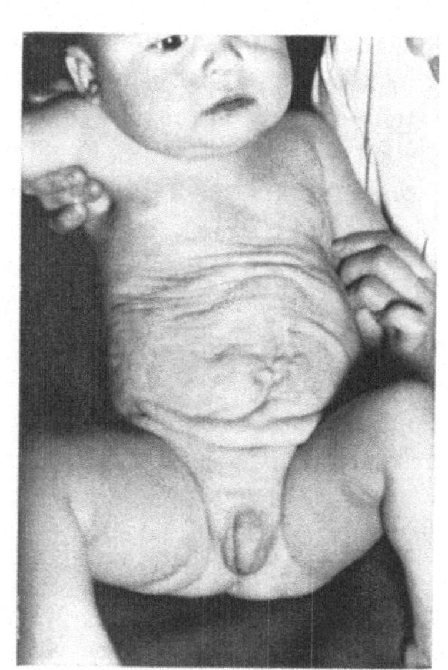

Abb. 2. Kind M. S. (1618/63) mit einem angeborenen Bauchmuskeldefekt

gezielt die Cystoskopie eingesetzt. Die großen Hoffnungen, die man auf die Cystometrie gesetzt hatte, sind leider nicht in Erfüllung gegangen. Es ist einmal schwierig, entsprechende Normalwerte zu erhalten, zum anderen bestehen bei Kindern unter 4 Jahren oft große technische Schwierigkeiten. Bei älteren Kindern, deren Krankheitszeichen als Hinweis auf eine Blasenhalsstenose aufgefaßt und von denen viele operiert wurden, fanden weder NUNN [23] noch FLATMARK u. GJERTSEN [8] bei ihren Messungen der Blasenkapazität, des Tonus der Blasenmuskulatur und des Miktionsdruckes Werte, die für ein solches Krankheitsbild sprachen.

*Differentialdiagnostisch* gilt es, die meist angeborenen Hindernisse im Verlauf der Urethra auszuschließen. Dagegen lassen sich neurogene Blasenlähmungen beim Kind relativ leicht abgrenzen, da sie fast immer mit entsprechenden neuralen Ausfallserscheinungen außerhalb des Urogenitaltrakts einhergehen. Bei älteren Jungen wird gelegentlich während der Hormontherapie wegen eines Kryptorchismus eine Vergrößerung der Prostata beobachtet, die dann vorübergehend zum Harnstau führen kann.

Zur *Therapie* wäre folgendes zu bemerken: beim Nachweis einer Blasenhalsstenose in den ersten Lebensjahren sollte so früh wie möglich die Stenose beseitigt werden. Auch wenn bereits eine stärkere Stauungsuropathie besteht, so rechtfertigt die in Einzelfällen immer wieder zu beobachtende Restitutionsfähigkeit den Eingriff. Dabei kann sich eine sekundäre Blasenhalsstenose bereits nach Ausschaltung der infravesicalen anatomischen Veränderung zurückbilden [2].

Es muß jedoch bezweifelt werden, ob bei älteren Kindern, vor allem bei Mädchen, mit rezidivierenden Pyurien oder einer Enuresis, bei denen nur gelegentlich Symptome einer Blasenhalsenge beobachtet werden, eine operative Korrektur des Blasenhalses angebracht ist [10, 32 u. a.]. Wahrscheinlich handelt es sich hier oft um eine Dysfunktion des Sphincter internus. Dabei ist manchmal schwer zu entscheiden, ob diese Dysfunktion sekundär entzündlich, durch eine dysplastische Muskulatur oder durch distale Veränderungen des Urinflusses bedingt ist. Die guten Resultate einer konservativen Behandlung der sog. Blasenhalsstenose bei älteren Mädchen, wie sie unter anderem von Reisman [25] beschrieben wurden und die Ergebnisse der kritischen Nachuntersuchungen von Flatmark u. Gjertsen [8] an operierten Kindern rechtfertigen es, bei diesen Kindern grundsätzlich erst eine konsequente konservative Behandlung einzuleiten. Erst der mehrfache Nachweis einer Blasenhalsstenose im Urethrogramm sowie der Mißerfolg einer konservativen Therapie fordern in Einzelfällen die operative Behandlung. Wegen der unterschiedlichen Pathogenese, Prognose und Therapie sollte man diese vorwiegend bei älteren Mädchen beobachteten Erscheinungen am Blasenhals auch nicht als kindliche oder kongenitale Blasenhalsstenose sondern besser als Blasenhalsdysfunktion bezeichnen.


## Literatur

1. Baker, R., Tehan, T., and Kelly, T.: Observations on 100 children with bladder neck obstruction. J. Urol. (Baltimore) 84, 334—339 (1960). — 2. Bischoff, P. F.: Die angeborenen Blasenentleerungsstörungen und ihre chirurgische Behandlung. Urologe 5, 222—228 (1966). — 3. Bodian, M.: Some observations on the pathology of congenital "idiopathic bladder-neck obstruction" (Marion's disease). Brit. J. Urol. 29, 393—398 (1957). — 4. Burns, E., Ray, E. H., Jr., and Morgan, J. W.: Bladder neck obstruction and associated lessions in children. J. Urol. (Baltimore) 77, 733—740 (1957). — 5. Burrows, E. H.: Urethral lesions in infancy and childhood. Springfield, Ill.: Charles C. Thomas 1965. — 6. Deakin, R.: Congenital bladder neck obstruction in children. J. Urol. (Baltimore) 78, 384—392 (1957). — 7. Emmett, J. L., and Simon, H. B.: Transurethral resection in infants and children for congenital obstruction of the vesical neck and myelodysplasia. J. Urol. (Baltimore) 76, 595—608 (1956). — 8. Flatmark, A. L., and Gjertsen, K. T.: Dynamics of the urinary bladder in children with chronic pyuria. Z. Kinderchir. 5, Suppl. 109—138 (1968). — 9. Grieve, J.: Bladder neck stenosis in children — is it important? Brit. J. Urol. 39, 13—16 (1967). — 10. Harrow, B. R. Sloane, J. A., and Witus, W. S.: A critical examination of bladder neck obstruction in children. J. Urol. (Baltimore) 98, 613—617 (1967). — 11. Hösli, P. O.: Die Fibroelastose des Blasenhalses beim männlichen Säugling (Marionsche Krankheit). Urol. int. (Basel) 11, 240 bis 252 (1961). — 12. Kroh, G.: Beitrag zum Krankheitsbild des angeborenen Bauchmuskeldefektes und der mit ihm verbundenen Anomalien im Bereich des Urogenital- und Darmtraktes. Urologe 4, 191—196 (1965). — 13. Lattimer, J. K.: Congenital deficiency of the abdominal musculature and associated genitourinary abnormalities. J. Urol. (Baltimore) 79, 343—352 (1958). — 14. Leadbetter, Jr., G. W.: The etiology, symptoms, and treatment of urethral strictures in male children. Pediatrics 31, 80—86 (1963). — 15. Leadbetter, Jr., G. W, and Leadbetter, W. F.: Diagnosis and treatment of congenital bladder-neck obstruction in children. New Engl. J. Med. 260, 633—637 (1959). — 16. Linde, N. Ch.: Neonatal ascites and urinary-tract obstruction. Acta paediat. scand. 55, 345—349 (1966). — 17. Lord, J. M.:

Foetal ascites. Arch. Dis. Childh. **28**, 398—403 (1953). — 18. Lyon, R. P., and Tanagho, E. A.: Distal urethral stenosis in little girls. J. Urol. (Baltimore) **93**, 379—387 (1965). — 19. Marion, G.: Traité d'urologie. Paris: Masson & Cie. 1940. — 20. MacGregor, M. E., and Williams, C. J. E. W.: Relation of residual urine to persistent urinary infection in childhood. Lancet **1966 I**, 893—895. — 21. Mitchell, J. P.: Association of valves in the posterior urethra with bladder neck obstruction. Acta urol. belg. **31**, 507—513 (1963). — 22. Murphy, J. J., and Tristan, T. A.: Anomalies of the bladder neck. Handbuch der Urologie, Bd. VII/1, S. 224 bis 241. Berlin-Heidelberg-New York: Springer 1968. — 23. Nunn, I. N.: Bladder neck obstruction in children. J. Urol. (Baltimore) **93**, 693—699 (1965). — 24. Perlmutter, A. D., Colodny, A., Harris, P. D., and Gross, R. E.: Urethral meatal stenosis in female children simulating bladder-neck obstruction. J. Pediat. **69**, 739—743 (1966). — 25. Reisman, D. D.: Bladder neck obstructions in children. J. Amer. med. Ass. **188**, 1057—1061 (1964). — 26. Rudhe, U., and Ericsson, N. O.: Roentgen evaluation of primary bladder neck obstruction in children. Acta radiol. (Stockh.) **3**, 237—248 (1965). — 27. Rudhe, U., and Ericsson, N. O.: Congenital bladder neck obstruction in infancy and childhood. Radiological diagnosis and results of therapy. Ann. Radiol. **9**, 3—14 (1966). — 28. Spence, H. M.: Panel on urethral reflux in children. J. Urol. (Baltimore) **85**, 119—144 (1961). — 29. Spence, H. M., Murphy, J. J., McGovern, J. H., Hendren, W. H., and Pryles, C. V.: Urinary tract infections in infants and children (Panel). J. Urol. (Baltimore) **91**, 623—638 (1964). — 30. Tanagho, E. A., and Smith, D. R.: The anatomy and function of the bladder neck. Brit. J. Urol. **38**, 54—71 (1966). — 31. Waterhouse, K.: Anomalies of the urethra. Handbuch der Urologie, Bd. VII/1, S. 242—286. Berlin-Heidelberg-New York: Springer 1968. — 32. Williams, D. I.: Urology in childhood. Handbuch der Urologie, Bd. XV, S. 72—77. Berlin-Göttingen-Heidelberg: Springer 1958. — 33. Williams, D. I., and Eckstein, H. B.: Obstructive valves in the posterior urethra. J. Urol. (Baltimore) **93**, 236—246 (1965).

Privatdozent Dr. Burghard Stück, Univ.-Kinderklinik Berlin, 1 Berlin 19, Heubnerweg 6

Aus der Urologischen Abteilung der Chirurgie, Childrens Hospital, San Francisco, U.S.A.

# Die anatomischen Grundlagen für die Vesicourethroplastik

B. W. Young*

## Referat

### I. Normale Anatomie und Funktion der hinteren sphinkterischen Urethra

a) Die sphincterische Urethra ist eine zylindrische Tube aus glatter Muskulatur die mit der Blasenmuskulatur in Kontinuität steht. Die sphincterische Urethra erstreckt sich vom Blasendreieck (Trigonum vesica) bis zur bulbo-membranösen Grenze. Der supramontane Teil liegt oberhalb und der inframontane Teil liegt unterhalb des Colliculus seminalis.

b) Die gestreifte Muskulatur (intrinsic) der sphincterischen Urethra hat beweisbare Verbindungen mit glatten Muskelbündeln und ist nicht zusammenhängend mit der gestreiften Muskulatur des Perineum.

c) Die spincterische Urethra wird aktiv geöffnet durch Kontraktion der Längsmuskelbündel der Blase.

d) Die sphincterische Urethra wird aktiv geschlossen durch „intrinsic" gestreifte Muskulatur, detrusor und Schlingen des Blasendreiecks und wird passiv geschlossen durch Einstellen der longitudinalen Kontraktur, und Kontraktur des elastischen und zirkulären glatten Muskelkomplexes.

---

* Übersetzung H. J. Burhehne.

e) In Ruhe und während der Blasenfüllung mit der sphincterischen Urethra geschlossen sind die Kräfte der Austreibung und des Anhaltens ausgeglichen.

## II. Histographische Anatomie

a) Der „innere Sphincter" setzt sich zusammen aus überschneidenden bogenförmigen Schleifen, den Detrusorschleifen ventral (HEISS), tief und oberflächlich, und den Schleifen des Blasendreiecks dorsal.

b) Der „äußere Sphincter" setzt sich zusammen aus:

1. Gestreifter Muskulatur (intrinsic) der inframontanen und membranösen Urethra in sattelartiger Verteilung über den ventralen Teil der Urethra in Mann und Frau.

2. Dorsalen submukösen arciformen elastischen Fasern in der inframontanen Urethra.

3. Ventrale arciforme submuköse glatte Muskelfasern, und

4. submuköse longitudinale glatte Muskelfasern ausgedehnt über die inframontane Urethra.

c) Die Längsmuskulatur der Blase ist angeordnet im Umfang des Blasenhalses. Eine dicke äußere Lage von Längsmuskulatur zieht ventral herab von der vorderen Blasenwand mit Ansatz im Periosteum des Schambeines als puboprostatisches Ligament. Außerdem ist eine innere ventrale longitudinale submuköse glatte Muskellage mit Ansatz im Corium der Mucosa in der Gegend des Samenhügels vorhanden. Die dicksten longitudinalen Bündel der Blase blenden dorsal ein im rechten Winkel in den tiefen transversalen Muskel und die Schleife des Blasendreiecks. Die innere longitudinale Muskulatur der dorsalen Oberfläche der Blase ist nur repräsentiert durch den superfizialen Trigonalmuskel. Diese dünnen Fasern entspringen dem Blasendreieck und von Mercier's bar und setzen im Corium der Mucosa in der Gegend des Verumontanums an. Der Fundus der Blase hat keine innere longitudinale dorsale Lage.

## III. Typen des sphinkterischen Harnröhrenverschlusses

### a) Mechanisch

1. Hypertrophie der glatten Muskulatur am Blasenhals.
2. Fibrose (,,fibroelastosis").
3. Klappen.
4. Cysten des Müllerschen Ganges.
5. Urethralpolypen.
6. Cysten der Cowperschen Drüsen.
7. Bulbomembranöse Stenose.
8. Urethralstriktur.
9. Divertikel.

### b) Funktioneller Verschluß

1. Megalocystic — Blasenerweiterung.
2. Dysplastische glatte Muskulatur.
3. Myopathische glatte Muskulatur.
4. Neurogen.
5. Entzündlich.

## IV. Ätiologie des Harnröhrenverschlusses

a) Hypertrophie der Blasenhalsschlingen — häufig als Nebenerscheinung eines distalen Verschlusses.

b) Fibrose. Familiär auftretend — wahrscheinlich primär und mit vermehrter Rigidität der sphincterischen Harnröhre (fibroelastosis).

c) Bulbomembranöse Stenose.

d) Funktionell.

e) Klappen. Echte Klappen gehen vom Colliculus seminalis aus, sind aber immer distal davon und können strahlenförmig inserieren in die Wand des Bulbus cavernosus urethrae, distal der unteren Grenze des Urogenitaldiaphragmas. Diese sind wahrscheinlich analog zu dem Vorderteil des ringförmigen Hymens in der Frau. Klappen können mechanisch einen Verschluß hervorrufen entweder segelförmig oder nur durch Anspannung, und daher einen scheinbaren stenotischen Verschluß in der Bulbus urethrae hervorrufen. Der mehr distale Typ der bulbomembranösen Stenose (oder Striktur) des Bulbus cavernosus urethrae stellt wahrscheinlich ein Fortbestehen oder eine nur teilweise aufgelöste urogenitale Membran dar, den ventralen Teil der ursprünglichen Kloakenmembran.

## V. Diagnose

a) Klinische Untersuchung, Krankengeschichte.

b) Urographie.

c) Ausscheidungskinecystourethrographie oder gezielte Röntgenbilder in schneller Folge unmittelbar nach i.v. Urographie mit doppelter Kontrastmenge.

d) Residualurin, ascendierende Lipiodoluntersuchung (nach YOUNG [1]).

e) Rückfluß.

f) Cystoskopie.

## VI. Chirurgischer Zugang zu der sphinkterischen Harnröhre

### a) Blasenhals

1. Prostatotomie oder Vesicourethroplastie mit YV-Incision. Durchtrennung der Detrusorschlingen ventral und Ausschaltung der bogenförmigen zurückhaltenden Funktion.

### b) Membranöse oder bulbomembranöse Stenose

1. Johannson-Operation.

### c) Klappen

1. Transurethrale Resektion via perineale Urethrostomie in älteren Kindern.

2. Prostatotomie (YV) in Kindern unter 2 Jahren oder mit zugehörigem Blasenhalsverschluß.

### d) Cysten

1. Offene perineale Freilegung oder transurethrale Zerstörung.

Literatur

1. YOUNG, B. W., ANDERSON, W., and KING, G.: Radiographic estimation of residual urine in children. J. Urol. 75, 263—272, February 1956.

Dr. B. W. YOUNG, 490 Post Street, San Francisco, Kalifornien, U.S.A.

# Vorträge

Aus der Urolog. Univ.-Klinik Homburg a. d. Saar (Direktor: Prof. Dr. C. E. ALKEN)

## Diagnostische und therapeutische Probleme
## bei Kindern mit Blasenentleerungsstörungen

J. G. MOORMANN und J. SÖKELAND

Angeborene Abflußstörungen im Bereich der unteren Harnwege werden in den ersten Lebensjahren vielfach nicht erkannt. Ihre Symptomatik ist uncharakteristisch oder wird nicht adäquat beurteilt. Aus diesem Grunde wird die Diagnose oft erst dann gestellt, wenn sekundäre Symptome auftreten.

Nur in wenigen Fällen läßt sich ein Blasenabflußhindernis bei Kindern auf Anhieb erkennen. Im allgemeinen sind mehrere Untersuchungen erforderlich, deren Ergebnisse in ihrer Wertigkeit nicht überschätzt werden dürfen. Die notwendige aktive Mitarbeit des Kindes bei verschiedenen Untersuchungen bringt einen Unsicherheitsfaktor mit sich.

Wir führen folgende Untersuchungen durch:

1. Ausscheidungsurogramm,
2. Miktionscystourethrogramm,
3. Röntgenrestharnbestimmung,
4. Refluxprüfung,
5. Uroflowmetrie mit Restharnbestimmung,
6. Prograde Urethrocystoskopie.

Während der Basisuntersuchung, des Infusionsurogrammes, führen wir das Miktionscystourethrogramm und die Röntgenrestharnbestimmung durch. Damit erhalten wir in *einem* Arbeitsgang eine Beurteilungsmöglichkeit der oberen und unteren Harnwege. Besteht die Möglichkeit der Röntgenfernsehdurchleuchtung, kann die Blasenentleerung beobachtet und von pathologischen Veränderungen eine Röntgenzielaufnahme angefertigt werden.

Das Miktionscystourethrogramm unter Röntgenfernsehdurchleuchtung evtl. mit Filmaufzeichnung setzt einen großen technischen Apparat voraus und bedeutet sicher eine größere Strahlenbelastung. Diese Methode hat aber nach unserer Ansicht die größte diagnostische Sicherheit. Sie ist jedoch nur bei strenger Indikation und disziplinierter Durchführung zu verantworten.

Das Miktionscystourethrogramm unter Röntgenfernsehdurchleuchtung kann auch an die Refluxprüfung angeschlossen werden und ist ebenfalls die sicherste Methode zum Nachweis eines Restharns. Besteht ein Reflux mit Dilatation der oberen Harnwege, ist die Restharnbestimmung mit dem Katheter nach einer spontanen Entleerung nicht zu verwerten. Die dilatierten Harnleiter entleeren sich mit abnehmendem Blasentonus. Restharn wird vorgetäuscht. Die ungezielte Röntgenaufnahme nach einer Blasenentleerung hat denselben Unsicherheitsfaktor.

Das Cystourethrogramm durch manuelle Blasenkompression erfordert eine Allgemeinanästhesie. Es ist nur bedingt verwertbar, da es unter unphysiologischen Bedingungen entsteht.

Größere Erfahrungen mit der Uroflowmetrie bei Kindern liegen bisher nicht vor. Auf Grund unserer Untersuchungen, über die an anderer Stelle ausführlich berichtet wird, kann sie bei Kindern schon ab 4 Jahren angewandt werden und Hinweise auf eine Blasenentleerungsstörung geben.

Bei Kleinkindern und Säuglingen können die bisher genannten Untersuchungsmethoden nur bedingt eingesetzt werden. Die Röntgenuntersuchung der unteren Harnwege ist schwierig, da eine aktive Mitarbeit nicht zu erwarten ist.

Bei diesen Kindern und in allen anderen Fällen, bei denen die bisherigen Untersuchungen keine eindeutige Diagnose ergeben haben, führen wir die prograde Urethrocystoskopie durch. Wichtig ist der Hinweis von DETTMAR, zur Darstellung von Harnröhrenklappen die Blase manuell ausdrücken zu lassen.

Im Gegenstrom stellen sich die segelförmigen Klappen auf. Durch den Spülstrom des Urethroskopes legen sie sich der Harnröhrenwand an und werden übersehen.

<table>
<tr><td>

Tabelle 1. *Ursache der Blasenentleerungsstörung bei 35 behandelten Kindern*

</td><td>

Tabelle 2. *Sekundäre Veränderungen an den oberen Harnwegen bei 28 Kindern mit Fibroelastose des Blasenhalses oder Harnröhrenklappe*

</td></tr>
<tr><td>

22 Fibroelastose
 6 Urethralklappe
 7 Neurogene Blasenstörung

</td><td>

5 Doppelseitiger Reflux
3 Einseitiger Reflux
6 Einseitiger Megaureter
8 Doppelseitiger Megaureter

</td></tr>
</table>

Die Beurteilung des Blasenhalses bei der prograden Urethrocystoskopie setzt große Erfahrungen voraus. Wichtig erscheint uns, den Blasenhals bei verschiedenen Füllungszuständen zu beobachten.

Folgende operative Verfahren kommen in der Regel zur Anwendung:

1. Transurethrale Elektroresektion,
2. YV-Plastik mit Resektion der hinteren Commisur nach YOUNG,
3. die Operation nach BISCHOFF.

Wir bevorzugen aus mehreren Gründen die transurethrale Elektroresektion. Es handelt sich einmal um einen relativ kleinen Eingriff, der in gleicher Sitzung im Anschluß an die prograde Urethrocystoskopie angeschlossen werden kann. Notwendige Nachresektionen sind ohne Schwierigkeiten möglich.

Wir haben in den letzten 4 Jahren bei insgesamt 35 Kindern mit einer Blasenentleerungsstörung (s. Tabelle 1) die transurethrale Elektroresektion durchgeführt. In 4 Fällen haben wir den Eingriff wiederholen müssen. Bei einem 12jährigen Jungen ist nach der Elektroresektion einer Urethralklappe eine Harnröhrenstriktur aufgetreten. Nach der Harnröhrenbougierung normalisierte sich der Uroflowwert.

Wie Tabelle 2 zeigt, hatten 28 Kinder eine Fibroelastose des Blasenhalses oder eine Urethralklappe. Nur 6 Kinder hatten keine Veränderungen an den oberen Harnwegen. Bei den anderen fanden wir sekundäre Veränderungen wie ein- oder doppelseitigen Reflux, ein- oder doppelseitigen Megaurter bis zur Hydropyonephrose. Nach erfolgreicher Beseitigung des Abflußhindernisses standen diese Veränderungen ganz im Vordergrund der operativen Maßnahmen. Bei 3 Kindern war eine Organerhaltung auf einer Seite nicht mehr sinnvoll.

Bei den 7 Kindern mit einer neurogenen Blasenstörung konnte durch die Elektroresektion die Entleerung verbessert werden, der Infekt blieb in den meisten Fällen bestehen.

Dr. J. G. Moormann, Privatdozent Dr. J. Sökeland,<br>
665 Homburg a. d. Saar, Urolog. Univ.-Klinik

Aus der Lehrkanzel für Urologie an der Chirurg. Univ.-Klinik Innsbruck<br>
(Leiter: Prof. Dr. H. Marberger)

# Beobachtungen über die Strömungsverhältnisse am Blasenhals

H. Marberger und H. Madersbacher

Erstaunlicherweise haben wir Urologen uns mit der Rolle der Strömungsverhältnisse bei der Entstehung von urologischen Erkrankungen recht wenig auseinandergesetzt. Erst seit wenigen Jahren beginnt man zu realisieren, daß hydrodynamische Phänomene, in der Technik und manchen Teilgebieten der Medizin wohl bekannt, auch in der Urologie Bedeutung haben. Betrachten wir Blasenauslaß, Blasenhals und hintere Harnröhre. Dieser Teil der ableitenden Harnwege ist nicht nur deswegen Sitz urologischer Erkrankungen, weil sich dort die Prostata befindet, sondern weil er einen hydrodynamisch besonders heiklen Abschnitt im Röhrensystem der ableitenden Harnwege darstellt. Am Blasenhals verengt sich die Blase, ein breitlumiger Druckkessel, plötzlich zu einem dünnen Rohr. Hier erfährt die Harnsäule die höchste Beschleunigung. Hier entsteht ein hoher Reibungswiderstand, der nur durch eine hydrodynamisch günstige Form in physiologischen Grenzen gehalten wird. Von der Form dieses Überganges sind weitgehend die Entleerungsverhältnisse der Blase, indirekt aber auch die Druckverhältnisse in den gesamten ableitenden Harnwegen beeinflußt.

Unter normalen Verhältnissen nimmt der Blasenhals eine hydrodynamisch günstige Trichterform an und geht kaum merkbar in die hintere Harnröhre über. Bleibt diese Umformung aus oder ist sie unvollkommen, verändern sich die Strömungsverhältnisse. Vor allem steigt der Austreibungswiderstand trotz gleicher Bodenöffnung. Auf diese Tatsache wurde vielfach hingewiesen. Die Harnröhre hat man erst seit kurzem beachtet. In letzter Zeit wurde es geradezu Mode, die hydrodynamischen Verhältnisse des Blasenauslasses zu studieren und in komplizierten, mathematischen Formeln auszudrücken. Man bestätigte, daß die hydrodynamischen Gesetze, die man von der Physik her kennt, auch bei der Austreibung des Harnes Geltung hätten. Man vermochte manche Frage zu beantworten. Viele praktische Probleme blieben jedoch bisher ungelöst. Angeregt durch Beobachtungen in der Natur und am Krankenbett gingen wir daran, ganz bestimmte Probleme, die Strömungsverhältnisse am Blasenauslaß betreffend, zu untersuchen und daraus nach Möglichkeit Schlüsse für die praktische Urologie abzuleiten.

Im folgenden möchten wir ganz kurz die wesentlichsten Untersuchungen und Ergebnisse herausgreifen, im übrigen auf das Schrifttum verweisen. Wir ließen uns Glasmodelle anfertigen, die in der Form bestimmten Typen von Blasenauslässen entsprachen und alle denselben kleinsten Durchmesser aufwiesen (s. Abb. 1). Die Modelle wurden unter verschiedenen Versuchsbedingungen mit Zuhilfenahme der Mariottéschen Flasche durchströmt. Dabei konnte nachgewiesen werden, daß die Ausflußrate um so geringer war, je weiter die Form vom stromlinienförmigen Trichter abwich.

In der graphischen Darstellung sind die Ausflußzeiten in Sekunden für 1 l Wasser der verschiedenen Modelle dargestellt, man erkennt einen deutlichen

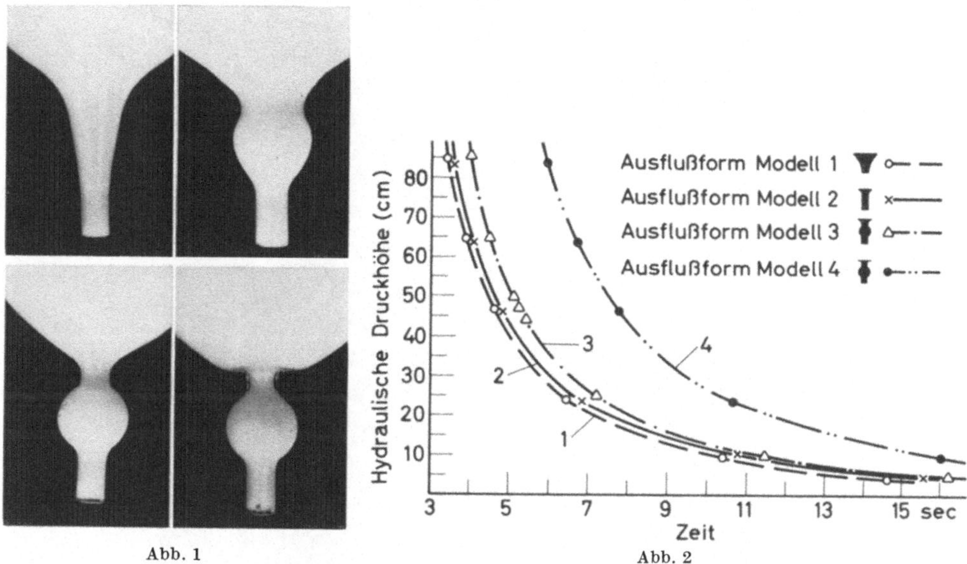


Abb. 1        Abb. 2

Abb. 1. Glasgefäße mit verschieden geformten Ausflußstutzen, die bestimmten Typen von Blasenauslässen entsprechen. Minimaler Durchmesser sowie Ausflußöffnungen bei allen Modellen gleich groß

Abb. 2. Ausflußraten von Glasmodellen mit gleich großer Ausflußöffnung, aber verschieden geformten Ausflußstutzen bei Durchströmung unter steigendem Druck. Auf der Ordinate ist die hydrauliche Druckhöhe in cm angeführt, auf der Abszisse die Ausflußzeit in sec für 1 l Wasser

Unterschied, der bei steigenden Druckwerten zunimmt (s. Abb. 2). Weit sinnfälliger wird der Unterschied der Ausflußrate in einem sehr einfachen Experiment:

Drei Modellgefäße, die von einer Wanne unter gleichem Druck gespeist werden, fließen in drei gleich große Meßgefäße aus. Aus dem stromlinienförmigen Auslaß füllt sich das Gefäß am raschesten, bei den anderen je nach der Abweichung von dieser Form entsprechend langsamer (s. Abb. 3). Zur Klärung dieses Phänomens bedienten wir uns eines einfachen Tricks. Fügt man der Strömungsflüssigkeit gewisse Stoffe zu, die gut schweben, z. B. gefärbte Sägespäne, Aluminiumstaub, Milch, langsam diffundierende Farbstoffe oder Tusche, so werden durch die suspendierten Teilchen die Strömungslinien sichtbar.

Die Strömung kann im Lichtbild oder Film festgehalten werden. Wird nun bei einem der Gefäße mit einer Erweiterung der „sog. Harnröhre" in die durchströmende Flüssigkeit Tusche eingebracht, so sieht man, daß sich in den geraden

Anteilen der Röhre die Tuschekörner lamellär anordnen. An der Ausbuchtung des Gefäßes dagegen hebt sich die Strömung ab, es entstehen Wirbel, die sich aufrollen, der Hauptströmung entgegenlaufen und sich erst nach Beendigung der Strömung auflösen (s. Abb. 4a). Lange nach dem Ausfließen der Tuschekörner aus dem geraden, von einer lamellären Strömung durchflossenen Teil des Blasenhalsmodelles ist die divertikelartige Erweiterung noch voll von Tuschekörnern (s. Abb. 4b). Diese Beobachtung brachte uns auf die Vorstellung, daß sich Bak-

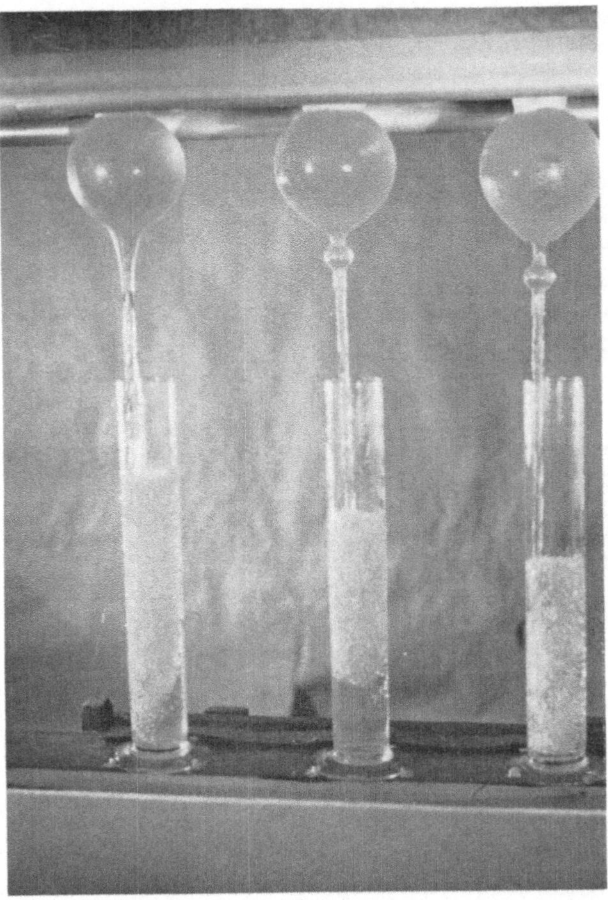

Abb. 3

terien unter bestimmten Strömungsverhältnissen ähnlich verhalten könnten wie Tuschekörner in Wirbeln; daß sie sich dort lange halten würden und sogar Zeit hätten, sich zu vermehren und pathogene Dichte zu erreichen. Nachdem das Verhalten von Tuschekörnern in strömenden Flüssigkeiten eingehend geprüft und die hydrodynamischen Normen festgelegt waren, untersuchten wir in einem einfachen Experiment die vorhin erwähnte Hypothese: zwei Glasröhren, ein hydrodynamisch günstiges und ein hydrodynamisch ungünstiges mit einer kugeligen Ausbuchtung im Rohrverlauf, jedoch beide mit gleichem Volumen und gleichem minimalen Durchmesser wurden gleichmäßig von einer Druckflasche aus mit einer Nährflüssigkeit (Purple Broth Base mit Dextrose) durchströmt. Der Nährflüssigkeit wurde ein Indikator (Bromkresolpurpur), der bei einer bestimmten Keimdichte einen Farbumschlag von violett zu gelb bewirkt, zugesetzt. Das System wurde mit

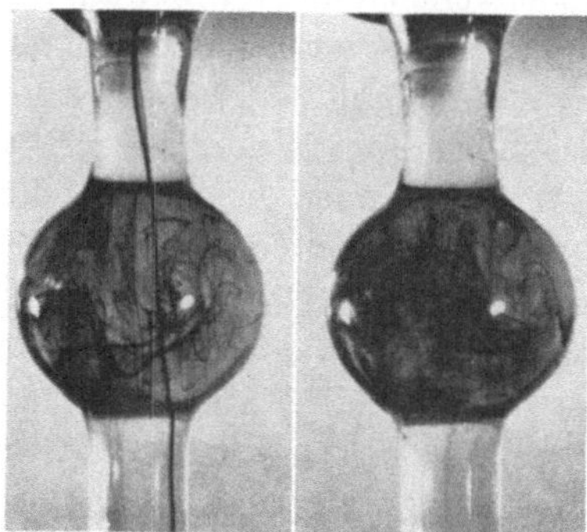

Abb. 4a u. b. Glasröhre mit kugelförmiger Ausbuchtung. Darstellung der Strömungsverhältnisse durch Einbringen von Tusche in die durchströmende Flüssigkeit: Lamelläre Strömung in den geraden Rohranteilen, Wirbelbildungen in der divertikelartigen Ausbuchtung (a). Die Ausbuchtung ist noch voll von Tuschekörnern, während aus den geraden, von lamellärer Strömung durchflossenen Rohrabschnitten, die Tusche bereits ausgeschwemmt ist (b)

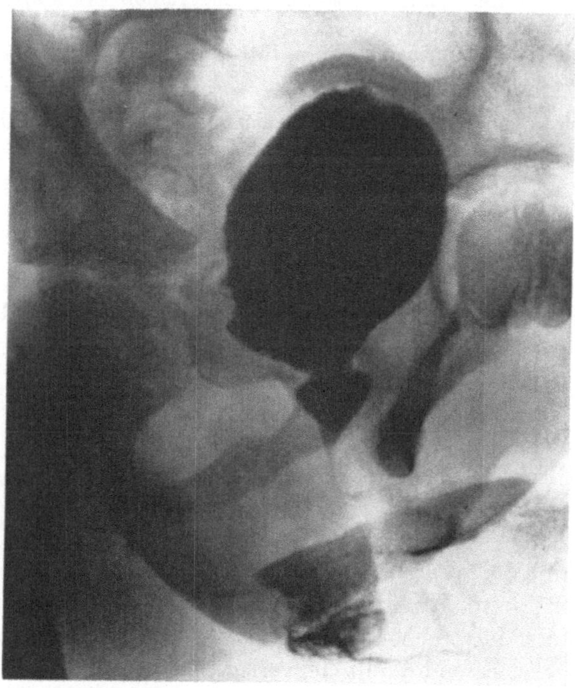

Abb. 5. Miktionscystogramm. 7 Jahre altes Mädchen mit chronischer Pyurie, verursacht durch eine hochgradige Meatusenge. Amphoraartige Ausweitung der Harnröhre mit ungünstigen hydrodynamischen Strömungsverhältnissen

einer Coliaufschwemmung geimpft, 60 sec durchströmt, dann die Schläuche abgeklemmt und die Röhren in den Brutschrank gebracht. Nach 12stündiger Bebrütung zeigt sich in der ausgebuchteten, also hydrodynamisch ungünstigen

Glasröhre bereits ein Farbumschlag, was bedeutete, daß hier z. Z. des Abklemmens mehr Bakterien vorhanden waren als im geraden Rohr, das den Farbumschlag erst später zeigte.

Wenn auch vom Modellversuch nicht direkt auf die Verhältnisse am Blasenhals geschlossen werden kann, so drängt sich doch bei der Betrachtung der Untersuchungsergebnisse die Vorstellung auf, daß bei der Entstehung ätiologisch wenig geklärter Krankheiten wie Logencystitis oder bestimmte Typen von Harnwegsinfekt bei jungen Mädchen oder Frauen (s. Abb. 5), die oben erwähnten hydrodynamischen Phänomene ursächlich beteiligt seien.

Es wird sich zeigen, ob diese Vorstellung zu Recht besteht. Weitere konsequente Erforschung der Hydrodynamik des Urogenitaltraktes unter normalen und pathologischen Verhältnissen wird nicht nur mehr Einblick in die Entstehung zahlreicher Krankheiten vermitteln, sondern wird vor allem den Weg aufzeigen, wie man dieser Krankheiten Herr wird.

Literatur

Garrelts, v., Bodo: Acta chir. scand. **114**, 49 (1957). — Hinman, F., Jr.: J. Urol. (Baltimore) **99**, 811 (1968). — Kozeny, J.: Hydraulik: Ihre Grundlagen und praktische Anwendung. Wien: Springer 1953. — Marberger, H.: Acta urol. belg. **31**, 492 (1963); — Z. Urol. **58**, 971 (1968). — Morales, O., and Romanus, R.: Acta radiol. (Stockh.) Suppl. **95** (1952). — Ritter, R. C., Zinner, N. R., and A. J. Paquin, Jr.: J. Urol. (Baltimore) **91**, 161 (1964). — Schlicht, L.: Habil. Univ. München, 1963. — Smith, J. C.: Brit. J. Urol. **40**, 125 (1968). — Young, B. W.: Invest. Urol. **3**, 20 (1965).

Professor Dr. H. Marberger und Dr. H. Madersbacher, Chirurg. Univ.-Klinik, Lehrkanzel für Urologie, Innsbruck/Österreich


# Beobachtungen an hinteren Urethralklappen bei Kindern

W. Scholten

Die angeborenen Abflußhindernisse der unteren Harnwege werden oft erst im Jugend- und Erwachsenenalter erkannt. Sie haben dann meist schon irreversible Schäden im Bereich des oberen Harntraktes gesetzt.

Unter den subvesicalen Harnabflußhindernissen beansprucht die posteriore Urethralklappe mit die größte Bedeutung. Den klassischen Bericht hierüber verdanken wir H. H. Young. Von ihm stammt auch die Darstellung der drei Klappentypen, die nicht unwidersprochen geblieben ist. So scheint der Youngsche Klappentyp 2 als pathologisches und damit wegverlegendes Hindernis nicht zu existieren. Jedenfalls konnte er in den maßgeblichen Untersuchungsserien von Kjellberg, Williams, Waterhouse u. a. nicht beobachtet werden. Man neigt zu der Annahme, daß es sich um physiologische, vom Colliculus schräg zur seitlichen Urethralwand verlaufende Schleimhautfalten handelt, die nicht wegverlegend wirken. Auch über den dritten Klappentyp Youngs, der ober- oder unterhalb des Samenhügels vorkommend, bei diaphragma- oder irisartigem Bau meist total lumenverlegend wirkt, sind die Meinungen geteilt.

Geht man von der Klappendefinition WILLIAMS's aus, daß eine Wegverlegung nur dann als Klappe angesprochen werden dürfe, wenn sie den Harnabfluß zwar erschwere, aber nicht die Einführung eines Katheters verhindere, so müßte dieser Klappentyp YOUNGS eher als diaphragmaartige Atresie bezeichnet werden.

Die Embryogenese der hinteren Urethralklappen ist nicht geklärt und weiterhin hypothetisch. Das beweist die Zahl der Theorien ihrer Entstehung, auf die nicht näher eingegangen werden kann.

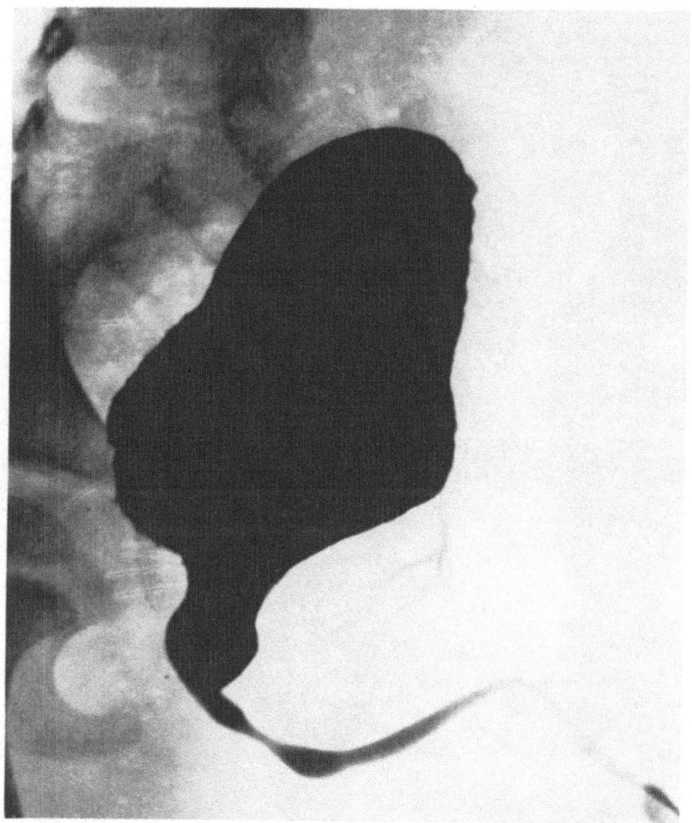

Abb. 1. Typische hintere Urethralklappe des Typs I nach YOUNG unterhalb des Colliculus seminalis mit typischer prästenotischer Dilatation im Miktionsurethrogramm. Es handelt sich um einen $1^3/_4$ Jahre alten Jungen

Auch ihr ausschließliches Vorkommen bei männlichen Individuen ist nicht sicher.

Während im ausländischen Schrifttum über dieses Thema häufig und in größerer Fallzahl berichtet wurde, sind Publikationen im deutschsprachigen Schrifttum eine Seltenheit. Diese Tatsache ermutigt uns, Ihnen über unsere Fälle zu berichten, wobei zwei typische Beispiele herausgegriffen wurden (Abb. 1 bis 3).

Die Symptomatik bei posterioren Urethralklappen ist nicht einheitlich. Sie scheint vom Schweregrad der Obstruktion und auch vom Alter des Patienten zum Zeitpunkt der Diagnosestellung abzuhängen. Harninfekte mit oder ohne Fieberschübe sowie Enuresis stehen im Vordergrund. Zeichen einer erschwerten

Miktion werden von WILLIAMS als typisch, von KJELLBERG hingegen als nicht pathognomonisch angesehen. Die weite Symptomenskala erstreckt sich von Zeichen des allgemeinen Krankheitsgefühles bis zu stauungsbedingten Blasen- und

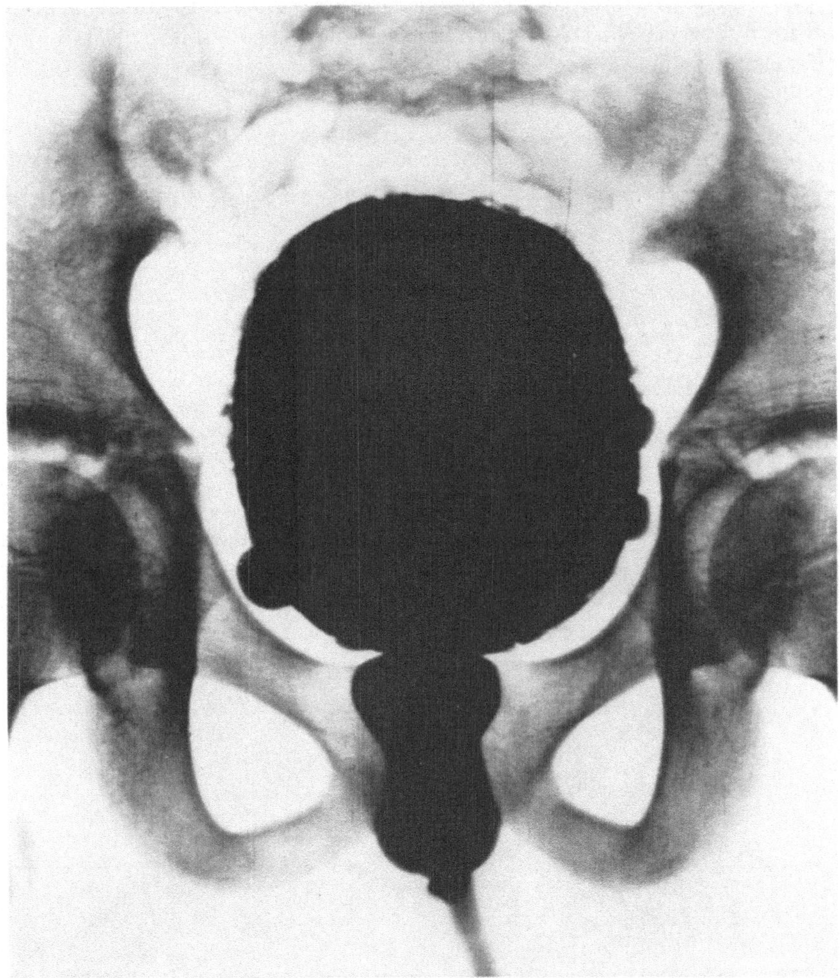

Abb. 2. 11jähriger Junge mit typischer hinterer subkollikulärer Urethralklappe des Typs I nach YOUNG. Auch hier ausgeprägte prästenotische Dilatation der hinteren Harnröhre. Weiterhin erkennt man deutlich eine Trabekulierung der Blase mit Pseudodivertikelbildung (Miktionsurethrogramm)

Nierenbeschwerden. Röntgenologisch imponieren ein- oder beidseitige Harnstauungsnieren unterschiedlichen Schweregrades, Überdehnung der Harnblase mit Trabekulierung sowie vesicoureterale Refluxbildung.

Das Miktionsurethrogramm ist mit Abstand die wichtigste Untersuchungsmethode, mit der sich die klappenbedingte Stenose der prostatischen Harnröhre am besten nachweisen läßt. Ihr Hauptkriterium ist die prästenotische Dilatation, der unterhalb des wegverlegenden Klappensitzes meist eine dünne distale Kontrastmittelzeichnung folgt. Eine retrograde Urethrographie hingegen besitzt nicht die gleiche Treffsicherheit, da sich die Klappensegel unter dem Druck des retrograden Flüssigkeitseinstromes der Urethralwand anlegen und somit dem diagnostischen Nachweis entgehen.

Da es uns in vielen Fällen nicht gelang, Kleinkinder trotz vorher gefüllter Blase spontan zur Miktion zu bewegen, bedienen wir uns neuerdings folgenden Verfahrens: Das Kind erhält nach Spontanmiktion am frühen Morgen 50 bis 100 ccm eines körperwarmen Kontrastmittels mit dünnstem Katheter in die Blase instilliert und wird dann mit der Maßgabe auf die Station geschickt, bei reichlicher Flüssigkeitszufuhr das Einsetzen des Harndrangs abzuwarten. Danach ist der spontane Miktionsvorgang meist ohne Schwierigkeiten möglich.

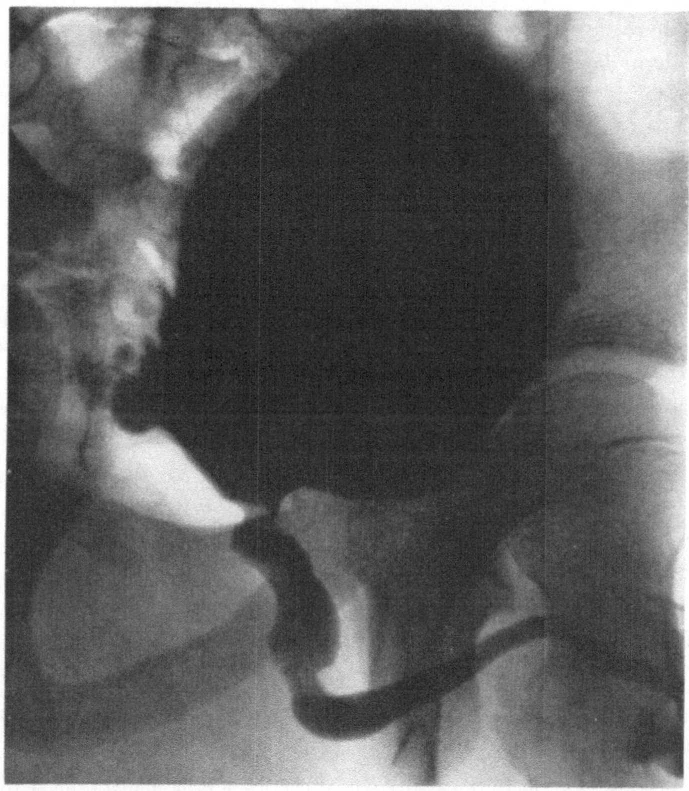

Abb. 3. Kontrollmiktionsurethrogramm desselben Jungen $2^1/_2$ Wochen nach transurethraler Elektroresektion. Man erkennt noch die Stelle des früheren Klappensitzes in Form einer ringförmigen Einschnürung. Die prästenotische Dilatation hat sich jedoch deutlich zurückgebildet

Bei Säuglingen und Kleinkindern bis etwa zum Alter von 3 Jahren fehlt die Fähigkeit, auf Aufforderung spontan Wasser zu lassen. In diesem Falle hat sich das von WILLIAMS (1958) angegebene und von WILLICH mit Erfolg angewandte Expressionsurethrogramm als nützlich erwiesen. Sein Nachteil besteht in der notwendig werdenden Vollnarkose.

Bei der Deutung der Röntgenbilder ist die Tatsache wichtig, daß auch unter physiologischen Verhältnissen Unterschiede zwischen dem Miktions- und Expressionsurethrogramm bestehen. Bei letzterem wird nach BETTEX eine aktive

Entspannung des inneren Blasensphincters vermißt. Der Blasenhals ist daher beim Expressionsurethrogramm enger als beim Miktionsurethrogramm. Ebenso kann er jedoch beim Vorhandensein von hinteren Urethralklappen durch die ausgeprägte prästenotische Dilatation und die ihr folgende Unterminierung der Sphincter internus-Region hypertrophiert erscheinen und somit zusätzlich eine Blasenhalsstenose vortäuschen.

Das hat viele Autoren dazu veranlaßt, in gleicher Sitzung eine Klappen- und Blasenhalsresektion durchzuführen. Neuerdings wird dieses Vorgehen kritisiert, da sich nach Beseitigung des Klappenhindernisses und Fortfall der Dilatation der prostatischen Harnröhre auch die Hypertrophie des Blasenhalses spontan zurückbildet.

Die Therapie besteht heute meist aus instrumentellem Vorgehen auf transurethralem Wege mit geeigneten Kinderresektoskopen. Nur in wenigen Fällen, z. B. beim Säugling, erweist sich die vordere Harnröhre als zu eng für die Resektoskoppassage. In diesem Falle muß das Instrument über eine perineale Urethrotomie eingeführt werden. Somit ist nach unserer Meinung ein retropubisches Vorgehen mit offener, operativer Klappenresektion nur noch in wenigen Fällen angezeigt.

### Zusammenfassung

Es wird über zwei ausgewählte Fälle kongenitaler posteriorer Urethralklappen berichtet. Für die Diagnostik hat sich das Miktionscystourethrogramm als besonders wichtig erwiesen, über dessen modifizierte Durchführung berichtet wird. Die Therapie erfolgt in den meisten Fällen auf transurethralem Weg mittels Kinderresektoskopen, wobei in manchen Fällen die Anlegung einer perinealen Urethrotomie notwendig wird.

### Literatur

Bettex, M.: Über den vesicoureteralen Reflux beim Säugling und Kind. Bern und Stuttgart: Verlag Hans Huber 1965. — Ebel, Kl.-D., u. Willich, E.: Die Röntgenuntersuchung im Kindesalter, S. 219—226. Berlin-Heidelberg-New York: Springer 1968. — Kjellberg, S. R., Ericsson, N. O., and Rudhe, U.: The lower urinary tract in childhood, p. 203—254. Stockholm: Almqvist & Wiksell 1957. — Waterhouse, K.: Anomalies of the Urethra im Handbuch der Urologie, Bd. VII/I, 259—286 (1968). — Williams, D. I., and Eckstein, H. B.: Obstructive valves in the posterior urethra. J. Urol. (Baltimore) 93, 236—246 (1965). — Young, H. H., Frontz, W. A., and Baldwin, J. C.: Congenital obstruction of the posterior urethra. J. Urol. (Baltimore) 3, 289 (1919). — Young, H. H., and McKay, R. W.: Congenital valvular obstruction of the posterior urethra. Surg. Gynec. Obstet. 48, 509 (1929). — Zapp, E.: Urologie des Kindesalters, S. 177—179. Stuttgart: Enke 1967.

Dr. Walter Scholten, 56 Wuppertal-Barmen, Städt. Krankenanstalten, Urolog. Klinik

# Die Unterschiede der Blasenhalskontraktur des Kindes und des Erwachsenen

A. Sigel

### Genese und Definition

Kausalgenetisch wissen wir nahezu nichts. Formalgenetisch ist das Verständnis nur herzuleiten aus der normalen Miktion. Sie besteht darin, daß der

Blasenhals, Teil des Detrusors und willentlich gesteuert, seinen Ruhetonus, der die Kontinenz wesentlich sichert aufgibt, indem er sich *trichtert, weitet und verkürzt* (LAPIDES). Das Trigonum (Basisplatte) gerät dabei aus seiner horizontalen Ruhelage in eine fast vertikale Position (HUTCH). Kommt diese physiologische Bewegung nicht zustande, dann haben wir das (abgestufte) Krankheitsbild der Blasenhalskontraktur vor uns. Halsstarre, Sphinctersklerose, Prostatisme sans prostate sind Synonyma.

### *Röntgenmorphologie, maßgebliches diagnostisches Kriterium*

Entgegen der Erwartung sehen wir die *komplette miktionelle* Trichterung des Blasenhalses *nicht überwiegend oft* (SHOPFNER). Instabilität vegetativer Steuerung im Kindesalter wirkt sich hier aus. Als abnorm gilt jedoch nur diejenige Instabilität, die während der ganzen Miktion persistiert. In die Röntgenoptik übertragen zeigen ventrale und dorsale Defekte des Blasenhalses — Lippenbildung — die vegetative Anfälligkeit. Dorsale Lippenbildung jedoch, die während der ganzen Miktion erhalten bleibt, erweist eine relative Starre des Blasenhalses, speziell des Trigonums, der Basisplatte.

Röntgenologisch objektivieren kann den Befund nur das exakte seitliche Bild der miktionellen Cystourethrographie. Das AP-Bild führt in die Irre, weil das Orificium internum nicht an der tiefsten Stelle der Blase liegt, sondern ventral davon.

### *Messung der Miktion, zweitwichtigstes Diagnosticum*

In dem Grade, in dem Blasenhals sich nicht regelrecht trichtert, stößt die detrusoriale Austreibung des Harns auf erhöhten Widerstand, den der Detrusor mit kompensatorischer, muskulärer Hypertrophie überwinden muß. Der Krankheitswert geht parallel dem erhöhten Widerstand am Blasenauslaß. Deshalb objektiviert physikalisch am besten der *Druckgradient*, der zwischen Blase und Harnröhre besteht. Außerdem geht auch das Sekundenvolumen der Miktion diesem Druckgradienten parallel. Das Verhältnis von Widerstand, Druck und Fluß unterliegt dem Ohmschen Gesetz $R = V/P$. Darüber existiert bereits eine ausführliche Literatur.

### *Der abgestufte Krankheitswert*

*Klinische Empirie* läßt drei Stadien des Krankheitswertes unterscheiden, ein subklinisches mit milden Folgen, ein zweites, dessen Folgen auf die Blase beschränkt bleiben und ein drittes, welches ascendierend die Harnleiter einschließlich Niere in Gefahr bringt. Die Erkrankung progrediert nicht zwangsläufig. Das subklinische Stadium kann zeitlebens so bleiben, ebenso das auf die Blase beschränkte, während das dritte in die terminale Urämie führt.

*Milder Krankheitswert* bedeutet, daß eine geringe detrusoriale Hypertrophie ausreicht, um die Blase geordnet zu entleeren. Das Kind bleibt ärztlich unauffällig.

*Mittelgradiger Krankheitswert* bedeutet erschwerte Miktion, erhöhten miktionellen Druck und reduziertes Sekundenvolumen. Der funktionelle Durchmesser des Blasenhalses ist zwar reduziert, wird aber noch nicht zur engsten Stelle der distalen Harnwege. Die reaktive detrusoriale Hypertrophie behindert nicht den Einstrom aus den Harnleitern. Steine in der Blase können entstehen, auch chronische Infektion, die ascendiert. Die Ausscheidungsurographie bleibt noch normal, trotz des schon klaren Befundes der miktionellen Cystourethrographie.

*Hochgradiger Krankheitswert* bedeutet, daß die Starre des Blasenhalses zunehmend obstruiert. Der verengte Blasenhals ist zur engsten Stelle des ganzen Systems der tiefen Harnwege geworden. Die verstärkte reaktive detrusoriale Hypertrophie induziert die *zweite Stufe* der Stauungspathologie, indem sie die Harnleiter im detrusorialen Durchtrittskanal stenosiert. Damit setzen beim wachsenden Organismus, beim Kind mithin das ein, was man als *Grauhan-Effekt* bezeichnen sollte, weil Grauhan so weit zu sehen, zuerst erkannte, daß Harnstauung im Wachstumsalter Wachstum erzeugt, den sekundären Megaureter hier, der Serpentinen bildet, das Nierenhohlsystem und nachfolgend die Niere selbst zu flächenhaftem Wachstum anregt, ein Vorgang, der die stauungsbedingte tubuläre, deletäre Insuffizienz stark verlangsamt.

### Grob überschätzte Morbidität — weshalb?

Was die *Morbidität* betrifft, so muß man einsehen, daß die Kontraktur des Blasenhalses eine *seltene Erkrankung* ist. Was in der ganzen Welt an einigen 1000 Fällen so diagnostiziert und operiert wurde, hat überwiegend nichts mit Blasenhalskontraktur zu tun. *Drei gut konservierte Irrtümer* wirken sich aus. Der erste nimmt an, ein subvesicales Hindernis führe infolge Überdruck zu Reflux. Daher entstand die Konfusion, viele Fälle von primärem Reflux (in trigonaler Hypoplasie bedingt, wie wir seit den Untersuchungen von Tanago wissen) seien Folge einer Kontraktur des Blasenhalses.

Nur ca. ein Drittel aller subvesicalen Hindernisse geht mit Reflux einher, dies aber nicht causal, sondern coincidental, d. h. es existieren zwei Krankheiten nebeneinander, das subvesicale Hindernis und die trigonale Hypoplasie, welche den Antirefluxmechanismus eines normalen Trigonums verhindert. Ein distales Hindernis verschlimmert den Reflux enorm, verursacht ihn aber nicht. *Der zweite Irrtum* verkennt Folgendes: Die kindliche Harnröhre, bei Mädchen öfter als bei Knaben, erreicht ihre muskuläre Maturation oft erst im Verlaufe einiger Jahre. Bis dahin balloniert die Miktion die Harnröhre unverhältnismäßig auf. Viel zu oft wird unter dem *Einfluß von* Lyon hier eine distale Stenose der Harnröhre irrtümlich diagnostiziert. Rein röntgenoptisch trichtert sich der Blasenhals zu wenig. Die Weite des Blasenhalses wird jedoch nie zur engsten Stelle. Insofern erhält die Anomalie urodynamisch keine ascendierende Bedeutung.

Der dritte Irrtum besteht in der Verwechslung von primärer und sekundärer Kontraktur des Blasenhalses. Da es viel mehr distal lokalisierte Obstruktionen gibt als collare (Klappen und Stenosen der Knabenharnröhre) gibt es auch viel häufiger die sekundäre als die originäre Kontraktur des Blasenhalses. Sekundär kontrahiert wird der Blasenhals als Teil der globalen extremen Hypertrophie des Detrusors, wie sie gerade die Harnröhrenklappe induziert. Die sekundäre Kontraktur normalisiert sich im allgemeinen mit der Therapie des distalen Hindernisses. Sie ist mehr röntgenoptisch als morphologisch vorhanden.

### Die Blasenhalskontraktur des Erwachsenen

Morphologisch ist die Situation beim Erwachsenen nicht anders als bei Kindern. Wie hier kommt die Erkrankung bei Frauen ungleich seltener vor als bei

Männern. Beim Erwachsenen entfällt jedoch der stauungsbedingte Wachstumsreiz auf Blase, Harnleiter und Niere. Außerdem ist die Blase des Erwachsenen funktionell längst stabilisiert. Es dauert viel länger bis die Erkrankung urodynamisch ascendiert. Deshalb sind Rückstauungen selten. Außerdem fehlt die assoziierte Pathologie des Refluxes, welche ein Drittel bis zur Hälfte der Kinderfälle funktionell so rapide verschlechtert.

Die klinische Empirie zeigt bevorzugte Morbidität im 3. und 4. Dezennium, dann wieder im 6. bis 8.

### Literatur

Shopfner, Ch. F.: Amer. J. Roentgenol. 100, 162—176 (1967). — Hutch, J.: J. Urol. (Baltimore) 100, 285—289 (1968). — Lapides, J.: J. Urol. (Baltimore) 80, 341 (1958).

Prof. Dr. A. Sigel, Chirurg. Univ.-Klinik, 852 Erlangen, Krankenhausstraße 12

# Chronische Harnwegsinfektion und Stenose der weiblichen Harnröhre im Kindesalter und bei Erwachsenen

## E. Hradec

Die chronische und rezidivierende Harnwegsinfektion ist eine häufige Erkrankung sowohl von Frauen als auch von Kindern weiblichen Geschlechts. Die ätiologischen Einflüsse beider Altersgruppen können sehr verschieden sein, haben aber das eine gemeinsam, daß jedwede Obstruktion im Harntrakt als pathogenetischer Faktor betrachtet werden muß, der für die Hartnäckigkeit des Harninfektes, für die Rezidivierung sowie für das Versagen der medikamentösen Therapie verantwortlich ist. Der Obstruktion im Bereich der weiblichen Urethra wird erst in den letzten Jahren eine entsprechende Aufmerksamkeit gewidmet und dies gilt vor allem für das Kindesalter. Eindeutig zeigt sich, daß bei Mädchen die Obstruktion der Urethra eine häufige Ursache der rezidivierenden Cystitis ist, welche früher oder später zur ascendierenden Infektion führen kann.

Im Jahre 1967 begannen wir, Frauen und Kinder weiblichen Geschlechts, welche an rezidivierender Cystitis leiden, mittels Kalibration der Urethra mit Knopfsonden nach Guyon (Bougie à boule) systematisch zu untersuchen. Gleichzeitig haben wir die innere Urethrotomie in die Therapie der Stenose der weiblichen Urethra eingeführt. Keitzer u. Mitarb. (1961, 1963) hat die innere Urethrotomie in die Therapie der Urethrastenose und Blasenhalsobstruktion eingeführt und hat in den USA bald Nachfolger gefunden (Kerr u. Mitarb., 1966; Schoenberg, 1966). Im Prinzip haben wir uns an die Keitzersche Beschreibung der Urethrotomie gehalten mit Abweichungen, wie sie sich aus nachfolgender Beschreibung ergeben werden.

Im heutigen Vortrag wollen wir unsere Erkenntnisse beschreiben und zusammenfassen, die wir bei der Gruppe der Kranken und Operierten bis Ende des Jahres 1967 gewonnen haben.

### Klinisches Material

Wir haben 40 Mädchen und 12 erwachsene Frauen wegen Harninfektrezidive untersucht und haben eine Stenose der äußeren oder der inneren Harnröhrenmündung bei 22 Kindern und 6 Erwachsenen festgestellt. Sämtliche Erkrankten wurden zur urologischen Untersuchung wegen wiederholter Cystitis oder Enuresis eingewiesen, bei Kindern wurde häufig tägliches Nässen angegeben, weiter kam hier vor: oftmaliges Harnlassen, Harndrang, imperatives Urinieren, Schmerzen im Unterbauch. Sämtliche Patientinnen wurden eingehend urologisch untersucht, die Untersuchung bezog sich unter anderem insbesondere auf die chemische und mikrobiologische Urinuntersuchung, i.v. Urographie, Miktionscystourethrographie (bei Kindern) Cystoskopie und Panendoskopie, schließlich Kalibration der Urethra mittels Bougies à boule. Alle 22 Kinder befanden sich während längerer Zeit (mindestens 3 Monate, manche einige Jahre) in der Behandlung eines Pädiaters wegen Harninfektion und wurden regelmäßig medikamentös (durch Antibiotica und Chemotherapeutica) ohne merkbaren Erfolg behandelt. Dasselbe gilt auch für Erwachsene mit dem Unterschied, daß die medikamentöse Therapie nicht ununterbrochen und nicht so konsequent wie bei Kindern durchgeführt werden konnte, weil die Erwachsenen öfters den Arzt wechselten.

Es muß gesagt werden, daß eine verläßliche Wertung der Weite der weiblichen Urethra nur durch die Kalibration mit Bougies à boule möglich ist. Die passive Durchgängigkeit der Harnröhre für den Tubus, etwa eines breiteren Cystoskops, darf nicht bedeuten, daß die Harnröhre ein normales Kaliber hat. Die Urethra muß in Richtung des physiologischen Harnstromes, und zwar gefühlvoll getestet werden. Andererseits ist es jedoch notwendig, kritisch zuzugeben, daß unsere Informationen über die normale Weite der weiblichen, insbesondere der Mädchenurethra bisher nicht vollkommen befriedigend sind. Kerr u. Mitarb. (1966) betrachten zuerst bei Kindern als Normalwerte 16 bis 18 Charr, bei Erwachsenen 30 bis 36 Charr, später jedoch unter dem Einfluß eigener Erfahrungen mit Kalibration und Urethrotomie präzisierten sie die Kriterien in dem Sinne, daß sie als relative Stenose bei Erwachsenen Werte niedriger als 40 bis 45 und bei Kindern Werte niedriger als 20 bis 30 Charr ansahen. Wir haben uns bei Bewertung der Kalibrationsbefunde an die Meßergebnisse von Immergut u. Mitarb. (1967) gehalten. Die normalen Durchschnittswerte haben wir in einer Tabelle je nach Alter zusammengestellt:

Tabelle 1. *Durchschnittswerte der normalen Weite der Mädchenurethra*
[Nach Immergut, M., Culp, D., Flocks, R. H.: J. Urol. (Baltimore) **97**, 693—695, (1967)]

| Alter, Jahre | Innere Mündung Charr | Distale Urethra Charr |
|---|---|---|
| 2 | 14 | 14 |
| 4 | 16 | 14 |
| 6 | 16 | 16 |
| 8 | 16 | 16 |
| 10 | 20 | 16 |
| 12 | 22 | 20 |
| 14 | 24 | 24 |
| 16—20 | 26 | 26 |

Als Stenose betrachteten wir einen Wert, der mindestens um 2 Charr niedriger war, als es dem Alter der Patientin entsprach. Von 52 Kalibrationsuntersuchungen haben wir eine Urethrastenose bei 28 Patientinnen, 22 Kindern und 6 Frauen gefunden.

Tabelle 2. *Zusammenstellung der Kranken mit nachgewiesener Urethrastenose*

| 8 Monate bis 5 Jahre | 5—10 Jahre | 10—15 Jahre | Erwachsene |
|---|---|---|---|
| 8 | 9 | 5 | 6 |

Tabelle 3. *Lokalisation der Stenose*

| | Kinder | Erwachsene | zusammen |
|---|---|---|---|
| beide Urethramündungen | 12 | 2 | 14 |
| nur innere Mündung | 5 | 1 | 6 |
| nur äußere Mündung | 5 | 3 | 8 |

Cystoradiographie und Miktionsurethrographie, gegebenenfalls kinematographisch, wurden regelmäßig bei sämtlichen Kindern durchgeführt. Urethradilatation entweder spindelförmig oder ballonförmig wurden bei 17 Kindern festgestellt, eine schlanke Urethra bei 5 Kindern.

Tabelle 4. *Urethrogramme bei 22 Kindern mit nachgewiesener Urethrastenose*

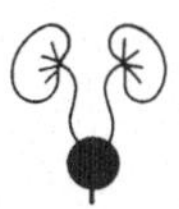

Dilatierte Urethra bei    17 Kindern ⟨ Stenose nur an der äußeren Mündung    5
                                       Stenose beider Mündungen    12

schlanke Urethra bei    5 Kindern — Stenose nur der inneren Mündung

vesicorenaler Reflux bei  4 Kindern

Bei sämtlichen Patientinnen, bei denen wir eine Urethrastenose festgestellt hatten, wurde eine innere Urethrotomie durchgeführt. Wir sind wie folgt vorgegangen: Wir operierten in allgemeiner Betäubung. Das geschlossene Otis-Urethrotom wurde durch die Harnröhre in die Blase eingeführt und nach der Öffnung des Urethrotoms incidierten wir die ganze Länge der Urethra durch drei Schnitte, zuerst bei Zahl 9, dann bei Zahl 3 und schließlich bei Zahl 12. Das Otissche Urethrotom wurde bis zu folgenden Kalibern geöffnet (s. Tab. 5).

Bei zwei Kindern mit deutlicher Stenose der inneren Urethramündung haben wir diese drei beschriebenen Incisionen, die die ganze Länge der Urethra betrafen, durch eine vierte, ganz kurze Incision ergänzt, welche nur die innere Urethramündung bei Zahl 6 betraf. Nach der Operation haben wir in die Harnblase den Foley-Katheter Charr 24 bis 26 eingeführt, den wir meistens nur 24 Std beließen, nach 2 bis 3 Tagen wurden die Kranken entweder in Heimpflege entlassen oder an die pädiatrische Abteilung übergeben. Postoperative Blutung

Tabelle 5. *Innere Urethrotomie mittels Otis-Urethrotoms*

A. Bei Kindern bis zu 5 Jahren:

$$37$$
$$|\ \text{English}$$
$$33\text{—O} \qquad \text{O—}35 \qquad \text{O Gauge}$$

Bei Kindern von 5 bis 15 Jahren

$$41$$
$$|$$
$$37\text{—O} \qquad \text{O—}39 \qquad \text{O}$$

haben wir bei zwei Kindern gesehen, einmal am 4. Tag, das zweitemal am 5. Tag nach der Operation. Dies erforderte eine Wiedereinführung des Foley-Katheters für die Dauer von einigen Tagen und eine kleine Bluttransfusion bei einem Kind. Bei allen übrigen 26 Operierten war der postoperative Verlauf ungestört und die Patientinnen urinierten sofort nach Entfernung des Katheters ohne Beschwerden.

*Ergebnisse*

Bei sämtlichen Operierten sind mindestens 9 Monate seit der Urethrotomie vergangen, die längste Beobachtungszeit beträgt 19 Monate. Alle Kinder befinden sich nach der Operation weiterhin in regelmäßiger pediatrischer Pflege. Als geheilt betrachten wir diejenigen Kranken, welche einen absolut normalen Harnbefund haben, insbesondere Normalwerte des Addis-Testes und eine dauernde sterile Harnkultur ohne medikamentöse Therapie, und zwar mindestens 5 Monate. Als gebessert nehmen wir diejenigen Patienten an, bei denen trotz objektiv nachweisbarer klinischer Besserung es noch notwendig ist, in der medikamentösen Therapie fortzufahren, weil die Harnkultur von Zeit zu Zeit einen positiven Befund ergibt. Hier muß neuerdings darauf aufmerksam gemacht werden, daß alle Kinder vor der Operation einige Monate oder auch jahrelang medikamentös ohne dauernden Effekt behandelt worden waren.

Tabelle 6

|  | Kinder | Erwachsene |
|---|---|---|
| operiert | 22 | 6 |
| geheilt | 20 | 5 |
| gebessert | 2 | 1 |

Reflux: Vor der Operation bei 4 Kindern; nach der Urethrotomie 0 (eine Nephrektomie — Aplasie der Niere).

Eine erwachsene Frau wurde untersucht und operiert bereits im Stadium einer chronischen Pyelonephritis, bei dieser muß eine medikamentöse Dauerbehandlung erfolgen. Bei den geheilten Fällen war es möglich, die medikamentöse Therapie 1 bis 3 Monate nach der Urethrotomie einzustellen.

Von 17 Kindern, bei denen vor der Urethrotomie die Urethra dilatiert war, haben wir bei 12 Kindern 6 bis 10 Monate nach der Operation eine cystourethro-

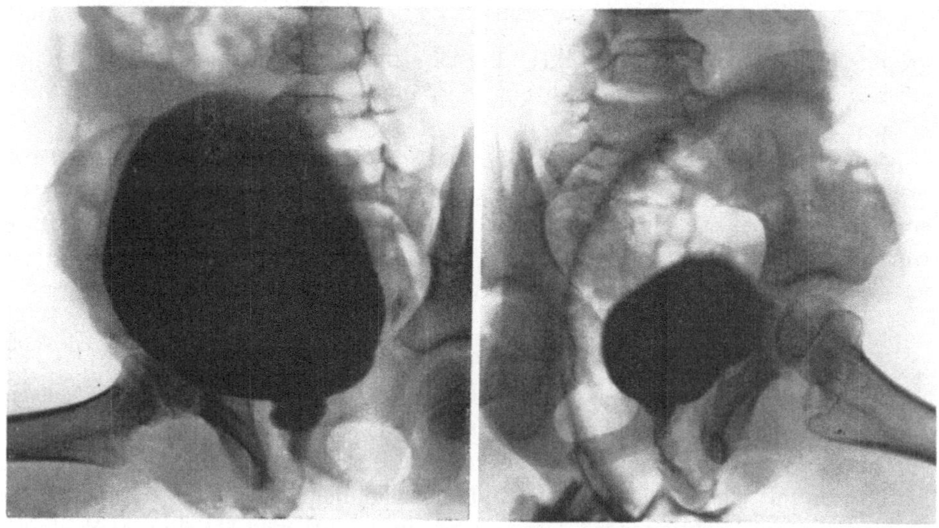

a        b

Abb. 1. a Miktionscystourethrographie eines 4jährigen Mädchens mit Enuresis und chronisch rezidivierender Cystitis. Ballonförmige Dilatation der Urethra. b Miktionscystourethrographie desselben Kindes 9 Monate nach der inneren Urethrotomie. Normale Lichtung der Harnröhre

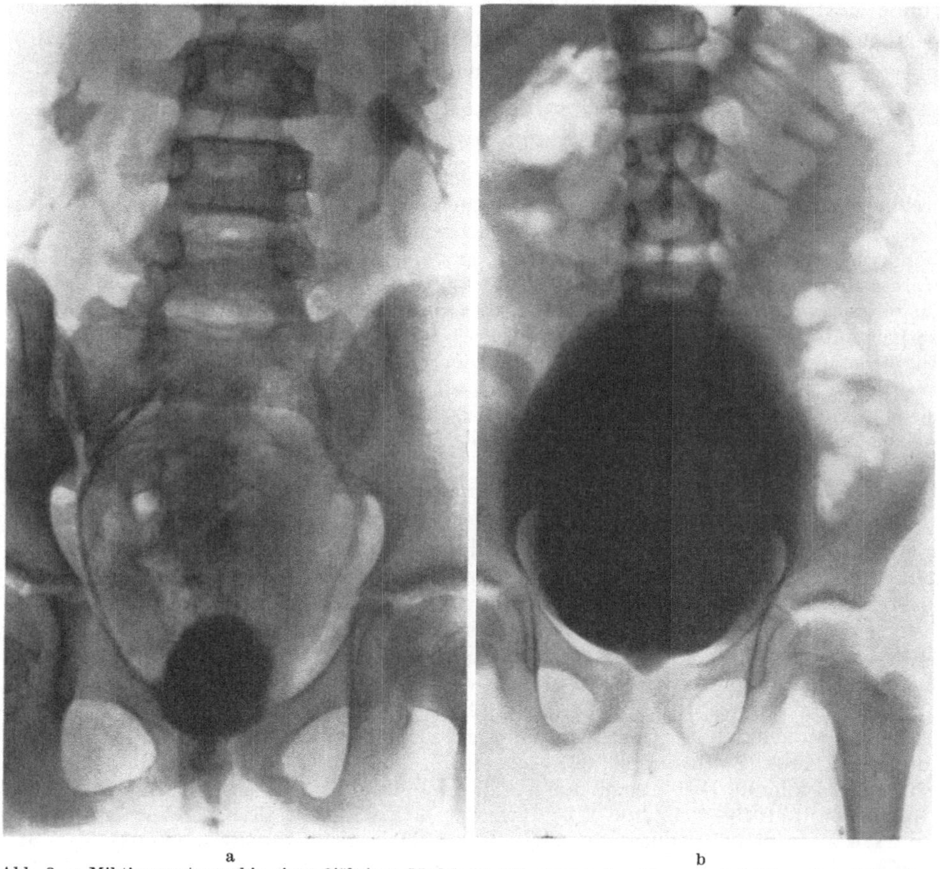

a        b

Abb. 2. a Miktionscystographie eines 8jährigen Mädchens mit chronischer Harnwegsinfektion. Spindelförmige Dilatation der Urethra, beiderseitiger vesicorenaler Reflux. b Miktionscystographie bei demselben Mädchen 6 Monate nach der inneren Urethrotomie. Kein Reflux mehr nachweisbar graphische Kontrolle durchgeführt: Bei sämtlichen 12 Untersuchten haben wir einen Rückgang der Urethralichtung im Sinne der Normalisierung feststellen können.

Subjektive Symptome sind nach der Operation rasch verschwunden: insbesondere Polakisurie, Strangurie, Schmerzen im Unterbauch usw. Nicht ein einzigesmal haben wir eine Inkontinenz beobachtet. Nur bei zwei Kindern wurde trotz Normalisierung des Harnbefundes (Alter 4 und 6 Jahre) nächtliche Enuresis festgestellt, welche bei diesen Kindern vor der Operation nicht vorhanden war.

### Schlußfolgerungen

Die Stenose der weiblichen Urethra, insbesondere bei Mädchen, ist ein ziemlich häufiger pathogenetischer Faktor für das Entstehen oder Rezidive einer chronischen Harninfektion. Die Miktionscystourethrographie und Urethrakalibration mittels Bougies à boule sind wichtige diagnostische Methoden für die Erkennung der Urethrastenose. Der Befund einer dilatierten Urethra im Miktionsurethrogramm hat nach unseren Erfahrungen die Ursache in der Stenose der distalen Urethra, bzw. der äußeren Mündung und es geht daher nicht um eine poststenotische, sondern um eine prästenotische Dilatation. Die innere Urethrotomie nach der beschriebenen Technik erachten wir als eine verläßliche und gefahrlose Operation, mittels welcher wir den pathogenetischen Kreis der rezidivierenden Harnwegsinfektionen auf einmal durchtrennen können.

### Zusammenfassung

Der Autor untersuchte im Verlaufe des Jahres 1967 40 Mädchen und 12 Frauen wegen rezidivierender Harnwegsinfektion mittels Cystourethrographie und Urethrakalibration mit Bougies à boule. Bei 22 Kindern und 6 Erwachsenen fand er eine Urethrastenose. Bei allen Kindern, bei denen im Miktionscystourethrogramm eine dilatierte Urethra sichtbar war, wurde durch Kalibration eine Stenose der äußeren Urethramündung festgestellt. Die Urethradilatation ist also eine prästenotische Dilatation und keineswegs eine poststenotische. Alle 28 Pat. mit festgestellter Urethrastenose wurden mit Hilfe des Otisschen Urethrotoms einer Urethrotomie unterzogen. Der Autor konnte keine ernsteren postoperativen Komplikationen, auch keine späteren schädlichen Folgen beobachten. Von 28 Operierten konnte bei 25 die medikamentöse Therapie nach 1 bis 4 Monaten nach der Operation dauernd eingestellt werden, weil sich der urologische Befund normalisiert hat.

### Literatur

Kerr, W. S., Leadbetter, G. W., and Donahue, J.: Evaluation of internal urethrotomy in female patients with urethral or bladder neck obstruction. J. Urol. (Baltimore) **95**, 218—221 (1966). — Keitzer, W. A., Cervantes, L., Demaculangan, and Cruz, B.: Transurethral incision of the bladder neck for contracture. J. Urol. (Baltimore) **86**, 242 (1961). — Keitzer, W. A., and Benavent, C.: Bladder neck obstruction in children. J. Urol. (Baltimore) **89**, 384 (1963). — Immergut, M., Culp, D., and Flocks, R. H.: Urethral caliber in normal female children. J. Urol. (Baltimore) **97**, 693—695 (1967). — Lyon, R. P., and Smith, D. R.: Distal urethral stenosis. J. Urol. (Baltimore) **89**, 414 (1963). — Schoenberg, H. W., Tristan, T. A., and Murphy, J. J.: The effect of urethral meatotomy in girls with bladder neck dysfunction. J. Urol. (Baltimore) **96**, 921—923 (1966). — Graham, J. B., King, L. R., Kropp, K. A., and Uehling, D. T.: Significance of distal urethral narrowing in young girls. J. Urol. (Baltimore) **97**, 1045—1049 (1967). — Harrow, B. R., Sloane, J. A., and Witus, W. S.: Critical examination of bladder neck obstruction in children. J. Urol. (Baltimore) **98**, 613—617 (1967).

Professor Dr. E. Hradec, u nemocnice 2, Praha 2/ČSSR

Aus der Chirurg. Univ.-Klinik der Johann Wolfgang Goethe-Universität Frankfurt a. M.
(Direktor: Prof. Dr. R. Geissendörfer)

# Zur Frage der Ätiologie und Therapie der Sphinctersklerose

G. Dathe und K. A. Lennert

Faßt man die Sphinctersklerose nicht als klinischen Begriff auf, sondern als das Endstadium eines pathologisch-anatomischen Prozesses, in dessen Mittelpunkt ein entzündliches Geschehen sich abspielt, so ist es notwendig, sich kurz über den zeitlichen Ablauf dieses Vorganges zu informieren.

1. Wenn ein entzündlicher Reiz ein Gewebe trifft, so löst er einen ganz bestimmten Reaktionsablauf am arteriellen Capillarsystem aus. Infolge der Gefäßkontraktion kommt es im akuten Stadium zur venösen Stase und zum Sauerstoffdefizit im Gewebe. Die Folgen davon sind Hyperosmose und Hyperionie mit Permiabilitätssteigerung an den Venolen. Das ins Gewebe austretende Serum und später Plasma aktivieren die ruhenden Fibro- und Histiocysten sowie Angioblasten.

2. Wird das seröse Exsudat in der subakuten Phase nicht resorbiert, dann bildet sich aus dem jungen Mesenchym ein Organisationsgewebe.

3. Durch nachlassende Exsudation und Drosselung der Durchblutung werden die Reticulumfasern allmählich über eine Bündelung in kollagene Fasern umgewandelt. Nach Obliteration der Capillaren endet der Entzündungsprozeß schließlich in einem gefäßarmen Narbengewebe — einer Sklerose.

Versucht man unter Berücksichtigung dieses pathologisch-anatomischen Vorganges die Blasenhalsobstruktion einzuteilen, so ergeben sich drei große Gruppen (Abb. 1)[1].

1. Kongenitale Ursachen, diese wurden bei unserer Betrachtung ausgeklammert;

2. erworbene Ursachen nicht entzündlicher Genese, und

3. erworbene Ursache entzündlicher Genese.

Zu 2. Von den erworbenen Ursachen sind die nicht entzündlichen zahlenmäßig wesentlich geringer. Im Vordergrund steht bei ihnen die absolute oder relative Sphincterhypertonie, die in der Hauptsache durch eine Störung der Sphincterinnervation verursacht wird; diese kann spinal, medullär, lokal oder nur psychogen verankert sein. Bei längerem Bestehen der Hypertonie entwickelt sich im Rahmen der geweblichen Anpassung an den pathologischen Funktionszustand eine Sphincterhypertrophie als zweites Stadium (Abb. 2 zeigt ein histologisches Präparat. Hier sieht man eine typische verdickte Muskulatur ohne entzündliche Infiltrate).

---

[1] Die in diesem Vortrag erwähnten Abbildungen werden — mit freundlichem Einverständnis der Autoren — aus Platzgründen hier nur beschrieben.

Erst im 3. Stadium kommt es zu irreversiblen regressiven Veränderungen am Sphincter. Diese werden vorwiegend durch capilläre Zirkulationsstörungen infolge sekundärer Entzündungen verursacht. Tritt keine Entzündung hinzu, kann ein Übergang vom 2. in das 3. Stadium ausbleiben.

Zu 3. Unter den entzündlichen Ursachen spielen die Entzündungen der männlichen Adnexe die Hauptrolle. Durch Ausbreitung des Entzündungsprozesses kommt es im 1. Stadium zur Auflockerung der Sphincterstruktur — dem Sphincterödem — mit cellulärer Infiltration. Im 2. Stadium bildet sich dann ein Organisationsgewebe mit rundzelligen Infiltraten aus (Abb. 4 zeigt ein histologisches Präparat. Hier sieht man die typische Auflockerung der Muskulatur mit entzündlichen Infiltraten, b in stärkerer Vergrößerung). Als Endzustand des 3. Stadiums erscheint pathohistologisch ein Narbengewebe, das klinisch als Sphincterstarre oder -sklerose imponiert (Abb. 5 zeigt ebenfalls ein histologisches Präparat: van Gieson-Färbung: die unterbrochenen Muskelfasern erscheinen hier gelb mit reichlich Bindegewebe, welches rot angefärbt ist, durchsetzt).

*Therapie*

Um einen optimalen therapeutischen Effekt zu erreichen ist es wünschenswert, nach einem genauen Therapieplan vorzugehen (Abb. 6).

Im 1. Stadium sollte man bei der nicht entzündlichen Form anstreben, die nervöse Störung zu beseitigen. Bei der entzündlichen Form dagegen wird man die Entzündung durch allgemeine und lokale Maßnahmen behandeln, worauf Brosig besonders hingewiesen hat.

Im 2. Stadium ist bei beiden Verlaufsformen eine operative Korrektur des Blasenhalses angezeigt. Diese kann transurethral oder transvesical vorgenommen werden. Darüber hinaus ist eine gezielte antiphlogistische Behandlung empfehlenswert.

Wenn man im 3. Stadium einen bleibenden Erfolg erzielen will, so muß man nach der operativen Korrektur des Blasenhalses der Rückbildung der Sekundärschäden besondere Aufmerksamkeit widmen.

In der folgenden Zusammenstellung sind kurz die therapeutischen Möglichkeiten aufgeführt (Abb. 7).

Als Antiphlogistika haben sich uns besonders Instillationen mit Gantrisin-Bepanthen, $1^0/_{00}$ Argentum nitricum-Lösung und $0{,}2^0/_{00}$ Oxycyanatlösung bewährt. Zusätzlich empfiehlt es sich, je nach Notwendigkeit Spasmolytika, Antibiotica, Corticosteroide und Neurosedativa zu verordnen.

Zur operativen Korrektur des Blasenhalses bevorzugen wir die transurethrale dorsale Elektroresektion. Daneben haben sich die transvesicale Keilexcision aus dem Sphincter, die YV-Plastik oder ähnliche Verfahren zur Erweiterung des Blasenhalses allgemein durchgesetzt.

*Schlußfolgerung*

1. Unter den erworbenen Blasenhalsobstruktionen stellt die Sphinctersklerose pathologisch-anatomisch das Endstadium eines Entzündungsprozesses dar.

2. Die Therapie, ob konservativ oder operativ, sollte dem jeweiligen Stadium der Erkrankung angemessen sein.

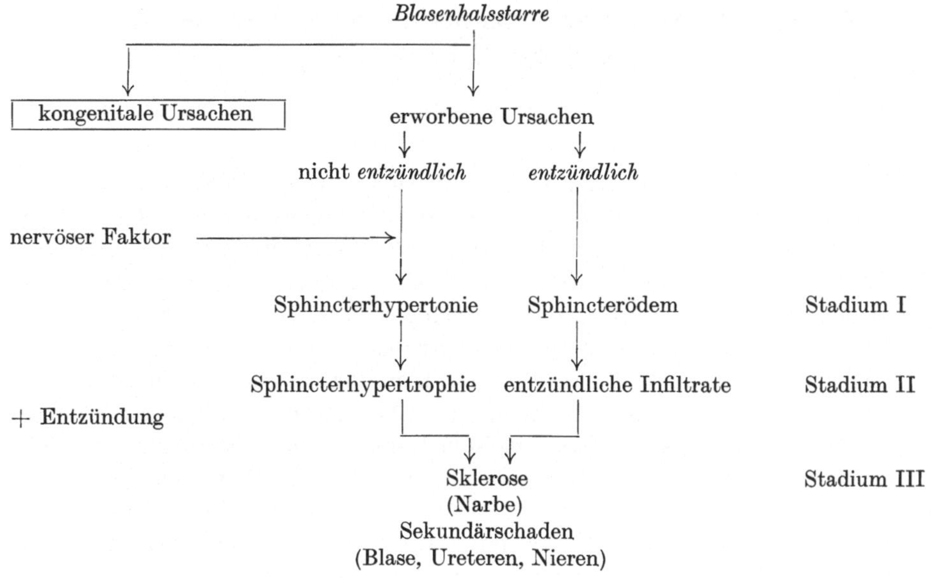


*Therapieplan*

|  | nicht entzündlich | entzündlich |
|---|---|---|
| Stadium I | Beseitigung des nervösen Faktors | Beseitigung des entzündlichen Prozesses<br>medikamentöse antiphlogistische Therapie |
| Stadium II | Beseitigung des nervösen Faktors<br>Resektion des Sphincters | Resektion des Sphincters und medikamentöse antiphlogistische Therapie |
| Stadium III | Resektion des Sphincters<br>medikamentöse antiphlogistische Therapie und Korrektur der Sekundärschäden | Resektion des Sphincters<br>medikamentöse antiphlogistische Therapie und Korrektur der Sekundärschäden |

*Therapeutische Möglichkeiten*

| I. konservativ | II. operativ |
|---|---|
| a) antiphlogistisch | a) transurethral |
| b) spasmolytisch | b) transvesical |
| c) antibiotisch |  |
| d) neurosedativ |  |

3. Durch transurethrale Elektroresektion kann in der Mehrzahl der Fälle der gewünschte Erfolg erzielt werden.

Dr. G. Dathe, Chirurg. Univ.-Klinik der Johann Wolfgang Goethe-Univ. Frankfurt a. M.

# Blasenhalsveränderungen bei der neurogen gestörten Blase und ihre Behandlung

## H.-K. Büscher

Wir unterscheiden bei der Querschnittslähmung den oberen und unteren Lähmungstyp, je nachdem ob die nervöse Unterbrechung unterhalb oder oberhalb des Reflexbogens der Blase liegt. Je höher die Lähmung liegt, um so mehr steht als Endzustand der Entwicklung die spastische Lähmung im Vordergrund. Der Prototyp hierfür ist der Tetraplegiker. Dagegen besteht nach dem Trauma, im sog. Schockzustand, ein kompletter Harnverhalt.

Die Ursachen von Veränderungen am Blasenhals liegen stets in der Kombination einer Harninfektion mit den lähmungsbedingten funktionellen Veränderungen im Blasenhalsgebiet und im Gebiet der hinteren Harnröhre sowie in funktionellen Störungen des Sphincter externus, sei es im Sinne der Parese oder des Spasmus. Eine Harninfektion im Schockstadium kann zu einer Infektion im Blasenhalsgebiet und im Bereich der hinteren Harnröhre führen, die eine Öffnung des Blasenausgangs und der prostatischen Harnröhre erschwert. Dabei braucht der Sphincter externus keinen Spasmus aufzuweisen. Die Harnretention beruht dann später nicht allein auf der Detrusorlähmung, sondern auch auf dem erschwerten Blasenauslaß.

Andererseits kommt es bei der spastischen Blase zunächst zu einer funktionellen ringförmigen Verengung des Blasenausgangs, wie sie Emmet beschrieben hat. Spielen sich in diesem Gebiet interstitielle Entzündungen ab, wird dieser Ring anatomisch manifest. Beim Spasmus des Sphincter externus kommt es zu einer Ausweitung der prostatischen Harnröhre und zu einer Muskelverarmung dieses Gebiets. Urethroskopisch lassen sich diese Zustände gut voneinander unterscheiden.

Die Therapie bei der schlaffen Lähmung hat das Ziel, einen Innervationsreiz zur Hebung der Detrusorleistung zu setzen. Die Versuche mit der Elektroinduktion der Blase selbst oder des versorgenden Nervengeflechtes haben bereits einige Erfolge gezeigt, wenn sie auch keinesfalls als abgeschlossen gelten können. Auch diese Methode setzt glatte Abflußverhältnisse im Blasenhalsgebiet voraus. Zusätzlich ist hier gelegentlich eine Resektion am Blasenhals notwendig.

Für die spastische Blase kommen therapeutisch drei Wege in Frage:

Entweder die Alkoholblockade des parasacralen Nervengeflechtes oder die operative Resektion dieser Nerven zu Unterbrechung des Reflexbogens.

Die Elektroresektion des Sphincter externus beim Sphincterspasmus mit nachfolgender Inkontinenz, die vor allem beim bettlägerigen Tetraplegiker besser als die Versorgung mit einem Dauerkatheter sein kann.

Die Elektroresektion am Sphincter internus bei anatomisch fixiertem Emmetschen Ring. Die entzündlichen Veränderungen im Blasenausgangsgebiet erstrecken sich fast immer auch auf das Gebiet der intramuralen Harnleiterabschnitte und begünstigen hierdurch Zerstörung des Verschlußmechanismus in Verbindung mit der neurogenen Insuffizienz, den vesicoureteralen Reflux. Insofern ist die Verbesserung der Ausgangsverhältnisse der Blase gleichzeitig eine Verbesserung in bezug auf den versicoureteralen Reflux. Die Elektroresektion am

Blasenhals ist auf die Menge der zur Behandlung kommenden Paraplegiker nicht sehr oft gegeben.

Unter 320 in Beobachtung stehenden Paraplegikern wurde sie bisher nur 17mal ausgeführt. Dabei wird in den meisten Fällen eine subjektiv merkbare Erleichterung der Blasenentleerung erzielt, während die Restharnmengen nur in etwa 50% der Fälle spürbar zurückgehen und selten Nullwerte erreichen. Letztlich ist der Erfolg abhängig von dem Verhältnis der neurogenen Störung zur anatomisch fixierten Blasenauslaßstörung. Vesicoureteraler Reflux bessert sich immer, verschwindet jedoch nie. Zur Technik sei gesagt, daß es nach allgemeiner Ansicht besser ist, mehrfach in kleinen Portionen zu resezieren als einmal zuviel aus der hinteren Lippe des Emmetschen Rings herauszunehmen. Die Verhältnisse in anatomischem Bezug zum Rectum sind oft undurchsichtig und durch Atrophie der Prostata und Heranziehen des Darmlumens an die Blase durch Narbenzug gefährlicher als etwa beim Prostatiker. Die Entwicklung von Blasenhalsveränderungen über die funktionellen hinaus ist nahezu allein durch die primären Harninfekte unmittelbar im Anschluß an die Querschnittslähmung im Schockstadium der Blase bedingt. Die Prophylaxe zu diesem Zeitraum, d. h. die frühzeitige infektfreie Blasenentleerung, am besten durch die intermittierende Katheterisierung, schafft, wie Nachuntersuchungen gezeigt haben, die besten Voraussetzungen dafür, daß die Blasenentleerung später gemessen am neurogenen Zustand optimal ist.

Professor Dr. H.-K. Büscher, 3 Hannover, Humboldtstraße 5, Friederikenstift

Aus der Urologischen Univ.-Klinik Homburg/Saar

# Diagnostik von Blasenhalsveränderungen mit latenter Blasenentleerungsstörung

## M. Bressel

Aus der Erfahrung weiß man, daß bestimmte Ursachen der Entleerungsstörungen der Harnblase an Altersgruppen gebunden sind. Beim Kind sind es die Urethralklappe und die Fibroelastose des Blasenhalses, im Praesenium und Senium das Prostataadenom oder -carcinom. Der Häufigkeitsgipfel der klinischen Manifestation der Blasenhalsstarren in Form der muskulären Hypertrophie oder der Sphinctersklerose bei Männern liegt zwischen dem 30. und 50. Lebensjahr.

Die Diagnose Blasenhalsstarre ist immer dann einfach, wenn der Patient über eine Miktionsbehinderung klagt, der rectale Tastbefund negativ ist und sich ein Restharn findet. Differentialdiagnostisch sind bei dieser Befundkonstellation im wesentlichen nur die Harnröhrenstriktur und die hypotone Blase abzugrenzen.

Mit der muskulären Blasenhalshypertrophie, die in die sog. Sphinctersklerose übergehen kann, tritt eine Widerstandserhöhung im Miktionskanal auf. Subjektive Beschwerden und klinische Symptomatik hängen in nicht geringem Maße von

der Reaktionsweise des Musculus detrusor vesicae auf diese Widerstandserhöhung
ab. In der Gleichung

$$\frac{\text{Druck}}{\text{Widerstand}} = \text{Harnfluß/sec}$$

wird deutlich, daß sowohl bei nachlassendem Druck als auch bei erhöhtem Widerstand der Harnfluß/sec geringer wird. Steigt der Widerstand, so nimmt im allgemeinen kompensatorisch der Druck zunächst zu, Blasenwandhypertrophie,
Balkenbildung. Der Harnfluß kann zunächst normal bleiben, die Störung ist voll
kompensiert. Wächst der Auslaßwiderstand, so fällt schließlich der Harnfluß/sec
ab, der Patient bemerkt dann im allgemeinen die abgeschwächte Miktion. Bei
ausgeprägterem Syndrom kommt es bald zur Restharnbildung.

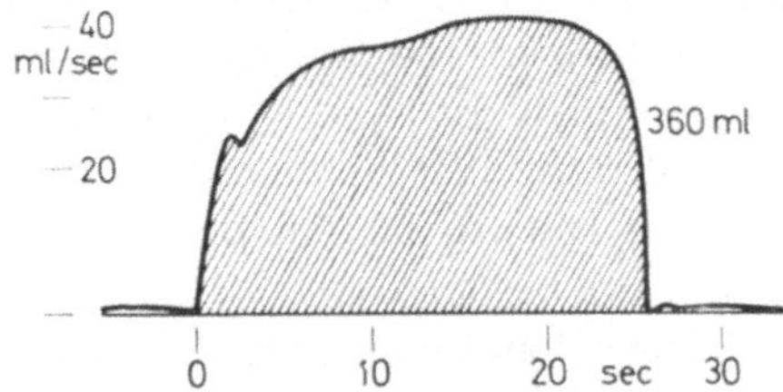

Abb. 1a. Sekundenvolumenkurve einer Normalmiktion. Aufgezeichnet mit einem elektrischen Schreibgerät.
Maximum bei 40 cm³/sec, Miktionszeit 25 sec, Menge 360 cm³

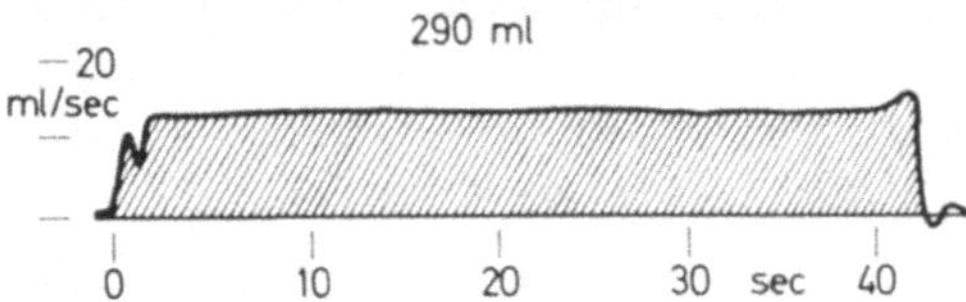

Abb. 1b. Pathologische Sekundenvolumenkurve. Maximum bei 13 cm³/sec, Miktionszeit 42 sec, Menge 290 cm³

In den meisten Fällen ist das den Patienten alarmierende Signal der nachlassende Harnstrahl. Die Widerstandszunahme im Miktionskanal kann jedoch so
langsam erfolgen, daß der Kranke sie nicht bemerkt.

Wir propagieren daher seit mehreren Jahren als Basisuntersuchung bei jedem
Verdacht auf Blasenentleerungsstörung die Uroflowmetrie. Wie bereits früher
erwähnt, ist es mit dieser Methode möglich, die subjektiven Angaben des Patienten
zu überprüfen und zahlenmäßig zu objektivieren.

Zur Differenzierung von normaler und pathologischer Miktion ist die einfache Feststellung des maximalen Sekundenvolumens des Harnstrahles von besonderer Bedeutung. Bei der normalen Miktion steigt der Harnfluß, d. h. das
Sekundenvolumen relativ schnell bis zu einem mehr oder minder lange anhalten-
den Maximum an und fällt am Miktionsschluß schnell ab. Im Gegensatz hierzu
ist das Maximum einer Miktionskurve bei Harnröhrenstriktur oder auch Sphinctersklerose gegenüber der Norm vermindert und die Miktionszeit stark verlängert
(Abb. 1).

Wir haben seit 4 Jahren über 2200 Messungen mit unserer 1965 angegebenen
einfachen Apparatur ausgeführt (Abb. 2). Der Normalwert für das maximale
Sekundenvolumen liegt bei gesunden Personen über 20 ml/sec, alle darunter liegen-

den Werte sind pathologisch. Bei Kindern finden sich ab 5 Jahren gut verwertbare Uroflowmetriewerte, d. h. auch hier liegt das maximale Sekundenvolumen normalerweise bereits über 20 ml/sec.

In den letzten 3 Jahren fanden sich in unserem Krankengut 33 Fälle mit Blasenhalshypertrophie oder Sphinctersklerose. In allen 33 Fällen war die Uroflowmetrie pathologisch, 10 Kranke hatten subjektiv die Abschwächung des Harnstrahles nicht bemerkt (Schema 1). Nur einer dieser letzten 10 Patienten wurde indirekt auf die Miktionsstörung aufmerksam. Ein 40jähriger Mann, der immer bei sonntäglichen Ausflugspausen feststellte, daß er die vierfache Zeit zum Urinieren im Vergleich zu seinen Söhnen benötigte und darauf zur Untersuchung kam.

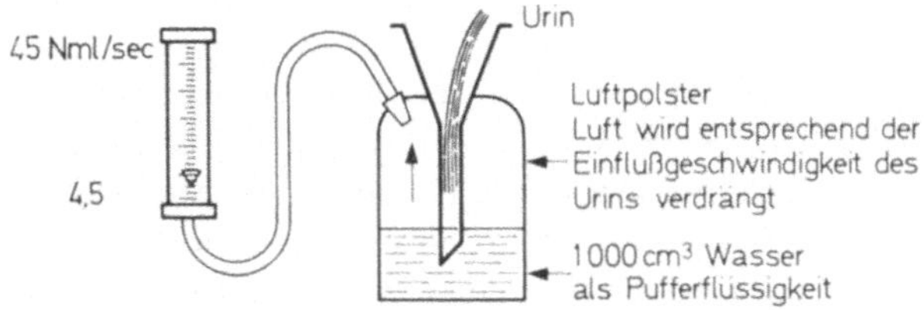


Abb. 2. Schematische Darstellung des von uns verwendeten Meßgerätes. Physikalische Bedingungen: Meßbereich von 4,5 bis 45 Nml/sec, 20 °C, 760 mm Hg., g = 1,293 kg/Nm³

Nachdem wir die Harnstrahlmessung routinemäßig auch bei allen Männern der mittleren Altersgruppe, die bisher unter den Diagnosen Urethritis, Prostatitis oder Reizblase behandelt und stationär eingewiesen wurden, durchführten, konnten wir feststellen, daß bei einem Teil dieser Fälle die Prostatitissymptomatik durch eine latente Entleerungsstörung der Blase bedingt war.

**Blasenhalsenge, 33 Fälle**

Subj. Harnstrahlminderung 25 ×
Dysurie 20 ×
Restharn 15 ×,

**path. Uroflow 33 ×**

Schema 1

In den Titel meines Vortrages wurde bewußt der Terminus „latente Entleerungsstörung" gesetzt, da man in diesen Fällen nach dem einzigen objektiven Zeichen der Blasenhalserkrankung, der vom Patienten nicht bemerkten Entleerungsstörung, suchen muß. Die Restharnbestimmung allein ist für die Erfassung einer latenten Blasenentleerungsstörung unzureichend.

Nach diesen Befunden erscheint es möglich, daß ein Teil der Patienten, die als Prostatitiker unsere Poliklinik bevölkern, mit 50 bis 60 Jahren das ausgeprägte Syndrom der Sphinctersklerose mit Restharnbildung bieten. Hier wird mit der Uroflowmetrie die Frühdiagnose möglich.

Besonders wertvoll war die Harnstrahlmessung in acht Fällen, die z. T. jahrelang als Prostatitis behandelt wurden und etwa alle die gleiche Symptomatik boten. Als Beispiel:

38jähriger Arzt, seit 10 Jahren wegen Beschwerden hinter der Symphyse und am Perineum wechselnd in Behandlung bei drei Urologen. Lege artis Urinstatus, rectale Untersuchung. Restharnbestimmung und Urogramm. Übereinstimmende Diagnose: Prostatitis. Subjektiv normaler Harnstrahl, während bei uns die Uroflowmetrie ein stark herabgesetztes maximales Sekundenvolumen von 10 ml/sec ergab. Bei der Urethro-Cystoskopie eindeutige muskuläre Blasenhalsenge und mäßige Trabekelbildung. Bereits am 3. Tag nach Elektroresektion des Blasenhalses war der Uroflowmetriewert mit 38 ml/sec normal, die „Prostatitis" geheilt (Schema 2).

Ein Wort noch zur prograden Urethro-Cystoskopie: Film.

| | Menge | Zeit | Max. Sek.-Vol. | Restharn |
|---|---|---|---|---|
| a) | 310 | 58 | 10 | 5 |
| b) | 400 | 20 | 38 | 5 |

Schema 2. Uroflowmetrie vor (a) und nach (b) Elektroresektion einer muskulären Blasenhalsenge

Als Konsequenz ergibt sich, wie erwähnt, bei unklaren Beschwerden insbesondere der Altersgruppen 20 bis 50, im Sinne der Prostatitis oder Urethritis die Uroflowmetrie durchzuführen, die objektivierbar eine latente Entleerungsstörung, die durch eine Blasenhalsenge bedingt sein kann, aufdeckt. Mit der Urethro-Cystoskopie wird die Ursache der Störung optisch gesichert und die Indikation zur Therapie (TUR) gestellt.

In einem kurzen Filmstreifen (16 mm Farbfilm) wird eine prograde Urethro-Cystoskopie bei muskulärer Blasenhalshypertrophie gezeigt und der optische Unterschied vor und nach TUR demonstriert.

Dr. M. Bressel, Urolog. Univ.-Klinik, 665 Homburg/Saar

# Die transurethrale Beseitigung der Blasenhalsobstruktion bei hohen Querschnittslähmungen

## J. Potempa

Für die Gesamtprognose der Paraplegie ist die Funktion der Harnblase und die Vermeidung einer aufsteigenden Harninfektion von entscheidender Bedeutung. Gelingt es nicht — nach Abklingen des spinalen Schocks — eine ausreichende Blasenautomatik zu erzielen, so kommt es zu Komplikationen, die nicht selten deletäre Folgen haben.

Die Möglichkeit einer befriedigenden Blasenentleerung oder der Verlauf einer Blasenentleerungsstörung sind vorgezeichnet

1. durch die Segmenthöhe der Rückenmarksläsion und

2. durch die Infektion der Harnblase oder ihre Vermeidung in der ersten Behandlungsperiode nach der Querschnittslähmung.

Bei der oberen neurogenen Blasenentleerungsstörung, d. h. bei Rückenmarksläsionen von C 4 — D 11 kommt es gewöhnlich bei optimaler Frühbehandlung mit entsprechendem Blasentraining zur automatischen Reflexblase. Aus D 12 bis L 5-Läsionen resultiert häufig eine Kombination aus oberer und unterer neurogener Blasenlähmung. Die Entwicklung einer reflektorischen Miktion ist hier häufig verzögert oder bleibt ganz aus. Bei der tiefen neurogenen Blasenstörung ist durch Zerstörung des Miktionszentrums im Sacralmark die Entwicklung einer Reflexblase ausgeschlossen.

Im Querschnittsgelähmtenzentrum der Universität Heidelberg wurden in den letzten 4 Jahren 312 Querschnittsgelähmte behandelt. Rund 25% dieser Verletzten hatten eine untere, 10% eine gemischte und 65% eine obere neurogene Blasenstörung. Bei 68% aller Querschnittsgelähmten kam es zur Ausbildung einer Reflexblase, bei 32% blieb sie aus.

Aber nicht bei allen Reflexblasen war die Blasenentleerung befriedigend. Restharnwerte von 150 bis 250 ml waren nicht selten. Bestand keine Tendenz zur Zunahme des Restharns, wurde keine operative Therapie eingeleitet.

Bei 23 Patienten, d. h. bei 10,5% aller spastischen Paresen kam es nach anfänglich ausreichender Miktion sekundär wieder zur Harnverhaltung, so daß sie erneut einer intermittierenden Katheterbehandlung zugeführt werden mußten. Der Grund dafür war eine allmählich zunehmende Erhöhung des endourethralen Widerstandes, dessen Ursachen verschieden waren, kurz aber in drei Punkten zusammengefaßt werden können:

1. Sklerosierung des inneren Blasenschließmuskels durch Infektion.
2. Spasmus des inneren Schließmuskels unbekannter Genese.
3. Beckenbodenspastik unter Einschluß des Musculus sphincter externus.

Eigene elektromyographische Untersuchungen an Querschnittsgelähmten mit spastischer Parese ergaben einen drei- bis zehnmal höheren Tonus der Beckenbodenmuskulatur und des Sphincter externus als beim jungen gesunden Menschen.

Bei allen 23 Patienten wurden gegenüber dem Ruhedruck reflektorisch bedingte Blasendrucksteigerungen cystometrisch nachgewiesen. Zur Erreichung einer ausgeglichenen Blasenbalance zwischen endovesicalem Druck und endourethralem Widerstand wurde in allen diesen Fällen eine Elektroresektion des Blasenhalses durchgeführt. 14mal genügte dafür eine zirkuläre Resektion des Musculus sphincter internus, neunmal wurde zusätzlich eine diskrete Einkerbung des äußeren Blasenschließmuskels links und rechts vom Colliculus seminalis durchgeführt und dadurch der gesteigerte endourethrale Widerstand beseitigt. In 21 Fällen stellte sich die spontane reflektorische Miktion wieder ein, so daß die Patienten vom Katheter unabhängig wurden. Eine Inkontinenz resultierte erstaunlicherweise trotz Einkerbung des äußeren Blasensphincters in sieben Fällen nicht. Bei zwei Tetraplegikern mit hochgradiger Rigidität der gesamten Beckenbodenmuskulatur war durch die zirkuläre Resektion des inneren Schließmuskels und die Einkerbung des äußeren Schließmuskels eine Miktion nicht zu erzielen. Erst durch eine radikalere Resektion des äußeren Schließmuskels wurden die Patienten restharnfrei, wobei allerdings eine Inkontinenz in Kauf genommen werden mußte. Dieser Zustand erscheint uns aber — nicht nur quoad vitam — besser zu sein als der vorherige, da die Patienten vom Katheter unabhängig wurden, zumal wegen der spastischen Parese der oberen Extremitäten ein Selbstkatheterismus nicht möglich war.

Abschließend möchte ich auf Grund eigener günstiger Erfahrungen dafür plädieren, daß bei oberen neurogenen Blasenentleerungsstörungen von der Resektion des inneren bzw. äußeren Blasensphincters öfter als bisher Gebrauch gemacht werden sollte. Man kann auf diese Weise oft eine ausgewogene Balance zwischen dem Detrusor und dem Blasenverschlußapparat erreichen und den Querschnittsgelähmten vom für ihn gefährlichen Katheterismus bewahren.

Priv.-Doz. Dr. J. Potempa

Aus der Urolog. Klinik der Universität München (Direktor: Prof. Dr. E. Schmiedt)

# Blasenhalsobstruktion nach transurethraler Resektion und Prostatektomie

E. Schmiedt, A. Hofstetter, F. Eisenberger und M. Garnisov

Neben den kongenitalen kindlichen, entzündlichen und neurogenen Blasenhalsobstruktionen werden wir Urologen immer wieder einmal mit jenen Kranken konfrontiert, die meist einige Monate nach geglückter transvesicaler, retropubischer oder transurethraler Prostatektomie zu uns kommen und wiederum über dysurische Beschwerden klagen. Fahndet man nach den Ursachen der neuerlichen Blasenentleerungsstörung, so findet man im Bereich des Blasenauslasses oder auch in der Pars membranacea, der Pars pendulans, im Fossa navicularis- bzw. Meatusbereich sowie oft auch gleichzeitig an mehreren dieser Prädilektionsstellen mehr oder weniger stark ausgeprägte Stenosen bzw. Strikturen — eine für den Arzt wie für den Kranken gleichermaßen enttäuschende Feststellung.

Mein Freund K. F. Albrecht und ich haben uns mit diesem Problem schon einmal Mitte der 50er Jahre beschäftigt. Wir stellten damals aus dem Weltschrifttum 8,3% Blasenhalsstenosen nach retropubischer Prostatektomie, 3,9% nach transvesicaler Prostatektomie und 1,4% nach transurethraler Resektion zusammen.

Angesichts unserer eigenen Ergebnisse bei transvesicalen Prostatektomien kamen wir seinerzeit zu der Auffassung, daß sich postoperative Blasenhalsstenosen bei ausgiebiger Keilexcision aus dem Trigonum und bei Verzicht auf einen Verschluß der Prostataloge weitgehend vermeiden lassen.

Unter dem Eindruck der bei dieser Methode vielfach erheblichen Operationstagsblutung hat Albrecht die offene Logenversorgung wieder verlassen und verschließt die Loge jetzt gemäß der Boshamerschen Methode mit nicht chromiertem viermal O-Catgut, wobei die Logennähte wenige Tage später spontan aufgehen. Aus dem gleichen Grunde bedienen wir uns zum temporären Logenverschluß seit Jahren einer fortlaufend zweimal O-Catgutnaht.

Um dem Problem der postoperativen Blasenhalsstenose weiter nachzugehen, haben wir das Krankengut an Prostataadenomen, die in den Jahren 1955 bis 1967 in der Urologischen Klinik der Universität München operativ behandelt wurden, zusammengestellt, wobei neben den Blasenhalsobstruktionen auch anderweitige postoperative Harnröhrenstrikturen mit berücksichtigt wurden.

Im genannten Zeitraum wurden ca. 1900 Prostataadenome einer operativen Behandlung unterzogen.

Hiervon konnten 1523 Fälle ausgewertet werden, die 895mal, dies sind 58,8% einer meist transvesicalen Prostatektomie, und in 628 Fällen, d. h. in 41,2%, einer transurethralen Resektion unterzogen wurden (Abb. 1).

Zum Zeitpunkt der Nachuntersuchung waren 30% dieser Kranken zwischenzeitlich verstorben, während 36% unbekannt verzogen waren oder auf unsere Aufforderung hin keine Antwort gaben.

So blieben schließlich noch ein Drittel der ursprünglichen Patientenzahl nämlich 513 Personen übrig, die nachuntersucht bzw. mittels Fragebogen interviewt werden konnten. Zur Nachuntersuchung erschienen 267 Kranke, d. h. 17,5%, und einen Fragebogen beantworteten 246 Personen (16,1%).

Von den nachuntersuchten 116 Prostatektomien wiesen zwei Kranke eine Blasenhalsstenose auf, wobei jedoch nur eine von Zeit zu Zeit bougiert werden mußte. Je eine Harnröhrenenge fand sich in der Pars membranacea und in der Pars pendulans, von denen die letztere hin und wieder gedehnt werden mußte.

| | | |
|---|---:|---|
| Operative Eingriffe bei Prostataadenomen 1955 bis 1967 ca. | 1900 | |
| Ausgewertete Fälle | 1523 | |
| davon Prostatektomien | 895 | (58,8%) |
| davon transurethrale Resektionen | 628 | (41,2%) |
| Nicht erreichbar oder zwischenzeitlich verstorben | 1010 | (66,4%) |
| Zur Nachuntersuchung erschienen | 267 | (17,5%) |
| Fragebögen beantworteten | 246 | (16,1%) |
| | 513 | (33,6%) |

Abb. 1. Operative Eingriffe bei Prostataadenomen 1955 bis 1967

Bei 116 Prostatektomierten war demnach zweimal eine von Zeit zu Zeit behandlungsbedürftige Harnröhrenstenose aufgetreten.

Unter den mittels Fragebogen erfaßten 122 Prostatektomierten fanden sich vier Harnröhrenstrikturen, wovon zwei bougiert werden mußten (Abb. 2).

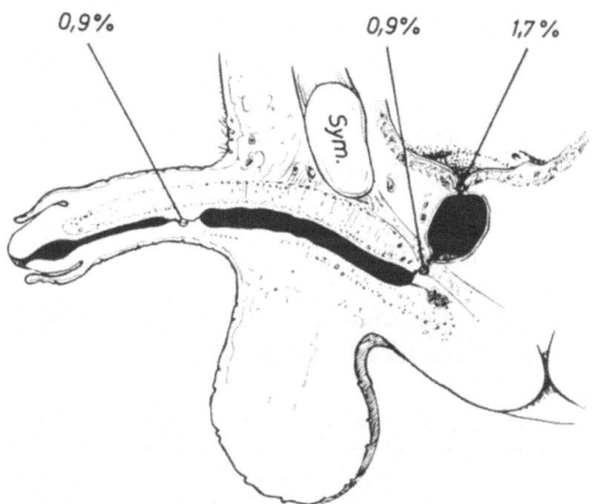


Abb. 2. Harnröhrenstrikturen nach Prostatektomien

Somit hatten sich bei 238 Prostatektomien vier, d. h. 1,7%, postoperativ Blasenhalsobstruktionen bzw. Harnröhrenstrikturen entwickelt, die von Zeit zu Zeit dilatiert werden mußten.

Die entsprechende Situation bei 151 nachuntersuchten transurethralen Resektionen ergab folgendes Bild:

In 17 (11,3%) Fällen fand sich hier eine postoperative Blasenhalsobstruktion. Insgesamt waren bei dieser Gruppe in 31 Fällen eine oder mehrere Harnröhrenengen nachweisbar, von denen 15, d. h. 10%, einer Bougierungsbehandlung unterzogen werden mußten (Abb. 3).

Reuter teilte letzthin bei seinen transurethralen Resektionen einen entsprechenden Prozentsatz von 7,8% mit, wobei ihm ein Harnröhrenlumen von 14 Charr. ausreichend erschien, während wir hier die Grenze bei mindestens 18 Charr. setzten.

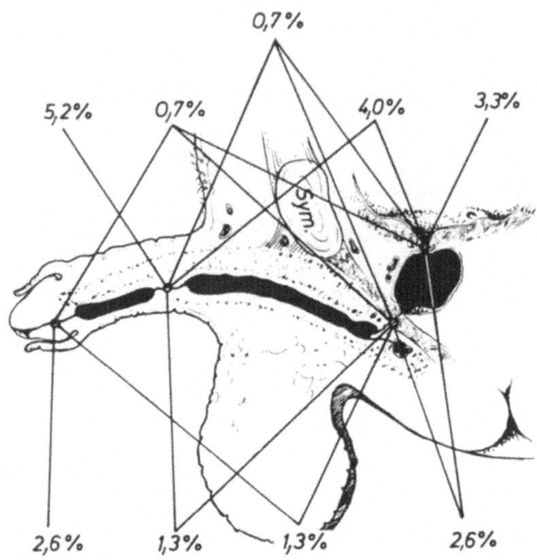


Abb. 3. Harnröhrenstrikturen nach transurethralen Resektionen (TUR)

Die mittels Fragebogen erfaßten Kranken gaben 29mal (23,4%) Harnröhrenengen nach Tur an, von denen 22 von Zeit zu Zeit gedehnt werden mußten.

Demnach waren bei insgesamt 275 transurethralen Resektionen postoperativ 60 Blasenhalsobstruktionen und Harnröhrenstrikturen entstanden, unter denen 37 (oder 13,5%) mehr oder weniger behandlungsbedürftig waren (Tabelle).

Tabelle

Häufigkeit von behandlungsbedürftigen postop. Blasenhalsstenosen und sonstige Harnröhrenstrikturen nach Prostatektomien (PE) und transurethralen Resektionen (TUR)

Nachuntersuchungen und beantwortete Fragebögen

| | Blasenhals-<br>stenosen | sonstige<br>Urethrastrikturen | |
|---|---|---|---|
| PE    238 (46,7%) | 1 | 3 | 1,7% |
| TUR 275 (53,3%) | 17 | 30 | 13,5% |

Dies besagt, daß Harnröhrenstrikturen und Blasenhalsobstruktionen nach transurethraler Resektion — jedenfalls bei unserem Krankengut — etwa zehnmal häufiger als bei Prostatektomien waren.

Bei keiner der nachuntersuchten Blasenhalsobstruktionen war ein vesicoureteraler Reflux nachweisbar. Die Frage, die sich angesichts dieser Ergebnisse erhebt, ist die: Was kann man tun, um postoperative Blasenhalsobstruktionen und Harnröhrenstrikturen so gut wie möglich zu vermeiden?

Wie schon angedeutet ist bei Prostatektomien eine möglichst „offene" Versorgung der Prostataloge anzustreben bzw. nur dünnes, nicht chromiertes Catgut zum Logenverschluß zu verwenden, damit die Logennaht möglichst bald wieder insuffizient wird.

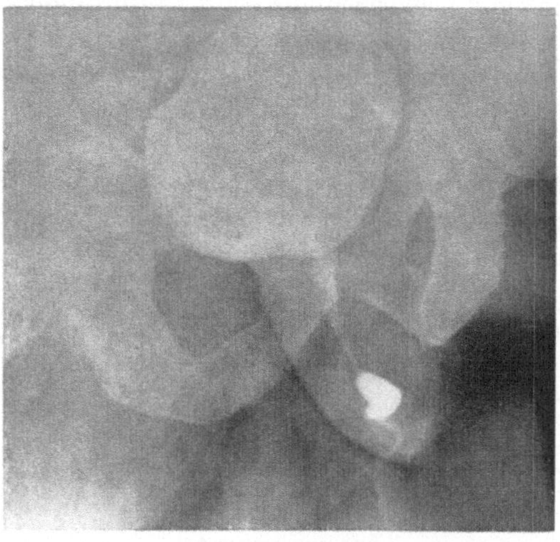


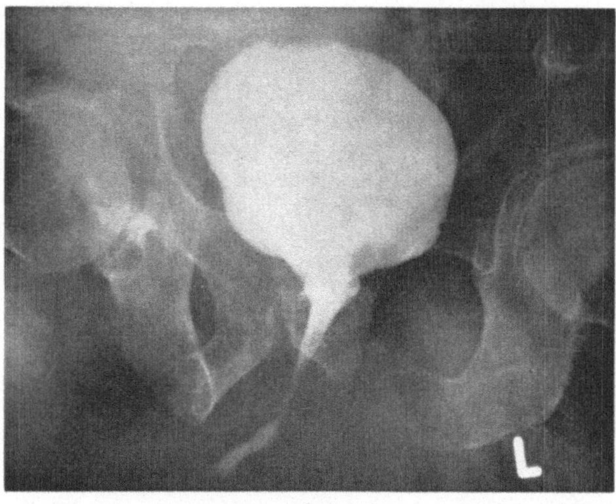


Abb. 4a u. b. Miktionscystourethrogramme vor a und nach b Y-V-Plastik wegen postoperativer Blasenhals-obstruktion nach mehrfacher erfolgloser TUR

Weiterhin sollte der aus Kunststoff oder weichem Latexgummi bestehende transurethrale Katheter nicht stärker als 22 Charr. sein und so kurz wie möglich belassen werden.

Die Ursachen für die relativ häufigen Harnröhrenstrikturen nach transurethraler Resektion liegen einmal in der mechanischen Läsion der Harnröhre durch den Resektoskopschaft sowie in der Traumatisierung der Prostatakapsel durch den elektrischen Strom. Weiterhin sind hier die postoperative Harninfektion und die katheterbedingte Fremdkörperurethritis von ursächlicher Bedeutung. — Um die genannten Harnröhrentraumata so gering wie möglich zu halten, sind wir mit Emmett der Meinung, daß die Harnröhre vor der TUR auf mindestens 30 Charr. aufgedehnt und gegebenenfalls einer Urethrotomia interna unterzogen werden sollte. Ein Mißverhältnis zwischen Resektoskopschaftgröße und Meatuslumen behebt man am besten durch eine prophylaktische Meatotomie, da Dilatationen hier meist eine Meatusstenose zur Folge haben.

Ist es nach einer transurethralen Resektion oder Prostatektomie zu einer Blasenhalsobstruktion gekommen, so wird diese zweckmäßigerweise zunächst transurethral reseziert. In den Fällen, in denen eine zweimalige TUR oder gelegentliche Bougierungen nicht zum Erfolg führen. ist die Erweiterung des Blasenhalses mittels der Youngschen Y-V-Plastik bei ausgiebiger Resektion des Trigonums die Methode der Wahl.

Als Beispiel hierfür darf ich Ihnen schließlich noch die prä- und postoperativen Miktionscystourethrogramme (Abb. 4a u. b) eines 51jährigen Kollegen zeigen, dessen postoperative Blasenhalsstenose mehrfach auswärts erfolglos transurethral reseziert wurde, und die erst durch eine Y-V-Plastik bleibend geheilt werden konnte.

### Zusammenfassung

Von 1523 Prostataadenomen, die einer Prostatektomie bzw. transurethralen Resektion unterzogen wurden, konnten etwa ein Drittel nachuntersucht bzw. mittels Fragebogen interviewt werden. Es zeigte sich, daß bei den Prostatektomien in 1,7 % postoperativ Blasenhalsobstruktionen bzw. Harnröhrenstrikturen aufgetreten waren, die von Zeit zu Zeit dilatiert werden mußten.

Bei 275 transurethralen Resektionen waren unter 60 postoperativ entstandenen Blasenhalsobstruktionen und Harnröhrenstrikturen 37 (oder 13,5%) mehr oder weniger behandlungsbedürftig. Nach transurethralen Resektionen kommen Blasenhalsobstruktionen, Harnröhrenstrikturen demnach etwa zehnmal häufiger als bei Prostatektomien vor.

Zur Vermeidung von postoperativen Blasenhalsobstruktionen empfiehlt sich bei Prostatektomien eine möglichst offene „Prostatalogenversorgung" sowie bei den transurethralen Resektionen eine weitgehende präoperative Aufdehnung der Harnröhre sowie gegebenenfalls eine Urethrotomia interna bzw. eine prophylaktische Meatotomie. Führt bei postoperativen Blasenhalsobstruktionen eine zweimalige TUR nicht zum Ziel, so ist die Y-V-Plastik des Blasenhalses mit ausgiebiger Resektion des Trigonums die Behandlungsmethode der Wahl.

Prof. Dr. E. Schmiedt, Urolog. Klinik d. Universität,
8 München 15, Thalkirchner Straße 48

Aus der Urolog. Abteilung (Priv.-Doz. Dr. H. Frohmüller)
der Chirurg. Univ.-Klinik und -Poliklinik Würzburg (Direktor: Prof. Dr. W. Wachsmuth)

# Sarcoma botryoides als Ursache einer Blasenhalsobstruktion

H. Frohmüller

Bei einer Störung der Harnentleerung ist nicht nur beim Erwachsenen, sondern auch im Säuglings- und Kindesalter stets das Vorliegen eines Blasentumors in die differentialdiagnostischen Erwägungen einzubeziehen. Der häufigste primäre maligne Tumor in diesem Lebensalter ist das sog. Sarcoma botryoides, dessen Name sich vom griechischen $\acute{o} \, \beta \acute{o} \tau \varrho v s$ = die Traube (botryoides = traubenähnlich) ableitet und damit auf seine charakteristische Form hinweist. Bisher wurden im Weltschrifttum weniger als 100 solcher Fälle publiziert. Histologisch handelt es sich hierbei nicht um eine einheitliche Tumorform, sondern um Mischtumoren unterschiedlicher Malignitätsgrade. Diese Verschiedenartigkeit erklärt auch die Vielzahl der Synonyma, von denen die gebräuchlichsten Rhabdomyosarkom, polypoides Rhabdomyosarkom, Myxosarkom, Myxofibrosarkom, „mixed mesodermal tumor" und „benigne multiple Polypen" sind.

Wir hatten vor einiger Zeit Gelegenheit, bei einem 3jährigen Jungen ein solches Sarcoma botryoides zu beobachten. Anamnestisch wurden seit 3 bis 4 Mo-

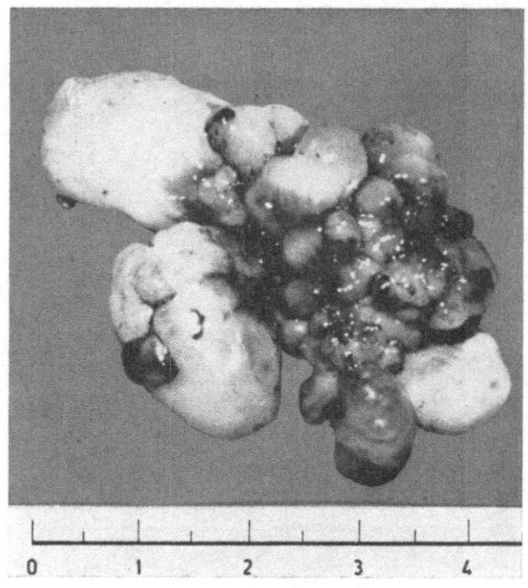

Abb. 1. In toto excidiertes Sarcoma botryoides

naten vor der ersten stationären Einweisung zunehmende Schmerzen bei der Miktion angegeben, und schließlich war es zum kompletten Harnverhalt gekommen, der das Einlegen eines Dauerkatheters erforderlich machte. Bei der klinischen Untersuchung tastete man oberhalb der Symphyse einen etwa mandarinengroßen, derben, gut beweglichen, nicht druckschmerzhaften Tumor. Cystoskopisch war ein knotiges Gebilde zu erkennen, das von der linken Seite des Blasenhalses ausgehend den Blasenauslaß verlegte. Das Ausscheidungsurogramm zeigte bei unauffälligen oberen Harnwegen unregelmäßige Füllungsdefekte im Bereich der Blase. Bei der Sectio alta fand sich dann ein traubenartiger Tumor, der mit einem dünnen Stiel von der linken Seite des Blasenhalses ausgehend in das Blasenlumen flottierte und so beim Miktionsvorgang als Ventilverschluß wirkte. Dieser Tumor wurde in toto excidiert (Abb. 1). Die histologische Diagnose lautete: „gutartiger, polypöser mesenchymaler Mischtumor der Harnblase". Unter dem Epithel war ein buntes Zellbild mit aufgelockertem Bindegewebe, einzelnen Muskelfasern und myxematösen Partien zu erkennen. Es fiel eine deutliche Kernunruhe auf.

9*

Bereits 3 Monate post operationem traten bei dem Jungen erneut Beschwerden bei der Miktion auf und es kam schließlich wieder zu einem akuten Harnverhalt. Cystoskopisch fand sich auch dieses Mal ein vom Blasenhals links ausgehender knotiger Tumor. Die Beckenangiographie ergab keinen wesentlichen pathologischen Befund. Wir führten daraufhin die totale Cystektomie mit beidseitiger Ureterosigmoidostomie nach der Methode von Goodwin durch. Das aufgeschnittene Operationspräparat (Abb. 2) zeigte deutlich den traubenartigen, vom Blasenhals links ausgehenden Tumor. Histologisch fand sich auch dieses Mal ein mesenchymaler Mischtumor ohne faßbare Anhaltspunkte für eine maligne Entartung. Bei der letzten Kontrolluntersuchung, etwa $1/2$ Jahr nach der Cystektomie, war der

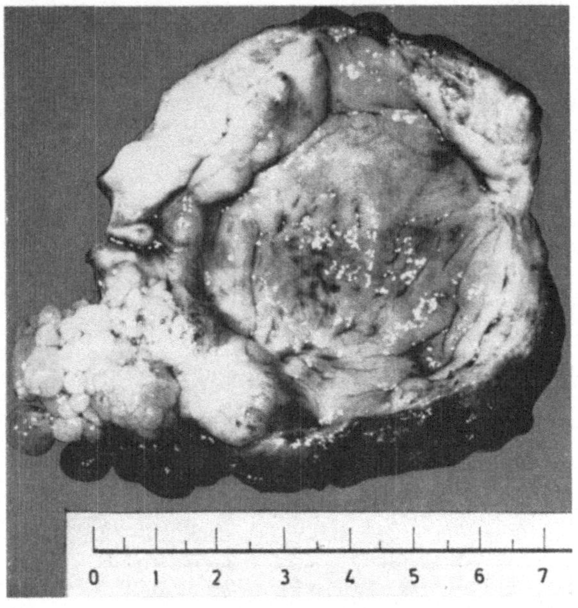

Abb. 2. Operationspräparat der exstirpierten Blase. Am linken Bildrand ist deutlich der Blasenausgang mit dem Colliculus seminalis zu erkennen. Unterhalb des Colliculus, also von der linken Seite des Blasenhalses ausgehend, tritt das an seinem verhältnismäßig schmalen Stiel nach außen umgeschlagene traubenartige Gebilde des Sarcoma botryoides-Rezidivs in Erscheinung

Junge beschwerdefrei und das Ausscheidungsurogramm (Abb. 3) zeigte ein zartes Nierenkelchsystem bds. mit glattem Abfluß des Kontrastmittels in das Sigma.

Wie aus der Literatur ersichtlich ist, handelt es sich beim Sarcoma botryoides klinisch durchaus um einen bösartigen Tumor, auch wenn dies auf Grund des histologischen Bildes nicht der Fall zu sein scheint. Die Indikation zur Cystektomie war daher auch im vorliegenden Fall zweifellos gegeben. Sowohl Nagel als auch Thompson u. Coppridge weisen mit Nachdruck darauf hin, daß beim Sarcoma botryoides eine im Vergleich zum Carcinom großzügigere Operationsindikation zu stellen sei und daß sich als Standardbehandlung die primäre totale Cystektomie einbürgern sollte. Die Erfolgsaussichten einer Röntgentherapie werden im allgemeinen als ungünstig bezeichnet, da dieser Tumor als weitgehend radioresistent und auch unter günstigen Bedingungen keinesfalls als radiokurabel angesehen wird.

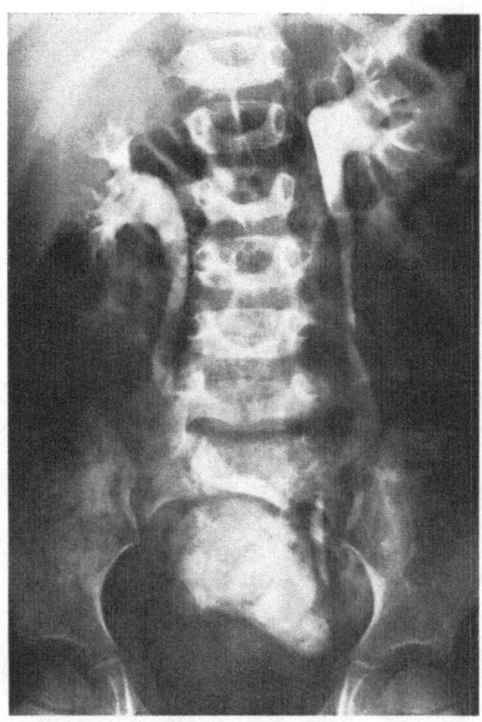

Abb. 3. Ausscheidungsurogramm, $^1/_2$ Jahr nach totaler Cystektomie und bds. Ureterosigmoidostomie

## Zusammenfassung

Bei einer Störung der Harnentleerung ist nicht nur beim Erwachsenen, sondern auch im Säuglings- und Kindesalter stets das Vorliegen eines Blasentumors in Betracht zu ziehen. Der häufigste primäre maligne Tumor der Blase in diesem Lebensalter ist das Sarcoma botryoides.

Es wird über einen Fall von Sarcoma botryoides bei einem 3jährigen Jungen berichtet, bei dem es durch den vom Blasenhals ausgehenden Tumor zu einer Obstruktion und schließlich zum kompletten Harnverhalt gekommen war. 3 Monate nach Excision des Tumors trat ein ausgedehntes lokales Rezidiv auf. Es wurde daraufhin die totale Cystektomie mit bilateraler Ureterosigmoidostomie nach GOODWIN durchgeführt.

### Literatur

BHANSALI, S. K.: Sarcoma botryoides of the bladder in infancy and childhood. J. Urol. (Baltimore) 87 (6), 871—875 (1962). — JOSHI, D. R., WESSELY, Z., SEERY, W. H., and NEIER, C. R.: Rhabdomyosarcoma of the bladder in an adult: case report and review of the literature. J. Urol. (Baltimore) 96 (2), 214—217 (1966). — KAFKA, V., KROLUPPER, M., and PALECEK, L.: Rhabdomyosarcoma of the bladder in childhood: report of a successfully treated case. J. Urol. (Baltimore) 96 (2), 210—213 (1966). — LEGIER, J. F.: Botryoid sarcoma and rhabdomyosarcoma of the bladder. Review of the literature and report of 3 cases. J. Urol. (Baltimore) 86 (5), 583—590 (1961). — NAGEL, R.: Sarkom der Harnblase. Z. Urol. 55 (6), 313—329 (1962). — NAKAO, K., u. OKAMOTO, E.: Sarcoma botryoides der Harnblase. Münch. med. Wschr. 109 (44), 2306—2309 (1967). — THOMPSON, I. M., and COPPRIDGE, A. J.: The management of bladder tumors in children: a study of sarcoma botryoides. J. Urol. (Baltimore) 82 (5), 590—595 (1959).

Priv.-Doz. Dr. H. FROHMÜLLER, Chirurg. Univ.-Klinik
Urol. Abteilung, 87 Würzburg, Luitpoldkrankenhaus

Aus der Urolog. Abtlg. (Leiter: Doz. Dr. A. Gaca) Chir. Univ.-Klinik Freiburg i. Br.
(Direktor: Prof. Dr. Schwaiger)

# Die transurethrale Resektion
# bei der kindlichen Blasenhalsstenose

A. Gaca

Für die angeborenen und im Kleinkindesalter sekundär erworbenen stenosierenden Prozesse am Blasenhals (Urethralklappen, Segel, Marionsche Fibroelastose, sklerosierende Sphincter internus-Veränderungen, Barrierenbildungen,

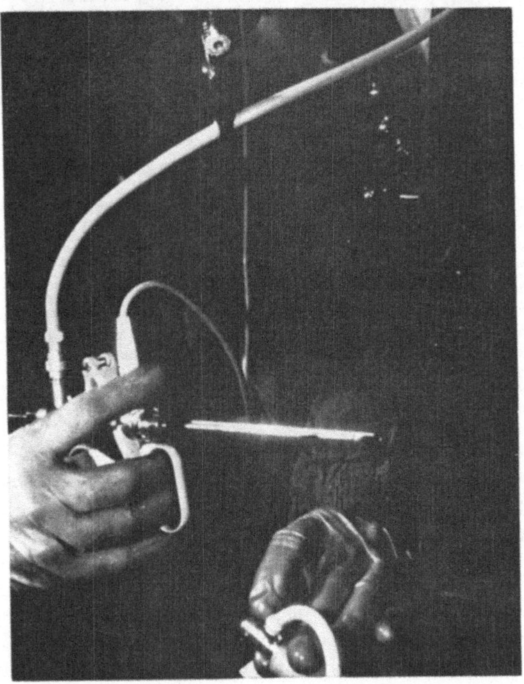

Abb. 1

u. a.) bietet sich neben der operativen Korrektur des Blasenausganges auch die transurethrale Resektion als zweites Behandlungsverfahren an.

Die instrumentelle Dehnungs- oder Bougierungsbehandlung via Harnröhre sollte zugunsten modernerer und wirksamerer Therapiemethoden aufgegeben werden, da es oft zu Rezidiven kommt.

Die Indikation, ob der Eingriff suprapubisch transvesical bzw. retropubisch oder transurethral vorgenommen wird, ist nicht nur von der Art der Blasenhalsobstruktion (bladder neck obstruction), sondern — in nicht geringem Maße — auch von der persönlichen Einstellung des Operateurs abhängig.

Moderne Resektoskopkonstruktionen (Abb. 1) mit nur 12,5 Ch Schaftdurchmesser und hervorragenden Optiken erlauben heute transurethrale Operationen am Blasenhals auch beim Säugling (Abb. 2), wobei — wenn nötig und gewünscht — die morphologischen Veränderungen am Blasenhals im Farbbild (Abb. 3) festgehalten werden können.

Ich darf Ihnen im Farbfilm eine Blasenhalsresektion bei einem Kind mit einem infravesicalen Abflußhindernis zeigen. Die endourethralen Aufnahmen entstanden durch eine Stablinsenoptik (Hopkins-System) von nur 1,8 mm Durchmesser.

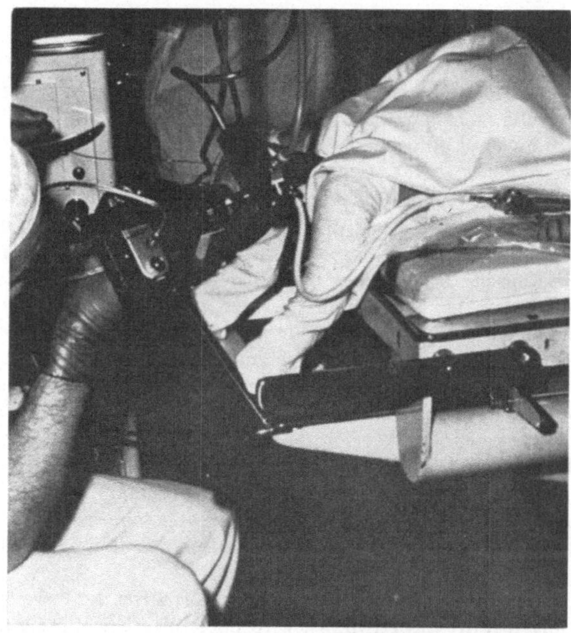

Abb. 2

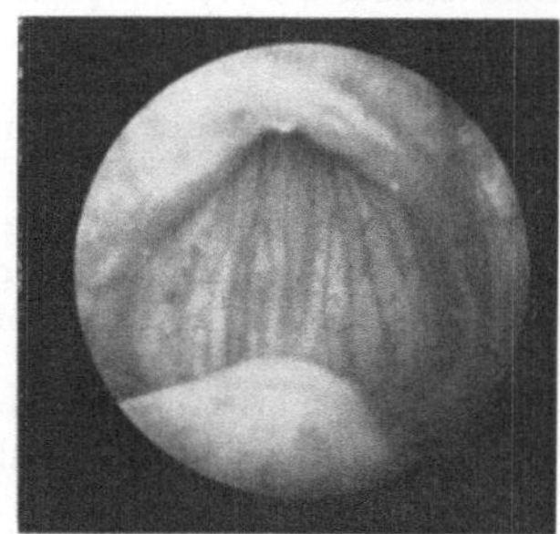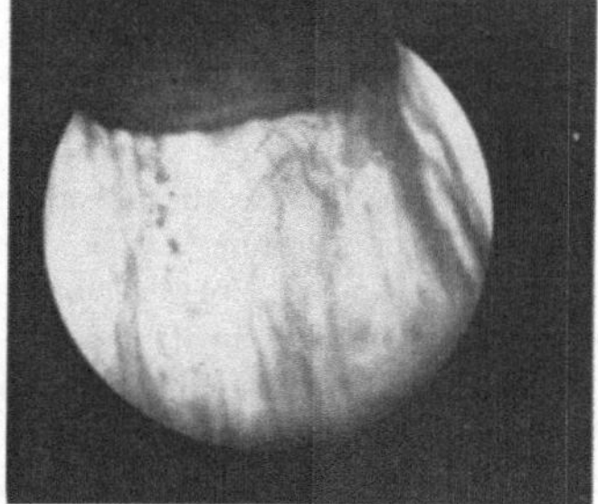

Abb. 3

Der Junge wurde jahrelang wegen andauernden Einnässens psychotherapeutisch und medikamentös erfolglos behandelt. Die Ursache dieser Pseudo-Enuresis war eine Blasenhalsobstruktion mit Überlaufblase, Harnretention, vesico-ureteralen Reflux und Pyurie. Im Zustand der chronischen Urämie mit drohendem Nierenversagen wurde zunächst über mehrere Monate zur Harnableitung ein suprapubischer Blasenfistelkatheter gelegt. Nach Kompensation der Nierenfunktion und Beherrschung des Harnwegsinfektes erfolgte dann die transurethrale Elektroresektion des Hindernisses am Blasenausgang (Film-Projektion).

Doz. Dr. A. Gaca, Chirurg. Univ.-Klinik,
Urolog. Abtlg., 78 Freiburg i. Br., Hugstetterstraße 55

Aus der Urologischen Klinik der Medizinischen Fakultät der Rheinisch-Westfälischen
Technischen Hochschule Aachen (Vorstand: Prof. Dr. W. Lutzeyer)

# Entleerungsstörung der kindlichen Harnblase
# bei Hypertonie des Sphincter externus

S. Lymberopoulos

### Aufgeforderter Diskussionsvortrag

Erlauben Sie mir, einen Fall zur Diskussion zu stellen, bei dem die Ursache der schweren Blasenentleerungsstörung nicht ein anatomisches Hindernis, sondern lediglich eine spastische Überfunktion des Sphincter externus bei inkomplettem Bogenschluß des ersten sacralen Wirbelkörpers war.

Es handelte sich um einen normal entwickelten 13jährigen Jungen, bei dem seit seinem 8. Lebensjahr eine Enuresis nocturna et diurna mit Ischuria paradoxa und Restharnmengen zwischen 3 und 500 ml bestand. Neurologische Ausfälle konnten nicht festgestellt werden.

Cystourethroskopisch: Balkenblase mit einzelnen Pseudodivertikeleingängen, hypertrophischer Colliculus seminalis, keine Sphinctersklerose, keine Klappenbildungen.

Im Ausscheidungsurogramm beginnende Megalureteren beiderseits und geringgradige Harnstauungsnieren. Unvollkommener Bogenschluß bei S 1.

Im Miktionscystourethrogramm kein vesicoureteraler Reflux. Die dargestellte Megacyste hat die im anglo-amerikanischen Schrifttum als „Christmas tree" bezeichnete typische Form. Der Blasenhals ist bis zum Bereich des Sphincter externus trichterförmig erweitert. Der hypertrophische Colliculus seminalis ist gut zu erkennen.

Unter der Annahme einer „wide bladder neck anomaly" bei Spina bifida occulta sacralis wurde eine Blasen- und Sphinctertonometrie angeschlossen. Es fand sich bei normalem Basistonus der Blase eine spastische Überfunktion des Sphincter externus mit Werten von 90 mm Hg.

Während jeglicher Versuch einer plastischen Korrektur des erweiterten Blasenhalses zu schweren Mißerfolgen führt (McFadden), wird neben der Beseitigung des oft mitvorhandenen Harnwegsinfektes die ein- oder beidseitige Durchtrennung des Nervus pudendus empfohlen (Smart). Solche Eingriffe sind jedoch nicht selten mit einer anschließenden Impotentia coeundi verbunden.

Wir führten deshalb eine probatorische doppelseitige Pudendusblockade mit jeweils 5 ml Procain-Hydrochlorid, bekannt als Depot-Impletol, durch.

Der prompt einsetzende therapeutische Erfolg war hervorragend. Abnehmende Restharnmengen, bereits nach einer Woche Restharnfreiheit. Die anschließende Sphinctertonometrie zeigt eine vollständige Normalisierung des Sphinctertonus. Auch jetzt nach einem Jahr ist das Kind restharnfrei und kontinent.

Durch diesen Fall wollte ich auf die oft vorhandene funktionelle Störung des Sphincter externus hinweisen, die neben den typischen röntgenologischen Zeichen durch die Blasen- und Sphinctertonometrie diagnostiziert werden kann.

Das Syndrom des „breiten Blasenhalses" kommt nicht, wie bisher angenommen, nur bei Mädchen vor (Fisher u. Forsyte; Williams; Zapp), sondern betrifft beide Geschlechter. Unter dem Ausschluß eines Abflußhindernisses am Blasenhals und an der hinteren Harnröhre muß differentialdiagnostisch auch bei fehlenden neurologischen Zeichen an eine Hyperfunktion des Sphincter externus gedacht werden.

Dr. S. Lymberopoulos, Urolog. Klinik der Med. Fakultät der Rhein-Westfälischen T. H.,
51 Aachen, Goethestraße 27—29

# III. Hauptthema
## Cytostatika in der Urologie

## Zur Wirkungsweise von Cytostatika

Diether Neubert

### Referat

Es erscheint vermessen, den Versuch zu machen, in einem so kurzen Referat die Wirkungsweise von Cytostatika abzuhandeln. Ich möchte mich dieser Aufgabe daher auf eine etwas unkonventionelle Weise entledigen. Es soll versucht werden, eine Reihe von Fragen, die Sie sich wahrscheinlich selber bereits vorgelegt haben, zu beantworten, soweit das bei unserem heutigen Wissensstande möglich ist.

Folgende Fragen werden diskutiert:

1. Was sind Cytostatika?

2. Wie wirken Cytostatika?

3. Welche Gewebe sind gegenüber Cytostatika besonders empfindlich?

4. Worauf könnte die bevorzugte Wirkung cytostatischer Verbindungen beruhen?

5. Bei welchen Indikationen können Cytostatika angewandt werden?

6. Wie groß sind die Unterschiede in der Empfindlichkeit verschiedener Gewebe gegenüber Cytostatika?

*Frage 1: Was sind Cytostatika?*

Bei cytostatisch wirksamen Verbindungen handelt es sich um eine heterogene Gruppe chemisch völlig verschiedenartiger Substanzen, die in der Lage sind, das Wachstum stark proliferierender Gewebe zu hemmen. Bei den proliferierenden Geweben denken wir in diesem Zusammenhang besonders an Tumorgewebe. In Analogie zu dem von Ehrlich geprägten Begriff der Chemotherapie könnte man fordern, daß im Idealfalle nur Tumorzellen beeinflußt werden, während alle übrigen Zellen des Organismus in ihrer Funktion nicht nennenswert beeinträchtigt sind. Es soll gleich an dieser Stelle gesagt werden, daß dieser Idealfall zwar in der Chemotherapie von Infektionskrankheiten heute bei einigen Substanzen weitgehend erfüllt ist, daß wir bei allen bis heute entwickelten Cytostatika aber noch sehr weit von diesem Ziele entfernt sind. „Cytostatika" ist demnach also ein pharmakologisch-therapeutischer Begriff und keine Bezeichnung für eine chemisch einheitliche Stoffgruppe.

Für die Diskussion ist es zweckmäßig, die Cytostatika in verschiedene Gruppen einzuteilen. Der Versuch einer solchen Einteilung ist in Tab. 1 wiedergegeben. Als Beispiele sind in den einzelnen Gruppen vor allem solche Verbindungen aufgeführt, die therapeutisch in ihrem Fachgebiet benutzt worden sind — ob mit Erfolg, wird uns Herr Kollwitz in seinem Referat mitteilen.

Tabelle 1

1. DNA-komplexierende Pharmaka,
   z. B. *Actinomycin D*
2. Alkylierende Substanzen,
   z. B. *Cyclophosphamid, Mitomycin*
3. Antimetaboliten
   a) Purinantagonisten,
      z. B. *6-Mercaptopurin, Azathioprin*
   b) Pyrimidinantagonisten,
      z. B. *5-Fluorouracil*
   c) Folsäureantagonisten, z. B. *Aminopterin*
4. Mitosehemmstoffe, z. B. *Vincristin*
5. Weitere Substanzen mit cytostatischer
   Wirkung, z. B. *Natulan, L-Asparaginase*

*Frage 2: Wie wirken Cytostatika?*

Nach der von uns gegebenen Definition ist bereits klar, daß 1. nicht alle Cytostatika die gleiche Wirkungsweise haben können, und daß 2. Unterschiede im Stoffwechsel der einzelnen Zellen bestehen müssen, damit eine spezifische Wirkung von Cytostatika auf nur einige Zellarten möglich wird.

Der Zellstoffwechsel muß also im Mittelpunkt der Betrachtungsweise stehen. Hier liegt bereits das Hauptproblem, dem die Grundlagenforschung auf dem Gebiet der Onkologie gegenübersteht: Wir kennen bis heute keinen für die Zelle lebenswichtigen Stoffwechselweg, der *nur* bei Tumorzellen vorkommt. Selbst bei der von Warburg gefundenen und an der Mehrzahl von Tumorzellen bestätigten Steigerung der aeroben Glykolyse handelt es sich nur um ein quantitatives Phänomen. Denn auch alle normalen Körperzellen besitzen und benötigen den Stoffwechselweg der Glykolyse in mehr oder minder großem Umfange. Es ist deshalb bisher auch nicht gelungen, die Fähigkeit von Tumorzellen zur Durchführung einer besonders ausgeprägten Glykolyse therapeutisch — z. B. durch Anwendung von Hemmstoffen — auszunutzen.

In jüngster Zeit wurde festgestellt, daß einige Tumoren — offenbar im Gegensatz zu den meisten normalen Zellen — Asparaginsäure zu ihrem Wachstum benötigen. Die ursprüngliche Annahme, daß sich diese Abhängigkeit des Wachstums vom Vorhandensein von Asparagin spezifisch nur bei Tumorzellen findet, ist wahrscheinlich zu optimistisch, da sich inzwischen herausgestellt hat, daß auch embryonales Gewebe und Antikörper-bildende Zellen durch einen Asparaginmangel geschädigt werden können. Darüber hinaus steht heute bereits fest, daß nur eine Auswahl von Tumorzellen eine solche Abhängigkeit von Asparagin zeigt. Eine Therapie mit L-Asparaginase könnte bei diesen empfindlichen Tumorzellen zu einer gewissen selektiven Beeinflussung führen. Weitere experimentelle und klinische Untersuchungen zu dieser Frage erscheinen notwendig. Eine Fermenttherapie mit L-Asparaginase entspricht demnach in den entscheidenden Punkten prinzipiell der Chemotherapie mit anderen Cytostatika.

Jedes proliferierende Gewebe benötigt bei der relativ hohen Zellteilungsrate einen, verglichen mit anderen Geweben, hohen Umsatz von Nucleinsäuren, Nucleinsäurevorstufen und Proteinen. Praktisch alle der heute bekannten Cytostatika greifen daher entweder in Nucleinsäure- oder Proteinsynthesevorgänge ein oder direkt in die Mitose. Für das Verständnis der Wirkungsweise der heute benutzten Cytostatika ist es daher unerläßlich, sich noch einmal einige Grundzüge des Nucleinsäure- und Proteinstoffwechsels in der Zelle vor Augen zu führen. Im Gegensatz zu der Glykolyse, die ausschließlich von löslichen Enzymen katalysiert

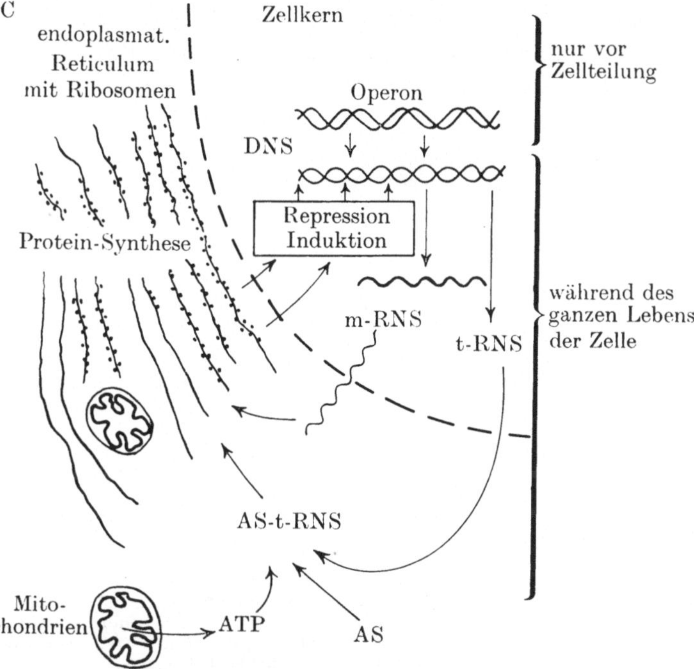


Abb. 1. Schema einer Zelle. Lokalisation der enzymatischen Reaktionen, die zur Bildung von Nucleinsäuren und zur Synthese spezifischer Proteine führen

werden kann, sind die Vorgänge der Nucleinsäure- und Proteinsynthese beim Warmblüter an definierte Zellstrukturen gebunden.

Die Nucleinsäuresynthese läuft im Zellkern ab — und in einem geringen Maße auch in den Mitochondrien — während die Knüpfung der Peptidketten nach der Matrize der m-RNA vor allem an den Ribosomen des endoplasmatischen Reticulums erfolgt und daneben auch noch im Zellkern und in den Mitochondrien beobachtet werden kann (s. Abb. 1).

Die Abb. 2 zeigt schematisch, wie wir uns diese Vorgänge nach den Ergebnissen von Untersuchungen der letzten Jahrzehnte vorstellen müssen:

Eine Schlüsselstellung bei diesen Vorgängen nimmt die Deoxyribonucleinsäure, DNA, ein, in der die genetische Information fixiert ist und die im Zellstoffwechsel zwei Hauptaufgaben zu erfüllen hat: Einmal stellt sie die Matrize bei der Replikation neuer DNA dar. Dieser Vorgang ist für die Zellteilung von entscheidender Bedeutung, da bei der Mitose je ein vollständiger Satz des genetischen

Materials auf die Tochterzellen übertragen werden muß. Eine Störung dieser DNA-Replikation führt daher dazu, daß entweder keine Mitose stattfinden kann oder daß eine oder beide Tochterzellen mit einer falschen genetischen Information versorgt werden. Da die DNA-Replikation nur vor jeder Mitose in der S-Phase stattfindet, ist die Neubildung von DNA in Geweben mit einer hohen Zellteilungsrate selbstverständlich besonders ausgeprägt.

Ihre zweite Funktion erfüllt die DNA in allen Zellen kontinuierlich, unabhängig davon, ob sich die Zelle in schneller Reihenfolge teilt oder nicht. Die zweite Aufgabe ist dadurch gegeben, daß in den DNA-Strängen die Information zur Synthese sämtlicher Proteine vorhanden ist, die in einer Zelle vorkommen. Die Synthese der Aminosäuresequenz eines spezifischen Proteins erfolgt daher nach dem in der DNA festgelegten Code unter Zwischenschaltung einer spiegel-

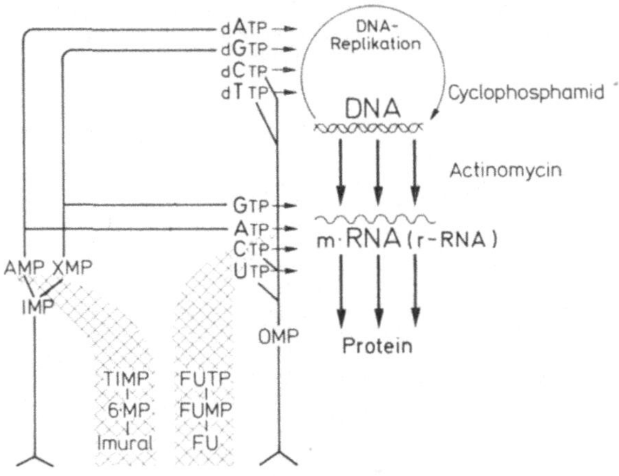


Abb. 2. Schematische Darstellung der Synthese von Nucleinsäuren und Proteinen und der Angriffspunkte einiger cytostatischer Substanzen. Imural bzw. 6-Mercaptopurin wirken als Hemmstoffe von Reaktionen, die zur Bildung von Nucleinsäurevorstufen führen. 5-Fluorouracil kann an Stelle von UMP in Nucleinsäuren eingebaut werden, so daß „falsche" RNA-Matrizen gebildet werden

bildlichen Kopie, der m-RNA. Hat ein Gewebe einen hohen Bedarf an neugebildeten Proteinen, so muß eine rege Bildung von Ribonucleinsäuren und eine ausgeprägte Proteinsyntheserate stattfinden.

Für biochemische Untersuchungen können heute Zellfraktionen aus praktisch allen Säugetiergeweben in einem sehr hohen Reinheitsgrad isoliert werden, auch aus menschlichen Tumoren, so daß die Wirkungsweise von Pharmaka verfolgt werden kann. Abb. 3 zeigt als Beispiel isolierte Zellkerne.

Eine Reihe von Cytostatika greift nun in diese DNA-, RNA- oder Proteinsynthesevorgänge ein. Die Abb. 2 gibt eine Zusammenstellung der Angriffspunkte einiger heute verwandter Cytostatika wieder (ausführliche Diskussion s. [1]). Die Funktion der DNA kann z. B. durch Anheftung von DNA-komplexierenden Substanzen beeinträchtigt werden. Als typisches Beispiel kann hier das Actinomycin erwähnt werden. Aber auch die Wirkungsweise von alkylierenden Verbindungen wird heute — mindestens von einigen Untersuchern — auf eine Alkylierung der DNA zurückgeführt. Die am meisten therapeutisch benutzte alkylierende Verbindung ist das Cyclophosphamid (Endoxan).

Die meisten der heute benutzten Antimetaboliten greifen in die Synthese von Nucleinsäure*vorstufen* ein. So kann die Synthese von Purinen oder Pyrimidinen durch einige Antimetaboliten, wie Folsäureantagonisten oder Purin- und Pyrimidin-Antagonisten, gehemmt werden. Eine andere Möglichkeit, den Nucleinsäurestoffwechsel zu beeinträchtigen, besteht darin, daß bestimmte Antimetaboliten

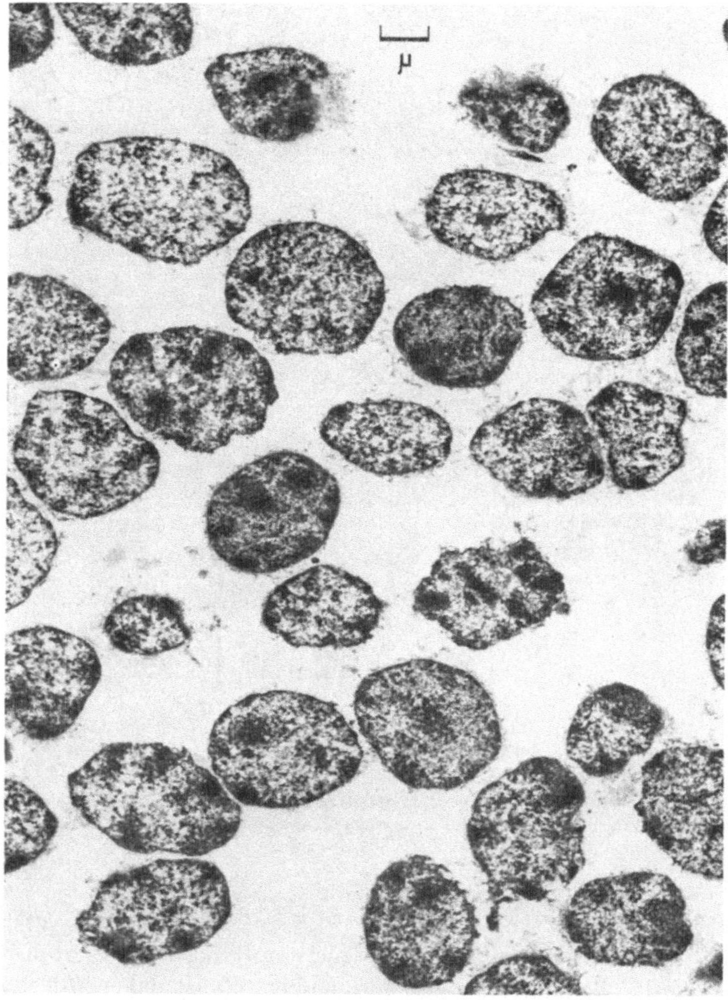

Abb. 3. Isolierte Zellkerne. Die Zellpartikel sind elektronenmikroskopisch gut erhalten und kaum mit anderen Zellbestandteilen verunreinigt. Vergr. 7000:1

an Stelle normaler Vorstufen in Nucleinsäuren eingebaut werden und damit zur Bildung abnormer und nicht funktionsfähiger Nucleinsäuren führen können. Die Abb. 4 zeigt diese beiden Möglichkeiten am Beispiel des 5-Fluorouracils und des 6-Azauracils. 6-Mercaptopurin ist ein typischer Vertreter der Purin-Antagonisten. Die Angriffspunkte dieses Antimetaboliten sind in der Abb. 5 dargestellt. Eine ausführliche Diskussion des Antimetabolitenprinzips wurde an anderer Stelle gegeben [2].

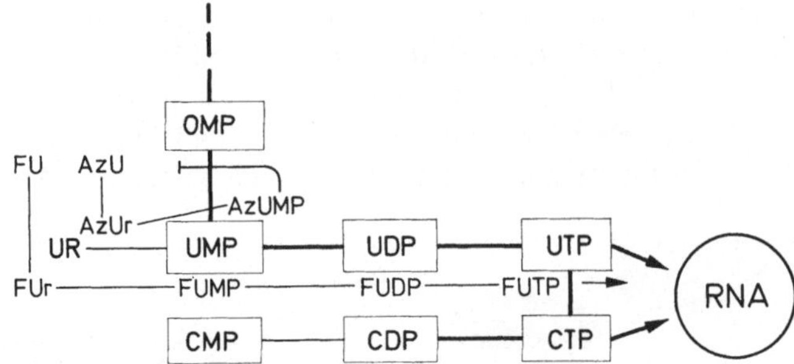


Abb. 4. Zwei Beispiele des Wirkungsmechanismus von Pyrimidinantagonisten. Antimetaboliten dieses Typs wirken entweder als Hemmstoffe, oder sie werden an Stelle der physiologischen Vorstufen in Nucleinsäuren eingebaut

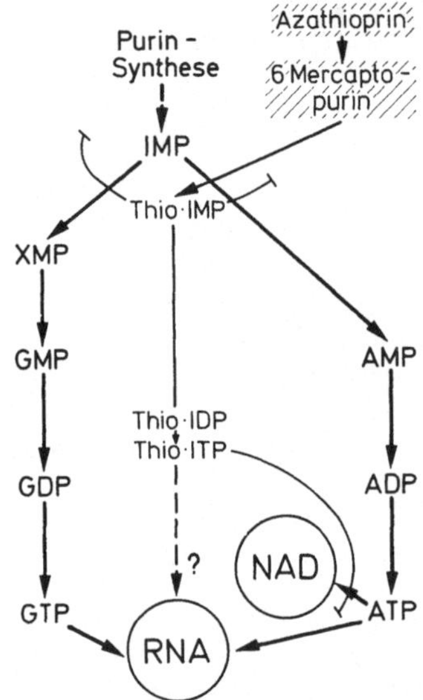


Abb. 5. Angriffspunkte der wirksamen Stoffwechselprodukte von Azathioprin und 6-Mercaptopurin. Beide Substanzen werden im Organismus zu Produkten umgesetzt, die den Stoffwechsel an mehreren Stellen beeinflussen können

**Frage 3:** *Welche Gewebe sind gegenüber Cytostatika besonders empfindlich?*

Wie bereits ausgeführt, greifen die meisten Cytostatika in Stoffwechselvorgänge ein, die in allen Körperzellen vorkommen. Es ist daher zu erwarten, daß prinzipiell von den heute bekannten Cytostatika an sämtlichen Körperzellen Funktionsstörungen hervorgerufen werden können. Deshalb sind nur quantitative Unterschiede zu erwarten, d. h. einige Zellen und Gewebe zeigen bei der Anwendung bestimmter Dosen bereits schwerwiegende Ausfälle, wenn andere Zellen in ihrer Funktion nur wenig beeinflußt sind. Natürlich spielen hierbei auch Faktoren, wie eine ungleichmäßige Verteilung innerhalb des Organismus oder eine Anreicherung in bestimmten Geweben, aber auch ein verschiedener Stoffwechsel der Pharmaka in den einzelnen Geweben eine sehr große Rolle.

Tab. 2 zeigt, welche Warmblütergewebe erfahrungsgemäß gegenüber Cytostatika besonders empfindlich reagieren. Dies ist in allererster Linie embryonales Gewebe, aber auch bestimmte Schleimhautepithelien, blutbildende Organe, antikörperbildende Zellen und auch manche Tumorgewebe.

Man sollte immer wieder betonen, daß Tumorzellen innerhalb eines Warmblüterorganismus sicher nicht zu den am schnellsten wachsenden Geweben gehören. In Tab. 3 ist dies für einige Warmblütergewebe sehr vereinfacht zusammengestellt. Man wird diese Daten sinngemäß wohl auch auf den Menschen übertragen dürfen, bei dem solche Werte experimentell nur schwer zu ermitteln sind. Beim Betrachten einer solchen Zusammenstellung wird klar, daß die Zell-

Tabelle 2. *Gewebe, die gegenüber Cytostatika*
*besonders empfindlich sind*

1. Embryonales Gewebe
2. Schleimhaut (Magen-Darmtrakt, Blase)
3. Blutbildendes Gewebe
   (einschl. Antikörper-bildende Zellen)
4. Keimgewebe
5. Tumorzellen

Tabelle 3. *Zeit, in der sich im Mittel die Zellen*
*eines Gewebes einmal geteilt haben (t $^1/_2$ [a])*
*( Rattengewebe )*

|  | t $^1/_2$ (Tage) |
|---|---|
| Niere (erwachsene Tiere) | >100 |
| Leber (erwachsene Tiere) | >100 |
| Leber (wachsende Tiere) | 15 |
| Jejunum | 1 |
| Leukocyten | < 1 |
| Embryo (Tag 11 bis 12) | 0,4 |
| Morris-Hepatom 3924 A | 6 |
| 5123 tc | 8 |
| 7800 | 19 |
| Ehrlich-Ascitestumor | 1 |

[a] Gemessen wurde die Verdünnung radioaktiv markierter DNA durch neugebildete (nicht markierte) DNA [12].

teilungsrate nicht den einzigen Faktor bei der Wirkung von Cytostatika darstellen kann. Tumorgewebe schneidet bei diesem Vergleich nämlich verhältnismäßig schlecht ab, und viele normale Gewebe zeigen eine sehr viel höhere Zellteilungsrate als eine große Zahl von Tumoren.

Als weiterer erschwerender Faktor kommt hinzu, daß es sich bei Tumorzellen um sehr unterschiedliche Zellen handelt. Da Tumorzellen aus den verschiedenen Geweben hervorgehen können, ist gar nicht zu erwarten, daß es sich bei Tumorzellen um morphologisch oder biochemisch gleichartige Gebilde handelt. Aber selbst Tumoren, die aus dem gleichen Ausgangsgewebe entstanden sind, können im Aussehen und im Stoffwechsel ein sehr verschiedenes Verhalten zeigen. Dies haben besonders eindrucksvoll die Arbeiten von Morris (s. z. B. [3]) gezeigt, der mit Hilfe einiger weniger Carcinogene in Lebern und Nieren von Versuchstieren ein ganzes Spektrum transplantabler Tumoren erzeugen konnte, das von einer innerhalb von Monaten langsam heranwachsenden Geschwulst bis zu

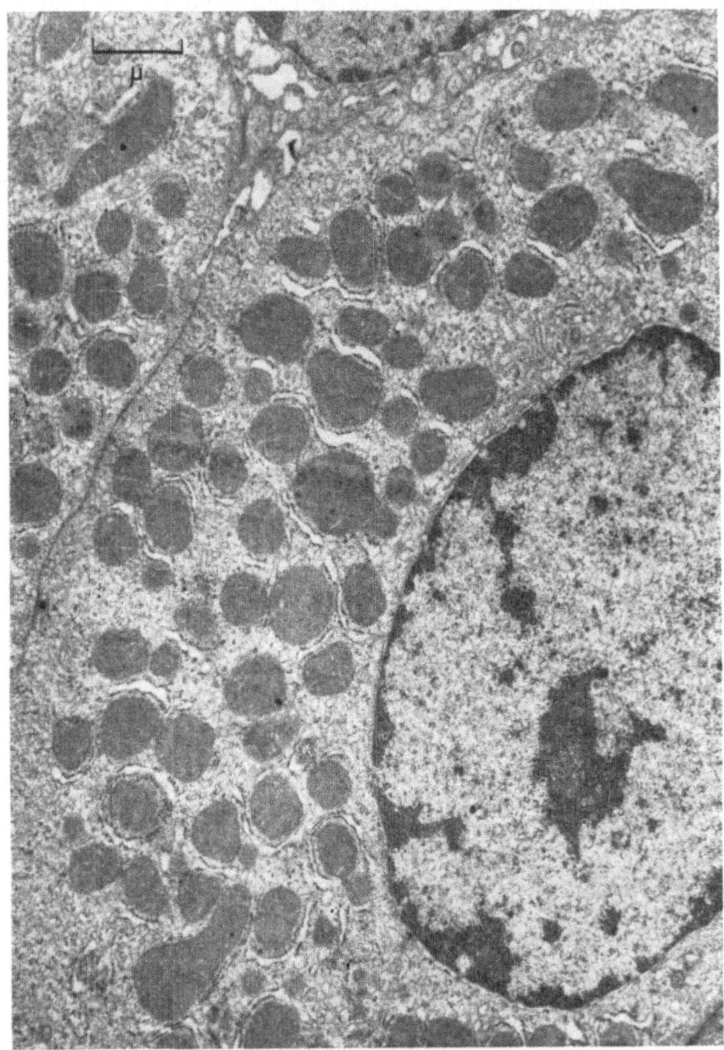

Abb. 6. Morris-Hepatom 7800, Vergr. 15000:1

Tumoren reichte, die den Wirtsorganismus innerhalb von 8 Tagen töteten. Die Abb. 6 u. 7 geben zwei Beispiele solcher Morris-Tumoren wieder. Während das relativ langsam wachsende Hepatom im elektronenmikroskopischen Bild noch sehr Lebergewebe ähnelt, zeigt das schnell wachsende Hepatom kaum noch Ähnlichkeit mit Leberzellen. Beide Tumoren sind hepatocelluläre Neoplasien. Diese wie alle anderen in diesem Referat gezeigten elektronenmikroskopischen Aufnahmen wurden von Herrn Dozenten Dr. H.-J. MERKER, II. Anatomisches Institut der FU, zur Verfügung gestellt, mit dessen Arbeitsgruppe uns seit fast 10 Jahren eine außerordentlich fruchtbare Zusammenarbeit verbindet. Auch im Stoffwechsel zeigen solche mit dem gleichen Carcinogen ausgelösten Hepatome oder Nierentumoren ein außerordentlich verschiedenes Verhalten. In Analogie dazu muß man

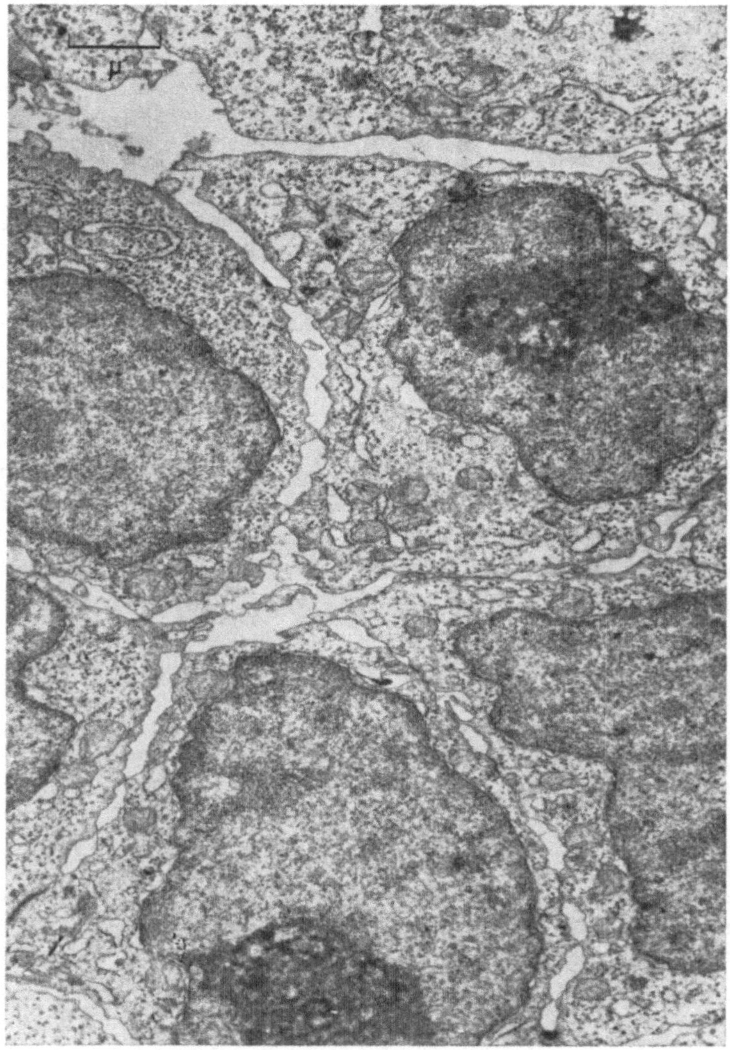

Abb. 7. Morris-Hepatom 3924 A, Vergr. 15000:1

auch bei menschlichen Tumoren annehmen, daß Bezeichnungen wie Wilms-Tumor, Blasencarcinom, Hypernephrom und andere nur Gruppenbezeichnungen darstellen können und daß in jeder dieser Gruppen die verschiedenartigsten Tumoren zusammengefaßt sind.

Bei der Vielfalt der auftretenden Stoffwechselunterschiede ist nicht zu erwarten, daß ein Chemotherapeutikum selbst gegenüber einer definierten Gruppe von Tumoren streng reproduzierbare Wirkungen entfaltet. Die verschiedenartigen Tumoren unterscheiden sich mindestens genau so stark voneinander wie die verschiedensten normalen Gewebe untereinander. Solange eine eindeutige, gemeinsame Stoffwechselanomalie bei allen Tumoren nicht gefunden ist, kann nicht erwartet werden, daß mit einem Chemotherapeutikum oder selbst mit einer Gruppe von Chemotherapeutika alle Arten von Tumoren gleich gut beeinflußt werden können. Hieraus ergibt sich heute noch die Berechtigung für die Anwendung und die Austestung so sehr vieler Chemotherapeutika. Wir sind dabei heute allerdings noch weitgehend auf Empirie angewiesen, da Stoffwechseluntersuchungen, die uns darüber Auskunft geben könnten, ob der Stoffwechsel eines speziellen menschlichen Tumors zur Anwendung eines bestimmten Chemotherapeutikums besonders geeignet wäre, nur in sehr geringem Umfange durchführbar sind.

Da die Angriffspunkte der Cytostatika so mannigfaltig sind, kann vom pharmakologischen Standpunkt aus erwartet werden, daß es bei einer Kombination durchaus zu Potenzierungseffekten kommen kann. In der Klinik wird von der Möglichkeit einer kombinierten Anwendung von mehreren Cytostatika wohl noch zu wenig Gebrauch gemacht.

*Frage 4: Worauf könnte die bevorzugte Wirkung cytostatischer Verbindungen beruhen ?*

Nach diesen Ausführungen mag die Frage auftauchen, wieso es dann überhaupt eine bevorzugte Wirkung gegenüber bestimmten Geweben bei der Anwendung von cytostatischen Substanzen gibt. Diese Frage ist deshalb berechtigt, weil wir vorher gesehen haben, daß die meisten cytostatisch wirksamen Substanzen offenbar in Nucleinsäure- oder Proteinsynthesevorgänge eingreifen, also in Vorgänge, die bei allen Zellen von sehr erheblicher Bedeutung sind. An zwei Beispielen soll versucht werden zu erklären, warum wir trotzdem heute glauben, daß ein bestimmtes Maß an selektiver Wirkung zu erreichen ist und warum Cytostatika nicht an allen Zellen eine gleichartige Wirkung entfalten. Unsere Arbeitsgruppe und die von Helge haben sich in der letzten Zeit etwas eingehender mit der Wirkung von Actinomycin und mit Cyclophosphamid beschäftigt. Ich möchte daher diese beiden Substanzen als Beispiel benutzen.

Actinomycin kann sich in einer charakteristischen Weise an bestimmte Anteile der DNA-Spirale anlagern — und zwar an die Guaninreste in der kleinen Furche der Doppel-Helix — und so, wie in der Abb. 8 wiedergegeben, das Ablesen der DNA-Matrize und damit den Ablauf der RNA-Synthese und letztlich der Proteinsynthese behindern. Diese Hemmung DNA-abhängiger RNA-Polymerasen im Zellkern ist bei Anwendung hoher Dosen so ausgeprägt, daß die RNA-Synthese vollständig unterbunden wird. Die Blockierung tritt prinzipiell an allen Zellen auf, wenn Actinomycin den Zellkern in einer ausreichend hohen Konzentration erreicht. Offenbar zeigen aber die verschiedenen Bereiche auf einem Chromosom nicht die gleiche Fähigkeit zur Bindung von Actinomycin. Harbers [4] fand, daß das Euchromatin, also der Anteil des Chromatins, an dem eine aktive RNA-Synthese stattfindet, Actinomycin sehr viel besser bindet als Heterochromatin. Bei Anwendung niedrigerer Dosen kommt es daher nicht zu einer vollständigen Hemmung aller RNA-Synthesevorgänge, sondern zur Blockierung nur weniger Stellen an den DNA-Molekülen. Hier ergibt sich nun die Möglichkeit, nur Zellen

eines bestimmten Funktionszustandes zu beeinflussen. Von der großen Zahl der
RNA-Synthesevorgänge, die zur Bildung von Matrizen für spezifische Proteine
führen, sind offenbar die Vorgänge gegenüber Actinomycin besonders empfindlich,
die mit der DNA-Synthese in Verbindung stehen. Die Bildung von Fermenten,
die zur Bildung von Nucleinsäurevorstufen wichtig sind, und auch die Bildung
der DNA-Polymerase kann nämlich von Dosen des Actinomycins beeinflußt
werden, die das Gros der RNA-Synthesevorgänge nicht beeinflussen. Diese Untersuchungen wurden in unserer Arbeitsgruppe besonders von OBERDISSE [5] durchgeführt. Es erscheint somit eine Erklärung möglich, warum Actinomycin durch
Hemmung der RNA-Polymerase besonders auf stark proliferierende Gewebe —
offenbar durch Hemmung der DNA-Synthese — einwirkt.

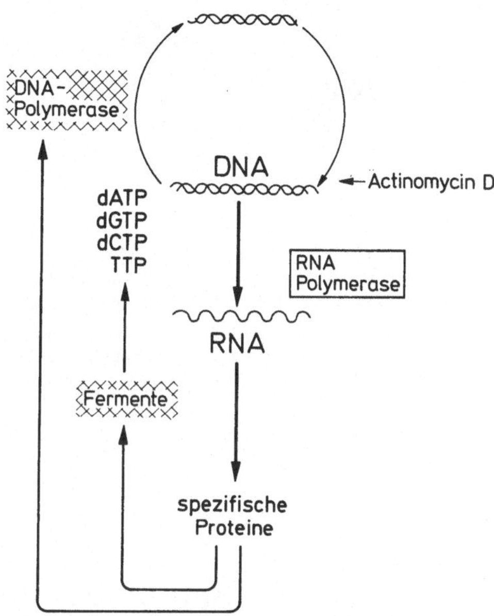


Abb. 8. Auswirkungen einer Hemmung DNA-abhängiger RNA-Polymerasen durch Actinomycin. Es werden
offenbar bevorzugt solche Reaktionen betroffen, die für die DNA-Synthese von Bedeutung sind

Völlig anders liegen die Verhältnisse offenbar beim Cyclophosphamid. In
Verbindung mit elektronenmikroskopischen Untersuchungen, die von MERKER
und seiner Gruppe durchgeführt wurden, konnten wir an embryonalem Gewebe
zeigen [6], daß die Mitoserate bereits durch Cyclophosphamiddosen herabgesetzt
wird, die noch keinen Einfluß auf die DNA-Synthese im Zellkern besitzen. Die
Alkylierung und die Vernetzung bestimmter Zellbestandteile kann also offenbar
dazu führen, daß die Zellteilung beeinträchtigt wird, auch wenn noch ein gewisses
Maß an DNA-Replikation möglich ist. Untersuchungen, die LISS [7] an Ascites-
Tumorzellen durchführte, haben ebenfalls gezeigt, daß die Transplantierbarkeit
bereits durch Dosen alkylierender Substanzen aufgehoben wird, die noch keinen
Einfluß auf die DNA-Synthese besitzen.

Wie HELGE [8] zeigen konnte, alkylieren die Cytostatika von diesem Wir-
kungstyp eine Fülle von Strukturen innerhalb der Zelle, so daß die Entscheidung
schwer fällt, welche Reaktion für die cytostatische Wirkung von entscheidender

10*

Bedeutung ist. Es besteht kein Zweifel daran, daß die Zellteilung und der normale Entwicklungsvorgang selbst dann noch möglich ist, wenn ein hohes Maß von Alkylierungen stattgefunden hat. Offenbar gibt es eine kritische obere Grenze, oberhalb derer die Zellfunktion nicht mehr gewährleistet ist.

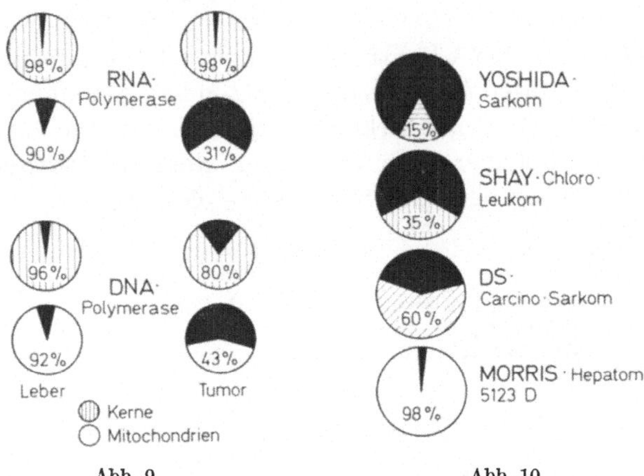


Abb. 9. Einfluß von Cyclophosphamid auf RNA- und DNA-Synthesevorgänge. Die Experimente wurden an Ratten mit Shay-Chloroleukomen durchgeführt. 20 mg/kg Endoxan 48 Std vor der Zellfraktionierung. Die schwarzen Areale geben den Grad der Hemmung wieder. Die Zahlen bezeichnen die Restaktivität

Abb. 10. Hemmung der RNA-Synthese in Mitochondrien durch Cyclophosphamid bei Impftumoren verschiedener Empfindlichkeit. Experimentelle Bedingungen wie in der Abb. 9. Therapeutisch spricht das Yoshida-Sarkom sehr gut auf Endoxan an, das Morris-Hepatom 5123 D nicht

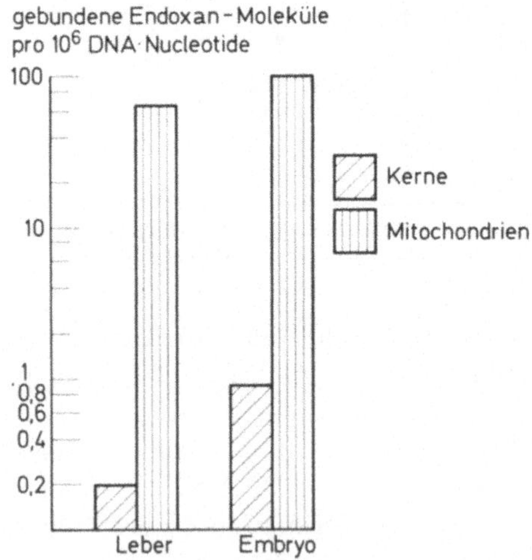


Abb. 11. „Alkylierung" von Zellkern- und Mitochondrien-DNA durch Cyclophosphamid. Weibliche Ratten erhielten 4 mg/kg Endoxan (nicht teratogen) 3 Std vor der Zellfraktionierung. Die DNA wurde durch Phenolextraktion isoliert

Bei der Analyse verschiedener Zellfraktionen konnte Helge [9] zeigen, daß die Nucleinsäuresynthese in Mitochondrien von Tumorzellen wesentlich früher beeinträchtigt wird, als entsprechende Vorgänge im Zellkern oder die Synthesevorgänge in normalen Zellen (Abb. 9 u. 10). Ähnliche Befunde konnten wir auch an dem gegenüber Cyclophosphamid besonders empfindlichen embryonalen Gewebe erheben. Mitochondriale DNA bindet zudem nach der Einwirkung von radioaktivmarkiertem Cyclophosphamid sehr viel mehr Radioaktivität [8, 10] als ZellkernDNA (Abb. 11).

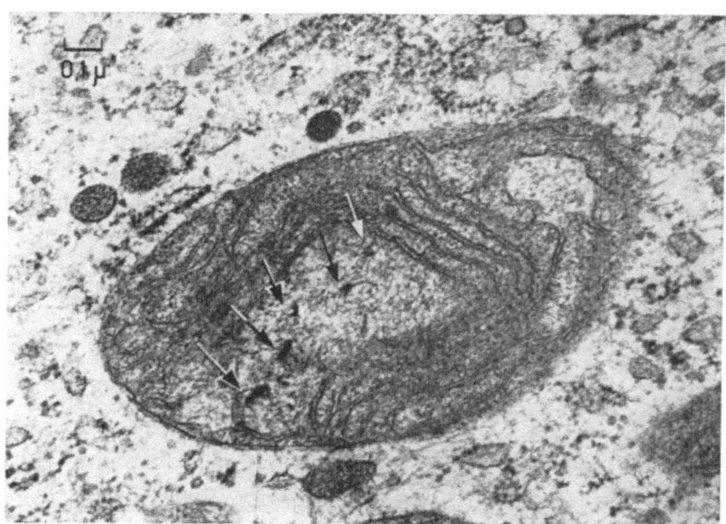

Abb. 12. Mitochondrium aus dem menschlichen Uterusepithel in der zweiten Hälfte des Cyclus. In einer Schnittebene fünf DNA-Figuren. Vergr. 60000:1

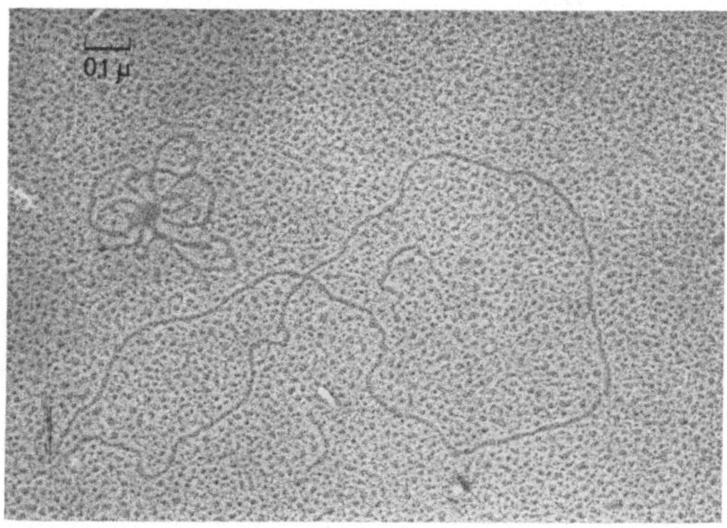

Abb. 13. Isolierte Mitochondrien-DNA. Ein stark verdrilltes Molekül in Form einer Rosette und „open-ring"-Form. Vergr. 72000:1

Die Nucleinsäuresynthesevorgänge in Mitochondrien sind uns erst seit recht kurzer Zeit bekannt. In einigen Geweben sind diese Moleküle bereits auf normalen elektronenmikroskopischen Bildern zu erkennen (Abb. 12). Die aus Mitochondrien isolierte DNA hat ein Molekulargewicht von nur 10 Millionen und ist im Gegensatz

zur Zellkern-DNA zirkulär — wie elektronenmikroskopisch leicht zu erkennen ist
(Abb. 13). Die Bedeutung dieser Nucleinsäuren für den Zellstoffwechsel ist noch
weitgehend unklar. Die selektive Beeinflußbarkeit dieser Nucleinsäurevorgänge bei
bestimmten Funktionszuständen der Zelle oder aber eine veränderte Permeabilität
für bestimmte Pharmaka könnte die Möglichkeit einer spezifischen Wirkung von
Arzneimitteln ergeben. Wenn z. Z. auch noch nicht zu übersehen ist, ob diese
Veränderungen beim Wirkungsmechanismus des Cyclophosphamid eine Rolle
spielen, so erscheint dieser neue Weg doch wert, weiter verfolgt zu werden. Diese
beiden Beispiele sollten nur einen Eindruck vermitteln, auf welche Weise prinzipiell
eine selektive Wirkung von Cytostatika denkbar wäre.

Frage 5: *Bei welchen Indikationen können Cytostatika angewandt werden?*

Wir kennen heute zwei große Anwendungsgebiete für Cytostatika, nämlich
einmal die Therapie bestimmter Neoplasmen und zum anderen die Ausnutzung der

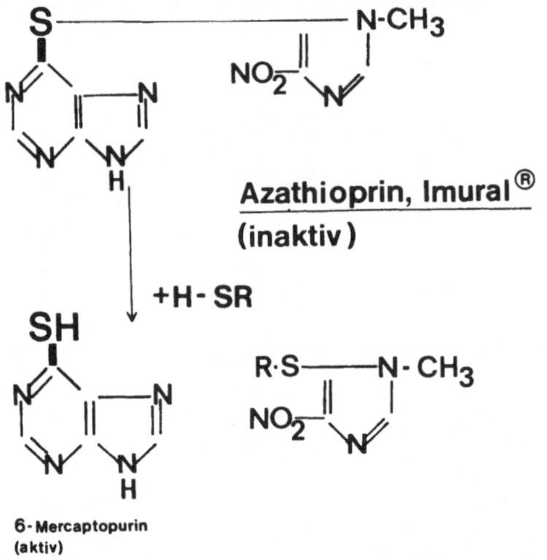

Abb. 14. Umwandlung des cytostatisch unwirksamen Azathioprins in 6-Mercaptopurin

Immunosuppression, die durch diese Verbindungen erreicht wird. Der zuletzt
genannte pharmakologische Effekt wird bei der Therapie bestimmter Auto-
aggressionskrankheiten und, was für Sie von besonderem Interesse ist, bei der
Unterdrückung von Immunreaktionen bei Transplantationen ausgenutzt. Besonders bekannt geworden ist in diesem Zusammenhang das Azathioprin (Imural),
das im Organismus langsam in das wirksame 6-Mercaptopurin umgewandelt
wird (Abb. 14).

Die Tatsache, daß dieser Gruppe von Pharmaka zwei verschiedene pharmakologische Wirkungen zukommen, erscheint mir in diesem Zusammenhange
besonders erwähnenswert. Es ist nämlich vom theoretischen Standpunkt aus
durchaus denkbar, daß der Effekt einer Immunosuppression nicht immer eine
therapeutisch wünschenswerte Wirkung darstellt. Bei einer Chemotherapie von
Tumoren kann eine Herabsetzung der körpereigenen Abwehrkräfte die Infekt-
gefahr durchaus in nennenswerter Weise erhöhen. Bisher sind diese Vorgänge
während einer cytostatischen Therapie nur recht wenig untersucht. Zum Beispiel

aus einer Arbeit von BLÄKER et al. [11] geht jedoch deutlich hervor (Abb. 15), daß bei einer Therapie von Neoplasmen mit cytostatischen Substanzen — und zwar bei Verbindungen der verschiedenen Stoffklassen — mit einer verminderten Bildung von Immunglobulinen zu rechnen ist.

Noch weniger sind uns heute Zusammenhänge zwischen körpereigener Abwehr und Tumorwachstum bekannt. Die Ansicht, daß der Organismus über Möglichkeiten verfügt, das Wachstum von Tumorzellen zu beeinflussen, scheint sich jedoch in zunehmendem Maße zu bestätigen. Damit taucht die Frage auf, ob unter Umständen bei einer cytostatischen Therapie damit gerechnet werden muß, daß körpereigene Abwehrmechanismen zurückgedrängt werden. Dieses Problem gewinnt besonders dann an Bedeutung, wenn die chemotherapeutisch „wirksame" Substanz keinen nennenswerten Effekt gegenüber dem Tumor ausübt. Es wäre in solchen Fällen durchaus denkbar, daß eine cytostatische Therapie zu einer För-

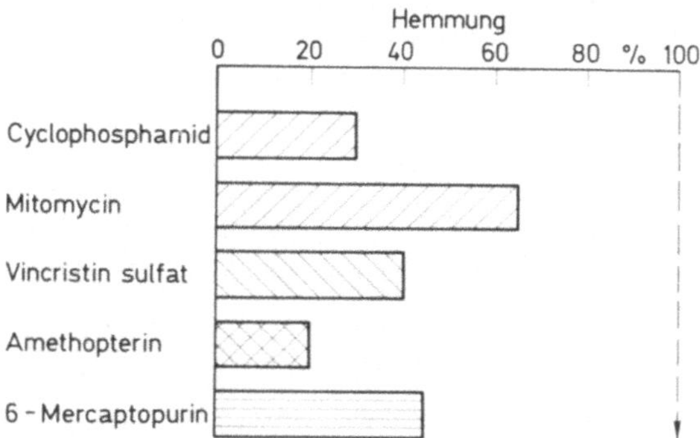


Abb. 15. Immunosuppression (Abnahme von IgG) bei der Behandlung akuter Leukosen über 4 Wochen. (Nach BLÄKER et al.: Mschr. Kinderheilk. **115**, 93 (1967)

derung des Tumorwachstums führen könnte. Solange unsere Kenntnisse über die Bedeutung körpereigener Abwehrmechanismen noch so mangelhaft sind, erscheint mir eine cytostatische Therapie nur in jenen Fällen angezeigt, in denen mit einer gewissen Wahrscheinlichkeit vorausgesagt werden kann, daß das betreffende Cytostatikum gegenüber dem Tumor eine wachstumshemmende Wirkung entfaltet. Die routinemäßige zusätzliche Anwendung von Cytostatika bei den meisten Carcinomen oder Sarkomen — von denen bekannt ist, daß sie auf Cytostatika schlecht ansprechen — ist daher meines Erachtens nicht sinnvoll und nicht zu vertreten. Sorgfältige Untersuchungen über die Wirkung der verschiedenen Cytostatika bei den verschiedenartigen Tumoren sind daher notwendig und Herr KOLLWITZ wird in seinem nächsten Referat über derartige Untersuchungen beim Menschen berichten. Der Aspekt der Immunosuppression bei der Behandlung von Tumorkrankheiten erscheint jedoch einer besonderen Beachtung wert.

Zur Therapie von Neoplasmen soll noch einmal das Problem der Dosierung von Cytostatika angeschnitten werden. Es gibt heute in der Therapie zwei Richtungen: die eine Gruppe von Therapeuten versucht mit möglichst kleinen Dosen, die über einen langen Zeitraum gegeben werden, einen cytostatischen Effekt zu erreichen. Die Verfechter der anderen Richtung versuchen das Cytostatikum so hoch wie möglich zu dosieren und lieber eine kurze Behandlungszeit in Kauf zu nehmen. Vom theoretischen Standpunkt aus ist die Behandlung mit möglichst hohen Dosen günstiger zu beurteilen.

Frage 6: *Wie groß sind die Unterschiede in der Empfindlichkeit verschiedener Gewebe?*

Bei der Therapie würde sich der Unterschied in der Empfindlichkeit der einzelnen Gewebe natürlich in der Häufigkeit von Nebenwirkungen auswirken. Es wurde schon vorher ausgeführt, welche Gewebe man als besonders empfindlich gegenüber Cytostatika bezeichnen kann. Es ist nun auffallend, daß bei den einzelnen Gruppen von Cytostatika die Empfindlichkeitsdifferenzen verschiedener Gewebe nicht gleichartig sind. Dies führt dazu, daß die Nebenwirkungen bei Anwendung verschiedener Cytostatika jeweils bevorzugt einzelne Gewebe treffen

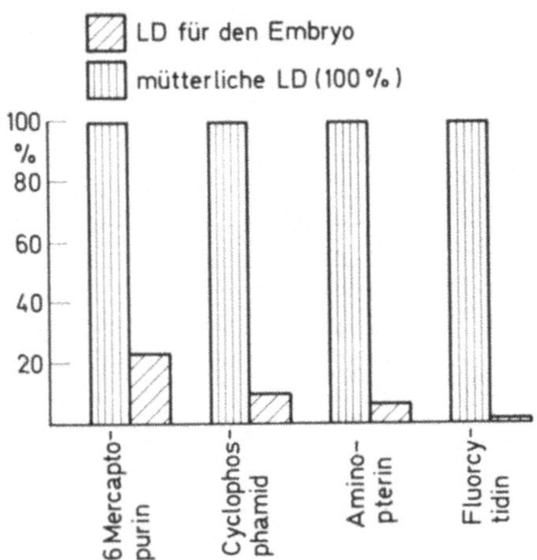


Abb. 16. Toxicität einiger Cytostatika für den mütterlichen Organismus und den Embryo. Zusammengestellt nach [13] und nach eigenen Untersuchungen

können. So können z. B. einmal die blutbildenden Organsysteme, zum anderen vielleicht die Schleimhäute die ersten Zeichen von Nebenwirkungen zeigen. Die vorhandenen enormen Empfindlichkeitsunterschiede gegenüber den einzelnen Verbindungen werden in der Abb. 16 besonders eindringlich und deutlich am Beispiel des embryonalen Gewebes wiedergegeben.

Obgleich innerhalb der letzten Jahrzehnte in kaum ein Gebiet der Medizin so viele Mittel und so viel Mühe investiert wurden wie in die Erforschung des Stoffwechsels von Tumoren und die Entwicklung von Krebs-Chemotherapeutika, stehen wir — was die praktischen Möglichkeiten einer Therapie anbelangt — noch ganz am Anfang der Entwicklung. In einem Referat über die Pharmakologie der Cytostatika kann ein abgerundetes Bild heute nicht gegeben werden. Aus diesem Grunde habe ich mich darauf beschränkt, einige Probleme aufzuzeigen, denen wir heute in der Forschung wie in der Therapie gegenüberstehen.

Literatur

1. Neubert, D.: Internist (Berl.) 7, 435 (1966). — 2. Neubert, D.: Paracelsus-Beihefte, 20. Ärztetreffen, Velden 1968. — 3. Morris, H. P.: Advanc. Cancer Res. 9, 227 (1965). — 4. Harbers, E., u. Sandritter, W.: Dtsch. med. Wschr. 93, 269 (1968). — 5. Oberdisse, E.:

Naunyn-Schmiedebergs Arch. Pharmak. exp. Path. **260**, 182 (1968). — OBERDISSE, E., u. NEUBERT, D.: Naunyn-Schmiedebergs Arch. Pharmak. exp. Path. **257**, 318 (1967). — 6. MERKER, H., KÖHLER, E., NEUBER, T. und SPORS, S.: Naunyn-Schmiedebergs Arch. Pharmak. exp. Path. **260**, 176 (1968). — NEUBERT, D., BALDA, B.-R. und OBERDISSE, E.: Naunyn-Schmiedebergs Arch. Pharmak. exp. Path. **257**, 316 (1967). — 7. LISS, E.: Hoppe-Seylers Z. physiol. Chem. **349**, 1253 (1968). — 8. HELGE, H.: Habilitationsschrift, Med. Fakultät, FU Berlin, 1968. — HELGE, H., OBERDISSE, E. und ENGELS, K.: Naunyn-Schmiedebergs Arch. Pharmak. exp. Path. **260**, 139 (1968). — NEUBERT, D., HELGE, H., and MERKER, H.-J.: In: SLATER, E. C., TAGER, J. M., PAPA, S., and QUAGLIARILLO, E., Eds., Biochem. aspects of the biogenesis of mitochondria. Bari: Adriatica Editrice 1968. — HELGE, H., NEUBERT, D., BASS, R. und BROCK, N.: Naunyn-Schmiedebergs Arch. Pharmak. exp. Path. **253**, 44 (1966). — 10. ENGELS, K., KROWKE, R. und NEUBERT, D.: Naunyn Schmiedebergs Arch. Pharmak.exp. Path. **260**, 110 (1968). — 11. BLÄKER, F., LANDBECK, G. und FISCHER, K.: Mschr. Kinderheilk. **115**, 93 (1967). — 12. BASS, R., NEUBERT, D. und MORRIS, H. P.: Naunyn-Schmiedebergs Arch. Pharmak. exp. Path. **255**, 2 (1966). — 13. MURPHY, M. L.: In: WILSON, J. G., and WARKANY, J., Eds., Teratology, principles and techniques, p. 145. Chicago: Univ. Press 1965.

Professor Dr. D. NEUBERT, Pharmakologisches Institut der Freien Universität, 1 Berlin, Thielallee 69/73

# Diskussionsbemerkung

Die im Vortrag in verschiedene Gruppen eingeteilten Cytostatika sind alles unspezifische Zellgifte, die eben alle jene Zellen treffen, die sich gerade in der sensiblen Phase der Zellteilung befinden, wobei im allgemeinen kein Unterschied zwischen Tumorzellen und normalen Zellen besteht. Der Vorteil für den Patienten besteht nur soweit, als gewisse relative Unterschiede bestehen. Dies ist vielfach deshalb der Fall, weil bei vielen Tumoren die Teilungsrate größer ist als bei anderen normalen Geweben; allerdings gibt es auch Tumoren, deren Teilungsrate geringer ist als die mancher anderer rasch proliferierender Normalgewebe.

Die genannte L-Asparaginase jedoch gehört nicht zu den Cytostatika, da hier ein völlig anderes Wirkungsprinzip zugrunde liegt. Es hat sich gezeigt, daß es Tumoren gibt, für die die L-Asparaginsäure eine essentielle Aminosäure darstellt, von deren Zufuhr die Zellen abhängig sind, und bei Unterbrechung dieser Zufuhr, wie sie durch L-Asparaginase erfolgen kann, können daher diese Zellen ausgehungert werden. Normale Körperzellen hingegen sind in der Lage, selbst Asparagin zu produzieren und sind daher von der Zufuhr desselben nicht abhängig. Da L-Asparaginase erst bei sehr viel höheren Konzentrationen, als sie zur Unterbindung der Asparaginsäurezufuhr notwendig sind, toxisch ist, ist eine Anwendung bei sensiblen Tumoren gut möglich. Diese Feststellung ist von großem, theoretischem Interesse, weil hier erstmals, zumindestens für einige Tumoren, ein echter qualitativer Unterschied im Stoffwechsel von Tumorzellen und Normalzellen vorzuliegen scheint, der für eine *spezifische* Therapie ausgenützt werden kann.

Allerdings muß vor übertriebenem Optimismus gewarnt werden, da

1. nur ein Teil der bisher untersuchten Tumoren sich als Asparagin-abhängig und damit Asparaginase-empfindlich gezeigt hat,

2. es sogar Tumoren gibt, die selbst L-Asparaginase erzeugen und ferner

3. in Tumorzellkulturen nachgewiesen werden konnte, daß zunächst L-Asparaginase-empfindliche Tumorzellen resistent werden und im späteren Verlauf unabhängig von der Zufuhr von Asparaginsäure werden können.

Dozent Dr. K. KARRER, Institut f. Krebsforschung d. Universität, A-1090 Wien, Borschgasse 8a

*Schlußbemerkung* D. NEUBERT: Ich kann den Ausführungen von Herrn Dr. KARRER in allen wesentlichen Punkten leider nicht zustimmen. Erstens wird — wie in meinem Referat gezeigt wurde — eine Betrachtung der Cytostatika als „unspezifische Zellgifte" der Wirkungsweise dieser Pharmaka sicher *nicht* gerecht, und zweitens kann gar keine Rede davon sein, daß mit L-Asparaginase eine „spezifische" Therapie von Tumoren durchgeführt werden kann. L-Asparaginase wirkt unter geeigneten Bedingungen auch auf normale Körperzellen, und das Enzym läßt sich zwanglos als „Cytostatikum" klassifizieren.

Aus der Urolog. Klinik der Freien Universität Berlin (Direktor: Prof. Dr. W. Brosig)

# Die cytostatische Therapie bei Tumoren des Urogenitaltraktes

A.-A. Kollwitz unter Mitarbeit von K. Kult

## Referat

In meinem Referat möchte ich mich auf die cytostatische Therapie bei Tumoren des Urogenitaltraktes beschränken und nicht auf die Verwendung von Cytostatika bei Transplantationen eingehen. Wir müssen heute davon ausgehen, daß nach sog. kurativer, d. h. radikaler Krebschirurgie und Bestrahlung in 50 bis 70% Rezidive oder Metastasen auftreten.

Tabelle 1. *Anwendung von Cytostatika in urologischen Kliniken*

| Klinik | Cytostatika | | | | Indikation | Anwendung sinnvoll? |
|---|---|---|---|---|---|---|
| | Niere | Blase | Hoden | Wilms | | |
| Aachen | E, T | T | T | | Prophylaxe | ja |
| Jena | E | | E | E | | ja |
| Zürich | | TT | | | Papillom | ja |
| Bern | | TT P | | | Rezidive | TT ja |
| Köln (Hildeg.) | E | | | | prä- + intraoperativ | ja |
| Duisburg | T | T | | | 3 Tage postoperativ | ja |
| Göttingen | | | E | | | ja |
| München R. d. Isar | E | | | | intraoperativ | ? |
| Wien | E | TT | Act. D | | postoperativ | ? |
| Frankfurt | | | ETMP | | | ? |
| Homburg | E | | E | | | nein |
| Recklingshausen | | | | | postoperativ | nein |
| Wien, Lainz | E | | E | | 3 Jahre lang | nein |
| Erlangen | | | | Act. D | | nein |
| Freiburg | E | E | E | V | intra- + postoperativ | nein |
| Hannover, Friederiken | T | | | | postoperativ | nein |
| Neumünster | T | T | T | | intra- + postoperativ | nein |
| Innsbruck | vereinzelt bei inop. Fällen | | | | | nein |
| Wuppertal | siehe * | | | | | nein |
| Magdeburg | keine | | | | | nein |
| Gladbeck | keine | | | | | nein |
| Berlin, Hedwig | keine | | | | | nein |
| Gütersloh | keine | | | | | nein |
| Iserlohn | keine | | | | | nein |
| Berlin, Freie Univ. | | TT | Act. D | | Hoden: Metastasen | ja |
| | | FU | M | | TT: Papillom | |
| | | | E | | 5-FU: Carcinom | |

Erklärung: E = Endoxan, TT = thio-TEPA M = Methotrexate, T = Trenimon, P = Podophyllin, V = Vincristin, * Vereinzelt bei inop. Fällen.

*Es sind deshalb eminent wichtige Fragen, ob durch cytostatische Behandlung*
*1. eine völlige Rückbildung oder Wachstumsverzögerung von Geschwülsten oder Metastasen erreicht werden kann und*
*2. eine Prophylaxe die Entstehung von Metastasen verhindern kann.*

Um festzustellen, welche Bedeutung der cytostatischen Therapie in der Urologie zugemessen wird, haben wir eine *Umfrage bei 54 urologischen Kliniken* durchgeführt.

Wir möchten an dieser Stelle den 25 Kliniken, die auf unsere Umfrage geantwortet haben, sehr herzlich dafür danken (Tab. 1).

In den Ergebnissen kommt die allgemeine Unsicherheit in der Beurteilung der cytostatischen Therapie deutlich zum Ausdruck: Obwohl nur 7 Kliniken die Anwendung für nützlich hielten, während die 18 übrigen sie möglicherweise für nützlich oder als völlig sinnlos erachteten, wurden doch in 19 Kliniken teils regelmäßig, teils nur vereinzelt bei bestimmten Indikationsstellungen oder inoperablen Patienten Cytostatika angewandt.

### Welche Erfahrungen liegen in der Literatur vor?

Die Durchsicht einer Vielzahl von Arbeiten zeigte, daß eine statistische Auswertung des Behandlungsgutes fast unmöglich ist. Erstens besteht das Beobachtungsgut meist aus Einzelfällen, bei denen neben operativer oder Strahlentherapie oft mehrere Cytostatika unterschiedlicher Wirkung oder Cytostatikakombinationen angewandt wurden. Außerdem haben wir es bei den Tumoren der einzelnen Organe mit teilweise sehr heterogenen Geschwülsten mit unterschiedlicher Histologie, Malignitätsgrad, Wachstumsgeschwindigkeit, Metastasierungstendenz sowie anderen biologischen und biochemischen Besonderheiten zu tun. Außerdem sind die jeweiligen Ergebnisse durch die Interpretation des behandelnden Arztes subjektiv gefärbt und Kontrollserien oft nicht vorhanden.

### Welche Cytostatika werden bei urologischen Tumoren überwiegend angewandt?

Wir können sechs große Gruppen unterscheiden (Tab. 2):

1. Alkylierende Substanzen, die das Zellwachstum durch Alkylierung lebenswichtiger Stoffe hemmen;

2. Antimitotica, die in den Mitosevorgang eingreifen;

3. Antimetaboliten, die in die Pyrimidin- oder Purinsynthese eingreifen;

4. DNA-komplexierende Substanzen, die den Nucleinsäurestoffwechsel hemmen;

5. sonstige cytostatische Substanzen, die in ihrer Wirkungsweise noch weitgehend unbekannt sind, und

6. Hormone, die fast ausschließlich beim Prostatacarcinom angewandt werden und nur im weiteren Sinn als Cytostatika zu bezeichnen sind.

*Grundsätzlich ist bei den ersten fünf Gruppen die therapeutische Breite gering, d. h. Nebenwirkungen sind bei wirksamer Dosierung häufig.* Diese bestehen bei den alkylierenden Substanzen, Antimetabolika und DNA-komplexierenden Substanzen in Knochenmarksdepressionen, gastrointestinalen Erscheinungen, Haarausfall, Hautausschlägen. Auch Wundheilungsstörungen wurden beobachtet (HEGEMANN, ROTHAUGE). Bei Furacin und Vincristin kommen periphere Nervenschädigungen hinzu. Endoxan führt auch bei oraler oder i.v. Anwendung in 2 bis 40% zu Cystitiden mit Hämaturien (ANDERSON), in Einzelfällen zu reversibler Aspermie (IMMEL). Podophyllinderivate gelten als relativ gut verträglich, andererseits aber wirkungslos.

Tabelle 2. *Die in der Urologie gebräuchlichen Cytostatika*

| Chemische Bezeichnung | Chemische Kurzbezeichnung | Markenname | Dosierung |
| --- | --- | --- | --- |
| **1. Alkylierende Substanzen** | | | |
| a) Stickstofflostgruppe | | | |
| 4-Methyl-5(bis-($\beta$-chloraethyl)-amino-)uracil | | Dopan | 10 bis 15 mg postoperativ tägl., bis 50 bis 80 mg Gesamtdosis |
| N, N-Bis-(2-chloraethyl)-N', O-propylenphosphor-säureesterdiamid | Cyclophosphamid | Endoxan | 3 bis 6 mg/kg Körpergewicht tägl., Stoßtherapie: 10 bis 40 mg Körpergewicht i.v. pro Injektion, Gesamtdosis: 6 bis 12 g |
| N, N, O-Tris(2-chloraethyl)-N'-(3-oxypropyl)-phosphorsäureesterdiamid | | Mitarson | 200 bis 600 mg postoperativ tägl. |
| p-(Di-2-chloraethylamino)-phenyl-buttersäure | Chlorambucil | Leukeran | 5 bis 10 mg/kg Körpergewicht tägl., Gesamtdosis: 0,45 g |
| 3-(p-(Bis-2-chloraethyl)-amino-phenyl)alanin | Melphalan | Alkeran | s. Text |
| b) Äthyleniminverbindungen | | | |
| 2, 4, 6-Tri-(aethyleniminol)-1, 3, 5-triazin | Triäthylenmelamin (Tretamine) | TEM „Lederle" | 2,5 bis 5 mg postoperativ 2 × wöchentl. |
| N, N', N''-Triaethylenthiophosphoramid | | thio-TEPA | s. Text |
| c) Äthylenimino-benzochinon-Verbindungen | | | |
| 2, 3, 5-Triaethyleniminobenzochinon-(1, 4) | Triaziquonum | Trenimon | postoperativ 0,5 mg tägl., 8 Tage lang, dann Dosis reduzieren, i.v.: 0,2 mg tägl., Gesamtdosis: 3 bis 5 mg |
| 2,5-Bis-methoxy-aethoxy-3,6-bis-aethylenimino-benzochinon-(1, 4) | | Bayer E 39 solubile | intratumoral 1 bis 2 mg, Gesamtdosis: bis 50 mg |
| d) Antibiotica | | | |
| Mitomycin C | | Mitomycin C | 2 mg tägl. i.v. |
| **2. Antimitotica** | | | |
| Podopyllinsäureaethylhydrazid | Podopyllumderivat | Proresid | 200 mg i.v. tägl., 100 bis 200 mg postoperativ tägl. |
| Alkaloide aus Vinca rosea | | | |
| a) Vinblastinsulfat | Vinblastinum | Velbe | 0,1 mg/kg Körpergewicht wöchentl. i.v., Erhöhung bis 0,5 mg |
| b) Vincristinsulfat | Vincristin | Vincristin „Lilly" | 0,05 mg/kg Körpergewicht wöchentl. i.v., Erhöhung bis 0,15 mg |
| **3. Antimetabolite** | | | |
| 5-Fluoro-uracil | | Fluoro-uracil „Roche" | s. Text |
| 4-Amino-N$^{10}$-methyl-pteroylglutaminsäure | | Methotrexat | 5 bis 10 mg postoperativ 3 bis 6 × wöchentl. |
| 6-Mercaptopurin | Mercaptopurin | Puri-Nethol | 2,5 mg/kg Körpergewicht tägl. postoperativ |
| **4. DNA-komplexierende Substanzen** | | | |
| Actinomycin D | Dactinomycin | Lyovac-Cosmegen | s. Text |
| Mithramycin | | | |
| **5. Sonstige cytostatische Substanzen** | | | |
| p-(N'-Methylhydrazinomethyl)-N-isopropyl-benzamid-hydrochlorid | | Natulan | 1. Tag 50 mg tägl., tägl. steigende Dosis bis 300 mg tägl. |
| 5-Nitro-2-furaldehydsemicarbazon | Nitrofurazon | Furacin | s. Text |
| **6. Hormone** | | | |
| Östradiolundezylat | | Progynon-Depot 100 mg | alle 3 Wochen 100 mg i.m. |
| Tetranatr.diaethylstilböstroldiphosphoric. | | Honvan | 300 bis 600 mg i.v. |
| Diaethylstilböstrol | | Cvren A (z. Implant.) | 25 mg alle 3 bis 5 Monate |
| Polyester des 17-$\beta$-Östradiols und der Phosphorsäure | | Estradurin | Initialdosis: 80 bis 160 mg i.m. alle 4 Wochen, Dauertherapie: 40 bis 80 mg i.m. alle 4 Wochen |

*Eine cytostatische Behandlung kommt in der Urologie bei fünf Krankheitsgruppen infrage:*

1. Hypernephromen,
2. Wilms-Tumoren,
3. Blasentumoren,
4. Hodentumoren und
5. beim Prostatacarcinom.

Bei der Besprechung der hypernephroiden Nierencarcinome muß man deren Eigentümlichkeit berücksichtigen:

1. die öfter ungewöhnliche Latenz in der Entwicklung der Primärtumoren oder der Metastasen,

2. die gelegentlich beobachtete Spontanrückbildung von Metastasen und

3. das Ansprechen von Metastasen unter anderem auf Testosteron (BLOOM u. WALLACE), die eine extrarenale hormonale Beeinflussung möglich erscheinen lassen.

Beim *hypernephroiden Carcinom* hat die cytostatische Therapie enttäuscht (GLENN, 1966). WOODRUFF konnte in einer 270 Fälle umfassenden Sammelstatistik, in der 35 verschiedene Cytostatika angewandt wurden, nur in 30% eine objektive Besserung feststellen. Auch die von ALKEN in seinem Handbuchbeitrag mitgeteilten Literaturfälle und eigenen Resultate sind nicht ermutigend. Bei Zusammenstellung der in der uns zugänglichen Literatur niedergelegten Fälle fanden wir (Tabelle 3), daß bei 453 fortgeschrittenen oder metastasierenden Hypernephromen die cytostatische Therapie nur in 12,7% eine objektive Wirkung zeigte, wobei es sich fast immer nur um einen Palliativeffekt handelte.

Bei den alkylierenden Substanzen wurden Einzelerfolge unter Chlorambucil, Endoxan und thio-TEPA berichtet. Bei Anwendung von 5-FU wurden bei 5 von 36 Patienten objektive Besserungen gesehen. Mercaptopurin zeigte einen Rückgang von Lungenmetastasen bei 2 von 23 Patienten. Von den Antibioticis zeigte lediglich Mitomycin-C in 3 von 26 Fällen einen Erfolg. Die Anwendung von Actinomycin D ist trotz seiner Wirksamkeit beim Wilms-Tumor hier ohne Aussicht (WOODRUFF).

Auf den Tabellen sind die alkylierenden Substanzen der besseren Übersichtlichkeit wegen als Gruppe aufgeführt worden. Dabei ist natürlich zu berücksichtigen, daß sich die verschiedenen Präparate in bezug auf die chemische Struktur und die Wirksamkeit bei einzelnen Tumoren unterscheiden. Darauf wird im Text jeweils näher eingegangen.

*Kann die prophylaktische Gabe von Cytostatika bei oder nach der Nephrektomie das Angehen von Metastasen verhindern?* Nach HEGEMANN ist bisher nicht bekannt, ob die Zahl von Tumorzellen im strömenden Blut die Prognose beeinflußt. Offenbar kann der Körper mit einzelnen Tumorzellen fertig werden.

Während SUPPAN bei urologischen Tumoren, die zusätzlich zur Operation und Bestrahlung mit Cytostaticis behandelt wurden, noch eine bessere Überlebenszeit in 9% fand, teilt uns RUMMELHARDT mit, daß bei 550 operierten Hypernephromen, die teils mit, teils ohne Cytostaticis behandelt wurden, kein Unterschied in der Überlebenszeit der beiden Gruppen festzustellen war. Auch GERLICH sah bei einer großen Zahl von cytostatisch dauernd behandelten Tumoren, unter denen sich auch Hypernephrome befanden, in 70% ein Auftreten von Metastasen unter der Behandlung (Tab. 3).

*Daraus müssen wir schließen, daß nach dem heutigen Stand die therapeutische und prophylaktische Gabe von Cytostatika bei Nierentumoren unter Berücksichtigung der Nebenwirkungen kaum als sinnvoll zu betrachten ist.*

Denk allerdings sah bei 24 operierten Hypernephromen mit cytostatischer Prophylaxe eine 3 Jahreüberlebenszeit von 67% im Vergleich zu 54% bei 279 nur nephrektomierten Pat. Durch den großen Unterschied der Fallzahl in beiden Gruppen ist die Aussagekraft dieser Feststellung jedoch unseres Erachtens eingeschränkt.

Ergänzend wollen wir noch darauf hinweisen, daß Mathews u. Mitarb. beim Hamster nach längerer Östrogenanwendung Nierentumoren erzeugen konnten. Das Wachstum dieser Tumoren konnte durch Testosteron verhindert, durch Progesteron verlangsamt werden. Bei 24 Pat. konnten mit Provera (Medroxy Progesteron) oder Testosteron fünfmal ein deutlicher Rückgang von Metastasen gesehen werden (Woodruff).

*Wilms-Tumoren* sind als unreife, embryonale Geschwülste besonders für die Chemotherapie geeignet (Anderson, Sagermann, Mc Quiggan). In erster Linie

Tabelle 3. *Ergebnisse der cytostatischen Therapie beim Hypernephrom.**

| Cytostatikum | Fallzahl | Objektive Besserung | % |
|---|---|---|---|
| Alkyl. Subst. | 278 | 36 | 13 |
| Antimetaboliten | 92 | 17 | 18,5 |
| Antimitotika und Alkaloide | 37 | 2 | 5,5 |
| DNA-Komplex. Subst. | 46 | 2 | 8,7 |
| Gesamtzahl | 453 | 57 | 12,7 |

Literatur: [4, 9, 29, 55, 88, 89, 104, 117, 127, 132, 161, 162, 163]

werden die Cytostatika Actinomycin D und Vincristin angewandt. Auch hier finden wir, wie bei den übrigen urologischen Geschwülsten einige Autoren, die die cytostatische Therapie begeistert propagieren, deren gute Ergebnisse aber von anderen in keiner Weise erreicht werden.

Farber u. Fernbach z. B. erzielten mit *Actinomycin D* zusätzlich zur radikalen Nephrektomie und Röntgenbestrahlung einen Anstieg der 2-Jahres-heilungen von 40 auf 89% (53 Fälle) bzw. 43 auf 92% (14 Fälle).

Eine deutliche Besserung der Überlebenszeiten durch Actinomycin D geben auch Howard (11,5 auf 62%, 18 Fälle) und Burgert an (44 auf 59% nach 60 Monaten bei 60 Tumoren).

Andere Autoren haben jedoch bei Vergleich ihrer Serien vor und nach Einführung der Actinomycin D-Therapie keine Besserung der Heilungsrate gesehen (Rickham: Bestrahlung und Röntgen (21 Fälle): 43% Heilung, Bestrahlung, Röntgen, Actinomycin D (11 Fälle): 45%. Entsprechend Koop: 27 Fälle, 41%; 14 Fälle, 43%. S. auch Pittsburgher Arbeitsgruppe, Maier u. Harshaw).

Von optimistischen Autoren wie Farber (16 Fälle) und Burgert (18 Fälle) sowie Mitschke werden auch bei metastasierenden Wilms-Tumoren noch 2-Jahres-

---

* Bei den Zahlen in Tabelle 3, 5 und 10 handelt es sich um Zusammenstellungen in der Literatur aufgeführter Fälle. Die Autoren sind jeweils durch ihre Nummer im Literaturverzeichnis gekennzeichnet. Zusätzlich wurden die Fallberichte in den ENDOXAN-Sammelreferaten der ASTA-Werke, Bd. 2—8 ausgewertet.

heilungen zwischen 35 und 53% angegeben. Es wird jedoch betont, daß kleine Metastasen besser ansprechen als große und daß nur Lungenmetastasen, aber nicht intestinale oder Gehirnmetastasen verschwinden. Interessant ist auch die Feststellung RICKHAMS, daß die Metastasen unter Actinomycin D später auftreten, und daß deshalb der Prozentsatz der *Dauerheilungen* nicht ansteigt, auch wenn die 2-Jahresheilungen zunächst häufiger sind.

*Vincristin* wird wegen seiner schnell einsetzenden und ausgeprägten Wirkung vor allem bei inoperablen oder metastasierenden Wilms-Tumoren empfohlen (JAMES). Vier Patienten SULLIVANs wurden durch 12 bis 21 Tage dauernde Vorbehandlung operabel und lebten noch 5 bis 21 Monate nach Behandlungsbeginn.

Auch bei Actinomycin D und bestrahlungsresistenten Fällen führte Vincristin (in 8 von 13 Fällen) noch zu Remissionen, die ca. 6 Wochen anhielten (SUTOW). Die Nebenwirkungen, insbesondere die peripheren Nervenschädigungen, sind erheblich, aber meist reversibel (USON). Die Dosierung der Cytostatika ersehen Sie aus Tab. 4.

KOOP dosiert Actinomycin allerdings jetzt bis zur Grenze der Toxizität, d. h. bis zur Menge von 120 μg, da das Mittel eine unterschiedliche biologische Aktivität haben soll und 75 μg nicht immer ausreichend sind. Die toxischen

Tabelle 4. *Cytostatische Therapie beim Wilmstumor (nach* USON*)*

---

*Actinomycin D:* 15 μg/kg/5 Tage i.v.; Wiederholung nach $1^1/_2$, 3, 6, 12 und 18 Monaten; zusätzlich Nachbestrahlung 2500 bis 3500 R
*Vincristin:* 75 μg/kg/5 Tage i.v.; Wiederholung 1 × /Woche über 10 Wochen.

---

Wirkungen treten 2 bis 4 Tage nach der Gabe auf und erreichen ihr Maximum oft erst nach 1 bis 2 Wochen (USON).

Nach GARRETT haben andere Cytostatika keine Erfolge beim Wilms-Tumor ergeben. Wir fanden in der Literatur jedoch 86 Einzelbeobachtungen, in denen es in 33 Fällen = 38% zu einer zumindest palliativen Besserung durch Cyclophosphamid kam, z. T. auch in Actinomycin D resistenten Fällen (KIRKLAND).

Beim *Blasencarcinom* hat man gehofft, daß eine radikalere Operationstechnik, Hochvolt-Röntgenbestrahlung und Chemotherapie die Heilungsaussichten bessern können. Es hat sich jedoch herausgestellt, daß selbst durch radikalere Cystektomie mit Lymphknotenausräumung weniger als 30% der Patienten mit tief infiltrierendem Blasencarcinom über 5 Jahre zu heilen sind. Auch die Hochvolttherapie allein führt höchstens in 30% der Patienten mit umschriebenen infiltrierenden Tumoren zur Heilung (KAUFMAN [73]).

Wie die bisher in der Literatur niedergelegten Erfahrungen zeigen, scheint von den Cytostatika *lediglich die lokale Anwendung von thio-TEPA bei oberflächlichen Blasentumoren und die* von KAUFMAN u. GOODWIN eingeführte *präoperative Kombinationsbehandlung mit Hochvolttherapie und 5-Fluoro-uracil aussichtsreich* zu sein.

Eine Zusammenstellung von Einzelfällen in der Literatur zeigt Tab. 5. Man sieht daß bei oraler oder i.v. Anwendung ein palliativer Effekt nur in 14% von 120 Fällen erzielt wurde, wobei nur alkylierende Substanzen und Antimetabolika wirksam waren.

Obwohl dem 5-FU eine relativ geringe Toxizität bescheinigt wird, sind in manchen Fällen erhebliche Nebenwirkungen (Bandhauer) und ein Todesfall nach postoperativer 5-FU und Bestrahlungsbehandlung gesehen worden (Immergut).

Auch die *regionale Perfusion* von Blasentumoren durch Kanülen, die in die Aa. iliacae eingeführt werden, ist wegen der geringen Wirkung bei gleichzeitig häufig erheblichen Nebenwirkungen ebenso wie bei den Nierentumoren (Leiter) verlassen worden (Roberts, Martin, Weinberg).

Die in Deutschland längere Zeit propagierte *Rezidivprophylaxe* mit Trenimon nach Operationen scheint nach den Erfahrungen, z. B. von Marquardt ebenfalls wenig aussichtsreich zu sein. Auch wir fanden bei 36 zusätzlich mit Trenimon behandelten Blasentumoren im Vergleich zu 124 nicht cytostatisch Behandelten keine Veränderung der Überlebenszeit. Ähnlich äußert sich Maltry (22 Fälle).

Kaufman u. Goodwin in Los Angeles haben eine präoperative Behandlung mit 15 g 5-Fluoro-uracil und Hochvoltbestrahlung von 3500 R Herddosis emp-

Tabelle 5. *Ergebnisse der cytostatischen Therapie beim Blasencarcinom*

| Cytostatikum | Fallzahl | Objektive Besserung | % |
|---|---|---|---|
| Alkyl. Subst. | 71 | 12 | 17 |
| Antimetaboliten | 30 | 5 | 16,6 |
| Antimitotika | 16 | 0 | 0 |
| DNA-Komplex. Subst. | 3 | 0 | 0 |
| Gesamtzahl | 120 | 17 | 14,2 |

Literatur: [8, 24, 27, 51, 52, 67, 74, 96, 100, 104, 118, 119, 157, 160].

fohlen. 4 Wochen nach Abschluß der Vorbehandlung wird dann entschieden, welche operative Behandlung im Einzelfall einzuschlagen ist. Es ist hochinteressant, daß bei 29% ihrer 76 so vorbehandelten Patienten nach Abschluß der Vorbehandlung bei wiederholten Probeexcisionen oder im Operationspräparat kein Tumor mehr nachweisbar war (Einzelheiten s. bei Almstedt).

Ihre Ergebnisse zeigt Tab. 6. Während die Resultate zunächst nicht wesentlich günstiger wirken als bei Cystektomie und Bestrahlung allein, muß man hier wohl weitere Erfahrungen abwarten. Über unser eigenes so behandeltes Krankengut wird nachher Herr Almstedt berichten.

Auch bei inoperablen Pat. wurde von Kaufman [74] eine objektive Besserung in ca. 50% der Fälle erzielt. Bei diesen Kranken wurde eine Erhaltungsdosis 1 g 5-FU in 500 ml Glucose einmal pro Woche gegeben. Die Intervalle werden später auf 2 bzw. 4 Wochen ausgedehnt.

Die von Veneema sowie Jones u. Swinney inaugurierte Instillationsbehandlung der oberflächlichen Blasentumoren mit alkylierenden Substanzen ist besonders bei Papillomatosen und bei malignen Tumoren der Stadien A und B 1 aussichtsreich.

Die unterschiedlichen Dosierungen ersehen Sie aus Tab. 7. In allen Fällen wird so vorgegangen, daß die in die Blase instillierte thio-TEPA-Lösung über

2 Std gehalten wird, wobei der Patient sich alle 15 min drehen soll, damit die Blasenwände benetzt werden. Eine Leukocytenkontrolle ist erforderlich, da in der Literatur mindestens vier Todesfälle durch Pancytopenie niedergelegt sind (BRUCE, ABBASSIAN, ORAVISTO, ROBERTS) und mehrere andere Patienten schwere aber reversible Knochenmarksdepressionen und andere Komplikationen erlitten (ESQUIVEL, WATKINS).

Tabelle 6. *3-Jahresheilungen nach Kombinationsbehandlung* (KAUFMAN [74]) *im Vergleich zu Cystektomie + Bestrahlung allein*

| Stadien | Zahl | Kein Tumor nachweisbar nach Vorbehandlung | 3 Jahres-heilung (%) | MACKENZIE et al. | | |
|---|---|---|---|---|---|---|
| | | | | Cyst + Rad. % | Cyst. % | Rad. % |
| A—B$_1$ | 25 | 15 | 44 | 54 | 43 | 33 |
| B$_2$—C | 17 | 7 | 43 | 42 | 22 | 20 |
| D$_1$—D$_2$ | 34 | 2 | 10[a] | 0 | 5 | 0 |

[a] überlebend.

Tabelle 7. *Dosierungsangaben bei Thio-TEPA*

| Autoren | Dosierung | Wiederholung |
|---|---|---|
| JONES u. SWINEY | 60 mg/60 ml | 1×/Woche über 6 Wochen, dann |
| VENEEMA | | 1×/Monat über 10 Monate |
| WESTCOTT | | |
| RICHES | 90 mg/50 ml | |
| ABBASSIAN | 90 mg/50 ml | 4× in 4tägigen Abständen |
| ROBERTS | 50 mg/50 ml | 8× in 2tägigen Abständen |
| ORAVISTO | 15 mg/50 lm | 5× in 2tägigen Abständen, dann alle 3 Monate |

Thio-TEPA soll in einem Drittel der Fälle zu völligen Tumorrückbildungen, in einem weiteren Drittel zu partiellen Rückbildungen führen, und nur ein Drittel der Fälle bleibt unbeeinflußt (KAUFMAN, ZINGG). Behandlungsergebnisse einiger Autoren ersehen Sie aus Tab. 8.

Tabelle 8. *Vollständige Rückbildungen von Blasentumoren (Stadium 0—B$_2$) unter Thio-TEPA-Behandlung*

| | |
|---|---|
| JONES u. SWINEY | 8 von 13 Fällen |
| VENEEMA | 13 von 48 Fällen |
| ABBASSIAN | 8 von 15 Fällen |
| ESQUIVEL | 8 von 20 Fällen |
| RAVINA | 13 von 38 Fällen |
| WESTCOTT | 14 von 17 Fällen |
| | 64 von 151 Fällen (42%) |

Auch in der Rezidivprophylaxe nach Blasenwandresektion wurde thio-TEPA angewandt, wobei zwei Drittel der Patienten (10 Fälle) bis zu 18 Monaten rezidivfrei blieben (RAVINA, DREW).

Alkylierende Substanzen, wie Trenimon, sind auch bei einer Reihe von Fällen in Blasentumoren injiziert worden und führten in etwa einem Drittel zu einer teilweisen Rückbildung der Geschwülste (Alken).

Die Ergebnisse der Instillationsbehandlung mit Podophyllin sind enttäuschend. Von 30 in einer Arbeit erwähnten Fällen sind nur 2 gebessert worden (Alken).

Die *Hodentumoren* sind bekanntlich histologisch vielfältig. Die germinalen Tumoren werden im deutschen Schrifttum in die drei großen Gruppen der Seminome (ca. 50%), der embryonalen und teratoiden Carcinome (ca. 45%) und der Chorioncarcinome (ca. 5%) unterteilt. Bekannt ist auch ihre unterschiedliche Prognose:

Die Seminome weisen bei der üblichen Behandlung (Operation und Bestrahlung) ca. 90% 5-Jahresheilungen auf, die embryonalen und Teratocarcinome 32 bis 55%. Die Pat. mit Chorionepitheliomen sterben meist innerhalb 6 Monaten nach Diagnosestellung (Kollwitz).

Tabelle 9. *Therapievorschläge beim metastasierenden Hodentumor*

| | | |
|---|---|---|
| *Seminom:* | Chlorambucil | 10 mg/Tag p. o. über 1 bis 2 Monate (MacKenzie [91]) |
| | Endoxan | 15 bis 30 mg/kg/100 ml i.v. alle 2 Wochen (Fischer) |
| *Übrige Tumoren:* | Actinomycin D | 1 mg/Tag über 5 Tage i.v. (MacKenzie [91]) Wiederholung alle 4 Wochen |
| | Chlorambucil | 10 mg/Tag p. o. über 7 Tage (Li, MacKenzie [91]) |
| | Methotrexate | 5 mg/Tag p. o. über 7 Tage |
| | Actinomycin D | 0,5 mg/Tag i.v. über 5 Tage Wiederholung nach 2 und dann alle 4 Wochen |
| | Melphalan | 0,075 mg/kg/Tag p. o. (Steinfeld) |
| | Methotrexate | 5 mg/Tag p. o. |
| | Vincristin | 0,05 mg/Woche i.v. |

*Bei der cytostatischen Therapie der metastasierenden Hodentumoren stehen heute zwei Behandlungen im Vordergrund:* Bei den Seminomen die Anwendung alkylierender Substanzen und bei den übrigen die Gabe von Actinomycin D oder die 1960 von Li eingeführte Dreifachbehandlung mit einer alkylierenden Substanz, einem Antimetaboliten und Actinomycin D (Tab. 9).

MacKenzie, einer der Experten auf diesem Gebiete, zieht die alleinige Actinomycin D-Behandlung der Dreifachbehandlung jetzt vor, da auf Actinomycin D 75%, auf Dreifachbehandlung jedoch nur 50% seiner Patienten ansprachen. Bei 10% sind keine Metastasen mehr nachweisbar.

Die bei den metastasierenden Hodencarcinomen erzielten Remissionen hält Whithmore für unwesentlich, da sie nur von kurzer Dauer oder unvollständig sind. So hielten die Remissionen bei den Patienten von Li auch nur 1 bis 18 Monate an.

Wesentlich für die Behandlung ist auch, daß die Metastasen von Hodentumoren häufig eine andere Struktur haben, als der Primärtumor und daß die Chemotherapeutika die Blutliquorschranke nicht überschreiten (MacKenzie [91]).

So sah Steinfeld in zwei Fällen Gehirnmetastasen unter der Chemotherapie entstehen, während die übrigen Metastasen zurückgingen.

Pulmonale und supraclaviculäre Metastasen sprechen besser an als retroperitoneale, nach Mac Kenzie möglicherweise deshalb, weil die letzteren älter und größer sind.

Die Schwierigkeit der Beurteilung des Therapieerfolges geht daraus hervor, daß bei der Dreifachbehandlung z. B. durch Mac Kenzie 22 verschiedene Medikamente in 40 verschiedenen Behandlungsschemata verabreicht wurden. Nur bei 9 Schemata wurden überhaupt Remissionen erzielt. Er empfiehlt deshalb, daß man in jedem Fall nach 4 Wochen prüfen soll, ob die angewandte cytostatische Behandlung sinnvoll ist oder nicht.

Auf der folgenden Tab. 10 ersehen Sie Ergebnisse der cytostatischen Therapie beim metastasierenden Hodentumor. Die Fallzahlen sind klein. Prozente wurden nur angegeben, um die Tabelle übersichtlicher zu machen.

Überzeugend sind eigentlich nur die Ergebnisse mit alkylierenden Substanzen beim Seminom. (Besserung in 75% der Fälle).

Deshalb befürwortet Mac Kenzie hier auch, die Chlorambucilbehandlung vor der Strahlentherapie durchzuführen, da sie

1. den gesamten Organismus außer dem Gehirn erfaßt und

2. die Knochenmarksdepressionen nur kurzdauernd sind, während die Röntgentherapie schwere, dauernde Knochenmarksschädigungen setzen kann und dadurch eine spätere Chemotherapie unmöglich macht.

Während Methotrexat beim Chorioncarcinom der Frau durch dessen Folsäuregehalt gut wirkt, spricht derselbe Tumor beim Mann meist nicht auf dieses Cytostatikum an.

Steinfeld, der 12 Hodentumoren mit guter Remission in 9 Fällen behandelte, sah erhebliche Nebenwirkungen durch das Vincristin und sofortige Rückfälle, wenn wegen der Nebenwirkungen das Präparat abgesetzt oder reduziert werden mußte.

Mithramycin zeigt nach den Erfahrungen von Mac Kenzie u. Kofman erhebliche und unvorhergesehene Nebenwirkungen wie Erbrechen, thrombocytopenische Blutungen und Nierenversagen.

Obwohl Pierce feststellte, daß in die Backentasche das Hamsters transplantierte Hodencarcinom durch Furacingaben nicht beeinflußt wurde, sind mit Furacin in Einzelfällen bei metastasierenden Hodencarcinomen gute palliative Erfolge erzielt worden (Westfall, Friedgood, Szczukowski, Hayllar, Karol, Marshall).

Marshall berichtete über eine dreijährige Rezidivfreiheit bei einem Fall von metastasierendem Seminom, der 35 g Furacin (1,5 g/die) in 4 Wochen erhielt. Nebenwirkungen sind meist eine schwerste Neuritis und Erbrechen, so daß die Anwendbarkeit dieses Medikamentes gering ist.

Beim *Prostatacarcinom* waren wir auf Grund großer Statistiken z. B. von Nesbit u. Baum sowie Pool u. Thompson bisher der sicheren Überzeugung, unsere Patienten mit der gegengeschlechtlichen Hormontherapie (Tab. 2) optimal zu behandeln. Es war üblich, daß man die Hormonbehandlung bei Diagnosenstellung einleitete, wenn eine Radikaloperation nicht mehr möglich erschien.

Empfohlene Dosierungen sind 5 mg Stilboestrol/Tag oder Depotoestrogene 80 bis 200 mg/Monat oder Diäthylstilboestrolphosphat i.v. 0,5 bis 1 g täglich, das letztere insbesondere bei akuten Exacerbationen (Brendler).

Tabelle 10. *Ergebnisse der cytostatischen Therapie bei metastasierenden Hodentumoren*

| | Alkyl. Substanz | | Mithramycin | | Furacin | | Chloramb./Act. D./ Methotrexat. | | Melph./Methotrexat Vincristin | |
|---|---|---|---|---|---|---|---|---|---|---|
| | Fälle | Besserung % | Fälle | Besserung % | Fälle | Besserung % | Fälle | Besserung % | Fälle | Besserung % |
| Seminome | 122 | 75 | | | 9 | 89 | 3 | 100 | 4 | 75 |
| Teratocarcinom | 37 | 52 | 38 | 24 | 13 | 62 | 43 | 68 | 2 | 100 |
| Chorioncarcinom | 4 | | 12 | 25 | | | 15 | 60 | 6 | 66 |
| Nicht näher differenzierbar | 60 | 42 | 35 | 43 | 15 | | 23 | 52,5 | | |
| Gesamt | 253 | 53 | 85 | 32 | 38 | 42 | 84 | 63 | 12 | 75 |

Literatur: [7, 53, 55, 58, 72, 80, 82, 86, 90, 91, 97, 110, 120, 130, 137, 146, 147, 159, 160].

Große Unruhe und Unsicherheit hat deshalb die im Oktober 1967 erschienene Statistik aus 14 amerkanischen Krankenhäusern ausgelöst, der über 2000 Prostata-carcinomfälle zugrunde liegen. Darin wurden u. a. die 5-Jahresüberlebenszeiten von Patienten verglichen, die entweder lege artis mit Oestrogen und Orchiektomie behandelt worden waren oder nur Placebos erhalten hatten. Es zeigte sich (Abb.1), daß nur beim Vorliegen von Metastasen (Gruppe IV) die Oestrogengruppe besser abschnitt als die Placebogruppe (32 gegenüber 24%). In der Gruppe III (extra-prostatische Ausdehnung ohne Metastasen) überlebten ebenso viele Placebo- wie Oestrogenpatienten (ca. 50%). *Die schlechteren Ergebnisse bei der Oestrogenbe-handlung beruhen auf einer Zunahme der kardiovasculären Komplikationen durch*

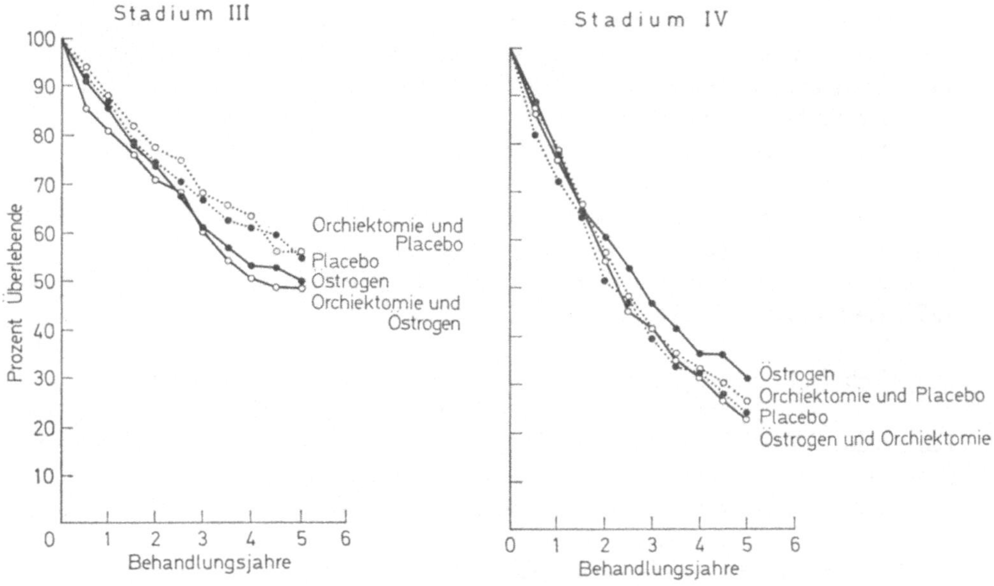


Abb. 1. Überlebenszeiten bei Prostatacarcinompat. bei verschiedener Behandlung

*diese Behandlung.* Über 50% der Verstorbenen starben nicht am Prostatacarcinom, sondern an kardiovasculären oder anderen interkurrenten Erkrankungen.

Von 484 Pat. in der Placebogruppe der Stadien III und IV starben 211, das sind 44%. Davon 21% am Prostatakrebs und 13% an kardiovasculären Erkrankungen. In der ent-sprechenden Oestrogengruppe starben von 476 Pat. ebenfalls ca. 44%, doch hier 12% am Krebs, jedoch 19% an kardiovasculären Erkrankungen.

Der hohe Prozentsatz von 5-Jahresüberlebenszeiten überrascht. RÖHL z. B. gibt für Progynon M + Kastration 35%, für Estradion + Kastration 40% an. In unserem eigenen Krankengut lebten nach gegengeschlechtlicher Hormon-therapie + Kastration noch 40% der Patienten ohne Metastasen und 20,4% der Patienten mit Metastasen.

Nur vereinzelt liegen in der Literatur Berichte über die Anwendung cytostatischer Substanzen beim hormonresistenten Prostatakrebs vor [52 Fälle von Endoxananwendung, die zwölfmal (= 23%) einen geringen palliativen Effekt ergaben und Einzelfälle von Mithra-mycinanwendung (KOFMAN)].

Außerdem hat BRENDLER festgestellt, daß es nach 2- bis 3jähriger Oestrogenbehandlung in der Regel zum Rückfall mit hormonaler Resistenz des Carcinoms kommt, der dann auch durch Erhöhung der Oestrogendosis, Androgene, Corticosteroide oder Progesteron nicht zu beeinflussen ist. Ca. 80% der Patienten sterben dann innerhalb von 18 Monaten.

*Diese Untersuchungen haben in Amerika dazu geführt, daß man Oestrogene nicht mehr sofort nach Sicherung der Diagnose, sondern erst dann gibt, wenn der Prostatakrebs zur Algurie, zu Abflußbehinderung oder Metastasen führt.*

Wenn wir das übernehmen, müßten wir in der Behandlung des Prostatacarcinoms völlig umdenken.

Deshalb ist es unseres Erachtens erforderlich, daß wir im europäischen Raum die Karten auf den Tisch legen, unsere bisher geübte Behandlung offenlegen und unser Krankengut statistisch erfassen, um an Hand einer vergleichbaren Serie dieses Problem zu untersuchen.

Ich darf zusammenfassen:

Bei der Anwendung und Beurteilung cytostatischer Therapie sollten wir von den *drei Grundsätzen* WOODRUFFS ausgehen:

1. sollte das Mittel einen signifikanten, vorhersehbaren Antitumoreffekt haben und eine *nützliche* Lebensverlängerung bewirken,

2. sollte die Tumorrückbildung nicht der alleinige Erfolgsmaßstab sein, außer sie führe zur Palliation und

3. sollten subjektive Besserungen nicht hervorgehoben werden, da sie trügerisch sind und wenig zur Beurteilung der Chemotherapie beitragen.

*Nach den bisher vorliegenden Erfahrungen* scheinen Cytostatika in erster Linie beim *Wilms-Tumor* und bei *Blasentumoren*, hier als Instillations- oder präoperative Kombinationsbehandlung wertvoll zu sein.

Beim Seminom ist zu erwägen, ob man nicht die Röntgennachbestrahlung durch alkylierende Substanzen ersetzen sollte.

Der Wert *cytostatischer Prophylaxe* ist sehr zweifelhaft.

Die durch *Oestrogene hervorgerufenen Kreislaufschäden* engen den Nutzen der gegengeschlechtlichen *Hormontherapie beim Prostatacarcinom* ein und werden möglicherweise unsere bisher geübte Behandlung grundlegend ändern.

## Literatur

1. ABBASSIAN, A., and WALLACE, D. M.: J. Urol. (Baltimore) **96**, 461—465 (1966). — 2. AGATI, G., e STOPPA, I. M.: Rad. Med. (Mailand) **51**, 113—133 (1965). — 3. AKSOYCAN, S., u. TAUSCHWITZ, K.: Med. Welt (Stuttg.) **16**, 1450—1454 (1965). — 3. ALKEN, C. E., HANSCHKE, H. J. und TAUPITZ, A.: Chemotherapie der Tumoren des Urogenitalsystems. In: Therapie maligner Tumoren, 1. Bd., MEYTHALER, F., Pathologie und Chemotherapie, S. 709—757. Stuttgart: Enke 1966. — 5. ANDERS, C. J.: Dosierung und Nebenerscheinungen von Cyclophosphamid. In: Cyclophosphamide, S. 31—34 u. 123—124. Bristol: Verlag John Wright & Sons 1964. — 6. ANDERSON, E. E., HARPER, J. M., SMALL, M. P. and ATWILL, W. H.: J. Urol. (Baltimore) **99**, 707—709 (1968). — 7. APPERT, O.: Schweiz. med. Wschr. **95**, 429—432 (1965). — 8. BALOGH, F., BORS, G. und PINTER, J.: III Conf. Hung. therap. invest. pharm., S. 277—281. Budapest 6.—11. 10. 1964. — 9. BAUER, K. M., u. MÜLLER, O.: Fortschr. Med. **82**, 203—206 (1964). — 10. BETTERIDGE, T. J.: Allgemeine klinisch-pathologische Grundsätze. In: Cyclophosphamide, S. 25—31. Bristol: Verlag John Wright & Sons 1964. — 11. BICHLER, K. H.: Z. Urol. **59**, 493—502 (1966). — 12. BIRKE, G., and WADSTRÖM, L. B.: Acta chir. scand. **130**, 388—392 (1965). — 13. BLUMENBERG, F. W.: Med. Welt (Stuttg.) **1964**, 1267—1271. — 14. BOCK, H. E.: Therapiewoche **15**, 1193—1200 (1965); — 15. Wien. klin. Wschr. **78**, 541—548 (1966). —

16. Boeckl, O., Heitz, N., Karrer, K. und Mannheimer, E.: Wien klin. Wschr. 75, 349—353 (1963); — 17. Arzneimittel-Forsch. 14, 797—801 (1964). — 18. Bonetti, C., Pasini, G. und Missiroli, G. F.: Romagna medica Suppl. zu Bd. 15, 21—37 (1963). — 19. Boyland, E., Wallace, D. M., Avis, P. R. D., and Kinder, C. H.: Brit. J. Urol. 36, 563—569 (1964). — 20. Brendler, H.: Current status of endocrine treatment of prostatic cancer. Vortrag Jahresversammlung Amer. med. Ass., San Francisco, Juni 1968. — 21. Bruce, D. W., and Edgcomb, J. H.: J. Urol. (Baltimore) 97, 482—485 (1967). — 22. Burgert, E. O., and Glidewell, O.: J. Amer. med. Ass. 199, 464—468 (1967). — 23. Burgert, E. O., Jr., and Mills, St. D.: Mayo Clin. Proc. 41, 361 bis 367 (1966). — 24. Caldwell, W. L., Bagshaw, M. A., and Kaplan, H. S.: J. Urol. (Baltimore) 97, 294—303 (1967). — 25. Cittadini, G.: Minerva med. 57, 1715—1723 (1966). — 26. Cole, D. R., Howley, T., Rowan, R., Dreyer, B., Tan, Y. L., Gonzalez, E., and Rousselot, L. M.: J. Urol. (Baltimore) 94, 556—558 (1965). — 27. Crassweller, P. O., Ley, D. C. H., and Ranking, G. N.: J. Urol. (Baltimore) 100, 21—23 (1968). — 28. Cugini, A., e Sosso, A.: Minerva med. 75, 1914—1921 (1966). — 29. Denk, W.: Wien. klin. Wschr. 78, 509—512 (1966). — 30. Deren, T. L., and Wilson, W. L.: J. Urol. (Baltimore) 83, 390—393 (1960). — 31. Dietzel, H. A., and Schwarz, R. H.: Arch. Surg. 92, 301—303 (1966). — 32. Drew, J. E., and Marshall, V. F.: J. Urol. (Baltimore) 99, 740—743 (1968). — 33. Dvorak, O.: Cs. Gynek. 30, 271—275 (1965). — 34. Eckler, E., Gasser, C., Würtenberger, H. und Willich, E.: Z. Kinderchir. 4, 183—204 (1967). — 35. Eridani, S., Esposito, R., Valentini, R. und Ponti, G. B.: Intensive multiple Chemotherapie bei fortgeschrittenen Neoplasmen. 5. Internat. Kongr. f. Chemother., Wien 26. 6. bis 1. 7. 1967, Verh. II/2, 451—456 (1967). — 36. Esquivel, E. L., Jr.: Philipp. J. Surg. 19, 332—337 (1964). — 37. Fernbach, D. J., and Martyn, D. T.: J. Amer. med. Ass. 195, 1005 bis 1009 (1966). — 38. Fischer, M., Martin, H. und J. C. F. Schubert: Dtsch. med. Wschr. 92, 1145—1150 (1967). — 39. Fölsch, E.: Dtsch. med. Wschr. 91, 2265—2266 (1966). — 40. Foley, J. F., and Kennedy, B. J.: Cancer Chemother. Rep. 34, 55—58 (1964). — 41. Fox, M.: Brit. J. Urol. 37, 399—409 (1965). — 42. Frederiksz, P. A.: Ned. T. Geneesk 108, 2193 (1964). — 43. Galle, P.: Krebsarzt 22, 91—95 (1967). — 44. Garret, R. A., Donohue, J. P., and Arnold, T. L.: J. Urol. (Baltimore) 98, 444—449 (1967). — 45. Gary-Bobo, J., Pourquier, H. und Belotte, J.: Chemotherapie solider Tumoren mit Endoxan. III. Internat. Kongr. Chemother., Stuttgart 22.—27. 7. 1963. Verh. B d. II, 1182—1186 (1964). — 46. Gerhardt, K.-H., u. Becher, R.: Med. Welt (Stuttg.) 17, 973—976 (1966). — 47. Gerhartz, H.: Acta Un. int. Cancr. 20, 366 bis 368 (1964); — 48. Probleme der Krebsbekämpfung II, (30. 1. 1965). Landesausschuß Berlin für Krebsbekämpfung, S. 165—184. — 49. Gerlich, N.: Folgezustände cytostatischer Langzeitbehandlung. IIIrd. International Congress of Chemotherapy, p. 1210—1213. Stuttgart: Thieme 1964. — 50. Gil Gayarre, M., Larruga Rey, J. y Gil Gayarre, C.: Arch. Fac. Med. Madrid 5, 353—357 (1964). — 51. Glenn, J. F.: Sth. med. J. (Bgham, Ala.) 59, 179—181 (1966). — 52. Glenn, J. F., Hunt, L. D., and Lathem, J. E.: Cancer Chemother. Rep. 27, 67—69 (1963). 53. Gremmel, H., u. Schulte-Brinkmann, W.: Radiologe 4, 209—220 (1964). — 54. Haggard, M. E.: Cancer Chemother. Rep. 51, 403—405 (1967). — 55. Halama, J.: Münch. med. Wschr. 108, 378—381 (1966). — 56. Hammer, B.: Wien. med. Wschr. 114, 476—479 (1964); 57. 117, 637 bis 641 (1967). — 58. Hayllar, B. L., O'Neal, A. H., and Dotterer, J. A.: J. Urol. (Baltimore) 84, 565—568 (1960). — 59. Healy, J. B.: Lancet 1964 I, 77—79. — 60. Hegemann, G., u. Schaudig, H.: Therapiewoche 16, 252—265 (1966). — 61 Heilmann, S.: Mitt. Dienst GBK 3, 1029 bis 1048 (1965). — 62. Helbig, W., u. Mühl, H.: Z. ges. inn. Med. 22, 811—814 (1967). — 63. Holcomb, T. M., Haggard, M. E., and Windmiller, J.: Cancer Chemother. Rep. 36, 73—75 (1964). — 64. Houston, W.: S. Afr. Cancer Bull. 11, 20—23 (1967). — 65. Howard, R.: Arch. Dis. Childh. 40, 200—202 (1965). — 66. Immel, L., u. Schirren, C.: Z. Haut- u. Geschl.-Kr. 42, 643—646 (1967). — 67. Immergut, M.: J. Urol. (Baltimore) 99, 169—171 (1968). — 68. James, H. D., and George, P.: J. Pediat. 64, 534—541 (1964). — 69. James, H. D., George, P., Hustu, O., Wrenn E., Borella, L., Hernandez, K., and Pinckel, D.: J. Amer. med. Ass. 189, 636—638 (1964). — 70. Joó, G. D.: Med. Welt (Stuttg.) 1966, 61—64. — 71. Kässmeyer, H., u. Kottmeier, F.: III Conferentia Hungarica pro therapia et investigatione in pharmacologia 1964, S. 247—258. — 72. Karol, H. J.: J. Urol. (Baltimore) 84, 120—122 (1960). — 73. Kaufman, J. J.: Practitioner 197, 611—619 (1966); — 74. The treatment of cancer of the urinary bladder with combinations of 5-Fluorouracil, Mitomycin, Hydroxyurea, radiotherapy and surgery. Vortrag Jahresversammlung Amer. med. Ass., San Francisco Juni 1968. — 75. Kaufman, J. J., and Lichtenauer, P.: Cancer (Philad.) 21, 1—8 (1968). — 76. Kirkland, I. S., L. K. Pickett, Koop, C. E., Keidan,

S. E., and DORMAN, G. W.: Arch. Dis. Childh. 41, 155—157 (1966). — 77. KLEIBEL, F.: Radiologe 6, 127—140 (1966). — 78. KÖHLER, K., u. PLATZBECKER, H.: Z. Urol. 59, 213—217 (1966). — 79. KÖTTGEN, U., NEIDHARDT, M., DIETHELM, L. und CLAUS, H. G.: Strahlentherapie 129, 481—496 (1966). — 80. KOFMAN, S., MEDREK, J. T., and ALEXANDER, R. W.: Cancer (Philad.) 17, 938—948 (1964). — 81. KOOP, C. E.: Amer. J. Surg. 107, 497—501 (1964). — 82. LALANNE, C. M., BRULE, G., JOMAIN, J., and MARCHANT, G. R.: Bull. Ass. Etude Cancer 53, 337—346 (1966). — 83. LANGHAMMER, H., KLEMM, J. und PABST, H.-W.: Ärztl. Forsch. 20, 393—403 (1966). — 84. LASKER, A.: J. Amer. med. Ass. 198, 826—836 (1966). — 85. LEITER, E., EDELMAN, S., and BRENDLER, H.: J. Urol. (Baltimore) 95, 169—175 (1966). — 86. LI, M. C., WHITMORE, W. F., JR., GOLBEY, R. and GRABSTALD, H.: J. Amer. med. Ass. 174, 1291—1299 (1960). — 87. LOPES CARDOZO, E.: Zytostatische Therapie. De Erven F. Bohn N. V. 1964, I—II Haarlem (Geneeskungige Bladen uit Kliniek en Laboratorium voor de Praktijk, Bd. 51). — 88. LÜHRS, W.: Erfahrungen mit Podophyllumderivaten bei malignen Tumoren. In: Symposium sobre mitosis e inhibidores en la quimioterapia oncològica. Madrid, 5—6 junio 1964. Instituto Nacional de Oncologia, Madrid 1965, S. 171—203. — 89. MACKENZIE, A. R.: J. Urol. (Baltimore) 96, 790—793 (1966); — 90. Cancer (Philad.) 19, 1369—1376 (1966); — 91. Chemotherapy of testis tumor. Vortrag Jahresversammlung Amer. med. Ass., San Francisco Juni 1968. — 92. MACKENZIE, A. R., WHITMORE, W. F., and NICKSON, J. J.: Cancer (Philad.) 18, 1255—1260 (1965). — 93. MACKENZIE, A. R., DURUMAN, N. und WHITMRE, W. F., JR.: J. Urol. 98, 116—117 (1967). — 94. MARBERGER, H.: Wien. klin. Wschr. 78, 512—514 (1966). — 95. MAIER, J. G., and HARSHAW, W. G.: Cancer (Philad.) 20, 96—102 (1967). — 96. MALTRY, E., JR.: J. Urol. (Baltimore) 99, 165—168 (1968). — 97. MARSHALL, M., JR., JOHNSON, S. H., and PRICE, S. E., JR.: J. Urol. (Baltimore) 91, 392—395 (1964). — 98. MARTIN, D. S., WHITE, H. M., JR., HOBBS, J., KURZWEG, F. T., and JEWETT, P.: Surgery 56, 1056—1063 (1964). — 99. MIDDENDORP, U. G., SCHWEINGRUBER, B. und PETER, B.: Bull. schweiz. Akad. med. Wiss. 20, 228—235 (1964). — 100. MIKKELSEN, O. A.: Nord. Med. 73, 93 (1965). — 101. MLCZOCH, F., u. KOHOUT, J.: Klin. Wschr. 43, 627—632 (1965). — 102. MÖLLENEY, W.: Berl. Med. 15, 522—526 (1964). — 103. MOTHES, W.: Zbl. Chir. 91, 1042—1047 (1966). — 104. MYHRE, K., u. FJAERLI, J.: Acta radiol Ther. Phys. Biol. 2, 129—138 (1964). — 105. NITSCHKE, R., REINWEIN, H., MUSSHOFF, K. und NICOLE, R.: Behandlung von Wilmstumoren. Strahlentherapie, 66, Deutscher Röntgenkongreß 1967, Teil B. — 106. ORAVISTO, K. J.: Urol. int. (Basel) 20, 23—28 (1965). — 107. PAWLAK, U.: Klinische Erfahrungen bei der Intervalltherapie maligner Tumoren mit Cyclophosphamid. Inaug. Diss. Düsseldorf, 1967. — 108. PFEIFFER, K. M., MIDDENDORP, U. G. und MARTHALER, TH.: Schweiz. med. Wschr. 96, 903—908 (1966). — 109. PICHLMAYR, R.: Klin. Wschr. 43, 543—546 (1965). — 110. PIERCE, BG. DIXON, F. J., and VERNEY, E. L.: J. Urol. (Baltimore) 84, 569—574 (1960). — 111. PIETRO, S., DI, PELLEGRIS, G. e CAPRIO, G.: Tumori 51, 303—321 )1965). — 112. PIGATTO, J. C.: Sem. méd. (B. Aires) 129, 526—541, 553—568 (1966); — 113. Münch. med. Wschr. 109, 2082—2084 (1967). — 114. PLATT, B. B., and LINDEN, G.: Cancer (Philad.) 17, II, 1573—1578 (1964). — 115. MC QUIGGAN, M. C., and CERNY, J. C.: J. Urol. (Baltimore) 93, 445—448 (1965). — 116. RAVINA, A.: Presse méd. 73, 287—290 (1965). — 117. REDECKER, K.-D.: Langenbecks Arch. klin. Chir. 308, 96—98 (1964). — 118. REUTER, H. J.: Krebsarzt 20, 165—175 (1965); — 119. Z. Urol. 59, 125—130 (1966). — 120. RICHARDSON, J. F., and LEBLANC, G. A.: J. Urol. (Baltimore) 93, 717—720 (1965). — 121. RICKHAM, P. P.: Z. Kinderchir. 1, 105—112 (1964). — 122. ROBERTS, D. J.: Brit. J. Urol. 37, 458—464 (1965). — 123. RÖHL, L., u. HALLWACHS, O.: Langenbecks Arch. klin. Chir. 311, 263—271 (1965). — 124. ROGERS, L. S.: Cancer (Philad.) 17, II, 1365—1380 (1964). — 125. ROHR, H., u. KERSTING, G.: Langenbecks Arch. klin. Chir. 308, 98—99 (1964). — 126. SAGERMAN, R. H.: J. Urol. (Baltimore) 91, 332 bis 336 (1964). — 127. SCHAUDIG, H.: Langenbecks Arch. klin. Chir. 308, 107—112 (1964). — 128. SCHMIDT, C. G.: Zytostatische Antibiotika. Ergebn. inn. Med. Kinderheilk. 20, 284—345 (1963). — 129. SCHMIDT, E.: Münch. med. Wschr. 106, 1701—1710 (1964). — 130. SCHMITZ, G., u. GROSS, R.: Med. Welt (Stuttg.) 18, 985—989 (1967). — 131. Seminar on chemotherapy for malignant tumours in childhood: Arch. Dis. Childh. 41, 155—157 (1966). — 132. SIERING, H., u. REINHARDT, M.: Neoplasma (Bratisl.) 11, 469—490 (1964). — 133. SNYDER, W., RODENSKY, P., and LIEBERMAN, B.: Cancer Chemother. Rep. 41, 37—40 (1964). — 134. SNYAMN, H. W., and SPIES, S. K.: S. Afr. Cancer Bull. 11, 28—39 (1967). — 135. SOLOMON, J., STEINFELD, J. L., and BATEMAN, J. R.: Cancer (Philad.) 20, 747—750 (1967). — 136. STALAND, B.: Schweiz. med. Wschr. 96, 85 (1966). — 137. STEINFELD, J. L., SOLOMON, J., MARSH, A. A., HAZEN, J. G., and BATEMAN, J. R.: J. Urol. (Baltimore) 96, 933—940 (1966). — 138. STRAFFON,

R. A.: J. Urol. (Baltimore) **86**, 259bis 265 (1961). — 139. Sullivan, M. P., Sutow, W. W., Cangir, A., and Taylor, G.: J. Amer.med. Ass. **202**, 381—384 (1967). — 140. Suppan, A.: Fortschr. Med. **79**, 331—333 (1961). — 141. Suspene, M.: Cyclophosphamid in der Behandlung gewisser Carcinome und maligner Blutkrankheiten. Thèse Toulouse 1962. —142. Sutow, W. W., Thurman, W. G., and Windmiller, J.: Pediatrics **32**, 880—887 (1963). —143. Sutow, W. W.: Cancer (Philad.) **18**, 1585—1589 (1965); — 144. Cancer Chemother. Rep. **51**, 407—409 (1967). —145. Swoboda, G.: Wien. med. Wschr. **116**, 193—195 (1966). — 146. Szczukowski, M. J., Daywitt, A. L., and Elrick, H.: J. Amer. med. Ass. **167**, 1066—1068 (1958). — 147. Thompson, I. M., Wear, J., Jr., Almond, C., Schewe, E. J., and Sala, J.: J. Urol. (Baltimore) **85**, 173—179 (1961). — 148. Uson, A. C.: Combined treatment for Wilms' tumor. Vortrag Jahresversammlung Amer. med. Ass., San Francisco Juni 1968. — 149 Vahlensieck, W., u. Gödde, St.: Med. Welt (Stuttg.) **1965**, 1850—1852. —150. Veenema, R. J., Dean, A. L., Jr., Roberts, M., Fingerhut, B., Chowhury, B. K., and Tarassoly, H.: J. Urol. (Baltimore) **88**, 60—631 (962). — 151. Veterans Administration Cooperative Urological Research Group: J. Urol. (Baltimore) **98**, 516—522 (1967); — 152. **100**, 59—65 (1968). — 153. Waelsch, J. H., u. Svobodova, H.: Fortschr. Med. **83**, 651—654 (1965). — 154. Wagner, H. P., u. Bettex, M.: Praxis **55**, 562—568 (1966). — 155. Wallace, D. M.: Topical agents for bladder cancer. Vortrag Jahresversammlung Amer. med. Ass., San Francisco Juni 1968. — 156. Watkins, W. E., Kozak, J. A., and Flanagan, M. J.: J. Urol. (Baltimore) **98**, 470—471 (1967). — 157. Weinberg, S. R., Peng, B. K., Estrin, J., and Wesolowski, S.: J. Urol. (Baltimore) **89**, 686—688 (1963). — 158. Wescott, J. W.: J. Urol. (Baltimore) **96**, 913—918 (1966). — 159. Westfall, M. P., Garcia, M. A., and Kavookjian, H.: J. Urol. (Baltimore) **85**, 606—608 (1961). — 160. Whitmore, W.: Brit. J. Urol. **34**, 436—447 (1962). — 161. Woodruff, M. W., Murphy, W. T., and Hodson, J. M.: Cancer Chemother. Rep. **21**, 123—127 (1961). —162. Woodruff, M. W., Murphy, W. T., and Hodson, J. M.: J. Urol. (Baltimore) **90**, 747—758 (1963). —163. Woodruff, M. W., Wagle, D., Gailani, S. D., and Jones, R., Jr.: J. Urol. (Baltimore) **97**, 611—618 (1967).

Professor Dr. A.-A. Kollwitz, Urolog. Klinik der Freien Universität, Klinikum Steglitz, 1 Berlin 45, Hindenburgdamm 30

## Diskussionsbemerkung

Zur Frage der Bedeutung von Tumorzellen im Blut, wie sie in vielen Untersuchungen z. T. auch während oder unmittelbar nach operativen Eingriffen nachgewiesen werden konnten und hinsichtlich ihrer Bedeutung für die Entstehung zukünftiger Metastasen, muß darauf hingewiesen werden, daß dieser, zeitlich um die Operation herum erfolgende Tumorzellschauer ins Blut sicher nicht die einzige Quelle zukünftiger Metastasen oder Rezidive darstellt. Es muß vielmehr damit gerechnet werden, daß jene Mikrometastasen, die das spätere Schicksal des Patienten bestimmen, offenbar schon lange vor der Zeit abgesiedelt sind, zu der eine Operation möglich ist. Damit stimmt gut überein, daß alle bisherigen Chemotherapieformen zur Rezidivprophylaxe, bei denen das Cytostatikum nur kurzfristig nach der Operation verabreicht worden ist, keinen wesentlichen Erfolg hatten. Dies ist verständlich, da die bisher verwendeten Cytostatika offenbar nicht in der Lage sind, alle Tumorzellen im Patienten im Sinne einer Sterilisation zu eliminieren. Wie weit dies bei extremer Hochdosis unter besonderen Schutzmaßnahmen möglich sein könnte, ist erst noch in den Anfängen der klinischen Erprobung an besonderen Stationen (germ free units). Für die allgemeine Praxis ist noch keine praktische Anwendbarkeit gegeben.

Dozent Dr. K. Karrer, Institut f. Krebsforschung d. Universität, A-1090 Wien, Borschgasse 8a

# Vorträge

Aus der Urolog. Abt. des Kaiser Franz Josef-Spitales der Stadt Wien (Vorstand: Prof.Dr. B. BIBUS), dem Institut für Krebsforschung der Universität Wien (Vorstand: Prof. Dr.Dr. H. WOBA) und der Urolog. Abt. des Krankenhauses der Stadt Wien-Lainz (Vorstand: Prof. Dr. S. RUMMELHARDT)

## Cytostatische Rezidivprophylaxe nach Hypernephromoperationen*

B. BIBUS, K. KARRER, S. RUMMELHARDT

### A. Bisherige Ergebnisse

Eine systematische cytostatische Rezidivprophylaxe nach der operativen Entfernung bösartiger Tumoren wurde in Österreich zuerst in Wien versucht. WURNIG hatte seit 1955 auf Vorschlag von DENK [1] beim Bronchuscarcinom eine intra- und postoperative Mitomen-(N-Oxyd-Lost) Kur angewendet. BIBUS [2] übt seit 1956 bei Hypernephrompatienten die gleiche Medikation. Bereits 1958 konnte beim Lungencarcinom eine Verlängerung der Überlebenszeit der Operierten festgestellt werden [3], so daß es unter der Führung von DENK [4] zu einer Zusammenarbeit der Ärzte von 17 österreichischen Kliniken und Krankenhäusern kam, die einheitlichen Richtlinien in der Therapie folgten und die Krankengeschichten zur Auswertung zur Verfügung stellten. Die Behandlungspläne wurden auf Grund der dabei gewonnenen experimentellen und klinischen Erfahrungen geändert; so wurden zeitweise Mitomen und Endoxan abwechselnd verabreicht, bis man sich im Herbst 1962 zu einer 3 Jahre dauernden intermittierenden Prophylaxe mit Endoxan entschloß, nach der etwa die Hälfte der Patienten behandelt wurde.

Der Gesamtplan umfaßte 13 Kuren, die innerhalb der ersten 3 Jahre nach der Operation zu absolvieren waren. Im 1. Halbjahr wurden 3 Kuren, im 2. Halbjahr 2 Kuren, im 2. und 3. Jahr je 4 Kuren verabfolgt. Die Gesamtdosis einer Kur betrug 5000 bis 6000 mg, wobei die Tagesdosis 200 mg war (Tab. 1).

Tabelle 1. *Intermittierende Prophylaxe mit Endoxan*

| | |
|---|---|
| Gesamtplan: 13 Kuren innerhalb der ersten 3 postop. Jahre: | Im 1. halben Jahr 3 Kuren |
| | Im 2. halben Jahr 2 Kuren |
| | Im 2. Jahr 4 Kuren |
| | Im 3. Jahr 4 Kuren |
| Einzelkur: | Gesamtdosis 5000 bis 6000 mg, |
| | Tagesdosis 200 mg |

Die bekannten Nebenerscheinungen waren niemals bedrohlich; Leukocytenstürze wurden — wie üblich — durch Cortisongaben und Bluttransfusionen abgefangen. Der Haarverlust war immer nur vorübergehend. Gastrointestinale Be-

---

* Diese Arbeit wurde vom Österreichischen Forschungsrat unterstützt.

schwerden zwangen nie zum Absetzen des Medikamentes. Blasenblutungen, wie sie bei der Endoxan-Stoßtherapie z. B. von R. NAGEL [5] beschrieben wurden, konnten bei unserem Krankengut nicht beobachtet werden.

Die Zusammenstellung einiger Statistiken zeigt, daß die postoperative Mortalität in der Chirurgie der Nierentumoren um die Jahrhundertwende zwischen 20 und 60% lag; nun ist sie auf etwa 6 bis 7% zurückgegangen; die Überlebensrate nach 5 Jahren ist von 33 auf 48% angestiegen (Tab. 2).

Tabelle 2. *Postoperative Mortalität und 5-Jahresheilung*

|  |  | Zahl der Nephrekt. | Op.-Sterbl. % | Nach 5 J. Leben % |
|---|---|---|---|---|
| GROSS | [6] | 1889 | 79 | 61,2 | — |
| KÜSTER | [7] | 1897 | 260 | 40,8 | 33,5 |
| SCHMIEDEN | [8] | 1902 | 329 | 32,8 | — |
| ALBARRAN | [9] | 1902 | 304 | 21,9 | — |
| LJUNGGREN | [10] | 1928 | 58 | 10,3 | 32,7 |
| DEUTICKE | [11] | 1931 | 45 | 22,2 | 28,1 |
| PRIESTLEY | [12] | 1936 | 536 | 7,5 | 38,4 |
| DEUTICKE | [13] | 1952 | 84 | 8,3 | — |
| KÖHRER | [14] | 1953 | 191 | 18,4 | 33,5 |
| BIBUS-HOHENFELLNER | [15] | 1957 | 96 | 12,5 | 11,3 |
| MOSTOFI | [16] | 1961 | 1685 | — | 48,0 |
| WANDSCHNEIDER | [17] | 1962 | 78 | — | 35,8 |
| SCHMIEDT | [18] | 1968 | — | 6,2 | 48,2 |

Durch die Zusammenarbeit der Urologen an Kliniken und Abteilungen konnte endlich ein Zahlenmaterial gewonnen werden, das eine Auswertung der Ergebnisse der geübten Behandlung ermöglicht. Es handelt sich um 798 in der Zeit von 1950 bis 1. Februar 1968 wegen eines Hypernephroms operierte Patienten. An den Folgen der Operation starben 46 Patienten, d. s. 5,7%. 57 Fälle (= 7,1%) mußten wegen mangelnder oder nicht verwertbarer Angaben ausgeschieden werden. Bei 117 Patienten (= 14,6%) wurden bei der Operation Lymphknoten- und auch andere Metastasen gefunden. Sie werden in der nachfolgenden Auswertung ebensowenig berücksichtigt wie 28 Patienten (= 3,5%), die seit dem 1. Februar 1967 operiert wurden (Tab. 3).

Tabelle 3.

| 1950 bis 1. Februar 1968 |  |  |  |
|---|---|---|---|
| Wegen Hypernephrom Nephrektomierte |  |  | 798 |
| — Postop. † | 46 | ( 5,7%) |  |
| — nicht verwertbare Angabe | 57 | ( 7,1%) |  |
| — Lymphknotenbefall bzw. Meta. b. Op. | 117 | (14,6%) |  |
| — neue Pat. (Ab 1. Februar 1967 Op.) | 28 | ( 3,5%) | 248 |
| Verbleiben: |  |  | 550 |

Es verbleiben also 550 Patienten, bei denen sich bei der Voruntersuchung und bei der Operation keine Metastasen nachweisen ließen. In den histologischen Befunden werden alle Tumoren mit Gefäßeinbrüchen und ohne sie beschrieben;

bei 420 Patienten von diesen 550 beträgt die Beobachtungszeit mindestens 5 Jahre. Von ihnen waren 195 (195/420 = 46,4%) noch am Leben.

Im folgenden werden die Ergebnisse der verschiedenen Behandlungsarten einzeln aufgeschlüsselt:

168 (= 30,5%) Kranke wurden nach der Operation keiner cytostatischen und keiner Strahlentherapie unterzogen. In dieser Gruppe sind 84 (84/160 = 53%) am Leben.

211 (= 38,4%) Kranke wurden nach der Operation einer Chemotherapie zugeführt. Von ihnen überlebten 55 (55/118 = 47%). 124 (= 22,5%) Kranke erhielten nach dem Eingriff eine Röntgentherapie; die Überlebensrate betrug hier 49 (49/122 = 40%). Bei einer kombinierten Nachbehandlung mit Cytostatika und Röntgenstrahlen war der Erfolg noch schlechter: von 47 (= 8,6%) so Behandelten werden nur 7 (7/20 = 35%) als lebend ausgewiesen (Abb. 1).

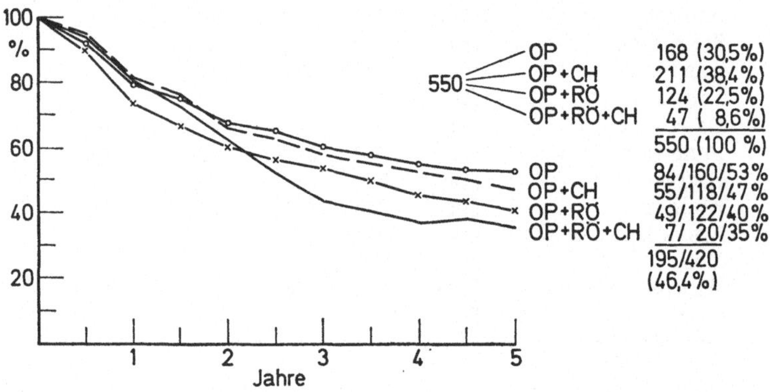


Abb. 1. Gegenüberstellung der Behandlungsergebnisse

Die Gegenüberstellung zeigt, daß durch die Chemotherapie die Überlebensrate nicht verbessert werden konnte. Die Röntgen-Nachbestrahlung und diese in Kombination mit der cytostatischen Chemotherapie scheinen durch Verminderung der Abwehrkräfte die Prognose noch zu verschlechtern. Vielleicht waren die Heilungsaussichten wegen der unterschiedlichen Ausdehnung des Tumors von vornherein nicht gleich.

Heute erfolgt allgemein eine exaktere Voruntersuchung, die eine bessere Prognostik erlaubt. Es ist notwendig, daß eine einheitliche Tumorbeschreibung und Stadieneinteilung erfolgt, um Einzelfragen beantworten zu können, wie etwa die Folgen eines Tumoreinbruches in große und kleine Venen; erst dann wird eine Gesamtbeurteilung und statistische Auswertung der eingeschlagenen Tumorprophylaxe und Therapie durch die Krebsforschungsinstitute möglich sein.

Aus unseren bisherigen Ergebnissen und aus den besseren Erfolgen in der cytostatischen Behandlung anderer Geschwülste erscheint eine Änderung der Rezidivprophylaxe in eine höher dosierte intermittierende Stoßtherapie intra- und postoperativ wünschenswert.

### Zusammenfassung

Im Jahre 1955 wurde in Wien mit einer systematischen cytostatischen Prophylaxe nach Radikaloperationen wegen bösartiger Tumoren begonnen. Durch Zusammenarbeit von 17 österreichischen Kliniken und Krankenhäusern werden seit 1950 bis 1968 798 wegen Hypernephrom operierte Patienten überblickt. Die postoperative Mortalität betrug 5,7%. Die Überlebensrate konnte weder durch die Chemotherapie, noch durch die Röntgenbestrahlung oder diese in Kombination mit der Chemotherapie verbessert werden. Es wird deswegen eine Erweiterung der cytostatischen Rezidivprophylaxe vorgeschlagen.

## Literatur

1. DENK, W., u. KARRER, K.: Modellversuch einer Recidivprophylaxe des Carcinoms. Wien. klin. Wschr. 68, 50 (1956). — 2. BIBUS, B.: Vorschlag einer cytostatischen Schutztherapie bei Hypernephromoperationen. Z. Urol. 50, 12 (1957). — 3. WURNIG, B.: Ergebnisse und Grundsätze der Recidivprophylaxe mit Mitomen bei radikal operierten malignen Tumoren an Hand des Bronchuscarcinoms. Wien. klin. Wschr. 70, 4, 63—67 (1958). — 4. DENK, W., u. KARRER, K.: Chemotherapie als Versuch einer Rückfallverhütung nach Carcinomoperationen. Klin. Med. (Wien) 16, 3 (1961). — 5. NAGEL, R.: Die abnorme Blutung in der Urologie. 9. Tagung d. Österr. Ges. f. Chir. und Traumatologie, Klagenfurt 1968. — 6. GROSS bei M. SCHEIDE: Zbl. Harn- u. Sexualorg. 1889—1890, 404. — 7. KÜSTER bei DEUTICKE, P.: Nierentumoren. Dtsch. Z. Chir. 231, 10, 11, 12 (1931). — 8. SCHMIEDEN: Nierentumoren. Dtsch. Z. Chir. 231, 10, 11, 12, (1931). — 9. ALBARRAN: Nierentumoren. Dtsch. Z. Chir. 231, 10, 11, 12 (1931). — 10. LJUNGGREN, E., bei KÖHRER: Hypernephrom. Krebsarzt 11, 309—317 (1956). — 11. DEUTICKE, P.: Nierentumoren. Dtsch. Z. Chir. 231, 10, 11, 12, 767—797 (1931). — 12. PRIESTLEY bei KOLLWITZ, A. A., u. KRACHT, H.: Z. ärztl. Fortbild. 54, 3 (1965). — 13. DEUTICKE, P.: Über Technik und Prognose der Nephrektomie beim Hypernephrom. Wien. med. Wschr. 103, 859 (1953). — 14. KÖHRER, F.: Hypernephrom. Krebsarzt 11, 309—317 (1956). — 15. BIBUS, B., u. HOHENFELLNER, R.: Bemerkungen zu einer Hypernephromstatistik. Urol. int. (Basel) 4, 183—191 (1957). — 16. MOSTOFI: Hypernephrom. Krebsarzt 11, 309—317 (1956). — 17. WANDSCHNEIDER, G.: Zur Frage des Hypernephroms. Z. Urol. 59, 10, 782 (1966). — 18. SCHMIEDT, E.: Nierentumoren. Handb. d. Inneren Medizin, VIII/3, S. 536—565. Berlin-Heidelberg-New York: Springer 1968.

## B. Probleme der Vergleichbarkeit

Die Erfolgsbeurteilung verschiedener therapeutischer Maßnahmen ist beim Hypernephrom besonders schwierig. Es besteht offenbar eine große Variabilität der Prognose hinsichtlich des histologischen Types und biologischen Charakters der Hypernephrome [3]. Es besteht außerdem noch keine erprobte Klassifizierung dieser Tumoren hinsichtlich der Größe und Ausbreitung im Sinne von Stadien.

Eine Aussage über den Vorteil einer bestimmten Therapieform gegenüber einer anderen ist nur möglich, wenn weitgehend prognosegleiche Gruppen von Patienten vergleichbar sind.

Die von der UICC (Union International Contre le Cancer) international einheitlich empfohlene Stadieneinteilung maligner Tumoren zur Beurteilung von Prognose- und Therapieerfolgen, ist am zweckmäßigsten nach dem TNM-System vorzunehmen. Die „general rules" [2] geben das Prinzip der Stadieneinteilung im wesentlichen an. Je nach der Lokalisation des Tumors sind jedoch noch detaillierte Ergänzungen notwendig.

Das Wesentliche am TNM-System ist, daß die Klassifikation der Tumoren nicht nach einer Prognosebeurteilung vorgenommen wird, sondern eine *Beschreibung* der Situation, gesondert nach der Ausbreitung des Primärtumors (T), dem Befall der regionalen Lymphknoten (N) und dem Vorhandensein von Fernmetastasen (M) vorgenommen wird.

Da für Tumoren der Niere noch keine speziellen Richtlinien bestehen, wurde der Versuch unternommen, an Hand eines größeren Krankengutes maligner Hypernephrome, Hinweise zu solchen Richtlinien zu erarbeiten.

Dazu wurden die Krankengeschichten von Patienten, die in 17 verschiedenen Kliniken und Spitälern Österreichs in den Jahren 1950 bis 1966 wegen maligner Hypernephrome operiert worden waren, herangezogen. Es fanden sich 729 Krankengeschichten, von denen sowohl die klinischen Befunde, die Operationsberichte, sowie die pathologisch-anatomischen Befunde der Operationspräparate studiert wurden, und danach von einem einzigen Untersucher retrograd die Bestimmung des Tumorstadiums zum Zeitpunkt der Operation nach folgendem Schlüssel vorgenommen.

### Primärtumor (9 Klassen)

$*R_1$   Tumor ist auf das Nierenparenchym begrenzt, Nierenkapsel gut abziehbar, Nierenbecken und Nierenkelche frei.

$R_2$   Tumor ist auf das Nierenparenchym begrenzt, Nierenkapsel stellenweise fixiert — nicht abziehbar, Tumorinfiltration fraglich.

$R_3$   wie $R_1$ + Einbruch in die Nierenkelche bzw. das Nierenbecken.

$R_4$   wie $R_2$ + Einbruch in die Nierenkelche bzw. das Nierenbecken.

$R_5$   Nierenkapsel von Tumorgewebe infiltriert bzw. Nierenkapsel überschritten, nur umgebendes Bindegewebe vom Tumor befallen, jedoch kein Nachbarorgan; Tumor ist gut mobilisierbar.

$R_6$   wie $R_5$ + Einbruch in die Nierenkelche bzw. das Nierenbecken.

$R_7$   wie $R_5$ + Tumor ist schwer mobilisierbar, weil beginnende Infiltration in die Nachbarorgane, aber kein Einbruch in das Nierenbecken.

$R_8$   wie $R_7$ + Einbruch in das Nierenbecken.

$R_9$   auf Grund der Tumorgröße bzw. der Tumorinfiltration in die Nachbarorgane inoperabel.

### Befall der regionalen Lymphknoten mit Tumorzellen (3 Klassen)

$N_0$   keine regionalen Lymphknoten von Tumorzellen befallen.

$N_1$   die Lymphknoten am Nierenhilus von Tumorzellen befallen.

$N_2$   paraaortale Lymphknoten von Tumorzellen befallen.

### Vorhandensein von Fernmetastasen (2 Klassen)

$M_0$   keine Fernmetastasen.

$M_1$   Fernmetastasen vorhanden.

### Einbruch des Tumors in die Gefäße (4 Klassen)

$V_0$   kein Einbruch in die Venen.

$V_1$   Einbruch in die kleinen Nierenvenen (vor V. renalis).

$V_2$   Einbruch in die V. renalis.

$V_3$   Einbruch in die V. cava.

An Hand der Krankengeschichten wurden Nachforschungen über das weitere Schicksal der Patienten angestellt. Die erhobenen Todesdaten stammen teils von den Meldeämtern, teils von den Hausärzten. Da nur ein geringer Teil der Toten obduziert worden war, schien eine Aufschlüsselung der Todesursachen nicht sinnvoll.

---

* Das Symbol R wurde gewählt, um Verwechslungen mit dem Symbol T des prätherapeutischen Schlüssels zu vermeiden.

Von den 729 operierten Patienten verstarben 48 (6,6%) postoperativ. Bei 57 Patienten waren die Nachforschungen über das weitere Schicksal ergebnislos, sie mußten aus der Auswertung ausgeschlossen werden. Von den verbleibenden 624 Patienten konnte die Überlebenszeit festgestellt werden.

Bei 109 Patienten waren schon z. Z. der Operation Metastasen festgestellt worden. Nur drei davon überlebten mehr als 5 Jahre, während der Großteil (87 Patienten = 79,8%) bereits bis zu 2 Jahre nach der Operation verstorben ist.

Bei der Aufschlüsselung der übrigen 515 operierten und spitalsentlassenen Patienten, die z. Z. der Operation noch keinerlei Metastasen aufwiesen, nach Alter und Geschlecht, zeigte sich sowohl bei den Männern als auch bei den Frauen ein deutlicher Häufigkeitsgipfel bei den 56- bis 60jährigen.

Auf Grund der Beobachtungs- und Überlebensdauer wurden von den nach verschiedenen Klassen gruppierten Patienten Absterbekurven nach der life-table Methode berechnet, graphisch dargestellt und durch den Vergleich der verschiedenen Absterbekurven der Einfluß der verschiedenen Faktoren auf die Prognose abgeschätzt.

Hervorzuheben ist erstens, daß bei Gruppierung der Patienten, unabhängig von der Tumorgröße (R 1 bis 9) nach dem Einbruch des Tumors in die Gefäße ($V_{0:1:2:3}$) eine deutlich ungünstigere Absterbekurve bei den Patienten resultiert, wenn die Tumorausbreitung die Vena renalis ($V_2$) bzw. die Vena cava ($V_3$) erreicht hat und weiters der deutlich steilere Abfall der Absterbekurven mit zunehmender Größe der Primärtumoren ($R_{1:2:3:4:5:6:7:8}$).

Werden die Patienten ohne Berücksichtigung des Gefäßeinbruches ($V_{0-3}$) nach der Tumorgröße gruppiert, so zeigten die Absterbekurven drei unterscheidbare Gruppen, die untereinander ziemlich ähnlich verliefen. Am steilsten waren die Kurven der Klassen $R_{6,8}$ (5-Jahres-Überlebensrate ca. 30%), am flachsten die der Klassen $R_{1,2,3}$ (5-Jahres-Überlebensrate ca. 65%) und die Klassen $R_{4,5,7}$ dazwischen mit einer 5-Jahres-Überlebensrate von etwa 45%.

Wurden die Gruppen ohne die Klasse $V_{2,3}$, nur mit Patienten der Klasse $V_{0,1}$ gesondert nach der Tumorgröße ($R_{1:2:3:4:5:6:7:8}$) gebildet, so war diese Scharung der Absterbekurven nicht so ausgeprägt. Es zeigte sich eine Annäherung des Endverlaufes der Absterbekurven der Klassen $R_{5,6,7}$ und $_8$ (5-Jahres-Überlebensrate ca. 40%) und darüber einzeln die der Klassen $R_4$ (5-Jahres-Überlebensrate 46%), $R_2$ (5-Jahres-Überlebensrate 61%), $R_1$ (5-Jahres-Überlebensrate 70%) und am günstigsten $R_3$ (5-Jahres-Überlebensrate 72%).

Es zeigt sich demnach ein deutlicher Einfluß auf die Prognose der operierten Patienten je nach der Ausbreitung des Primärtumors und auch je nach dem Ausmaß des Tumoreinbruches in die Gefäße. Wegen der retrospektiven Natur dieser Studie können die gefundenen Unterschiede nicht zu Schlußfolgerungen veranlassen, sondern geben nur Hinweise für die Notwendigkeit einer Überprüfung in einer prospektiven Studie, bei der sowohl bei der klinischen Befunderhebung als auch bei der Operation und bei der pathologisch-anatomischen Befundung auf genaueste Dokumentation geachtet werden kann. Die relativ weitgehende Aufschlüsselung scheint nach den vorliegenden Ergebnissen berechtigt und wird deshalb auch weiterhin zur Anwendung vorgeschlagen, da ein späteres Zusammenziehen in größere Gruppen jederzeit ohne Schwierigkeiten möglich ist.

Erst nach Vorliegen einer größeren Anzahl entsprechend gut dokumentierter Krankengeschichten verschiedener Stationen wird es sich zeigen, welches Gewicht den hier untersuchten Faktoren zur Prognose zukommt. Es wird deshalb vorgeschlagen, daß neben dem prätherapeutischen Schlüssel — wie unten angeführt — eine weitere Beurteilung durch den Chirurgen nach der ausgeführten Tumoroperation und nach Vorliegen der pathologisch-anatomischen Untersuchung vorgelegt wird, wobei der Pathologe noch besonders auf den Tumoreinbruch in das Venensystem achten müßte.

*I. Prätherapeutische Beurteilung* (soll nur auf klinischer, röntgenologischer und endoskopischer Untersuchung basieren zum Vergleich mit radiologischen und internen Behandlungsmethoden).

### *T — Primärtumor*

$T_0$  kein Nachweis für Primärtumor.

$T_1$  Tumor der Niere ohne Vergrößerung derselben, Urographie zeigt höchstens minimale Abnormalität der Nierenkelche.

$T_2$  Tumor mit Vergrößerung der Niere, keine Veränderung der Mobilität, urographisch gröbere Deformation eines oder mehrerer Nierenkelche oder Veränderung des Ureters.

$T_3$  Vergrößerung der Niere bei eingeschränkter Mobilität, aber keine komplette Fixation. Urographie zeigt Deformation des Nierenbeckens oder Kompressionszeichen.

$T_4$  Niere vergrößert und komplett fixiert.

### *N — Regionale Lymphknoten*

$N_0$  keine Evidenz für Tumorbefall der regionalen Lymphknoten.

$N_1$  Tumorbefall der regionalen Lymphknoten.

### *M — Fernmetastasen*

$M_0$  kein Anhaltspunkt für Fernmetastasen.

$M_1$  Fernmetastasen vorhanden.

Dazu wäre nach einem Erweiterungsvorschlag [1] der jeweilige Grad der Sicherheit, mit der die betreffenden Befunde erhoben werden konnten und das Datum der Befunderhebung anzugeben.

### *S — Sicherung* (gleichsinnig für T, N, M, R und V)

$S_0$  Aussage ohne jede Sicherung (nur Verdacht).

$S_1$  subjektive Aussage ohne Anwendung spezieller klinischer Hilfsmittel (z. B. nur Tastbefund).

$S_2$  Aussage objektiviert durch Zusatzuntersuchungen mit speziellen klinischen Hilfsmitteln (z. B. Röntgen, Endoskopie u. a.).

$S_3$  Aussage gesichert durch Operation, aber ohne pathologische oder histologische Untersuchung.

$S_4$  wie $S_2$, aber mit mikroskopischem und/oder cytologischem Befund nach Punktion oder Endoskopie.

$S_5$  Aussage auf Grund eines Probeeingriffes mit histologischer Untersuchung (Probeexcision).

$S_6$  Aussage gestützt auf Operation mit pathol.-anatomischer und histologischer Beurteilung des Operationspräparates

$S_7$  Aussage auf Grund einer Autopsie.

*II. Beurteilung durch den Chirurgen* nach ausgeführter Tumoroperation, vor histologischer Untersuchung des Operationspräparates. Sie erfolgt nach den oben angeführten 9 Klassen für den Primärtumor, 3 Klassen für den Befall der regionalen Lymphknoten, 3 Klassen für den Tumoreinbruch in das Venensystem und

*Formblatt zur TNM-Klassifizierung*

Definition und Beispiel siehe Rückseite                           zutreffendes anhaken

| I. Prätherapeutische, klinische TNM-Bestimmung | | | | | | | | | |
|---|---|---|---|---|---|---|---|---|---|
| $T_0$ | $T_1$ | $T_2$ | $T_3$ | $T_4$ | | | | T | _____ |
| $S_0$ | $S_1$ | $S_2$ | $S_3$ | $S_4$ | $S_5$ | $S_6$ | $S_7$ | S | _____ |
| $N_0$ | $N_1$ | | | | | | | N | _____ |
| $S_0$ | $S_1$ | $S_2$ | $S_3$ | $S_4$ | $S_5$ | $S_6$ | $S_7$ | S | _____ |
| $M_0$ | $M_{1a}$ | $M_{1b}$ | | | | | | M | _____ |
| $S_0$ | $S_1$ | $S_2$ | $S_3$ | $S_4$ | $S_5$ | $S_6$ | $S_7$ | S | _____ |

Datum ..............

Operationsart:

.......................

operativer Zugang  :

.......................

II. Tumor-Klassen-Bestimmung nach Operation und nach Vorliegen des path.-anatomischen Befundes

Datum ..............

Tumorlokalisation und -ausdehnung laut umseitigem Muster skizzieren:

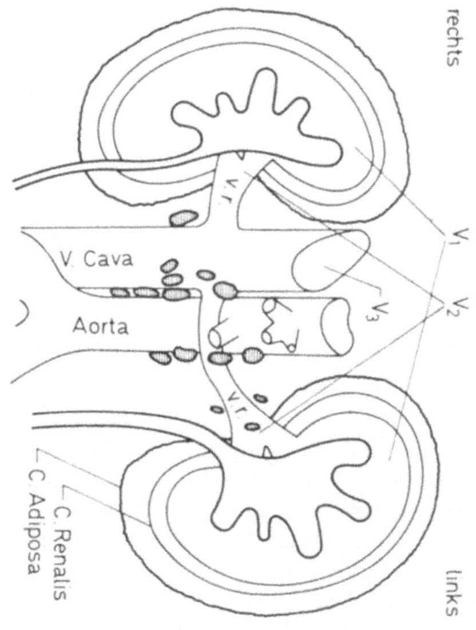


| $R_0$ | $R_1$ | $R_2$ | $R_3$ | $R_4$ | $R_5$ | $R_6$ | $R_7$ | $R_3$ | $R_9$ | _____ |
|---|---|---|---|---|---|---|---|---|---|---|
| $S_0$ | $S_1$ | $S_2$ | $S_3$ | $S_4$ | $S_5$ | $S_6$ | $S_7$ | | | _____ |
| $N_0$ | $N_1$ | $N_2$ | | | | | | | | _____ |
| $S_0$ | $S_1$ | $S_2$ | $S_3$ | $S_4$ | $S_5$ | $S_6$ | $S_7$ | | | _____ |
| $V_0$ | $V_1$ | $V_2$ | $V_3$ | | | | | | | _____ |
| $S_0$ | $S_1$ | $S_2$ | $S_3$ | $S_4$ | $S_5$ | $S_6$ | $S_7$ | | | _____ |
| $M_0$ | $M_1$ | ...................... | | | | | | | | _____ |
| $S_0$ | $S_1$ | $S_2$ | $S_3$ | $S_4$ | $S_5$ | $S_6$ | $S_7$ | | | _____ |

2 Klassen entsprechend dem Vorhandensein oder Nichtvorhandensein von Fernmetastasen.

Dazu sollte auch die angewendete Operationsmethode genau festgehalten werden, da die Art des Zuganges (Flankenschnitt oder transthorakal) die verschieden ausgeprägte Mobilisierung des Tumors bedingt.

*III. Nach Vorliegen der pathologisch-anatomischen Untersuchung* wird nach dem gleichen Schema wie nach der Operation mit Zufügung des *neuen Datums* die genaueste und verläßlichste Klassifizierung vorgenommen, die als Grundlage für spezielle therapeutische Vergleichsuntersuchungen operierter und histologisch untersuchter Patienten dient.

Zur arbeitstechnischen Erleichterung wird dazu ein Formblatt vorgeschlagen, in das die Tumorausbreitung als Skizze eingetragen wird und die dementsprechende Klasse angehakt werden kann. Am rechten Rand des Formblattes angebrachte Rubriken dienen der Erleichterung der vorgesehenen Verwendung des

*Rückseite des Formblattes*

II. Tumor-Klassenbestimmung nach Operation und nach Vorliegen des pathol.-anatomischen Befundes:

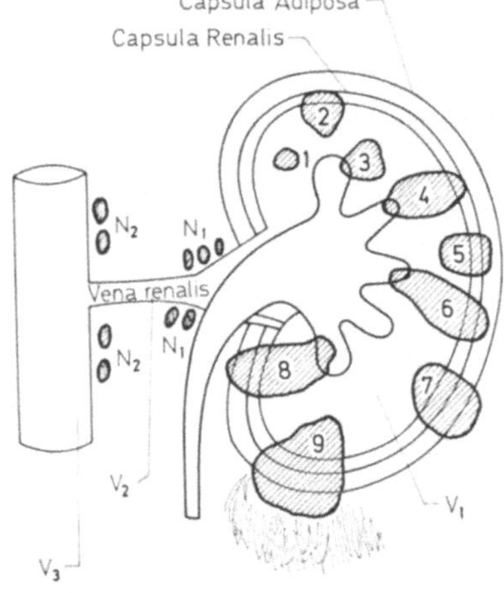


R = Primärtumor:

$R_0$  Primärtumor ist nicht auffindbar

$R_1$  Tumor ist auf das Nierenparenchym begrenzt, Nierenkapsel gut abziehbar, Nierenbecken und Nierenkelche frei

$R_2$  Tumor ist auf das Nierenparenchym begrenzt, Nierenkapsel stellenweise fixiert — nicht abziehbar, Tumorinfiltration fraglich

$R_3$  wie $R_1$ + Einbruch in die Nierenkelche bzw. das Nierenbecken

$R_4$  wie $R_2$ + Einbruch in die Nierenkelche bzw. das Nierenbecken

$R_5$  Nierenkapsel von Tumorgewebe infiltriert bzw. Nierenkapsel überschritten, nur umgebendes Bindegewebe vom Tumor befallen, jedoch kein Nachbarorgan; Tumor ist gut mobilisierbar

$R_6$  wie $R_5$ + Einbruch in die Nierenkelche bzw. das Nierenbecken

$R_7$  wie $R_5$ + Tumor ist schwer mobilisierbar, weil beginnende Infiltration in die Nachbarorgane, aber kein Einbruch in das Nierenbecken

$R_8$  wie $R_7$ + Einbruch in das Nierenbecken

$R_9$  auf Grund der Tumorgröße bzw. der Tumorinfiltration in die Nachbarorgane inoperabel

Formblattes als Arbeitsbeleg für Maschinenlochkarten. An der Rückseite des Formblattes ist eine erläuternde Skizze als Beispiel angebracht.

Literatur

1. Arnal, M. L. et al.: Zur Klassifizierung der Geschwulstkrankheiten. Der „gesicherte" TNM-Schlüssel (Erweiterungsvorschlag zu den „General Rules" der UICC). Meth. Inform. Med. **6/2**, 70—72 (1967). — 2. International Union Against Cancer: Description of the extent of the disease. The T.N.M. system. General rules. Research commission, Committee on clinical stage classification and applied statistics. Geneva P.O. Box 400, 1954. — 3. Karrer, K. et al.: Zur Klassifikation und Dokumentation der Hypernephrome unter Berücksichtigung der Richtlinien der UICC (TNM-System) (im Druck).

## C. Abänderungsvorschläge

Nach den oben mitgeteilten, bisher negativen Ergebnissen taucht die Frage auf, ob unsere Bemühungen in dieser Richtung als abgeschlossen zu betrachten sind und ein Ende finden sollten oder ob auf andere Weise und mit modifizierten Methoden weiterzuarbeiten wäre.

Domag hielt kurz vor dem Krieg in Wien einen Vortrag und gab seiner Meinung und Hoffnung Ausdruck, daß das Problem der medikamentösen Bekämpfung des Tuberkelbacillus knapp vor der Lösung stehe. Bald nach dem Kriege, als diese schon Allgemeingut der Medizin geworden war, bezog er sich bei einem neuerlichen Vortrag auf seine Worte und meinte, daß wir bei den Tumoren uns nunmehr in der ebenso günstigen und aussichtsreichen Lage befänden, wie sie wenige Jahre vorher bei der Tuberkulose bestanden habe. Diese prophetischen Worte von Domag haben sich leider nicht erfüllt. Wir glauben aber dennoch, daß das Heil für unsere Krebskranken in Zukunft nicht so sehr von der Strahlentherapie und der Chirurgie als von der Biochemie zu erwarten ist, oder mit anderen Worten: wir geben der Hoffnung Ausdruck, daß — entgegen einer alten medizinischen Regel — durch Medikamente geheilt werden wird, was Messer und Strahlen nicht heilen können.

Im Vertrauen darauf und veranlaßt durch verschiedene theoretische und praktische Erwägungen glauben wir, daß die prophylaktische postoperative Nachbehandlung mit Cytostatika gerade beim Hypernephrom Aussicht auf Erfolg hat und daß wir den eingeschlagenen Weg, wenngleich in stark modifizierter Form, fortsetzen sollten. Die Gründe dafür sind folgende:

1. Zuerst, als für den Menschen vielleicht am wenigsten bedeutungsvoll möchte ich die zahlreichen positiven Ergebnisse bei Tierversuchen erwähnen.

2. Eine Vernichtung von Tumorzellen in geringer Anzahl durch Cytostatika beim Menschen ist erwiesen, wenn auch massive Geschwülste meist therapierefraktär sind.

3. Bei anderen Organen hat sich die postoperative Prophylaxe mit Cytostatika gut bewährt. So liegen günstige Berichte über das Bronchuscarcinom, über Mamma-, Magen- und Dickdarmcarcinome vor.

4. Obduktionsbefunde beweisen, daß z. Z. einer auch scheinbar radikalen Operation des Tumors Mikrometastasen vorhanden sind, von welchen zu erwarten ist, daß sie durch eine massive cytostatische Therapie allenfalls vernichtet oder wenigstens in Zaum gehalten werden können.

5. Wir haben es gerade beim Hypernephrom mit einer Geschwulst zu tun, bei welcher mit einem massiven Einbruch von Tumorzellen in die Blutbahn besonders zu rechnen ist. Den Beweis dafür haben wir im Venenblut anläßlich von Hypernephromoperationen wiederholt erbracht. Auch klinische Erfahrungen scheinen mitunter dafür zu sprechen, daß gerade die Operation zu einer Aussaat von Geschwulstmaterial führen kann. Patienten, die schon viele Jahre hindurch periodisch wiederkehrende Hämaturien hatten und in gutem Zustand zur Operation kommen, sterben oft kurze Zeit nach dem Eingriff an einer profusen Metastasierung.

Gerade die unter Punkt 5 angeführten Erwägungen sind es, die uns seinerzeit veranlaßten, beim Hypernephrom die postoperative Prophylaxe durchzuführen; wir glauben noch immer, daß weitere Bemühungen insbesondere bei diesem Tumor auch in Hinkunft am Platze sind. Es ist zu hoffen, daß mit der Zeit organspezifische Cytostatika geschaffen werden, welche an sich einen besseren Heilerfolg garantieren.

Die cytostatische Beeinflussung im circumoperativen Zeitraum erscheint uns besonders wichtig und wir glauben, daß wir das Medikament stoßweise und in hohen Dosen verabfolgen sollten. Erfahrungen beim Bronchuscarcinom zeigen aber auch, daß die nachgehende Fürsorge und die Behandlung durch 3 Jahre nach der Operation von Bedeutung sind. Auf Grund dieser Erwägungen empfehlen wir also folgende Behandlung, welche natürlich dem einzelnen Fall angepaßt werden muß und nicht als starres Schema aufzufassen ist:

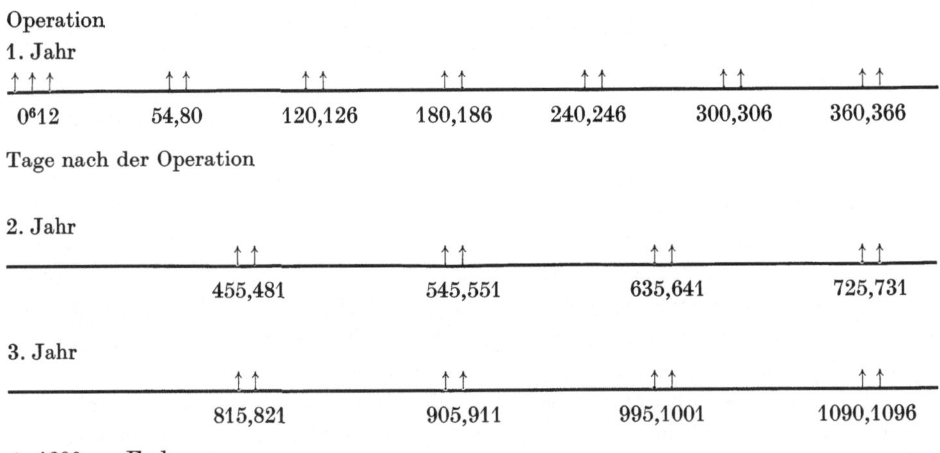


Um Vergleichsmöglichkeiten zu schaffen, sind neben den von Kollegen Karrer dargelegten Prinzipien strenge alternierende Reihen notwendig, wobei die Auswahl der Patienten nicht vom Gutdünken des Behandelnden abhängig sein darf, sondern nach dem Zufallsprinzip erfolgen muß. Da wir vorläufig noch nicht sagen können, ob durch die postoperative cytostatische Behandlung den Patienten tatsächlich ein Nutzen erwächst, ist die Anlegung von alternierenden Reihen vor unserem ärztlichen Gewissen durchaus vertretbar, zumal da wir mit Sicherheit glauben, daß eine Schädigung des Kranken nicht zu erwarten ist. Eine Entscheidung über die Wirksamkeit der postoperativen Prophylaxe wäre nur durch Zusammenschluß von möglichst vielen Kliniken und Abteilungen zu erwarten. Als Zentralstelle für eine derartige Arbeit bietet sich das Krebsforschungs-Institut in Wien an, welches die klinischen Unterlagen bisher in langjähriger mühevoller und gewissenhafter Arbeit verwertet hat. Es ist klar, daß mit der Einladung zur Mitarbeit den aufgerufenen Stellen eine unerhörte personelle und materielle Belastung auferlegt wird, zumal es wünschenswert wäre, die Patienten zur Nachbehandlung jeweils aufzunehmen, evtl. sogar eigene Stationen zu diesem Zwecke zu schaffen. Die Forderung an die öffentliche Hand, den Tumorkranken im ganzen gesehen mehr Aufmerksamkeit und Fürsorge zuzuwenden, ist keinesfalls abwegig. Wir Ärzte sind uns wohl alle einig, daß diese Art von Patienten mangels geeigneter Spitalseinrichtungen meist mehr oder weniger ihrem Schicksal überlassen werden müssen. Wenn wir bedenken, welche ungeheure Mühe und Arbeitsleistung oft darauf verwendet werden, ein neues Therapieverfahren ausreifen zu lassen, und ferner erwägen, welche Unsummen auf der Welt für die Vernichtung menschlichen Lebens ausgegeben werden, so kann das von uns entworfene Programm als durchaus bescheiden betrachtet werden.

Professor Dr. B. Bibus, Kaiser Franz Joseph-Spital, A-1100 Wien, Kundratstraße 3

Dozent Dr. K. Karrer, Institut für Krebsforschung der Universität Wien, A-1095 Wien, Borschkegasse 8 a

Professor Dr. S. Rummelhardt, Krankenhaus der Stadt Wien-Lainz, A-1130 Wien, Wolkersbergerstraße 1

Aus der Urolog. Klinik (Direktor: Prof. Dr. W. Brosig) und dem Pathol. Institut (Direktor: Prof. Dr. W. Masshoff) der Freien Universität Berlin

# Kombinationsbehandlung beim Blasencarcinom

U. Almstedt, A.-A. Kollwitz, W. Brosig und S. Grohme

An der Urologischen Klinik der Freien Universität Berlin führen wir seit 2 Jahren beim Blasencarcinom eine präoperative Behandlung mit 5-Fluoro-Uracil und Bestrahlung durch, wie sie der Arbeitskreis um Kaufman u. Goodwin in Los Angeles seit mehreren Jahren mit Erfolg anwendet.

Natürlich können nach maximal 2jähriger Beobachtungszeit noch keine Aussagen über eine evtl. Zunahme der 5-Jahresheilung gemacht werden. Wir möchten jedoch kurz über unsere bisherigen Erfahrungen berichten.

5-Fluoro-Uracil wirkt als Antimetabolit und hemmt die DNS-Synthese. Das Uracil wird in einigen malignen Tumoren gehäuft gefunden und ist ein Bestandteil der RNS. Durch das Fluoratom an C 5 im Uracil wird die Bildung von Thymin verhindert. Dadurch kommt es nicht zu einer Umwandlung von RNS ind DNS.

Nachdem 1957 von Heidelberger u. Mitarb. das 5-Fluoro-Uracil erstmals synthetisiert wurde, haben insbesondere amerikanische Autoren das 5-Fluoro-Uracil klinisch erprobt. Neben Blasencarcinomen wurden auch zahlreiche andere

Tumoren, sowohl Carcinome als auch Sarkome hinsichtlich ihrer Empfindlichkeit gegenüber 5-Fluoro-Uracil untersucht (Hall u. Good; Ansfield u. Mitarb.), wobei z. B. Lungen-, Leber- und Adenocarcinome des Colons und Rectums besser ansprachen als etwa Ovarial -und Uteruscarcinome.

Kaufman behandelte ein in die Backentasche des Hamsters transplantiertes Blasencarcinom mit verschiedenen Cystostatikakombinationen und Versuchsanordnungen und fand eine optimale Beeinflussung des Tumors durch 5-Fluoro-Uracil und Bestrahlung.

Beim Behandlungsschema nach Kaufman,  nach dem wir uns richteten, erhalten die Patienten eine Vorbestrahlung von täglich 200 R Kobalt-60 bis zu einer Herddosis von 3000 bis 3500 R. Gleichzeitig werden täglich 1 g 5-Fluoro-Uracil in 1 bis 2 l 5%iger Traubenzuckerlösung als intravenöse Dauertropfinfusion bis zu einer Gesamtdosis von 12 g 5-Fluoro-Uracil gegeben. Um etwaige Knochenmarksdepressionen frühzeitig zu erkennen, wird das weiße Blutbild dreimal wöchentlich kontrolliert. Nach Abschluß der Vorbehandlung werden die Patienten für 3 Wochen entlassen. Dann wird bei einer erneuten Untersuchung über das weitere Vorgehen und insbesondere über den weiteren operativen Eingriff entschieden.

Es erscheint uns bedeutungsvoll, daß wir bei dieser zweiten Untersuchung bei 9 der 42 Patienten bei der Probeexcision oder im Operationspräparat sowohl makro- wie mikroskopisch kein Carcinom mehr nachweisen konnten, das sind 23% der Fälle (Tab. 1). Auch Kaufman machte diese Feststellung bei 22 seiner 76 Patienten (29%).

Im folgenden soll kurz der Krankheitsverlauf eines dieser Patienten skizziert werden: Pat. P., H. 64 Jahre. Familienanamnese: Vater mit 63 Jahren an Magencarcinom verstorben. Eigenanamnese: Pat. befand sich seit dem 17. Januar 1967 wegen einer Cystitis in auswärtiger ambulanter Behandlung, wobei rechtsseitig eine stumme Niere festgestellt wurde. Stationäre Aufnahme am 9. Februar 1967, am 13. Februar 1967 PE aus einem soliden Tumor im Bereich der rechten Blasenseitenwand, histologische Untersuchung: Großzelliges undifferenziertes solides Carcinom (Abb. 1). 20. Fabruar 1967 Blasenarteriographie: Ausgedehnter Blasentumor rechts und am Blasendach. Vorbehandlung mit 5-Fluoro-Uracil und 3000 R Herddosis. Entlassung zunächst am 22. Februar, am 20. April erneute stationäre Aufnahme zur geplanten Operation, die am 5. Mai in Form einer Cystektomie mit Harnleiter-Darmimplantation vorgenommen wurde. Histologische Untersuchung: Unspezifische chronische ulcerierende Entzündung im Bereich des Harnblasenscheitels (Defektgröße 25 × 20 mm), chronische fibroplastische Urocystitis mit ausgeprägter intramuskulärer Fibrose jenseits des Defektes. Keine Zeichen einer Carcinose (Abb. 2).

Von den übrigen Patienten sind bis jetzt neun verstorben. Bei zwei Patienten fand sich ein zunehmendes Tumorwachstum. In einem Fall war in der Blase kein Carcinom mehr nachweisbar, doch fanden sich intraoperativ ausgedehnte Lymphknotenmetastasen. Drei Patienten erschienen nicht zur zweiten Untersuchung.

Histologisch handelte es sich bei den 42 Patienten in 23 Fällen um ein undifferenziertes Carcinom, in 12 Fällen um ein papilläres und in 7 Fällen um ein Plattenepithelcarcinom.

Therapeutisch wurde auf Grund des Ergebnisses der zweiten Untersuchung in 2 Fällen keine weitere Therapie durchgeführt, in 4 Fällen eine Elektroresektion oder Coagulation des Tumors, in 18 Fällen eine Blasenwandresektion oder Cystektomie. 12 der Fälle waren inoperabel und wurden deshalb voll bestrahlt. In 6 Fällen wurde noch als palliativer Eingriff eine Harnableitung durchgeführt.

Tabelle 1. *Zusammenfassung von Diagnose und Therapie der nach Vorbehandlung carcinomfreien Patienten*

| Pat. | Alter Geschl. | 1. cystoskop. Befund | Histologie | Vorbehandlung | 2. cystoskop. Befund | Operation | Histologie |
|---|---|---|---|---|---|---|---|
| P. H. | 71 ♀ | Kirschgr. Tu. BHW | Papill. Ca. | 3000 R HD 12 g 5-FU | Zehnpfennigst.-gr. Narbe | Blasenwand-resektion | Tumorfreies Wandstück |
| L. B. G. | 56 ♀ | Walnußgr. Tu. Bl.-Hals | Papill. Ca. | 3500 R HD 10,5 g 5-FU | Kein TU.-Nach-weis | PE | Unspez. Entzdg. |
| G. H. | 73 ♂ | Erbsgr. Tu. Bl.-Dach | Undiff. Ca. | 3500 R HD 13,5 g 5-FU | Erbsgr. narbiger Tu. | Blasenwand-resektion | Unspez. Entzdg. |
| P. H. | 64 ♂ | Ausged. Tu. Re. BSW u. BD | Undiff. Ca. | 3000 R HD 6 g 5-FU | — | Cystektomie | Ca.-freies Präparat |
| G. H. | 69 ♂ | Bohnengr. Tu. BD | Papill. Ca. | 3000 R HD 6 g 5-FU | Erbsgr. Tu. | Blasenwand-resektion | Unspez. Entzdg. |
| Sch. G. | 67 ♂ | Kirschgr. Tu. BD | Undiff. Ca. | 3000 R HD 11 g 5-FU | Erbsgr. Tu. | Cystektomie | Chron. Ulcus |
| L. W. | 68 ♂ | Kirschgr. Tu. Re. BSW | Papill. Ca. | 3000 R HD 12 g 5-FU | Kirschkerngr. Narbe | PE | Tumorfreie Schleim-haut |
| G. L. | 68 ♂ | Bohnengr. Tu. hinter re. Ostium | Teils papill. teils undiff. Ca. | 3500 R HD 12 g 5-FU | Pfennigst.-gr. Narbe | Blasenwandres. m. Neuimpl. d. Ureters | Oberflächennahe u. interstit. Fibrose |
| K. M. | 68 ♂ | 2 kirschgr. Tu. re. Ostium | Papill. Ca. | 3000 R HD 11 g 5-FU | Zehnpfennigst.-gr. narb. Bezirk | Cystektomie | Umschriebene Fibrose |

Nebenwirkungen traten in unserem Krankengut in 33% der Fälle ein und bestanden in einer Knochenmarksdepression oder Magen-Darmunverträglichkeit mit Übelkeit oder Erbrechen. Sie waren in allen Fällen reversibel, auch bei den drei Kranken (7%), bei denen die Vorbehandlung wegen der Nebenwirkungen abgesetzt werden mußte (Tab. 2).

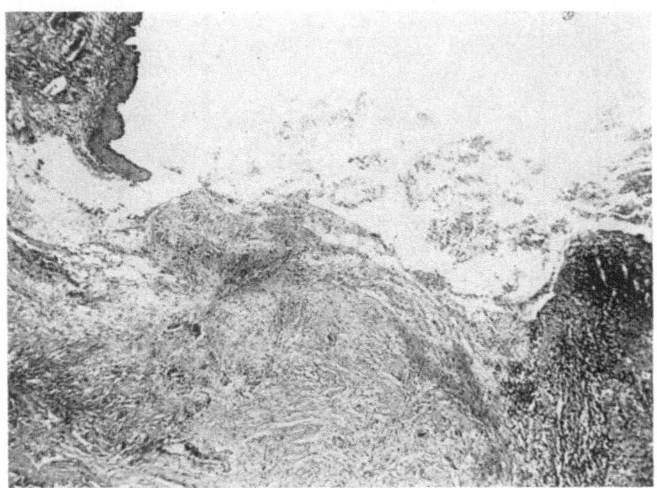

Abb. 1. Histologisches Präparat der diagnostischen PE: Großzelliges solides Carcinom HE 1:120

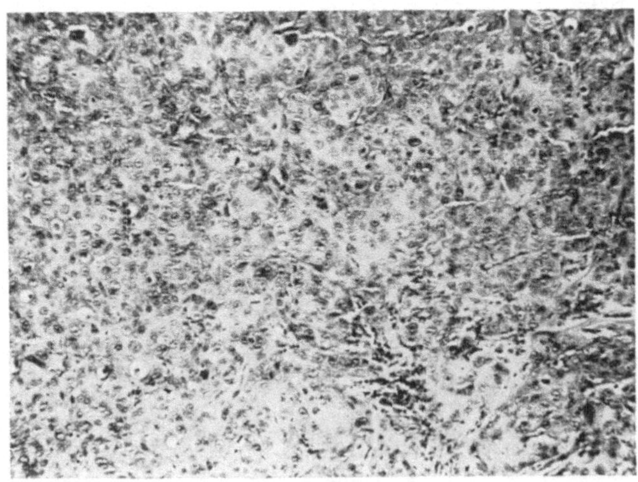

Abb. 2. Pat. P., H. Histologisches Präparat nach Vorbehandlung mit 5-FU und Bestrahlung: Carcinomfreies Wundgebiet nach PE HE 1:50

Als Grenzwerte wurden von uns 3500 Leukocyten bzw. 150000 Thrombocyten/ml angesehen, bei den Reticulocyten $6^0/_{00}$ beim Mann und $9^0/_{00}$ bei der Frau. Zum Vergleich seien die von Kaufman 1968 publizierten Zahlen aufgeführt (Tab. 3).

Ebenso wie KAUFMAN sahen wir bei den operativen Eingriffen keine stärkeren Verwachsungen als Folge der durchgeführten Vorbehandlung und keine auffälligen Störungen der postoperativen Wundheilungen.

Zusammenfassend scheint sich uns die Ansicht von KAUFMAN zu bestätigen, daß die kombinierte präoperative Anwendung von Hochvoltbestrahlung und 5-Fluoro-Uracil eine potenzierte Wirkung auf das Blasencarcinom ausübt. Die Tatsache, daß 23% aller so behandelten Blasencarcinome nach Abschluß der Vorbehandlung cystoskopisch und histologisch nicht mehr nachweisbar waren,

Tabelle 2. *Nebenwirkungen während der Vorbehandlung mit 5-FU und Bestrahlung*

| Name d. Pat. | Unverträglichkeit seitens des Magen-Darmtraktes | Knochenmarksdepression | | Behandlung abgebrochen |
|---|---|---|---|---|
| 1. Sch. G. | — | Leukopenie | 3 200 | — |
| | | Thrombopenie | 73 000 | |
| 2. S. G. | Inappetenz | — | | — |
| 3. W. M. | — | Leukopenie | 1 800 | + |
| 4. H. F. | Erbrechen | Thrombopenie | 125 000 | — |
| | | Reticulocytenanstieg | $14^0/_{00}$ | |
| 5. H. J. | Erbrechen | Thrombopenie | 50 000 | — |
| 6. W. G. | — | Reticulocytenanstieg | $17^0/_{00}$ | |
| 7. Sch. E. | — | Thrombopenie | 116 000 | — |
| | | Reticulocytenanstieg | $18^0/_{00}$ | |
| 8. Z. G. | — | Reticulocytenanstieg | $17^0/_{00}$ | — |
| 9. G. B. | — | Thrombopenie | 131 000 | + |
| 10. P. H. | — | Reticulocytenanstieg | $19^0/_{00}$ | — |
| 11. B. E. | Übelkeit, Brechreiz | — | | — |
| 12. L. W. | — | Thrombopenie | 111 000 | — |
| 13. Sch. H. | — | Reticulocytenanstieg | $20^0/_{00}$ | + |
| Insges. | 4 Patienten | 11 Patienten | | 3 Patienten |

Tabelle 3. *Vergleich der von uns beobachteten Nebenwirkungen mit den von KAUFMAN beschriebenen Unverträglichkeiten*

| | KAUFMAN 1968 | Eigenes Krankengut |
|---|---|---|
| Patientenzahl | 76 | 42 |
| Knochenmarksdepressionen | 16% | 25% |
| Magen-Darmsymptomatik | 21% | 10% |
| Stomatitis | 3% | — |

ermutigt uns, dieses Behandlungsschema weiter anzuwenden, zumal die Nebenwirkungen gering sind. Wir hoffen, in einigen Jahren über günstige Spätergebnisse berichten zu können.

## Literatur

ANSFIELD, F. J., SCHROEDER, J. M., and CURRERI, A. R.: Amer. med. Ass. **181**, 4, 295—299 (1962). — BOSCH, L., HARBARS, E., and HEIDELBERGER, C.: Cancer Res. **18**, 335 bis 343 (1958). — DEREN, T. L., and WILSON, W. L.: J. Urol. (Baltimore) **83**, 390—393 (1960). — GLENN, J. F., HUNT, L. D., and LATHEM, J. E.: Cancer Chemother. Rep. **27**, 67—69 (1963). — GOLD, G. L., HALL, T. C., SHNIDER, B. J., SELAWRY, O., COLSKY, J., OWENS, A. H., DEDERICK, M. M., HOLLAND, J. F., BRINDLEY, C. O., and JONES, R.: Cancer Res. **19**, 935—939 (1959). —

Hall, B. E., and Good, J. W.: Cancer Chemother. **16**, 369—386 (1962). — Harrold, M. W., Edwards, C. N., and Garvey, F. K.: Invest. Urol. **2**, 47—51 (1964). — Heidelberger, C., Chaudhuri, N. K., Danneberg, P., Mooren, D., Griesbach, L., Duchinsky, R., Scnhitzer, R. J., Plevan, E., and Scheiner, J.: Nature (Lond). **179**, 663—666 (1957). — Immergut, M.: J. Urol. (Baltimore) **99**, 169—171 (1968). — Kaufman, J. J.: The Treatment of carcinoma of the bladder with combined radiotherapy, chemotherapy and surgery. Read of the annual (Meeting of the American Medical Association San Fransicco, California, June 17-20, 1968. — Kaufman, J., u. Lichtenauer, P.: Urologe **5**, 286—297 (1966). — Kaufman, J. J., Langdon, E. A., Stein, J. J., and Burt, F. B.: Calif. Med. **101**, 334—340 (1964). — Ravina, A.: Presse méd. **71**, 14, 713—714 (1963). — Stein, J. J., and Kaufman, J. J.: Amer. J. Roentgenol. **102**, 519—529 (1968). — Woodruff, M. W., Murphy, W. T., and Hodson, J. M.: Cancer Chemother. Rep. **21**, 123—127 (1962).

Dr. U. Almstedt, 1 Berlin 19, Spandauer Damm 130

# Chemotherapeutic agents in the treatment of bladder tumours

Michele Pavone-Macaluso

Chemotherapy has not yet been accepted by many urological institutions as an effective and relatively harmless way of treating urinary neoplasms; therefore the overall experience is still limited.

It has already been shown, nevertheless, that objective regressions and even apparent cures can be obtained, as in the following examples:

a) in Wilms' tumours treated with actinomycin D and/or vincristine;

b) in testicular tumours treated with chlorambucil (seminomas) or actinomycin D (embryonal and teratoid carcinomas) using these drugs either alone or in association with other chemotherapeutic agents;

c) in vesical papillomas treated with topical thio-tepa;

d) in bladder carcinomas treated with 5-fluorouracil in association with cobalt-teletherapy.

These and other data are given in greater detail in a recent survey on this subject [1], where an extensive bibliography is reviewed.

Our personal experience has not been very encouraging with regard to the few cases of prostatic or renal tumours that have been submitted to treatment, whereas better results and a wider experience have been obtained in bladder tumours, as already indicated in our preliminary reports [2 to 5].

In spite of the fact that our longest follow-up does not exceed 4 years, we think that some indicative remarks can already be suggested from our experience.

The following drugs have been mostly employed:

a) Mitomycin C, which has been demonstrated to be the most effective drug in producing regression of human bladder tumours transplanted in the hamster cheek [6, 7, 8].

b) Fluorouracil, usually in association with cobalt-teletherapy.

c) Thio-tepa administred intravesically, either in a curative or prophylactic aim.

d) Trisethyleniminobenzquinone (Trenimon) dissolved in the irrigating fluid used for transurethral procedures.

Various associations as well as other drugs have also occasionally been used.

A total number of 106 patients with urinary tumours were treated with chemotherapeutic agents: 97 bladder tumours (68 for treatment, 29 for prophylaxis), 6 prostatic carcinomas, 3 renal neoplasms.

In the 97 patient with bladder tumours the following drugs have been employed as the main treatment: Mitomycin C in 24 patients, 5-fluorouracil in 24 (19 for therapy, 5 for prophylaxis); thio-tepa in 30 (19 for therapy, 11 for prophylaxis), Trenimon in 15 (3 for therapy, 12 for prophylaxis), cyclophosphamide in 3 (2 and 1 respectively), mechloretamine in 1.

Only 6 cases of oestrogen-resistant prostatic carcinomas have been submitted to antiblastic treatment. Three cases treated with cyclophosphamide (weekly dose of 1400 mg, administered intravenously at the beginning and then orally for maintenence therapy, up to a total dose of 10 to 12 g; follow-up: 6 to 12 months) showed a rapid decrease in acid phosphatase and some subjective improvement, whereas no significant effect was noted using 5-FU (2 cases; weekly dose 2000 mg i.v.: total dose: 10 to 12 g; follow-up: 6 to 8 months) or mitomycin C (1 case; weekly dose: 14 mg; total dose: 60 to 80 mg; follow-up: 3 months).

Our experience in the chemical treatment of renal tumours is also very limited. In one case cyclophosphamide (daily dose: 300 mg i.v.) induced a remission of fever that was resistant to antibacterials and aspirin; in two other cases the association of testosterone (100 mg p.d., i.m.) and „farlutal” (6-alpha-methyl-17-alpha-hydroxyprogesterone acetate: 180 mg p.d., p.o.) for 6 months was followed by a marked improvement of the radiographic appearance of the tumours.

Chemoprophylaxis of papillary bladder tumours has been attempted in 8 cases, using either intravesical thio-tepa (50 mg monthly) or intravenous 5-FU (500 mg every other week). No recurrences have been observed so far in these patients (follow-up: 6 to 18 months). The previous treatment, consisting of transurethral or conservative surgical procedures, was considered as adequate in these 8 cases, whereas it was considered as insufficient or inadequate in another group of 8 patients, where various treatments were attempted: 5-FU in 2 cases, topical thio-tepa + i.v. Mitomycin C in 5, thio-tepa + Mitomycin C + 5 FU in 1. In only one case subsequent cistoscopy revealed a recurrent neoplasm, while in the other 7 patients the bladders were free of tumour. This means either that the previous treatment had been more effective than assumed, or that the chemical treatment had been effective in preventing growth and even to destroy remnants of neoplastic tissue left behind at the previous transurethral or surgical treatment. It should be noted, in this context, that rather severe bone marrow depression was obtained in patients given multiple drugs and particularly in the patient given triple treatment.

The use of Trenimon dissolved in the irrigation fluid (2 mg per litre) during endoscopic resection or diathermic fulguration for papillary bladder tumours has probably shown some value, although this cannot be confirmed by statistical evaluation. The 6 months recurrence rate was 8,3% in 12 cases where Trenimon was added to irrigation fluid; 15,8% in 38 control cases.

Thio-tepa was employed in the treatment of single or multiple papillary tumours, as shown in table 1. It is apparent from the table that no effect was obtained in two cases with infiltration of the muscular layer. On the other hand the results were favourable in the majority of the non infiltrating tumours, even in a high grade (III) carcinoma. Although some fatal cases have been described in the literature, we have observed no severe side effects with this drug. Moderate and transient leukopenia was present only in 3 out of 19 cases. Mild cystitis was present in 9 patients.

Other drugs that have been tested for intravesical instillation have given rise to severe cystitis, namely trenimon (0,1 mg: 3 cases, no regressions observed);

Table 1. *Intravesical Thio-Tepa in the Treatment of Papillary Bladder Tumours — Grade I to III —*
Dose schedule: 60 mg for 2 hours per week $\times$ 4 to 6 weeks. Or: 100 mg for 1 hour

| Stage | Cases No | Complete regression | Incomplete regression | No effect |
|---|---|---|---|---|
| $T_1$ | 17 | 8 | 5 | 4 |
| $T_2$ | 2 | 0 | 0 | 2 |

Table 2. *Mitomycin C in the Treatment of bladder carcinoma*
Total dose: 30 to 80 mg. Average: 60 mg intravenously. Longest follow-up: 2 years

| Cases No | Cell type trans. | Cell type squam. | Stage | Grade | Regression total | Regression partial | Subjective improvements | Exitus No | Not controlled |
|---|---|---|---|---|---|---|---|---|---|
| 24 | 22 | 2 | $T_2$-$T_4$ | II-IV | 5 | 6 | 12 | 2 | 8 |

Regression according to stage and grade

| Grade | Cases No | Regressions total | Regressions partial | Stage | Cases No | Regressions total | Regressions partial |
|---|---|---|---|---|---|---|---|
| II | 12 | 3 | 5 | $T_2$ | 10 | 5 | 2 |
| III | 7 | 1 | 0 | $T_3$ | 8 | 0 | 3 |
| IV | 4 | 1 | 0 | $T_4$ | 5 | 0 | 1 |

cyclophosphamide (50 mg, 2 cases, 1 regression), mechloretamine (5 mg, 1 case, 1 regression).

Our experience with mitomycin C is summarized in Table 2. Some subjective improvements have been particularly marked, especially in 2 cases with extensive metastatic involvement of bones. Apparently total regressions have also been observed in some $T_2$ tumours, even of grade III or IV, but no total regression was obtained in the deeply infiltrating carcinomas ($T_3$ and $T_4$). Despite such limits, these results appear very encouraging, especially in view of the fact that the side effects were relatively mild in our experience. Leukopenia was present in 7 cases (2 below 3.000, 5 above 3.000), thrombocytopenia in 2 cases (above 100.000), moderate anaemia (not related to haematuria) in 1 case; necrosis at inoculation site in 3 cases, insomnia and irritability in 2, anorexia in 3, nausea and vomiting in 2, fever in 2. The incidence of proteinuria, a side-effect frequently reported in patients treated for tumours of other organs, cannot be stated in our patients for the obvious reason that the urine is invariably positive for protein in the presence of a bladder carcinoma. Nevertheless, no significant increase of proteinuria or other signs of renal toxicity were ever observed. The topical toxicity of the drug at inoculation sites was a very distressing side effect in 3 patients, as already noted. Painful and slow-healing eschars were observed, so that in our most recent cases Mitomycin C has been administered after dilution in 500 ml of 5% dextrose in water, instead of by direct intravenous injection.

Dilution and slow administration have allowed the use of relatively larger doses without any increase of systemic side-effects.

The results of 5-Fluorouracil in association with cobalt-therapy are shown in Table 3. Our results are not as good as those described by KAUFMAN et al. [9] and even those obtained in patients treated with cobalt-teletherapy alone are not as good as those described in other series, despite the high radiation dosage. On the other hand, the comparison between the two groups reveals clearly that a higher incidence of regressions and subjective improvements has been obtained in the group treated with the combined therapy, in spite of the fact that less

Table 3. 5-*Fluorouracil and cobalt* 60-*teletherapy in the treatment of bladder cancer*
Follow-up: 3 months to 4 years. Group A (29 cases): Cobalt alone. Group B (18 cases): Cobalt + 5-Fluorouracil (intravenously). Total dose of 5-FU: 3 to 16 g. Average: 8 g

| Group | Cell Type trans. | other | Grade | Stage | $Co^{60}$ rads (average) | Regressions % total | partial | Subjective improv. (%) | Exitus (%) | Not con-trolled (%) |
|---|---|---|---|---|---|---|---|---|---|---|
| A | 28 | 1 | II-IV | $T_1$-$T_4$ | 8.500 | 0 | 10,5 | 17,5 | 21 | 38 |
| B | 15 | 3 | I-IV | $T_2$-$T_4$ | 6.000 | 11 | 50 | 55 | 17 | 29 |

irradiation was given with consequent reduction of topical side-effects. The toxicity was not very pronounced and necessitated to discontinue the treatment in no case. Severe side-effect were relatively rare: diaarrhoea with clinical signs of dehydration in 4% of the patients, haematuria rendering transfusion necessary in 15% (but in no case could haematuria be certainly related to the treatment per se), the white cell count was below 3.000 in no patient, whereas it was between 3.000 and 5.000 in 52%. It responded invariably to medical treatment and led only to temporary interruption of the treatment); nausea (48%), irritative vesical symptoms (19%: less than in the group of patients treated with cobalt alone), vomiting (4%), stomatitis (2%). Side-effect were totally absent in 26% of cases.

Our results are certainly open to criticism and we suggest, among the others, some critical considerations:

### Critical considerations

1. This is not a double-blind research, but a clinical trial, with only few controls.

2. Variable natural history of bladder tumours.

3. Insufficient follow-up in most cases.

4. Many patients not traced for controls.

5. No valid statistical evaluation of results is still possible, due to low number of patients in most groups.

### Preliminary conclusions

The following preliminary conclusions seem to be warranted:

1. Efficacy of thio-tepa in superficial papillary tumours. Particular usefulness in multiple papillomas and in prophylaxis.

2. Better results obtained with cobalt-therapy associated with 5-fluorouracil that with irradiation alone. Lower irradiation dosage and lower incidence of complications.

3. Efficacy of Mitomycin C on pain and dysuric symptoms. Incostant, but probable efficacy in inducing objective regressions.

4. Low incidence and moderate severity of side-effects in patients controlled accurately.

5. Chemotherapy should be considered in the treatment of tumours of the urinary tract, especially in metastatic disease where no other therapy can be of value.

We hope that greater experience from other institutions, as well as from our part, will led to a better understanding of the real value of such treatments, especially if longer follow-ups are available.

### Summary

A review of the experience in the treatment of neoplasms of the urinary tract with chemotherapeutic agents at the Urological Clinic of the University of Palermo (Italy) is reported.

Our experience is still limited with regard to oestrogen-resistant prostatic carcinoma treated with cyclophosphamide and/or 5-fluorouracil, and to renal carcinoma treated with cyclophosphamide or with combined hormonal therapy (testosterone in association with a progesterone derivative). The results are not yet conclusive.

A greater experience (with follow-ups ranging from few months to 4 years) has been obtained in the treatment of bladder neoplasms. Intravesical thio-tepa has proven active in promoting regression in a significant percentage of papillary non-infiltrating tumours.

Topical thio-tepa and intravenous 5-fluorouracil are also of value in prevention of recurrent papillomas. No significant systemic or local side effects have been noted in our cases.

Cobalt-teletherapy has been employed in association with intravenous 5-fluorouacil in infiltrating bladder carcinomas. A greater incidence of regressions and a slight improvement of survival rate has been obtained than in the patients treated with cobalt-therapy alone.

Mitomycin C, administered intravenously in relatively high doses, has been investigated in the treatment of inoperable bladder carcinoma. This drug has occasionally shown a marked palliative effect, especially in metastatic disease. A few objective regressions have also been observed in the T 2 group, but this could not be demonstrated in the presence of more extensive infiltration. The toxicity of the drug is greatly enhanced if it is administered in association with alkytating agents or with antimetabolites.

1. Pavone-Macaluso, M., Leone, G., Lattuca, C., Palazzotto, G. e Di Chiara, A.: I citostatici nel trattamento delle neoplasie dell 'apparato urinario. Palermo: Ediz. Denaro 1967. — 2. Furnari, S., Pavone-Macaluso, M., Lattuca, C., Longo, E. e Verace, V.: Telecobaltoterapia in associazione con 5-Fluorouracile nella terapia dei carcinomi vescicali. Atti Soc. ital. Urol. 39, 147—162 (1966). — 3. Lattuca, C. Pavone-Macaluso, M., e Verace, V.: Chemioterapia con 5-Fluorouracile e telecobaltoterapia nelle neoplasie vescicali. Arch. Sic. med. Chir. 8, 569—576 (1967). — 4. Lattuca, C., Leone, G. e Pavone-Macaluso, M.: La Mitomicina C nella terapia dei carcinomi vescicali. Arch. Sic. med. Chir. 8, 813—829 (1967). — 5. Furnari, S., Pavone-Macaluso, M., Lattuca, C. e Leone, G.: Tio-Tepa endovescicale nel trattamento dell eneoplasie papillari della vescica. Arch. ital. Urol. Nefrol. 41, 187—198 (1968).— 6. Burt, F. B., Pavone-Macaluso, M., and Kaufman, J. J.: The transplantation of human bladder tumors in the hamster cheek pouch. Urologia (Treviso) 32, 172—179 (1965). — 7. Burt, F. B., Pavone-Macaluso, M., Horns, J. W., and Kaufman, J. J.: Heterotransplantation of bladder cancer in the hamster cheek pouch: in vivo testing of cancer chemotherapeutic agents. J. Urol. (Baltimore) 95, 51—57 (1966). — 8. Lichtenauer, P., u. Kaufman, J. J.: Über das Wachstum von Blasenkrebs. Heterotransplantanten unter experimenteller Chemotherapie (5-Fluorouracil und Mitomycin C). Urologe 6, 93—99 (1967). — 9. Kaufman, J. J., Langdon, E. A., Stein, J. J., and Burt, F. B.: Cancer of the bladder-Combined 5-fluorouracil and cobalt-60 teletherapy. Calif. Med. 101, 334—340 (1964).

Dr. M. Pavone, Urological Clinic of the University of Palermo/Italien

Aus der Urolog. Univ.-Klinik Zürich (Direktor: Prof. Dr. G. Mayor)

# Thio-TEPA in Therapie und Prophylaxe der Blasenpapillome

E. Zingg

Seit 1959 wurde von verschiedenen Autoren über die lokale Instillationsbehandlung mit Thio-TEPA bei Blasentumoren berichtet. Befriedigende Resultate stellten sich nur bei Blasenpapillomen und papillären Carcinomen des Stadiums O und A der Marshall-Jewett-Klassifikation ein.

Thio-TEPA ist ein Cytostatikum der alkylierenden Gruppe. Bei der topischen Applikation wird es unter Verwendung von kleinen Mengen eines Lösungsmittels in die Blase instilliert. Thio-TEPA wirkt vorwiegend auf papilläre Tumoren, wobei die erheblich größere Resorptionsfläche eine Rolle spielen dürfte. Der Effekt auf die normale Blasenschleimhaut mit der niedrigen Mitoserate ist gering. Etwa ein Drittel des Cytostatikums wird durch die Blasenmucosa resorbiert. Vorgängige elektrochirurgische Eingriffe, Bestrahlungen und entzündliche Blasenveränderungen scheinen die Wirkung von Thio-TEPA zu potenzieren.

Wir unterscheiden eine Thio-TEPA-Applikation in kurativer und prophylaktischer Absicht. Mit der *kurativen* Anwendung versuchen wir bei einer Papillomatose mit gehäufter Rezidivfrequenz oder bei einer diffusen Aussaat die Tumoren zu zerstören. Die *Prophylaxe* hat zum Ziel, das erneute Auftreten von Tumoren nach chirurgischer Sanierung der Blase oder vorgängiger chemischer Tumorzerstörung zu verhindern.

Die Einzeldosis beträgt nach Vorschlag von Veenema 60 mg, aufgelöst in 30 bis 60 ml aqua dest. Bei der kurativen Verwendung wird wöchentlich eine Instillation verabfolgt; nach viermaliger Applikation eine zweiwöchige Pause eingeschaltet und anschließend die Blase endoskopisch kontrolliert. Je nach Befund wird eine zweite oder dritte vierwöchige Instillationsserie angeschlossen. Zur Prophylaxe verwenden wir Thio-TEPA in monatlichen Einzeldosen von 60 mg.

1966 berichteten wir mit Rutishauser über erste Resultate bei 50 Patienten und verzeichneten — wie auch Veenema — in einem Drittel der Patienten einen vollen, in einem weiteren Drittel einen Teilerfolg, während der Rest der Fälle unbeeinflußt blieb.

Heute überblicken wir ein Krankengut von 71 Fällen[1]. Bei 11 Patienten liegt der Behandlungsbeginn weniger als 3 Monate zurück; diese Fälle wurden bei der Auswertung der Resultate nicht berücksichtigt.

Die durchschnittliche Behandlungszeit betrug 17 Monate. 19 Patienten wurden während mindestens 2 Jahren kontrolliert. Die anfänglich guten Erfolge der topischen Thio-TEPA-Behandlung haben sich bei längerer Beobachtungszeit nicht bestätigt. Als Erfolg der Thio-TEPA-Therapie definieren wir: vollständige Zerstörung der papillären Blasentumoren, fehlende Rezidivbildung oder zumindest erneutes Verschwinden der Rezidivtumoren unter vorübergehend erhöhter Thio-TEPA-Dosierung.

In 18% (elf Patienten) unserer Fälle konnten wir einen derartigen Behandlungserfolg verzeichnen. Es handelte sich dabei um Patienten mit rezidivierender Blasenpapillomatose, die bereits mehrfach offen chirurgisch oder transurethral angegangen worden war. Die multiplen, reiskorn- bis erbsgroßen papillären Tumoren verschwanden unter einer durchschnittlichen Thio-TEPA-Dosis von 820 mg vollständig und traten unter der späteren Intervallbehandlung nicht mehr auf.

Bei 8 Patienten verringerte sich unter Thio-TEPA die Häufigkeit der Tumorneubildung. Die Zahl der jährlichen endoskopischen Eingriffe (transurethrale Elektroresektion, Coagulation) sank von durchschnittlich 1,5 pro Patient vor der Cytostatikatherapie auf 0,6 nach der Thio-TEPA-Medikation.

In 66% unserer Fälle war keine, oder nur eine vorübergehende Wirkung des Cytostatikums festzustellen.

Die wichtigsten Komplikationen der topischen Thio-TEPA-Behandlung bestehen in einer toxischen Schädigung des Knochenmarks, akuten Reizerscheinungen der Blase und Störungen der Spermiogenese. In 14 Patienten (19,7%) kam es zu einer *Störung der Hämatopoese*. Bei einer Patientin beobachteten wir einen schweren Leukocytensturz auf 400, eine Thrombocytopenie von 25 000 und eine Sepsis. Nach Absetzen von Thio-TEPA, massiven Antibioticagaben und Frischbluttransfusionen trat rasch eine Remission auf. Bei den übrigen Fällen genügte das alleinige Aussetzen mit der Cytostatikatherapie, um das Blutbild innerhalb 2 bis 6 Wochen wieder zu normalisieren. In drei Fällen kam es unter erneuter Thio-TEPA-Medikation wiederum zu einer Leukopenie, so daß die Behandlung abgebrochen wurde.

42 Patienten (59%) reagierten auf die Thio-TEPA-Instillationen mit leichten, bis sehr schweren Reizerscheinungen der Blase. Insbesondere nach vorgängiger Bestrahlung der Blase wurde die topische Applikation schlecht vertragen.

Störungen der Spermiogenese nach peroraler oder intraarterieller Anwendung von Cytostatika sind bekannt. Angaben über entsprechende Störungen nach

---

[1] Wir danken Dr. F. Camponovo, Spezialarzt für Chirurgie und Urologie FMH, Lugano, und Dr. U. Heim, Chefarzt des Kreuzspitals Chur, für die Überlassung ihres Krankengutes.

lokaler Instillationsbehandlung fehlen in der Literatur. Alle unsere 13 Patienten (Altersdurchschnitt 52 Jahre) die nach Anwendung von 360 bis 820 mg. Thio-TEPA bezüglich Fertilität kontrolliert wurden, wiesen eine Azoospermie auf.

*Zusammengefaßt:* Nach einer topischen Anwendung von Thio-TEPA bei Papillomen und nicht infiltrierenden Tumoren der Blase konnten wir in 11 von 60 Patienten einen Erfolg der Therapie beobachten. Die Komplikationsrate ist beträchtlich: In 18% der Fälle Störungen der Hämatopoese, in 59% Reizerscheinungen der Blase und in allen entsprechend untersuchten Patienten eine schwere Beeinträchtigung der Spermiogenese.

Auf Grund dieser Erfahrung muß unseres Erachtens die Indikation zur topischen Thio-TEPA-Applikation beschränkt werden auf papilläre, nicht infiltrierende Blasentumoren mit sehr großer Rezidivhäufigkeit und diffusem Blasenbefall, so daß die Tumoraussaat mit konservativ-chirurgischen Maßnahmen nicht mehr beherrscht werden kann. In diesen Fällen darf die erhebliche Komplikationsrate in Kauf genommen werden, bietet doch die Thio-TEPA-Behandlung eine gewisse Chance, eine spätere totale Cystektomie zu vermeiden.

Professor Dr. E. Zingg, Urolog. Univ.-Klinik, CH-8000 Zürich

Aus der Urolog. Abt. (Leiter: Prof. Dr. W. Vahlensieck)
der Chirurg. Univ.-Klinik Bonn (Direktor: Prof. Dr. A. Gütgemann)

# Cytostatische „Triple-drug-Intervalltherapie" im Rahmen der Behandlung von teratomatösen Hodentumoren

W. Vahlensieck und St. Gödde

Die relativ schlechte Prognose bei Patienten mit teratomatösen Hodentumoren unter der bisher üblichen Operations- und Strahlenbehandlung hat uns veranlaßt, einerseits das operative Vorgehen möglichst radikal zu gestalten und zu standardisieren, andererseits routinemäßig eine cytostatische Behandlung durchzuführen.

Das Schema zeigt unser therapeutisches Vorgehen bei Hodentumoren. Unter der „erweiterten Semikastration" bei teratomatösen Tumoren verstehen wir das hohe Absetzen der Samenstranggebilde und die gleichzeitige iliacale Lymphknotenausräumung auf der Seite der Operation ohne Eröffnung des Peritoneums. Dieses Vorgehen gibt schon intraoperativ Aufschluß darüber, ob bereits eine Metastasierung vorliegt und eine Lymphadenektomie noch möglich erscheint. Ist keine massive Metastasierung in den parailiacalen und paraaortalen Lymphknoten tastbar, versuchen wir immer transperitoneal eine Lymphadenektomie. Von einer „erweiterten Lymphadenektomie" sprechen wir, wenn wir auch größere einseitige Metastasenpakete mitsamt einer Niere exstirpieren. Wenn nicht bereits klinisch eine generalisierte Metastasierung nachweisbar ist und eine Lymphadenektomie sinnlos macht, gehen wir nach diesem Schema auch bei Choriocarcinomen vor, die sowohl lymphogen wie hämatogen metastasieren und bei denen das operative Vorgehen so lange die Chance einer Verbesserung der Prognose beinhaltet, als eine hämatogene Metastasierung noch nicht manifest ist.

Die cytostatische „Triple-drug-Intervalltherapie" führen wir in der Form durch, daß wir nach histologischer Verifizierung der Diagnose zunächst unter der Operation 0,5 mg Actinomycin D, d. h. Lyovac-Cosmegen der Fa. Sharp und Dohme (München) verabreichen. In den folgenden Tagen wird dieselbe Dosis täglich in einer Infusion von 200 bis 500 ml physiologischer Kochsalz- oder 5%iger Traubenzuckerlösung i.v. appliziert.

Tabelle 1. *Schema zur Behandlung germinaler Hodentumoren*

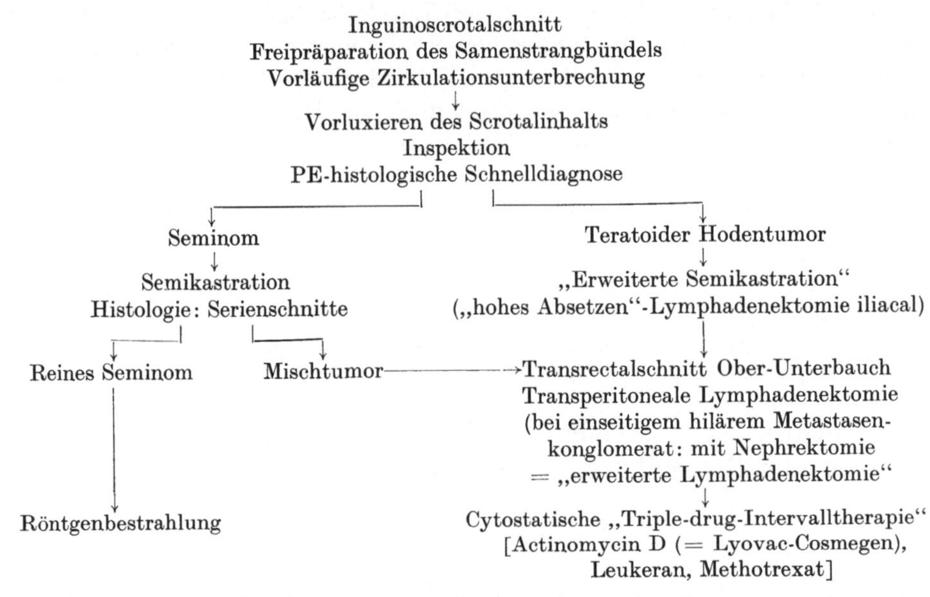


Vom 3. postoperativen Tag an verabreichen wir außerdem täglich peroral 10 mg Leukeran von der Fa. Burroughs Wellcome bzw. Dr. Fresenius (Homburg v. d. H.) sowie täglich 5 mg Methotrexat der Fa. Lederle (München).

Unter der Infusion gaben fast alle Patienten Übelkeit und Brechreiz verschiedenen Ausmaßes an. Diese Reaktionen sind jedoch durch Zusatz von 2 ml Atosil oder ähnlichem zur Infusion oder durch vorherige i.m. Verabreichung oder durch Gabe von 10 mg Valium peroral eine Std vor Infusionsbeginn praktisch immer zu unterdrücken.

Aufmerksam sollte man die Patienten darauf machen, daß es im Verlauf der ersten Kur häufig zum totalen Verlust der Kopfhaare kommt, diese im Intervall aber neu wachsen und bei den Wiederholungskuren unbeeinträchtigt bleiben.

Gravierende Stomatitiden haben wir dadurch vermeiden können, daß wir bei Mund- und Rachenbeschwerden sofort Bepanthentabletten zum Lutschen gegeben haben und regelmäßig Mundspülungen mit Moronal oder Hexoral durchführen ließen.

Tabelle 2. *Übersicht zum Verlauf nach Operation und „Triple-drug-Intervalltherapie" bei 9 Pat. mit teratomatösen Hodentumoren*

| N.N. | Alter | Op.-Zeit-punkt | Histologie | Metastasen | | Lymphadenektomie | Erweit. Lymphaden-ektomie | Triple- drug Intervall-therapie | Verlauf | Zustand 15. 10. 1968 |
|---|---|---|---|---|---|---|---|---|---|---|
| | | | | klin. | histol. | | | | | |
| E. H. | 29 | 7. 10. 65 | Embryonales Carcinom | + | + | + | + linke Niere | 5× + | Rezidivoperation 18. 1. 67 | |
| W. D. | 26 | 15. 12. 65 | Teratocarcinom | + | + | Probelaparatomie und partielle Lymphadenektomie | — | 1× + | | † Februar 67 † Juli 66 |
| A. H. | 26 | 16. 12. 65 | Teratocarcinom | — | — | + | — | 4× + | rezidivfrei | o.B. |
| O. B. | 29 | 25. 12. 65 | Embryonales Carcinom und chorioepitheliale Anteile | + | + | + | + linke Niere | 7× + | rezidivfrei | o.B. |
| K. H. | 24 | 25. 5. 66 | Embryonales Carcinom | — | — | + | — | 5× + | rezidivfrei | o.B. |
| A. P. | 23 | 16. 1. 67 | Embryonales Carcinom | + | + | Probelaparatomie und partielle Lymphadenektomie | — | 2× + | Rezidiv | † Mai 67 |
| G. S. | 24 | 18. 12. 67 | Embryonales Carcinom und chorioepitheliale Anteile | ? | + | + | — | 3× + | rezidivfrei | o.B. |
| G. B. | 55 | 13. 2. 68 | Teratocarcinom | + | + | + | — | 2× + | rezidivfrei | o.B. |
| M. M. | 29 | 1. 3. 68 | Embryonales Carcinom | + | + | + | — | 4× + | rezidivfrei | o.B. |

In wenigen Fällen sahen wir ausgeprägte Pyodermien. Sie waren jedoch durch intensive Lokalbehandlung, insbesondere mit Delmeson-Spray im Rahmen zu halten und konnten spätestens im Intervall leicht wieder coupiert werden.

Diarrhoeen oder ausgeprägte Thrombocytopenien bzw. Agranulocytosen haben wir nicht gesehen.

Entscheidend für dieses Ausbleiben gravierender Komplikationen ist die Durchführung der Behandlung in Intervallen. Dabei medizieren wir primär bis zu einer Leukocytendepression um bzw. unter 2000. Wenn die Leukocytendepression ausbleibt, wie dies vereinzelt der Fall ist, beenden wir die erste Kur bei zunehmenden stomatitischen Beschwerden, spätestens nach 14 Tagen.

Ein Vierteljahr nach Abschluß der ersten cytostatischen Behandlung wiederholen wir die Applikation von Actinomycin D, Leukeran und Methotrexat

Tabelle 3. *Übersicht zum Verlauf unter alleiniger „Triple-drug-Intervalltherapie" bei 4 Pat. mit inoperablen teratomatösen Hodentumoren*

| N. N. | Alter (Jahre) | 1. Aufnahme | Histologie | Metastasen | Triple-drug-Intervalltherapie | Verlauf | Zustand 15. 10. 1968 |
|---|---|---|---|---|---|---|---|
| O. G. | 55 | 25. 3. 68 | Chorionepitheliom | Lungenmetastasen | 4× + | Metastasen unverändert | klinische Besserung |
| W. G. | 32 | 10. 5. 68 | Chorionepitheliom | Lungenmetastasen | 4× + | Temporäre Rückbildung der Metastasen | klinische Besserung |
| D. M. | 28 | 18. 8. 68 | Teratocarcinom | Lebermetastasen | 3× + | Temporäre Rückbildung der Metastasen | klinisch vorübergehend Besserung |
| E. E. | 30 | 18. 8. 68 | Teratocarcinom | Lungen- und Lebermetastasen | 2× + | unbeeinflußt | † 18. 9. 68 |

für 3 bis 5 Tage. Weitere Kuren erfolgen — jeweils im vierteljährlichen Abstand — wenigstens für die Dauer eines Jahres, nach Möglichkeit 2 Jahre lang.

Die Auffassung, daß das Ausbleiben schwerer Komplikationen dieser Intervalltherapie zu verdanken ist, bestätigt uns die Tatsache, daß wir gravierende Komplikationen nur in den Fällen beobachtet haben, wo auf Grund des fortgeschrittenen Tumorwachstums bzw. der Metastasierung eine Dauertherapie erforderlich war.

Wir bevorzugen diese cytostatische „Triple-drug-Intervalltherapie" heute deswegen, weil wir gesehen haben, daß bei 11 Patienten nach einer — allerdings extraperitonealen — Lymphadenektomie und postoperativer alleiniger Endoxanbehandlung in 4 Fällen wie auch einer Röntgenbestrahlung kombiniert mit Endoxangaben in 7 Fällen keine bessere Prognose erreicht wurde als bei alleiniger Lymphadenektomie.

Auch Li u. Mitarb. (1960), Appert (1965), Richardson u. Leblanc (1965) sowie Mackenzie (1966) haben auf die besondere Wirksamkeit dieser cytostatischen Ergänzungstherapie hingewiesen.

Insbesondere Whitmore u. Margin (1962) konnte bei 100 Patienten nachweisen, daß die Kombination von Actinomycin D, Leukeran und Methotrexat erheblich wirkungsvoller ist als andere Substanzen.

Wir haben bisher 13 Patienten in dieser Form cytostatisch behandelt, davon 9 nach Semikastration und transperitonealer Lymphadenektomie, die übrigen 4 wegen Inoperabilität nur cytostatisch. Die wenigen Fälle und die Kürze des Beobachtungszeitraumes erlauben noch keine definitiven Schlüsse. Zu beachten ist aber, daß nach einer erweiterten Lymphadenektomie, wo also bereits eine massive Metastasierung vorlag, ein Patient $1^{1}/_{4}$ Jahr überlebt hat und ein anderer jetzt annähernd 3 Jahre überlebt und keinen Anhalt für eine Metastasierung bietet. Auch die Überlebenszeiten von Patienten mit Choriocarcinomen von 2 und 3 Jahren nach der Operation und unter „Triple-drug-Intervalltherapie" sowie von 3 und 7 Monaten bei alleiniger „Triple-drug-Intervalltherapie" lassen es uns doch angeraten erscheinen, diese zusätzliche Therapie in das Behandlungsschema teratomatöser Hodentumoren mit aufzunehmen.

Professor Dr. W. Vahlensieck,
Urolog. Abt., Chirurg. Univ.-Klinik, 53 Bonn-Venusberg

Aus der Urologischen Abteilung (Ltd. Arzt: OSA Priv.-Doz. Dr. Fr. Körner)
des Bundeswehrlazaretts Hamburg (Chefarzt: OTA Dr. E. Kleist)

# Die cytostatische Therapie, kombiniert mit der operativen und Strahlenbehandlung bei Hodentumoren

Fr. Körner

Für die malignen Hodentumoren gilt die Feststellung: Seltene Krankheiten sind selten. Nach meinen Berechnungen an Hand einer großen Statistik kann man damit rechnen, daß in Westdeutschland etwa 1000 bis 2000 maligne Hodentumoren im Jahr auftreten. Das bedeutet, daß auch große Kliniken nur wenige solcher Patienten jährlich zu Gesicht bekommen.

Amerikanische und englische Militärmediziner berichteten hingegen über Patientenserien von über 100 und mehr, die sie in kurzer Zeit behandelten. Von dieser Seite sind auch wesentliche Anregungen für die Behandlung der Hodentumoren ausgegangen.

Meine Abteilung, die den norddeutschen Raum versorgt, nimmt sich mit 38 solcher Patienten in etwas über 5 Jahren dagegen recht bescheiden aus.

Über die Methoden des chirurgischen Vorgehens einschließlich der retroperitonealen Lymphdrüsenausräumung ist eine gewisse Einigung eingetreten. Sicher wird über die Indikation bei den einzelnen Tumorarten für die Lymphdrüsenausräumung in den nächsten Jahren die Diskussion noch nicht verstummen.

Der Wert der Strahlentherapie ist unbestritten. Sie wurde in den letzten Jahren immer wieder verbessert. Aus diesem Grund sollte die Behandlung der

Patienten mit malignen Hodentumoren nur dort erfolgen, wo auch eine optimale Nachbestrahlung nach modernsten Gesichtspunkten möglich ist.

Zahlreich sind die angebotenen cytostatisch wirkenden Medikamente. Als Kliniker ist es kaum möglich, aus der Fülle der Präparate auf Grund eigener Erfahrung das wahrscheinlich am besten wirkende auszusuchen. Der Erfolg einer solchen Behandlung wird aber nicht zuletzt von der Erfahrung des Arztes mit diesem Medikament abhängen. Als alter Freiburger konnte ich — angeregt durch die Zusammenarbeit mit Druckrey — die meisten Erfahrungen mit Endoxan sammeln. Meine Hodentumorpatienten wurden alle mit Endoxan nachbehandelt. Eine statistische Auswertung des Materials ist auf Grund der kleinen Zahl nicht möglich. So kann ich auch keine Vergleiche zu anderen cytostatisch wirksamen Substanzen geben. Eine Variation der Therapie halte ich bei der geringen Zahl der anfallenden Patienten ebenfalls nicht für sinnvoll. Damit ist aber nichts über den Wert oder Unwert anderer Präparate ausgesagt. Wir geben sowie die Diagnose eines malignen Hodentumors intraoperativ durch histologische Schnelluntersuchung gestellt wird, sofort 500 mg Endoxan in einer Infusion. Unter regelmäßiger Leukocytenkontrolle erhält der Patient täglich weiter 200 mg als Injektion oder per os. Eine intermittierende Stoßbehandlung, wie sie Druckrey inaugurierte, wenden wir nicht an. Uns erscheint eine gleichmäßige Weiterbehandlung sinnvoller und erfolgversprechender, da hierbei das Medikament „nach Wirkung" dosiert werden kann. Im Verlauf der Nachbestrahlung wird die Endoxanbehandlung nach Möglichkeit weitergeführt. Die Dosis wird auf 100 mg reduziert. Eine entsprechend enge Zusammenarbeit mit den Röntgenologen ist erforderlich, um individuell die Behandlung zu führen.

Der Patient erhält neben einer entsprechenden Allgemeinbehandlung zusätzlich ein anaboles Hormon. Wir verwenden dabei das Emdabol in einer Dosis von 20 mg/die. Die bekannten Nebenwirkungen wie Übelkeit und Erbrechen kann man mildern, wenn man Endoxan am Abend mit einem leichten Schlafmittel gibt. So werden diese Erscheinungen weitgehend „verschlafen". Peremesin oder Pysquil sind weiterhin eine wirksame Hilfe.

Die Patienten bleiben während der ganzen Strahlenbehandlung in stationärer Beobachtung. Für ausreichende körperliche Bewegung an frischer Luft ist Sorge zu tragen. Nach der Strahlenbehandlung werden die Patienten erst entlassen, wenn die cytostatische Behandlung entsprechend eingestellt ist und eine gute Kontrolle der Leukocytenwerte gesichert ist. Wir glauben, daß Leukocytenwerte bis etwa 2 bis 3000 unter der Endoxanbehandlung vertretbar sind.

Das Problem der cytostatischen Behandlung ist neben der allgemeinen Verträglichkeit des Medikamentes zweifellos die Leukopenie. Wir glauben, daß seit der zusätzlichen Gabe von anabolen Hormonen seltener Leukocytendepressionen von dem Ausmaß auftreten (also unter 2000), die zur Unterbrechung der Therapie zwingen. Leider neigen aber gerade Patienten mit ungünstiger Prognose zu diesen Reaktionen. Wir behandeln in solchen Fällen zunächst mit Frischbluttransfusion. Mehrere kleine Transfusionen von 250 ml gruppengleichen Frischblutes beheben häufig nachhaltig diese Komplikationen. Steigen die Leukocytenwerte auch danach nicht bleibend an, so konnten wir in einigen Fällen durch zwei- bis dreimalige Gabe von 25 mg Prednisolon i.m. die erwünschte Besserung erzielen. Insgesamt haben wir an meiner Abteilung 38 Tumorpatienten behandelt: 24 Seminome, 9 Teratome, 5 embryonale Carcinome.

Von den 38 behandelten Patienten verstarben 7, und zwar 4 Patienten mit Seminomen, 2 mit Teratomen und einer mit einem embryonalen Carcinom.

Die ersten meiner Patienten haben gerade die Fünfjahresüberlebenszeit überschritten. In einigen Jahren wird man mehr über den Behandlungserfolg sagen können. Nach einer Sterbestatistik eines breit gestreuten Patientengutes konnte ich errechnen, daß die Überlebenszeit der Patienten mit malignen Hodentumoren

Tabelle. *Das Krankengut der Urologischen Abteilung des Bundeswehrlazarettes Hamburg (1963 bis 1968)*

| Maligne Hodentumoren | 38 |
|---|---|
| 1. Seminome | 24 |
| 2. Teratome | 9 |
| 3. Embryonale Carcinome | 5 |
| davon gestorben | 7 |

und letalem Ausgang bei allen Tumorarten 10 bis 12 Monate nicht überschritt. Dies deckt sich auch mit den Angaben anderer Autoren. An meinem Patientengut konnte ich dieselben Beobachtungen machen. So ist bei einer Überlebenszeit von bereits 2 Jahren mit einem günstigen Ausgang der Erkrankung zu rechnen.

An Hand von zwei Beispielen nun noch Erfolg und Mißerfolg der Behandlung:

1. 20jähriger Pat., Teratom links. Seminommetastase retroperitoneal. Lymphdrüsenausräumung. Bestrahlung. Endoxanbehandlung wie beschrieben. Exitus nach 11 Monaten an massiven Lungenmetastasen.

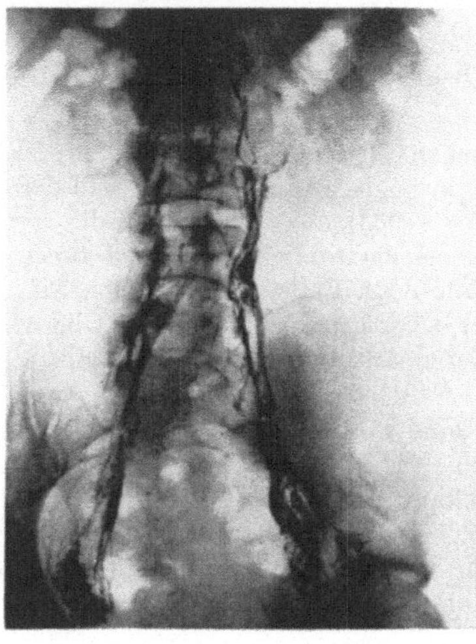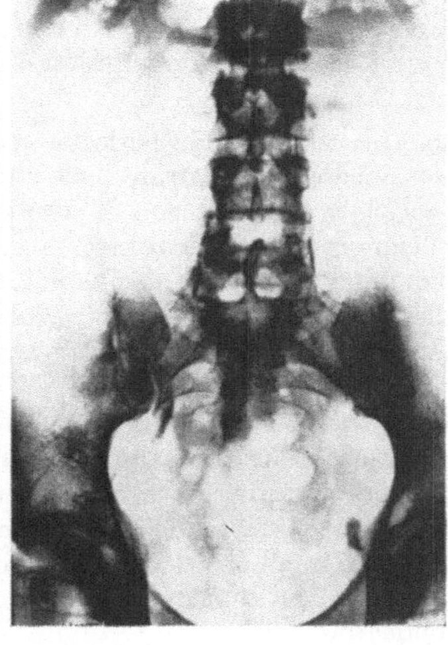

a                    b

Abb. 1

2. Hodenteratom links. Lungenmetastasen zu Behandlungsbeginn. Semikastration. *Keine* Bestrahlung. *Keine* Lymphdrüsenausräumung. Nur Endoxanbehandlung (3 Jahre lang). Rückgang der Metastasen so, daß sie röntgenologisch nicht mehr nachweisbar sind. Pat. lebt jetzt gesund und leistungsfähig 5 Jahre nach Behandlungsbeginn.

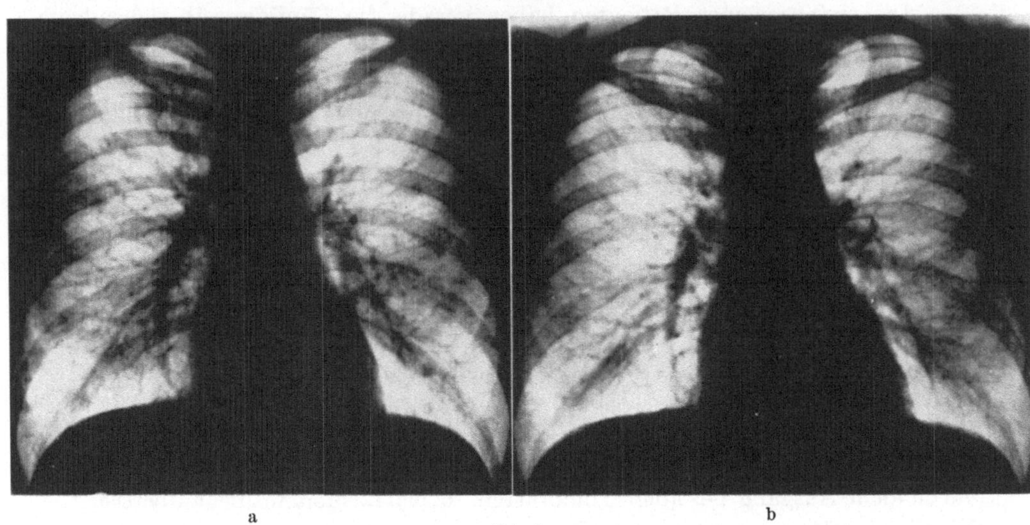


Abb. 2

Privatdozent Dr. Fr. Körner, 2 Hamburg 70, Stephanstraße 154

Aus der Urolog. Klinik der Freien Universität Berlin (Direktor: Prof. Dr. W. Brosig)

## Hämorrhagische Cystitis unter cytostatischer Therapie

H. Baumgärtel

Aufgeforderter Diskussionsvortrag

Wir möchten darauf aufmerksam machen, daß gelegentlich Nebenwirkungen einer cytostatischen Behandlung auftreten, die eine urologische Intervention erfordern.

Wir verfügen mit den von Kaufmann (1963) aus unserer Klinik veröffentlichten Fällen über neun eigene Beobachtungen von lebensbedrohlichen *Blasenblutungen* unter einer Langzeitbehandlung mit Cyclophosphamid. Alle neun Fälle waren Frauen; die Behandlung erfolgte in allen Fällen wegen nichturologischer bösartiger Erkrankungen. Überwiegend waren es Hämoblastosen. Übereinstimmend mit anderen Autoren fanden wir jeweils folgende Symptomatik:

Zunächst traten Blasentenesmen und eine Pollakisurie auf, im Sediment fand sich eine Mikrohämaturie. Sehr bald nahmen die subjektiven Beschwerden bis zur schweren Strangurie zu. Über rezidivierende Makrohämaturien kam es in mehreren Fällen zur blutigen Blasentemponade. Cystoskopisch fanden sich anfangs lediglich umschriebene Hämorrhagien der Blasenschleimhaut. Dann entwickelte sich eine diffuse hämorrhagische Cystitis, mit und ohne Fibrinauflagerungen, noch später kam es zum Auftreten multipler Ulcerationen, aus denen es dann erheblich blutete.

Die Vorstellung der Patienten in der urologischen Klinik erfolgte jeweils erst nach dem Auftreten der Makrohämaturie. Sofern nur einzelne umschriebene Blutungsquellen bestanden, konnten sie durch endovesicale Elektrocoagulation beherrscht werden. Bei schweren und ausgedehnten Alterationen der Blasenschleimhaut mit entsprechend schwerer Blutung versagten die herkömmlichen Maßnahmen.

Nachdem wir eine Pat. verloren hatten, bei der alle Versuche einer Blutstillung einschließlich der beidseitigen Unterbindung der A. hypogastrica erfolglos blieben, entschlossen wir uns in den beiden letzten Fällen aus vitaler Indikation zu einem ungewöhnlichen Vorgehen, nämlich zum Austamponieren der eröffneten Blase mit Claudengazestreifen. Die Streifen wurden postoperativ im Verlauf von 2 Wochen fraktioniert entfernt. In beiden Fällen war das Vorgehen erfolgreich.

Der ursächliche Zusammenhang zwischen Medikation und Blasenblutung darf als gesichert gelten, jedoch ist der pathogenetische Mechanismus der vesicotoxischen Wirkung des Cyclophosphamid unseres Wissens bisher nicht geklärt.

Mit Sicherheit ist die Blutung keine Folge einer medikamentösen Markdepression. Auch eine einfache Kontaktgiftwirkung von Cyclophosphamid oder seinen Abbauprodukten ist unwahrscheinlich. Zur Diskussion steht noch die Annahme einer isolierten toxischen Gefäßschädigung. So ergibt sich als Resumee: Das Auftreten subjektiver Blasenbeschwerden oder einer Makrohämaturie unter Cyclophosphamidtherapie erfordern das sofortige Absetzen des Medikamentes und eine intensive urologische Überwachung des Pat.

Die Unterlassung dieser Vorsichtsmaßnahme birgt die Gefahr des Verblutungstodes infolge einer nicht beherrschbaren Blasenblutung.

Dr. H. Baumgärtel, Urolog. Klinik der Freien Universität,<br>
Klinikum Steglitz, 1 Berlin

# Kombinierte Oestrogen-Cytostatikabehandlung

Gösta Jönsson

Aufgeforderter Diskussionsvortrag

Diejenigen Pat. mit Prostatacarcinom, welche überhaupt nicht auf die Oestrogenbehandlung ansprechen, oder die während der Behandlung eine Verschlechterung erfahren, stellen ein schwieriges therapeutisches Problem dar. Eine Steigerung der Oestrogendosis hat mitunter Effekt, allerdings nur für kurze Zeit. Strahlentherapie und Behandlung mit Cytostatika sind versucht worden, jedoch ohne größere Erfolge.

Seit 2 Jahren haben wir an der Urologischen Univ.-Klinik in Lund eine neue Substanz erprobt, die von den Forschungslaboratorien der Fa. Leo in Schweden entwickelt worden ist. Diese Substanz besteht aus N-Stickstoff-Lost, die durch eine Carbamidgruppe an Oestradiol gebunden ist. Diese Substanz ist in ungeteilter Form inaktiv. Wahrscheinlich passiert sie das Knochenmark in inaktiver Form und wird dann durch die Carbamidase in die beiden wirksamen Bestandteile N-Stickstoff-Lost und Oestradiol abgebaut. Das letztere liegt in Phosphatform vor und wird dann langsam hydrolysiert, wobei es einen Oestrogeneffekt aufweist. Das Präparat wird i.v. verabreicht. Wir haben es bisher bei 63 Pat. angewandt, die der eingangs erwähnten Gruppe angehören. Während der ersten 14 Tage haben die Pat. 160 bis 240 mg täglich erhalten, danach 240 mg zweimal wöchentlich. Alle Fälle befanden sich in sehr schlechtem Allgemeinzustand, meist bettlägerig auf Grund starker Schmerzen, ausgelöst durch Skeletmetastasen und mit sehr hohem Analgetikaverbrauch.

Die sauren Phosphatasen lagen in den meisten Fällen hoch.

Alle Pat. hatten Metastasen in irgendeiner Form, meistens Skeletmetastasen, mitunter auch Metastasen in den Lungen und im Beckenbereich oder Drüsenstationen. Unter der Behandlung mit dem Kombinationspräparat haben ungefähr die Hälfte der Pat. gut angesprochen mit Linderung der Schmerzen und Regress der Weichteil- und Lungenmetastasen. Einige Pat. haben sogar ihren Beruf wieder voll aufgenommen, obwohl sie sich bei der Krankenhausaufnahme in sehr schlechtem Zustand befunden haben und völlig an das Bett gebunden waren.

Toxische Nebenwirkungen wurden bisher nicht beobachtet. Die sauren Phosphatasewerte haben sich normalisiert in den Fällen, die beschwerdefrei geworden sind.

Es konnten regressive Veränderungen im Prostatakrebs festgestellt werden.

Die Erfahrungen sind noch zu gering für eine endgültige Beurteilung. Die bisherigen Resultate sind aber so gut, daß das neue Präparat (Leo 299) als ein erfolgversprechender Zuschuß angesehen werden kann für die Behandlung dieser schwerkranken Menschen.

Prof. Dr. G. Jönsson, University of Lund, Dept. of Urology, Lund

Aus der Urolog. Abt. (Leiter: PD. Dr. G. Rutishauser)
der Chirurg. Univ.-Klinik Basel (Vorsteher: Prof. M. Allgöwer)

## Die Behandlung der Blasenpapillomatose mit Thio-Tepa

P. Graber

Aufgeforderter Diskussionsvortrag

Vor 2 Jahren berichteten Zingg u. Rutishauser über 41 Pat. der Zürcher und Basler Urologischen Klinik, bei denen teils aus therapeutischer, teils aus prophylaktischer Indikation eine topische Behandlung der Papillomatose mit Thio-Tepa durchgeführt wurde. Aus dieser gemeinsamen Studie ging hervor, daß bei einem Drittel der Fälle mit einer Besserung im Sinne einer Verminderung der Rezidivhäufigkeit oder eines Verschwindens bestehender Tumoren gerechnet werden kann. Ich möchte dieser Serie eine weitere Gruppe von 17 Pat. der Basler Klinik zufügen (Abb. 1).

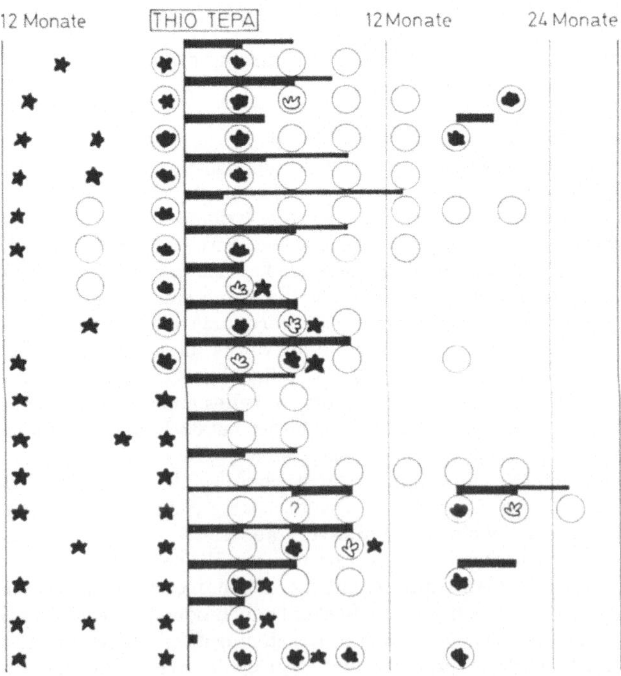


Abb. 1. ⭐ Electrocoagulation, ● nachgewiesenes Recidiv, ♡ nekrotischer Tumor, ◯ cystocopische Kontrolle ohne Befund

In neun Fällen wurde das Cytostaticum in therapeutischer Absicht, d. h. ohne vorherige Sanierung der Blase, bei festgestelltem Rezidiv verabreicht. Die Instillationen erfolgten wöchentlich in einer Dosis von 60 mg. Bei sechs Pat. verschwanden die Papillome unter dieser Behandlung. Endoskopisch konnten wir uns dabei überzeugen, daß die Tumoren zuerst nekrotisch wurden, verkalkten und später abgestoßen wurden. Zweimal war es nötig, nach durchgeführter Kur einzelne größere Papillome zu nachcoagulieren. In einem weiteren Fall verschwand zwar der zuerst festgestellte Papillomrasen, es trat aber an anderer Stelle ein neues Rezidiv auf.

Prophylaktisch, im Anschluß an eine elektrochirurgische Sanierung der Blase wurde Thio-Tepa in acht Fällen gegeben. Bei dieser Indikation erfolgten die Instillationen alle 4 Wochen. Die Resultate der prophylaktischen Applikation sind weniger eindeutig. In zwei Fällen erlaubt die kurze Beobachtungszeit von 3 und 6 Monaten noch keine sichere Beurteilung. Ein klarer Erfolg liegt bei einem Pat. mit 13jähriger Anamnese vor, der jetzt bald 2 Jahre rezidivfrei ist. Ähnlich reagierte eine Pat. mit dreijähriger Anamnese. Doch kam es hier sofort nach Absetzen des Medikamentes zum Rezidiv, das dann allerdings nach Dosiserhöhung prompt wieder verschwand. In vier Fällen konnte der Verlauf der Papillomatose durch das Medikament nicht beeinflußt werden.

Seit der Einführung eines Behandlungsintervalles von einer Woche konnten wir keine ins Gewicht fallenden Nebenerscheinungen von Seiten des blutbildenden Markes mehr feststellen. Insbesondere erlebten wir keine katastrophalen Leuko- und Thrombocytenstürze mehr, an deren Folgen wir eine Pat. der früheren Serie verloren haben. Rund die Hälfte unserer Pat. klagte hingegen über mehr oder weniger schwere dysurische Beschwerden mit Pollakisurie. An Hand bakteriologischer Kontrollen konnten wir dabei ein Infektgeschehen ausschließen, so daß das klinische Bild offenbar durch direkte chemische Schädigung auch der gesunden Blasenmucosa verursacht wurde. Überraschenderweise trat bei einer Pat. schon nach der zweiten Dosis eine schwere, generalisierte Reaktion auf das Medikament auf, die mit einem positiven Cutantest eindeutig als allergisch identifiziert werden konnte.

Die Indikation zur Instillationsbehandlung mit Thio-Tepa scheint uns dann gegeben, wenn der Verlauf der Papillomatose die möglichen Nebenerscheinungen rechtfertigt. Es werden sich somit die Fälle eignen, welche wegen rascher Evolution der Krankheit Elektrocoagulationen der Blase in immer kürzeren Abständen erfordern, ganz besonders dann, wenn die Herde multizentrisch liegen.

Literatur

VEENEMA, R. J.: Bladder carcinoma treated by direct instillation of Thio-Thepa. J. Urol. (Baltimore) 88, 60 (1962). — WESTCOTT, J. W.: The prophylactic use of Thio-Tepa in transitional cell carcinoma of the bladder. J. Urol. (Baltimore) 96, 913 (1966). — ZINGG, E., u. RUTISHAUSER, G.: Unsere bisherigen Erfahrungen mit Thio-Tepa in Therapie und Prophylaxe der Blasenpapillome. Helv. chir. acta 34, 353 (1967).

Dr. P. GRABER, Urolog. Abt. d. Chirurg. Univ.-Klinik, CH-4000 Basel

# Dritter Sitzungstag

## Freitag, den 25. Oktober 1968, 9.00 Uhr und 14.00 Uhr

### IV. Hauptthema:

### Experimentelle Urologie

Vorsitz: Herr Lutzeyer, Aachen


### Vorträge

Aus der Urolog. Abt. (Leiter: Priv.-Doz. Dr. C. F. Rothauge)
der Chirurg. Univ.-Klinik Gießen (Direktor: Prof. Dr. K. Vossschulte)

## Experimentelle Untersuchungen
## zur homologen Nierentransplantation ohne Immunosuppression

K. Ruile und R. Voss

Bei früheren Untersuchungen am Herzmuskel konnten wir biochemisch und elektronenoptisch nachweisen, daß eine Vorbehandlung von Versuchstieren mit anorganischem Jod (Endojodin) und Dipyridamol (Persantin) die Hypoxietoleranzzeit des Herzens deutlich verlängert.

In der Hypoxie kommt es generell zu einer Verminderung der energiereichen Phosphate, während die Wasserstofftransportmetabolite $\alpha$-Glycerophosphat, Lactat und Malat merklich ansteigen. Nach pharmakologischer Vorbehandlung sind diese hypoxiebedingten Veränderungen deutlich geringer ausgeprägt. Von den Quotienten, welche den Redoxstatus des NAD-Systems kennzeichnen, ist der Lactat-Pyruvat-Quotient verkleinert, d. h. im Sinne eines aeroben Stoffwechsels verschoben.

Die genannten Befunde veranlaßten uns dazu, diese kombinierte Vorbehandlung auch zur Verbesserung des Energiepotentials der Transplantatniere anzuwenden.

Es wurden zwei Versuchsgruppen gebildet, bestehend aus jeweils sechs Hunden. Eine Gruppe wurde pharmakologisch vorbehandelt, wobei 70 mg/kg anorganischem Jod und 3 mg/kg Dipyrimadol jeweils 12 Std und 1 Std vor der geplanten Transplantation verabreicht wurden. An beiden Gruppen wurden die Substratbestimmungen unter folgenden Versuchsbedingungen durchgeführt:

1. Sofortwerte, gewonnen durch Polresektion bei intakter Durchblutung;

2. Meßwerte bei einer Ischämiedauer von 40 min;

3. Meßwerte bei einer Ischämiedauer von 100 min;

4. Meßwerte nach anschließender Rezirkulation des Transplantates für 15 min.

Die Bestimmung der Adeninnucleotide erfolgte mit Hilfe optischer Fermenttests im Spektralphotometer.

*Ergebnisse*

Die Abb. 1 zeigt die Veränderungen der energiereichen Phosphate nach Unterbrechung der Blutzufuhr. In den ersten 40 min findet sich ein starker Abfall der Adenosintriphosphate, während der Abfall im weiteren Verlauf wesentlich

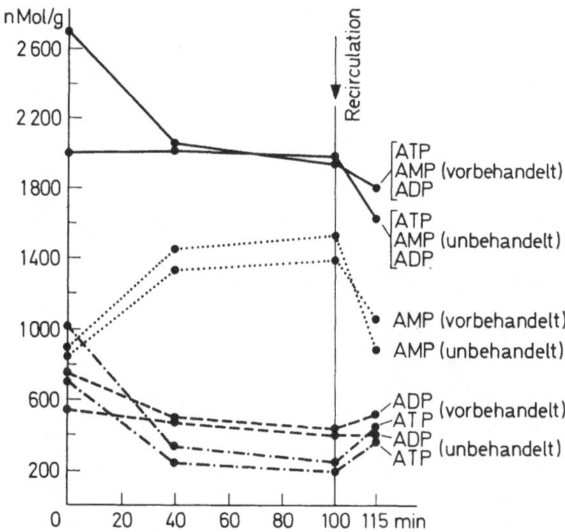


Abb. 1. Verhalten der energiereichen Phosphate der Hundeniere während der Ischämie und nach Rezirkulation

langsamer erfolgt. Der ADP-Gehalt vermindert sich dagegen während der Ischämie nur sehr wenig. Gleichzeitig registriert man einen rapiden Anstieg von Adenosinmonophosphat. Infolge des Ansteigens von AMP verändert sich die Gesamtkonzentration der Adeninnucleotide während dieser Periode der Ischämie praktisch nicht. Es folgt daraus, daß der weitere Abbau über das AMP hinaus in den ersten Std der Ischämie nur gering ist.

Nach pharmakologischer Vorbehandlung der Versuchstiere wird das Energieniveau schon bei den Ausgangswerten angehoben. Die Geschwindigkeit der Abbauvorgänge läuft in beiden Gruppen etwa vergleichbar ab. Es findet sich jedoch bei der prämedizierten Gruppe ein signifikant höherer ATP-Gehalt. Der verminderte ATP-Abbau spiegelt sich in dem vergleichsweise erniedrigten AMP-Gehalt. Bemerkenswert ist, daß bereits 15 min nach Beginn der Rezirkulation die Adenosintriphosphate ansteigen, während die Monophosphate deutlich absinken. Trotz der langen Ischämiezeit zeigt sich schon nach kurzer Wiederdurchblutung eine deutliche Tendenz zur Normalisierung des Gehalts an energiereichen Phosphorverbindungen.

Die Abb. 2 zeigt das Verhalten von Lactat, Pyruvat und des Lactat-Pyruvatquotienten während der Ischämie und nach Rezirkulation.

Es fällt auf, daß bei der vorbehandelten Gruppe der Lactat- und Pyruvatanstieg gegenüber der Kontrollgruppe vermindert ist. Die Unterschiede werden besonders am Lactat deutlich. Infolgedessen kommt es zu einer starken Verschiebung des Lactat-Pyruvatquotienten, der bei der vorbehandelten Gruppe erheblich kleiner als bei der Kontrollgruppe ist. Offensichtlich kommt es zu einer Verlangsamung der anaeroben Glykolyse und zu einer Verschiebung zur aeroben Seite hin.

Bemerkenswert ist auch hier, daß sich nach 15 min Wiederdurchblutung, in beiden Gruppen der Lactat-, der Pyruvatgehalt und der daraus resultierende Quotient fast normalisiert haben.

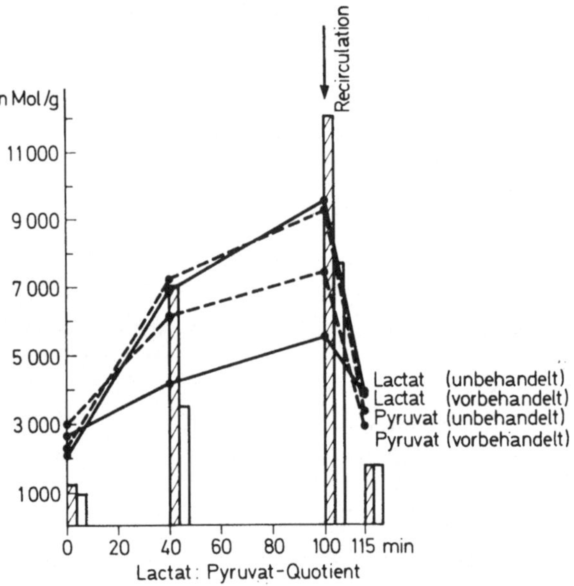


Abb. 2. Veränderung von Lactat und Pyruvat der Hundeniere während der Ischämie und nach Rezirkulation

Die Wirkung des anorganischen Jods beruht auf einer Senkung des Thyroxinspiegels und der daraus sich ergebenden Stoffwechseldrosselung. Dem Dipyridamol — als Persantin im Handel — wird eine direkte Wirkung auf den Energiestoffwechsel neben einem gefäßdilatatorischen Effekt und einer Verminderung der Thrombocytenaggregation zugeschrieben.

Unsere Ergebnisse veranlaßten uns dazu, bei einer weiteren Versuchsgruppe, bestehend aus 22 Hunden, nach pharmakologischer Vorbehandlung eine homologe Nierentransplantation bei gleichzeitiger bilateraler Nephrektomie durchzuführen. Als Kontrollgruppe diente ein Kollektiv von 15 nicht behandelten Tiere.

Die Tab. 1 zeigt Überlebenszeiten bei Nierentransplantationen ohne Immunosuppression, die von verschiedenen Arbeitsgruppen erzielt wurden. Es werden durchschnittliche Überlebenszeiten von 4 bis 5 Tagen angegeben. Die Tiere unseres unbehandelten Kollektivs überlebten 2 bis 11 Tage. Die pharmakologisch vorbehandelten Tiere erreichten bei funktionierendem Transplantat Überlebenszeiten von 4 bis 26 Tagen.

Tabelle 1. *Durchschnittliche und längste Überlebenszeiten homologer Nierentransplantate ohne Immunosuppression*

| Autoren | Durchschnittliche Überlebenszeiten der Transplantate | Längste Überlebenszeiten der Transplantate |
|---|---|---|
| AVRAMOVICI | 33, 34 u. 58 Tage | 73 Tage |
| CARREL | 4 bis 21 Tage | 21 Tage |
| DE KLERK u. Mitarb. | 1 bis 20 Tage | 20 Tage |
| DEMPSTER | 4,4 Tage | |
| HOLLOWAY | 2 bis 4 Tage | 4 Tage |
| HUME u. EGDAHL | 5,9 Tage | |
| IBUKA | 1 bis 5 Tage | 5 Tage |
| MURRAY u. Mitarb. | 12 bis 96 Std | 96 Std |
| UNGER | | 17 Tage |
| VAHLENSIECK u. Mitarb. | | 14 Tage |
| VILLARD u. TAVERNIER | | 8 Tage |
| VOSS u. Mitarb. | 4 bis 26 Tage (vorbehandelt) | 26 Tage |
| | 2 bis 11 Tage (unbehandelt) | 11 Tage |

Tabelle 2. *Homologe Nierentransplantation und bilaterale Nephrektomie bei 22 pharmakologisch vorbehandelten Hunden*

| Versuch Nr. | Gewicht kg | Ischämiezeit min | Funktion des Transplantates (Sekretion) | Postoperative Überlebenszeit |
|---|---|---|---|---|
| 1 | 20 | 115 | keine | 2 Std |
| 13 | 18 | 120 | keine | 5 Std |
| 19 | 26 | 180 | keine | 18 Std |
| 14 | 20 | 150 | keine | 24 Std |
| 20 | 28 | 160 | keine | 24 Std |
| 2 | 21 | 120 | keine | 48 Std |
| 4 | 22 | 145 | keine | 48 Std |
| 9 | 18 | 120 | postoperativ verblutet | |
| 11 | 19 | 180 | + | 4 Tage |
| 5 | 18 | 160 | + | 5 Tage |
| 6 | 20 | 155 | + | 5 Tage |
| 15 | 18 | 120 | + | 5 Tage |
| 7 | 22 | 125 | + | 6 Tage |
| 12 | 17 | 120 | + | 6 Tage |
| 3 | 19 | 135 | + | 8 Tage |
| 8 | 24 | 140 | + | 9 Tage |
| 17 | 24 | 165 | + | 14 Tage |
| 18 | 25 | 180 | + | 16 Tage |
| 22 | 21 | 120 | + | 16 Tage |
| 10 | 20 | 150 | + | 18 Tage |
| 21 | 24 | 90 | + | 20 Tage |
| 16 | 17 | 150 | + | 26 Tage |

Durchschnittliche Überlebenszeit bei funktionierendem Transplantat: *11,1 Tage.*

Die Tab. 2 gibt Ihnen einen Überblick über die vorbehandelte Versuchsgruppe. Neben den Tieren, bei denen keine Funktion des Transplantates nachweisbar war, fand sich eine Reihe von Hunden, die länger als 14 Tage ohne Immunosuppression überlebten. Die durchschnittliche Überlebenszeit bei funktionierendem Transplantat betrug 11,1 Tage.

Wir nehmen auf Grund unserer Untersuchungen an, daß eine Konditionierung von Transplantatnieren im Sinne einer Verbesserung der Ischämietoleranz und einer Verlängerung der Wiederbelebungszeit möglich ist.

Daß durch die Verbesserung der Energiebereitstellung und der Durchblutung in der transplantierten Niere Beginn und Ausmaß der Transplantatabstoßung beeinflußt werden kann, erscheint uns möglich, aber an Hand unserer Ergebnisse noch nicht beweiskräftig genug.

Jüngste Versuche mit dem Dipyridamol ähnlichen Vasodilatatoren deuten allerdings darauf hin, daß möglicherweise eine Korrelation zwischen Nierenschämie und Intensität der Abstoßungsreaktion besteht.


*Zusammenfassung*

Es wurde versucht, das Energiepotential der Niere während der Ischämie durch pharmakologische Vorbehandlung zu verbessern. Zunächst wurden in einer Versuchsserie Hunde pharmakologisch mit anorganischem Jod und Dipyridamol vorbehandelt, die energiereichen Phosphate nach verschiedenen Ischämiezeiten bestimmt und einer Kontrollgruppe gegenübergestellt. In einer zweiten Versuchsreihe wurden bei prämedizierten Hunden homologe Nierentransplantationen bei gleichzeitiger bilateraler Nephrektomie durchgeführt. Die Ergebnisse sprechen für eine günstige Beeinflussung von Transplantatnieren im Sinne einer Verbesserung der Ischämietoleranz und einer Verlängerung der Wiederbelebungszeit.



Dr. K. Ruile, Chirurg. Univ.-Klinik, 63 Gießen, Klinikstraße 37



Aus der Urolog. Univ.-Klinik Heidelberg (Direktor: Prof. Dr. L. Röhl)
Aus der Nuclearmed. Abt. der Univ.-Strahlenklinik Heidelberg
(Direktor: Prof. Dr. Dr. h. c. J. Becker)
Aus dem Patholog. Institut der Universität Heidelberg (Direktor: Prof. Dr. W. Doerr)


## Untersuchungen mit der Szintillationskamera nach Anger über die Abstoßung von Nierentransplantaten beim Hund


P. Müller-Beissenhirtz, K. z. Winkel, D. Beduhn, A. Encke,
H.-W. Schüler und M. Ziegler


Wir haben an zwölf Hunden homologe Nierentransplantationen vorgenommen. Um die Funktion der Transplantate bis zur vollständigen Abstoßung beobachten zu können, wurde den Tieren eine eigene Niere belassen und deren Ureter cutan ausgepflanzt. Dadurch war es möglich, den Transport der radioaktiven Substanz vom Transplantat zur Blase optimal zu bestimmen.

Der Verlauf der Abstoßung wurde mit Hilfe der Sequenzszintigraphie mit der Anger-Kamera verfolgt.

Die Szintillationskamera wurde bei Rückenlage des narkotisierten Tieres von ventral so aufgesetzt, daß sie nur Transplantat und Blase erfaßte. Wir injizierten 200 µC $J^{131}$-Orthohippursäure i.v.

Die applizierte Hippursäure wird in der normalen Niere zu 90% extrahiert, davon werden 20% glomerulär filtriert und 80% tubulär sezerniert. Die einzelnen Phasen des Hippursäuretransportes können nun durch die Sequenzszintigraphie festgehalten werden; auf diese Weise erhält man ein Bild von der Durchblutung und Funktion der Niere. Hierin liegt der Vorteil der Anger-Kamera im Vergleich zu der üblichen Scannerszintigraphie mit Neohydrin.

Ich möchte nun an einem typischen Beispiel den Verlauf einer Abstoßungsreaktion demonstrieren:

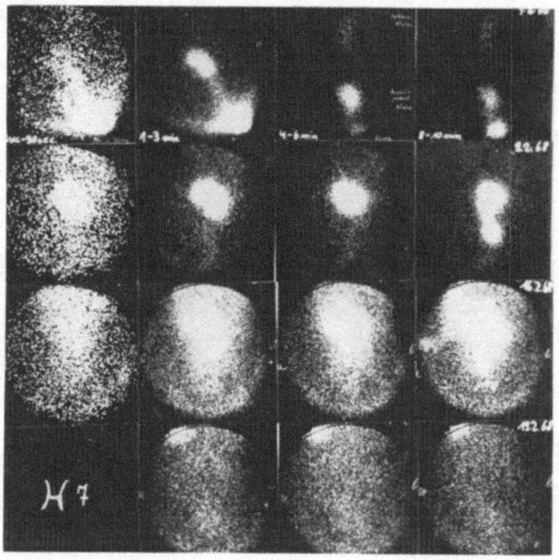

Abb. 1. Verlaufsbeobachtung einer Abstoßungsreaktion eines Nierentransplantates beim Hund mit Hilfe der Sequenzszintigraphie mit der Anger-Kamera. (Erläuterungen s. Text)

Um die folgenden Ergebnisse richtig interpretieren zu können, muß betont werden, daß die Gefäßanastomosen und die ableitenden Harnwege frei durchgängig waren.

Bei der Untersuchung unmittelbar nach Operationsende und auch noch am ersten Tag erhält man meistens annähernd normale Befunde (Abb. 1). Die Szintiphotos der ersten min zeigen die Anflutung der Radioaktivität und geben somit einen Hinweis über die Organdurchblutung. Von der 1. bis 3. min sehen Sie die corticale Aktivitätsverteilung, von der 4. bis 6. min eine peripelvine Phase. Zu dieser Zeit findet sich auch die erste Aktivität in der Blase. Das Aktivitätsfeld rechts unten beruht auf teilweise paravenöser Injektion, wodurch verständlicherweise die Intensität der Photos (obere Reihe) geringer ist.

2 Tage nach Transplantation (zweite Bildreihe von oben) zeigt sich häufig eine verminderte Aktivitätsanreicherung als Ausdruck bereits gestörter Hämodynamik sowie ein verzögerter Abstrom, bedingt durch tubuläre Veränderungen.

Durch Ödembildung und interstitielle Zellinfiltration kommt es im weiteren Verlauf zu einer exzessiven Vergrößerung des Transplantates, wie aus den Photos, 9 Tage nach Operation, deutlich hervorgeht (dritte Bildreihe von oben). Die zunehmende Verschlechterung der Durchblutung beruht in diesem Stadium bereits auf schweren Gefäßveränderungen im Sinne einer infiltrativen, z. T. fibrinoiden Panarteriitis, die sich vor allem an den Gefäßen im Bereich der Rinden-Markgrenze manifestiert. Im Gefolge dieses Gefäßprozesses, der zunächst zu fleckförmigen Parenchymnekrosen führt, kommt es dann zum völligen Untergang des Transplantates. Sie sehen, daß sich jetzt 12 Tage nach Transplantation praktisch keinerlei Aktivität mehr findet (unterste Bildreihe). Links oben hat die Kamera die eigene Niere erfaßt.

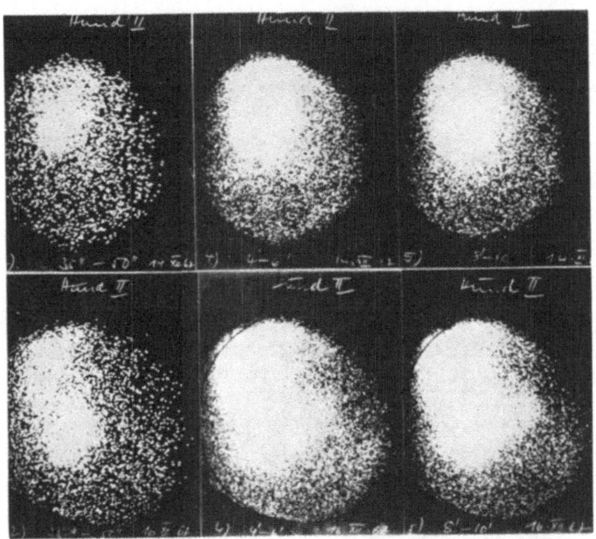

Abb. 2. Darstellung einer Fistel im Bereich der Harnleiterimplantationsstelle nach Nierentransplantation beim Hund mit der Szintillationskamera nach ANGER. (Erläuterungen s. Text)

Bei Exstirpation der Niere zu diesem Zeitpunkt betrug das Gewicht 335 g gegenüber 75 g. Makroskopisch bot sich das typische Bild einer vollständigen Abstoßung. Histologisch handelte es sich um eine totale Nekrose des Parenchyms, mit hämorrhagischer Demarkation in der Rinden-Markgrenze sowie ausgedehnten lympho- und plasmacellulären Infiltraten.

Die Differentialdiagnose bei Funktionsverschlechterung eines Nierentransplantates bereitet erhebliche Schwierigkeiten. Mit den bisher üblichen Methoden läßt sich oft nicht sicher entscheiden, ob eine echte Abstoßungsreaktion vorliegt, oder ob operationstechnisch bedingte Komplikationen die Ursache sind, wie z. B. Verschluß der Arterie oder eine Urinfistel. In derartigen Fällen kann die Diagnose mit der Anger-Kamera gestellt werden, ohne Risiken, wie sie Angiographie oder operativer Eingriff mit sich bringen.

Sie sehen in Abb. 2 in der oberen Reihe die Szintiphotos einer transplantierten Niere mit deutlich verzögerter Ausscheidung. Bei Kontrolle 2 Tage später fand sich noch von der Voruntersuchung diffus verteilte Aktivität zwischen

Transplantat und Blase, als Hinweis für eine Fistel im Bereich der Harnleiter-implantationsstelle (untere Bildreihe). Dieser Befund wurde durch Relaparotomie bestätigt.

Nach unseren bisherigen Erfahrungen aus Experiment und Klinik glauben wir sagen zu können, daß die Sequenzszintigraphie mit der Anger-Kamera eine vielversprechende Methode zu sein scheint, um *frühzeitig* Funktionsstörungen eines Nierentransplantates differentialdiagnostisch abzuklären.

### Zusammenfassung

Es wird über zwölf homologe Nierentransplantationen an Hunden berichtet. Die Abstoßung wurde szintigraphisch mit der Anger-Kamera verfolgt. Dieses Verfahren scheint eine vielversprechende Methode zu sein, um frühzeitig Funktionsstörungen eines Nierentrans-plantates differentialdiagnostisch abzuklären.

Dr. P. Müller-Beissenhirtz, 69 Heidelberg, Urolog. Univ.-Klinik, Kirschnerstr. 1

Aus der Urolog. Univ.-Klinik Zürich (Direktor: Prof. Dr. G. Mayor)

# Isotope autologe und homologe Blasentransplantation im Tierexperiment

## E. Zingg

Die Rekonstruktion der Harnblase stellt in der Urologie weiterhin ein zentrales Problem dar. Nach den bisherigen Erfolgen in der Organtransplantation lag daher der Gedanke nahe, mit einer isotopen Transplantation der Blase ein neues Harnreservoir aufzubauen. Im Gegensatz zu den bisherigen Versuchen mit gestielten und freien Transplantaten wird dabei die transplantierte Blase beim Empfänger wieder an den Kreislauf angeschlossen. Im Vordergrund stehen vier Probleme:

1. Technik der Gefäßanastomosen,
2. Immunologische Abwehrreaktionen,
3. Möglichkeit allfälliger regenerativer Prozesse,
4. Blasenfunktion nach totaler Denervierung.

Die Blutversorgung der Hundeblase erfolgt über die A. vesicalis, einem Ast der A. iliaca interna. Der venöse Abfluß verläuft über die V. vesicalis in die V. iliaca interna. Der Durchmesser der Vasa vesicales liegt zwischen 1 und 2 mm. Anastomosen sind ohne Mikrogefäßtechnik nicht möglich.

Wir versuchten daher, Gefäße mit etwas größerem Durchmesser für die späteren Anastomosen zu gewinnen. Dies gelingt, wenn A. und V. iliaca interna unter Ligatur aller ihrer Äste mit Ausnahme der Vasa vesicales isoliert werden. Dadurch verlängert sich der Gefäßstiel der Blase und die Reanastomosierung kann mit der A. und V. iliaca interna erfolgen, deren Durchmesser 2 bis 4 mm betragen.

Für die Entnahme der Blase werden zuerst die beiden Harnleiter knapp vor ihrer Einmündung durchtrennt. Die Blase wird unmittelbar distal des Blasenhalses abgesetzt. Durchtrennung der A. iliaca interna auf Höhe der Abgangsstelle vom gemeinsamen Stamm an der Aortenbifurkation; Absetzen der V. iliaca interna an ihrer Einmündungsstelle in die V. iliaca communis. Nach Entnahme der Blase erfolgt die sofortige Perfusion mit unserer Standardperfusionslösung.

*Bei der isotopen autologen Transplantation* wird die Blase wieder in das kleine Becken zurück verlagert und die verschiedenen Anastomosen angelegt: End-zu-Seit zwischen V. iliaca interna und V. iliaca communis, End-zu-End zwischen A. iliaca interna und ihrem zurückgelassenen Stumpf. Wiederherstellung der Kontinuität der Harnröhre, Ureterneueinpflanzung nach POLITANO LEAD-BETTER.

Von 11 Versuchstieren mit autologen Blasentransplantaten überlebten 4 12 bis 18 Monate, 1 Hund wurde nach 5 Wochen getötet. Bei den regelmäßigen Nachkontrollen wiesen alle Tiere einen signifikanten Harnwegsinfekt auf. Im Urogramm normales Bild oder geringfügige Dilatation. Cystographisch kein Reflux.

Die Funktion der transplantierten Blase war wesentlich gestört: Unmittelbar nach der Transplantation fand sich das Bild des spinalen Schockes, nach einigen Wochen autonome Blase mit unvollständiger Entleerung. Nach 12 Monaten bildeten sich diese funktionellen Störungen deutlich zurück:

Die Tiere entleerten die Blase in gutem Strahl, die Restharnmengen lagen unter 100 ml bei einer Kapazität von 300 ml; die Blasenmanometrie ergab ansteigende, aber immer noch erniedrigte Druckwerte.

Autoptisch war die Blasenwand infolge Ödem und interstitieller Fibrose verdickt, die Mucosa zart. Das Transplantat heilte reizlos ein; ein regenerativer Ersatz von der Harnröhre her wurde nicht beobachtet.

*Bei der isotopen homologen Transplantation* wurde die operative Technik nur unwesentlich geändert. Der Gefäßstiel der Blase wurde beim Spendertier isoliert, die Blase abgesetzt, perfundiert und im kleinen Becken des Empfängers wieder eingepflanzt. Bisher haben wir 16 isotope homologe Blasentransplantationen vorgenommen. 13 Tiere erhielten eine immunosupressive Behandlung mit Azathioprin nach Maßgabe der Leukocyten und Thrombocytenwerte.

Die folgende Tabelle ergibt einen Überblick über unsere Resultate. Wir fanden:

3mal Gefäßthrombosen mit Totalnekrose der transplantierten Blase;

3mal Blasennahtinsuffizienz mit Peritonitis; in 5 Fällen nach 1 bis 5 Wochen Agranulocytose mit Sepsis und tödlichem Ausgang, das Transplantat war intakt;

2mal kamen die Tiere infolge Bronchopneumonie nach 3 Wochen ad exitum.

Bei den sieben Tieren mit intaktem Transplantat und einer Überlebenszeit bis 5 Wochen waren die postoperativen blutchemischen Werte im Bereiche der Norm. Die Urogramme zeigten zart konfigurierte Nierenbeckenkelchsysteme. Autoptisch ergab sich eine Verdickung der Blasenwand infolge Fibrose und interstitiellem Ödem. Die Ureterenostien waren kompetent, die Harnleiter nicht gestaut. Als Ausdruck einer geringfügigen Abwehrreaktion fanden sich einzelne perivasculäre Rundzellinfiltrate. Die Blasenschleimhaut war schwer entzündlich verändert und teilweise abgestoßen. An mehreren Stellen konnte ein Vorwachsen

des Harnröhrenepithels auf dem Mucosadefekt in der transplantierten Blase festgestellt werden. Damit war eine gewisse Regeneration der Mucosa von der Harnröhre des Empfängers her nachweisbar; eine Regeneration des ganzen Transplantates, insbesondere des Detrusors fehlte. Die Gefäßanastomosen wurden durch
thrombotische Auflagerungen partiell eingeengt, trotzdem war eine genügende
Durchblutung des Transplantates gewährleistet.

Bisher berichteten einzig ENEIN u. Mitarb. (1967) über isotope homologe
Blasentransplantationen ohne immunosuppressive Therapie, wobei allerdings die
Blase subtotal, ohne Trigonum übertragen wurde. Unsere experimentellen Untersuchungen zeigen, daß zumindest im Tierversuch die isotope autologe und homologe Totaltransplantation der Blase technisch durchführbar ist. Neben Magen
und Dünndarm ist damit die Blase als weiteres Hohlorgan einer Transplantation

Tabelle. *Resultate der homologen Blasentransplantation*

| Nr. | Hund | Überlebenszeit | Resultat |
| --- | --- | --- | --- |
| 1 | 93/67 | 24 Tage | Thrombose der Anastomosen. Nekrose des Transplantates. |
| 2 | 97/67 | 7 | Sepsis. Transplantat intakt. |
| 3 | 102/67 | 6 | Thrombose der Anastomosen. Nekrose des Transplantates. |
| 4 | 131/67 | 14 | Insuffizienz der Blasennaht. Peritonitis. |
| 5 | 153/67 | 14 | Sepsis. Transplantat intakt. |
| 6 | 287/67 | 8 | Thrombose der Anastomosen. Nekrose des Transplantates. |
| 7 | 10/68 | 36 | Agranulocytose. Transplantat intakt. |
| 8 | 25/68 | 13 | Bronchopneumonie. Transplantat intakt. |
| 9 | 31/68 | 24 | Bronchopneumonie. Transplantat intakt. |
| 10 | 121/68 | 25 | Sepsis. Transplantat intakt. |
| 11 | 177/68 | 4 | Insuffizienz der Blasennaht. Peritonitis. |
| 12 | 219/68 | 14 | Exulcerierte Cystitis, Perforation, Peritonitis. |
| 13 | 223/68 | 21 | Sepsis. Transplantat intakt. |

zugänglich. Nach Lösung operationstechnischer Fragen und nach teilweiser Be-
wältigung immunologischer Probleme stellt sich bei der Blasentransplantation das
Problem der Funktionseinbuße. Im Gegensatz zur Transplantation von Niere,
Leber, Pankreas spielt die Innervation für die spätere Funktion der transplantierten Blase eine entscheidende Rolle. Während in den ersten Monaten nach der
Blasenübertragung das typische Bild der denervierten, der gelähmten Blase festzustellen ist, zeigen Spätuntersuchungen 1 bis 2 Jahre nach autologer Transplantation, daß die Blase ihre Funktion weitgehend wieder übernommen hat. Es stellt
sich die Frage, ob hier eine Regeneration der parasympathischen und sympathi-
schen Innervation aufgetreten ist, ein Phänomen, das bei der isotopen Herztrans-
plantation nach 12 bis 24 Monaten anzutreffen ist. Damit stehen wir vor einem
neuen Problem der experimentellen Urologie, das uns einer weiteren Abklärung
wert scheint.

Professor Dr. E. ZINGG, Urolog. Univ.-Klinik, Zürich (Schweiz)

Aus der Lehrkanzel für Urologie (Leiter: Prof. Dr. H. Marberger)
an der Chirurg. Univ.-Klinik Innsbruck (Vorstand: Prof. Dr. P. Huber)
und dem Patholog.-Anat. Institut der Universität Innsbruck (Vorstand: Prof. Dr. A. Propst)

# Die Homotransplantation tiefgekühlter Blasenanteile im Tierversuch

K. Bandhauer, J. Frick und H. J. Födisch

Die außerordentliche Regenerationsfähigkeit des Harnblasenepithels ist experimentell exakt bewiesen und wird bereits in der klinischen Praxis bewußt oder unbewußt in verschiedenen Formen angewandt. Dies gilt besonders für die Teilresektionen der Blase, bei denen der Blasenrest durch primäre Naht verschlossen werden kann. Durch Hypertrophie der Muskulatur, eher aber durch eine echte Regeneration von Epithel und Muskulatur, wird die anfangs verminderte Kapazität wieder normalisiert. In Einzelfällen wird auch die offene Spontanregeneration eines kleinen Blasenrestes, die im Tierexperiment von Liang, Kazon, Sanders u. Mitarb., Zulukidse u. a. erprobt wurde, zur Neubildung eines Harnreservoirs, das funktionell und auch bezüglich seines Wandaufbaues weitgehend einer normalen Harnblase entspricht, ausgenützt (Baker u. Mitarb., Paces u. Capek u. a.). Trotz einiger günstiger klinischer Ergebnisse weist diese Methode aber noch zahlreiche derzeit ungeklärte Probleme auf und hat deshalb bisher keine breitere klinische Anwendung gefunden. Die Hauptschwierigkeiten in der Anwendung beim Menschen liegen dabei in der ausreichenden Drainage des kleinen Beckens, in der Länge der Regenerationsdauer (Paces behält die Balloneinlage 30 bis 34 Tage in situ) und damit in der langen Morbidität. Eine prävesicale Harnableitung ist in diesen Fällen nicht angezeigt, da aus dem Experiment bekannt ist, daß die Regeneration einer Blase an den Kontakt von Urin mit dem Uroepithel, bzw. an den damit verbundenen hydrostatischen Druck gebunden ist (Harada u. Mitarb. u. a.).

Auch die Überbrückung größerer Blasendefekte durch Darm (Shoemaker, Lutzeyer u. Zillmer u. a.), autoplastisches Material, wie Fascie, Omentum, gestielte Peritoneallappen (Neuhof; Baret; de Muth; Hohenfellner u. Zeitlhofer; Tsuji; Hradec u. a.) durch denaturiertes homologes Material (Formolblasen, Tsuji) und durch alloplastische Substanzen, wie Teflon, PVC, Ivalon, Gelatineschwamm, Chromcatgutmembran (Tsuji; Bohne u. Mitarb.; Hohenfellner u. Zeitlhofer u. a.) wurden tierexperimentell und klinisch überprüft. Wechselnde Erfolge wurden berichtet.

Darmsegmente heilen gut ein und führen zu einer Kapazitätszunahme. Gewendete Darmsegmente haben den Vorteil, daß die störende Schleimproduktion, welche nicht selten zu postoperativen Miktionsstörungen Anlaß gibt, wegfällt (Lutzeyer u. Zillmer). Die Verwendung gewendeter oder ungewendeter Darmsegmente führt aber nicht selten zu einer unerwünschten und vielen älteren Patienten nur schwer zumutbaren Vergrößerung des operativen Eingriffes.

Autologes Material, wie gestielte Fascien — und Peritoneallappen dienen als Grundlage eines Blasenregenerates und können ebenfalls einheilen. Spätere Ossifikationen wurden allerdings von Neuhof, Tsuji u. a. beschrieben. Auch alloplastisches Material wird gut toleriert, obwohl Hohenfellner u. Zeitlhofer über Abstoßung kleiner Teflonpatches berichteten. Formalin und alkoholgehärtete

Blasen werden sowohl als Homo- wie auch als Heterotransplantate nach 2 bis 3 Wochen abgestoßen, dienen aber während dieser Zeit zur temporären Blasendeckung und gleichzeitig als Grundlage einer Regeneration der Blasenwand.

ZINGG berichtete über Homotransplantationen ganzer Blasen mit Gefäßanastomosen bei Hunden. Massive Abstoßungsreaktionen waren die Ursachen für die schlechten Dauerergebnisse. Autotransplantationen von Harnblasen ergaben dagegen bei Hunden gute Dauerergebnisse (ZINGG).

Wir prüften im Tierversuch die Einheilungstendenz tiefgefrorener Blasenwandabschnitte und ihren Einfluß auf die Regeneration von Uroepithel.

### Material und Methoden

Von Kaninchen und Ratten wurden größere Blasenanteile steril entfernt und in 0,9%iger Kochsalzlösung bei — 25 °C mindestens 8 Tage aufbewahrt.

Diese tiefgekühlten Blasenwandabschnitte wurden sofort nach dem Auftauen als Homotransplantate bei 16 Kaninchen und 14 Ratten als Ersatz der Blasenkuppe eingesetzt. Das Trigonum blieb bei allen Tieren unberührt. Die Operationswunde wurde nicht drainiert, eine Harnableitung wurde ebenfalls nicht vorgenommen.

Nach verschieden langen Zeiträumen wurden Urogramme durchgeführt, anschließend die Tiere getötet, die Blase in toto entfernt, fixiert und einer histologischen Untersuchung zugeführt. Nieren, Harnleiter und die übrigen Bauchorgane wurden makroskopisch beurteilt.

*Ergebnisse:* Die feingewebliche Überprüfung tiefgekühlter Harnblasen ergab nur geringfügige Strukturabweichungen vom Normbild, die möglicherweise nicht durch die Einfrierung selbst, als vielmehr durch die nachfolgende Auftauung des Gewebes manifest wurden und daher vermeidbar erscheinen. Zu nennen sind: Pseudovacuolisierung der tieferen Epithelschichten, flüssigkeitsbedingte Auflockerung der Submucosa und der Wandmuskulatur, bei längerer Unterkühlung, schließlich Verlust des Oberflächenepithels bis auf die basale Interferenzzone.

Von den 14 Ratten, bei denen ein Blasenteilersatz mit tiefgekühlten Homotransplantaten durchgeführt wurde, starben insgesamt 4. 3 davon an einer Peritonitis (am 3., 4. bzw. 6. postoperativen Tag), eine nach einer Woche an einer perivesicalen Phlegmone.

Von den 16 Kaninchen starben 3. 2 an einer Peritonitis 7 Tage nach der Transplantation und eines am 9. postoperativen Tag an einer perivesicalen Phlegmone.

Die überlebenden Versuchstiere zeigten bezüglich der Einheilungstendenz des Transplantates folgende Ergebnisse: Nach einer Woche (4 Ratten, 2 Kaninchen): Makroskopisch scheint das Transplantat im wesentlichen unverändert, es deckt nach wie vor den Blasendefekt. In der Umgebung des Transplantates bereits makroskopisch deutliche Entzündungszeichen.

Mikroskopischer Befund (Abb. 1): Das ortsfremde Gewebe, vor allem seine epithelialen und myogenen Bestandteile, verfällt rasch dem Untergang. Das nekrotische Material zeigt lichtungswärts einen Schorfbelag, enthält reichlich Entzündungszellen und ist hauptsächlich in den tieferen Schichten von jungem

Granulationsgewebe durchwachsen. Letzteres sproßt von außen her in das Transplantat ein, entsteht aber auch auf dessen eigenem, der Nekrose entgangenem Gefäß — Bindegewebe.

Nach 2 Wochen (3 Ratten, 3 Kaninchen): Makroskopisch ist das Transplantat bereits nekrotisch geworden. Es zeigt den Beginn einer Abstoßung in das Blaseninnere. Über dem Transplantat ist das perivesicale Fettgewebe stark verdickt, der Blasendefekt ist von einem derben Gewebe erfüllt.

Mikroskopischer Befund: Bei einem Tier ist es zu einer völligen Nekrose des Transplantates gekommen. Eine Abdeckung erfolgt nur durch eine äußere Fettgewebshülle. Bei den anderen Tieren zeigt sich ein weitgehender Ersatz des be-

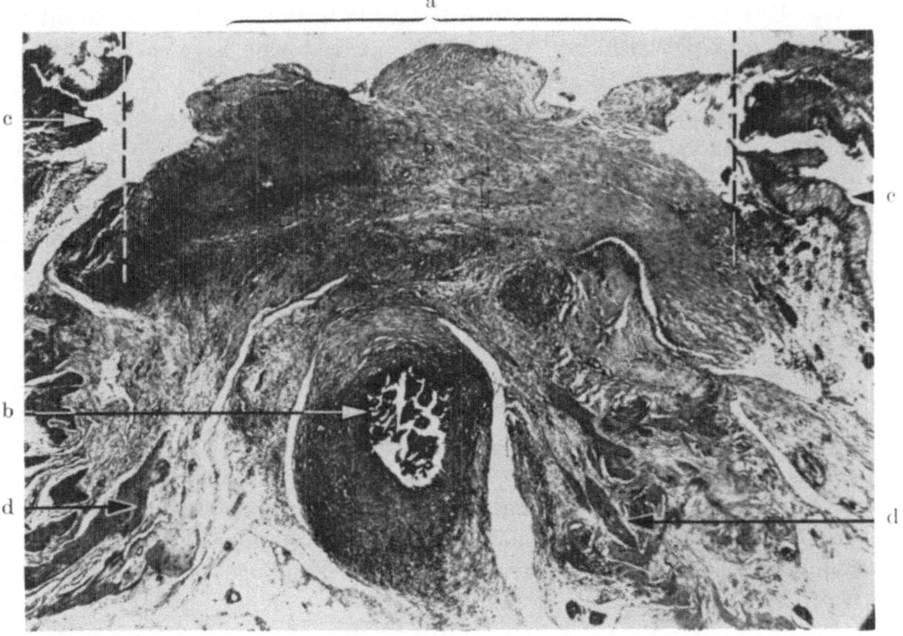

Abb. 1a—d. Implantationsregion einer Kaninchenharnblase eine Woche nach Einpflanzung des Transplantates. a Epithelloses, von Granulationsgewebe durchwachsenes Transplantat. b Nahtgranulom, c Harnblasenepithel, d aufgesplitterte Harnblasenmuskulatur. Hämat.-Eosinfärbung, Vergr. 30×

reits in Abstoßung begriffenen Transplantates durch Granulationsgewebe. Die Ausreifung desselben in Narbengewebe tritt in das Beginnstadium. Der lumenwärts entwickelte Schorf zeigt mengenmäßig keine Rückbildung, vielmehr eine deutliche Inkrustation mittels Kalksalzen. Als Zeichen der reperativen Entzündung finden sich weiterhin Lympho- und Leukocyteninfiltrate sowie Fremdkörperreaktionen um Nahtmaterial.

Nach 3 Wochen (3 Ratten, 3 Kaninchen): Makroskopisch ist das Transplantat vollkommen nekrotisch in das Blaseninnere abgestoßen worden und hat sich dort z. T. calcifiziert. Der Blasendefekt ist durch ein derbes Gewebe ausgefüllt, das zum größten Teil bereits von einer Schleimhaut überzogen erscheint. In der Umgebung der Transplantationsstelle entzündliche Reaktionen. Die Harnleiter und Nieren erscheinen makroskopisch unverändert. Auch das vorher durchgeführte Urogramm zeigt keine Veränderungen im Bereich des oberen Harntraktes (Abb. 2).

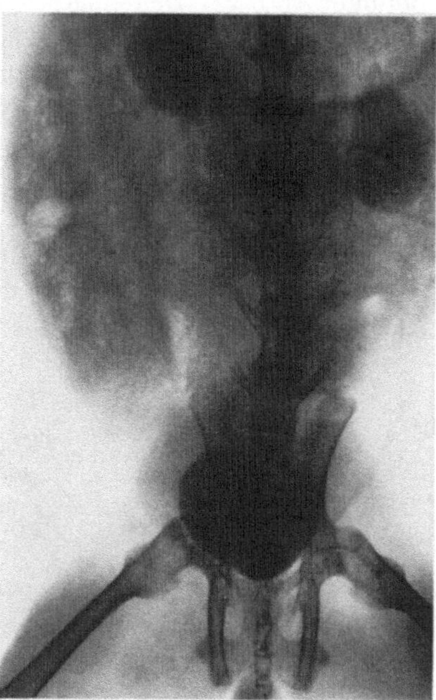

Abb. 2. I.v. Urogramm bei einem Kaninchen 3 Wochen nach Einpflanzung eines homologen tiefgekühlten Transplantates zum Ersatz der Harnblasenkuppe

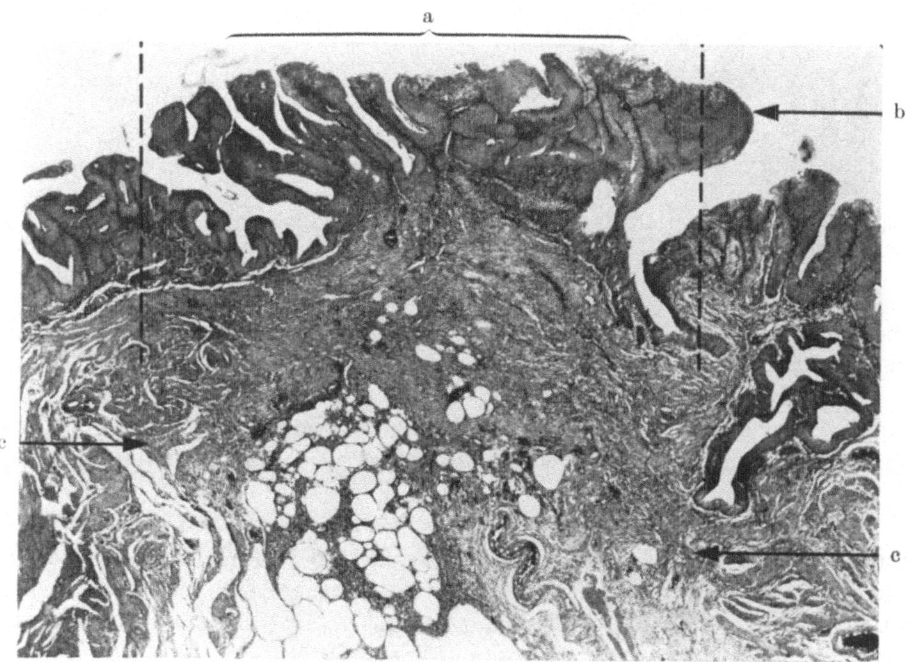

Abb. 3a—c. Implantationsregion einer Rattenharnblase 3 Wochen nach Einpflanzung eines homologen, tiefgekühlten Transplantates. a Durch ausgereiftes Granulationsgewebe ersetztes Transplantat, b neugebildeter Epithel-belag, c Übergangsbereich zur Harnblase. Hämat.-Eosinfärbung, Vergr. 10 ×

Mikroskopischer Befund (Abb. 3): Der eingeschlagene Heilungsweg wird nach 3 Wochen besonders offenkundig. Der Harnblasendefekt erscheint nun durch Narbengewebe vollständig überbrückt. Das Transplantationsfeld ist durch Schrumpfung bereits verkleinert und wird an seiner Innenseite erstmals von einer geschlossenen, wenn auch strukturmäßig etwas verworfenen Epithelschicht überzogen. Zu bemerken ist weiterhin die persistierende Lympho- und Leukocytenstreuung in alle Gewebsschichten.

Nach 6 Wochen (3 Kaninchen): Makroskopisch liegt das nekrotische und nun bereits stark calcifizierte Transplantat in der Blase, der Blasendefekt ist durch ein, gegenüber den normalen Blasenwandschichten etwas verdicktes Gewebe

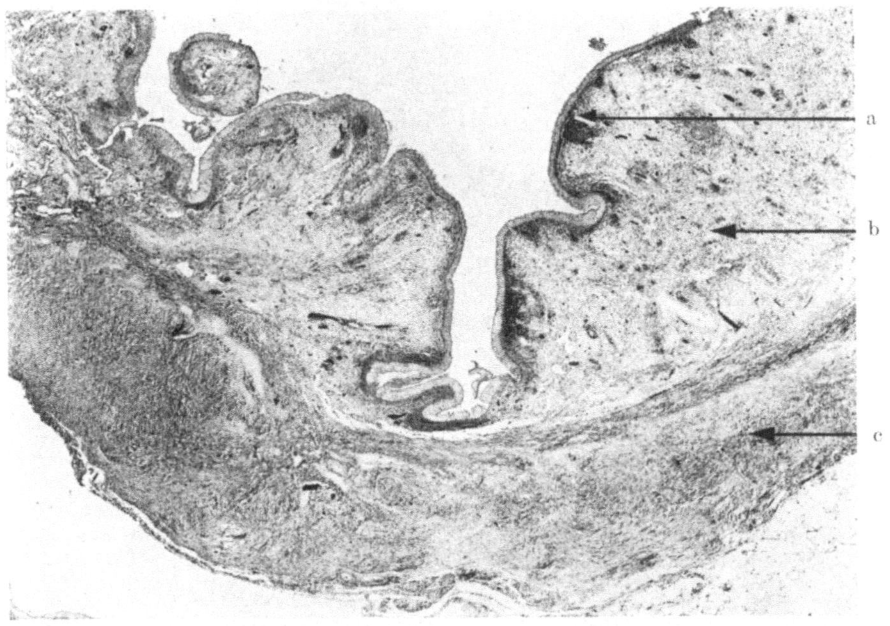

Abb. 4a—c. Implantationsregion einer Kaninchenharnblase ¹/₂ Jahr nach Einpflanzung eines homologen tiefgekühlten Tranplantates. a Schleimhautepithel, b verbreiterte Submucosa (mit lockeren Entzündungsinfiltraten), c Narbengewebe. Hämat.-Eosinfärbung, Vergr. 10 ×

überbrückt, die Schleimhaut erscheint intakt. Am oberen Nierenhohlsystem waren keine Veränderungen nachweisbar.

Mikroskopische Untersuchung: Im wesentlichen das gleiche Bild wie nach 3 Wochen, wenn auch die Sklerosierung des Narbengewebes fortgeschritten ist und die Zeichen resorptiver Entzündung (u. a. die Bildung lypophager Granulome) an Intensität abgenommen haben.

Nach 6 Monaten (2 Kaninchen): Die Blase zeigt von außen normale Form und Größe. Im Bereiche des Transplantates ist die Blasenwand etwas verdickt und besitzt eine etwas derbere Konsistenz. Im Blaseninneren wird die Transplantationsstelle stufenlos von Schleimhaut überzogen. Im Blaseninneren findet sich das vollkommen calcifizierte, nekrotische Transplantat.

Mikroskopischer Befund (Abb. 4): Die Implantationsregion zeigt nun folgende Schichtfolge: Deutliches Übergangsepithel, das lediglich in seiner Dicke noch nicht völlig der Norm entspricht, bindegewebige Submucosa (mit lockeren Rundzellinfiltraten) sowie daran anschließend eine breite Narbenschicht (mit außen anhaftenden Nervenfaserregeneraten). Das Narbenfeld verliert sich zur Seite hin gegen die normal gebaute Harnblase allmählich. Das ursprüngliche Transplantationsgebiet entbehrt jeder muskulären Elemente. Der abgelaufene Prozeß läßt sich nach dieser Zeit somit nur mehr durch eine bindegewebige Unterbrechung (Narbe) der Blasenmuskulatur erkennen.

*Diskussion:* Die bei — 25 °C tiefgekühlten Harnblasenanteile werden offensichtlich devitalisiert, ohne daß histologisch auffallende Veränderungen in der Gewebestruktur nachweisbar sind. Für den Blasenteilersatz stellt dieses Gewebe daher lediglich eine Matrize dar, die so lange den Blasendefekt überbrückt, bis sie sich nach ca. 2 bis 3 Wochen vorwiegend mit Granulationsgewebe überzieht. Dann wird es als nekrotische Membran in das Blasenlumen abgestoßen. Damit entsprechen unsere Ergebnisse im wesentlichen denen, die Tsuji bei der Verwendung von Formolblasen zur Deckung von Blasendefekten beobachtete.

Die Abstoßungstendenz tiefgekühlter Homotransplantate nach temporärer Blasendeckung scheint nicht unbedingt ein Nachteil zu sein, wenn man die Forderungen berücksichtigt, die an ein Material gestellt werden, das zur Deckung größerer Blasendefekte verwendet wird:

1. Temporäre Abdichtung des Blasendefektes;

2. Grundlage für eine Regeneration von Uroepithel und einer funktionstüchtigen Blasenwand;

3. bei Einheilung des Materials keine länger dauernde Reizwirkung, die möglicherweise sogar einen cancerogenen Faktor darstellen könnte;

4. keine immunologischen Reaktionen;

5. echte Erweiterung der Blasenkapazität und

6. sofortige Verwendbarkeit des Materials in jeder gewünschten Größe.

Die tiefgekühlten Blasen-Homotransplantate scheinen diesen Forderungen im Tierexperiment einigermaßen zu entsprechen: Sie decken den Defekt so lange, bis er durch Regeneration von Epithel und Submucosa gedeckt wird. Die Muscularis wird dagegen durch Narbengewebe ersetzt.

Eine Einheilung des tiefgekühlten Transplantates findet nicht statt, so daß keine länger dauernde Reizwirkung eines körperfremden Gewebes zu erwarten ist,

Die Devitalisierung durch die Tiefkühlung verhindert eine immunologische Reaktion.

Das tiefgekühlte Material ist jederzeit greifbar und in gewünschter Größe und Form verwendbar.

Nicht voll befriedigt das Material bezüglich der Blasenerweiterung, da bei den histologischen Untersuchungen doch eine gewisse Schrumpfungstendenz nachweisbar war.

Die bisherigen Ergebnisse unserer Experimente mit tiefgekühlten Homotransplantaten zur Deckung größerer Blasendefekte lassen z. Z. den vorsichtigen Schluß zu, daß dieses Material interessante Aspekte für den partiellen Blasenersatz bietet. Noch abzuklären sind die Möglichkeiten der Einpflanzung von Ureteren in dieses Gewebe bei Ersatz des Trigonums. Weitere Versuche in dieser Richtung sind im Gange.

Literatur

BAKER, R., TEHAN, T. und KELLY, T.: Amer. Surg. **25**, 348 (1959). — BARET, J., u. DE MUTH, W. E.: Surg. Gynec. Obstet. **97**, 633 (1953). — BOHNE, A. W., and URWILLER, K. L.: J. Urol. (Baltimore) **77**, 725 (1957). — BOHNE, A. W., OSBORN, R. W., and HETTLE, P. J.: Surg. Gynec. Obstet. **100**, 259 (1955). — DELFINO, E. A.: Z. Urol. **8**, 177 (1922). — DE MUTH, W. E.: Surg. Gynec. Obstet. **96**, 305 (1953). — DONOVAN, H.: Brit. J. Urol. **31**, 95 (1959). — GARRET, P. A., and VAUGHN, W. R.: J. Urol. (Baltimore) **77**, 718 (1957). — GILBERT, M. G., PACE III, W., and IZANT, R. G., JR.: J. Urol. (Baltimore) **80**, 4, 237 (1958). — HARADA, N., KAJAMA, J., TSUKAZAKI, V., JIDA, Y., and ODA, K.: J. Urol. (Baltimore) **81**, 754 (1959). — HEISE, G. W.: Bruns' Beitr. klin. Chir. **199**, 311 (1959). — HOHENFELLNER, R., u. ZEITL-HOFER, J.: Urol. int. (Basel) **17**, 14 (1964). — HRADEC, E.: Urol. int. (Basel) **22**, 84 (1967). — KAZON, M.: Z. Urol. **56**, 177 (1963). — KRETSCHMER, H. L., and BARBER, K. E.: J. Amer. med. Ass. **90**, 355 (1928). — LIANG, D. S.: J. Urol. (Baltimore) **90**, 187 (1963). — LIANG, D. S., and GROSS, R. J.: J. Urol. (Baltimore) **89**, 3, 427 (1963). — LUTZEYER, W.: Langenbecks Arch. klin. Chir. und Dtsch. Z. chir. Bd. **301** (1962), Sitzungsber. 79. Tgg. Dtsch. Ges. Chir. 1962; — Z. Urol. **57**, 7, 471 (1964). — LUTZEYER, W., u. ZILLMER, H.: 20. Tgg. Dtsch. Ges. Urol., Wien 1963. — McMINN, R. M. H., and JOHNSON, F. R.: Brit. J. Surg. **43**, 99 (1956). — NEU-HOF, H.: Surg. Gynec. Obstet. **24**, 383 (1917). — PACES, V., u. CAPEK, J.: Urol. int. (Basel) **22**, 332 (1967). — PERLMANN, S.: Z. Urol. **21**, 621 (1927). — SANDERS, A. R., SCHEIN, C. J., and ORKIN, L. A.: J. Urol. (Baltimore) **79**, 63 (1958). — SCHILLER, H.: Surg. Gynec. Obstet. **36**, 24 (1923). — SHOEMAKER, W. L.: J. Urol. (Baltimore) **74**, 453 (1955). — SHOEMAKER, W. L., and MARUCCI, H. D.: J. Urol. (Baltimore) **73**, 314 (1955). — SINAIKO, E. S.: Surg. Gynec. Obstet. **102**, 433 (1956). — SWINNEY, J., TOMLINSON, B. E., and WALTER, D. N.: Brit. J. Urol. **33**, 414 (1961). — TIZZONI, G., u. POGGI, A.: Zbl. Chir. **15**, 921 (1888). — TSUDA, T.: Arch. jap. Chir. **27**, 362 (1958). — TSUJI, J., ISHIDA, H., and FUJIEDA, J.: J. Urol. (Baltimore) **85**, 42 (1961). — TSUJI, J., KURODA, K., FUJIEDA, J., SHIRAISHI, Y., KASSAI, T., and ISHIDA, H.: J. Urol. (Baltimore) **89**, 214 (1963). — TUCCI, P., and HARALAMBIDIS, G.: J. Urol. (Baltimore) **90**, 193 (1963). — ZINGG, E., WEGMANN, W. und LARGIADÈR, F.: Urologe **7**, 4, 200 (1968). — ZULUKIDSE, A. P., MURWANIDZE, D. D., DWALI, R. F. und IWASCHENKO, G. M.: Z. Urol. **55**, 337 (1962).

Dozent Dr. K. BANDHAUER, Urolog. Univ.-Klinik, Innsbruck (Österreich)

# Teiltransplantation der Harnblase

P. KOLLE

## A. Einleitung

Die Wiederherstellung einer funktionsgerechten Harnblase nach subtotaler Cystektomie mit leicht zugänglichem Material und Nutzung der seit SCHWARZ (1891) bekannten Regenerationskraft der Blase, war der Zweck der hier mitgeteilten Untersuchungen.

## B. Methodik

Bei 34 Hündinnen wurde die Blasenwand bis zum Trigonum reseziert und ersatzweise ein Blasenhomo- oder -heterotransplantat durch fortlaufende, zweischichtige Chromcatgutnaht mit dem Blasenrest vereinigt. Die Heterotransplantate wurden von Schlachttieren der Species Schwein, Kalb und Hammel gewonnen. Postoperativ wurde keine Harnableitung oder Drainage verwendet und auf die Gabe von Antibiotica und immunosuppressive Substanzen verzichtet.

Wir glaubten zunächst durch Anwendung eines Gefrierverfahrens auf — 18 °C oder — 195 °C eine Herabsetzung der Antigenizität des Transplantates zu erreichen, was sich jedoch durch weitere Versuche mit frisch entnommenen, unvorbehandelten Transplantaten und Bestimmung des Hämagglutinationstiters als irrig erwies (Abb. 1).

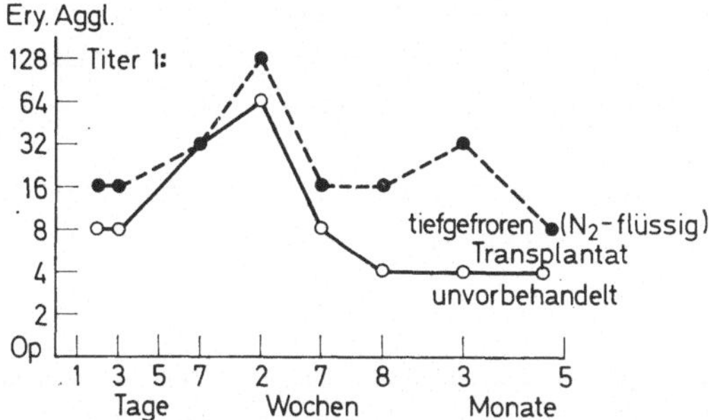


Abb. 1. Erythrocyten-Agglutinationstiter nach Heteroplastik der Harnblase (Hammelblase). Der Hämagglutinationstiter gegenüber Erythrocyten der Spenderspecies im Serum der Empfängertiere zeigt keine signifikanten Unterschiede bei Verwendung unvorbehandelter und auf — 195 °C tiefgefrorener Heterotransplantate

## C. Diskussion

Die verschiedenen Homo- und Heterotransplantate besitzen offenbar keinerlei Spezifität und der Einheilungs- und Regenerationsprozeß verlief ohne Rücksicht auf Vorbehandlung und Art des Transplantates immer gleich.

Die infolge fehlender Gefäßanastomosen nicht durchbluteten Transplantate wurden wenige Tage postoperativ nekrotisch, waren aber auch in diesem Zustand durch ihren reichen Gehalt an elastischen Fasern in der Lage, die Blase dicht zu halten. Nur in einem Falle kam es infolge Nahtinsuffizienz, die wir auf einen operativ-technischen Fehler zurückführten, zur urinösen Peritonitis. Das nekrotische Transplantat wird vom gesunden Blasenrand her schrittweise durch Granulationsgewebe ersetzt und unter langsamer bindegewebiger Umwandlung und Schrumpfung des Transplantates kommt es im Granulationsgewebe zur Einlagerung lockerer Muskelbündel. Der gesamte Regenerationsvorgang ist nach 4 bis 5 Monaten abgeschlossen. Die Schleimhautregeneration ist bereits nach 4 bis 8 Wochen beendet, und das regenerierte Epithel leicht atrophisch, mit einem breiten Saum subepithelialen Granulationsgewebes. Das ursprüngliche Transplantat ist zum Schluß nur noch als kleine fibröse Spange, die vielfach Knochenbildung aufweist, am Blasendach erkennbar. Das von früheren Untersuchern schon beobachtete Hochrücken der Harnleitermündungen blasendachwärts wird als Beweis für die vom Trigonum ausgehende Regeneration angesehen, ist aber unseres Erachtens eher Folge einer Hypertrophie des verbliebenen Trigonums. Andererseits ist aber die oberhalb der Ureterinsertionen vorgefundene Blasenwand ein echtes Regenerat. Die Regeneration glatter Muskelzellen ist grundsätzlich bewiesen und der Nachweis glatter Muskulatur am Blasendach hinter der, dem Rest des Transplantates entsprechenden Knochenspange, stellt einen weiteren Beweis dar. Wesentliche Voraussetzung für die Regeneration einer funktionstüchtigen Harnblase ist der funktionelle Reiz periodischer Füllung und Entleerung und bei unserer Methode sind durch das Transplantat während des Regenerationsvorganges gleichbleibende funktionelle Verhältnisse und eine weitgehend kon-

stante Kapazität gewährleistet. Vergleichbar den Gefäß-, Sehnen- und Knochen-
transplantaten erwies sich unsere Annahme als richtig, daß die Antigenizität der
Harnblase offenbar relativ gering ist, so daß keine wesentlichen immunologischen
Probleme auftraten, wenn man von dem bedeutungslosen Anstieg des Hämagglutinationstiters gegenüber Erythrocyten der Spenderspecies absieht.

Die funktionellen Resultate im Tierversuch waren in einem hohen Prozentsatz so gut (Tabelle), daß wir die Methode erstmalig am Menschen angewandt haben.
Zwei weitere Gründe waren es, die das Risiko eines derartigen Eingriffes minimal
erscheinen ließen:

1. Da beim Menschen die Operation extraperitoneal ausgeführt wird, ist
bei einer Abstoßung des Transplantates und Nahtinsuffizienz die Gefahr einer
Peritonitis nicht gegeben.

Tabelle. *Ergebnisse der Cystoplastik mit Hilfe autologer, homologer und heterologer Harnblasen-
transplantate im Tierversuch. Die scheinbar besseren Resultate in der Gruppe der Heteroplastik
gegenüber der Homoplastik sind rein zufällig und Ausdruck der relativ kleinen Zahl der Versuche.
Den verschiedenen Transplantaten haftet (unter den gegebenen Versuchsbedingungen) keine
Spezifität an*

| Methode | Zahl der Versuche | Zahl der verwertbaren Tiere | Funktionelles Ergebnis | | |
|---|---|---|---|---|---|
| | | | gut | mittel | schlecht |
| Autoplastik | 6 | 3 | 2 | — | 1 |
| Homoplastik | 14 | 11 | 6 | 3 | 2 |
| Heteroplastik | 14 | 12 | 9 | 2 | 1 |
| Gesamtergebnis | 34 | 26 | 17 | 5 | 4 |

2. Im Falle eines Mißerfolges hätte sich der Zustand durch eine konventio-
nelle Cystoplastik unter Verwendung ausgeschalteter Darmteile korrigieren lassen.

Bei einem 46jährigen Kranken, der über die Erstmaligkeit der Operation
und das ungewisse Ergebnis vorbehaltlos aufgeklärt war, mit einem papillären
Carcinom des Blasendaches, wurde vor jetzt einem Jahr eine subtotale Cystektomie durchgeführt und ein am gleichen Tag steril entnommenes Schweineblasen-
transplantat aufgepropft. Der postoperative Verlauf war komplikationslos. In den
ersten postoperativen Tagen wurde nach spontaner Miktion unter sterilen Kautelen täglich der Restharn bestimmt, der zwischen 50 und 70 ml lag. Zum Zeitpunkt
der Entlassung am 14. postoperativen Tag konnte die Blase restharnfrei entleert
werden und laufende Kontrolluntersuchungen bei dem immer beschwerdefreien
Kranken, der eine normale Miktionsfrequenz hat, zeigten einen sterilen Urin, eine
bei 500 bis 600 ml liegende Blasenkapazität und normale Blut- und blutchemische
Befunde. Der Hämagglutinationstiter gegenüber Schweineerythrocyten, der schon
präoperativ bei 1:64 lag, stieg vorübergehend auf 1:16000 an und hält sich jetzt
bei 1:1024. Eine praktische Bedeutung kommt diesem Befund jedoch nicht zu
und der Kranke ist voll arbeitsfähig (Abb. 2).

Wir haben bewußt in der Zwischenzeit keine weiteren Kranken operiert, um
zunächst über längere Zeit die Zuverlässigkeit der Methode zu beobachten und
evtl. Spätfolgen zu erkennen. Wir glauben jetzt, daß das Verfahren bei all jenen
Kranken mit Blasentumoren, bei denen bislang eine Blasenteilresektion angezeigt

war, zur Anwendung kommen kann. Neben der zu erwartenden Erhaltung einer normalen Blasenkapazität liegen die Vorteile gegenüber den bisher bekannten Methoden der Cystoplastik in technischer Einfachheit, wenig belastender Operation, fehlender Harninfektion und jederzeit verfügbarem Material.

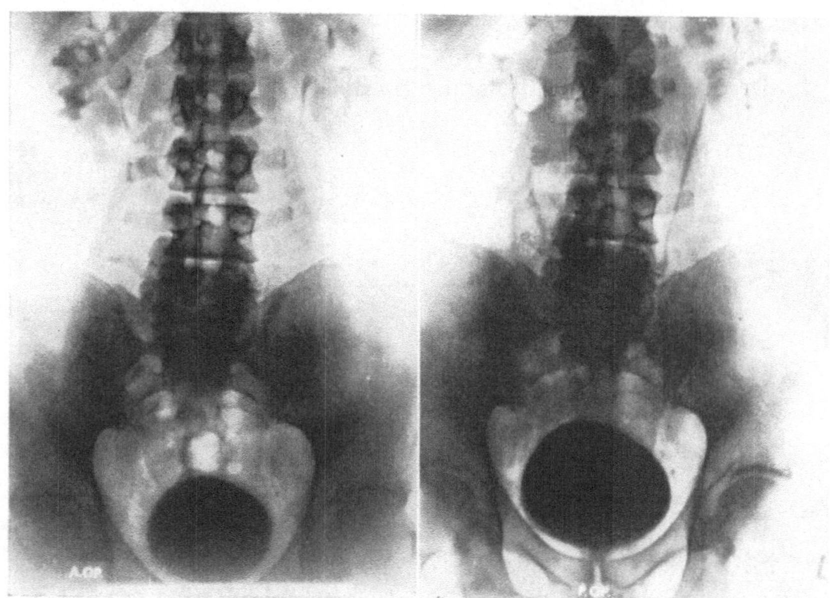

Abb. 2. Ausscheidungsurogramm vor und nach subtotaler Cystektomie und Cystoplastik mit Hilfe eines Schweineblasentransplantates. Die Blasengröße entspricht 4 Monate postoperativ der präoperativen Situation, und die oberen Harnwege sind unauffällig. Als Nebenbefund erkennt man noch den (inzwischen durch Nephroureterektomie entfernten) Nierenbeckentumor rechts

### Zusammenfassung

Bei 34 Hunden wurde nach subtotaler Cystektomie unter Belassung des Trigonums ein, dem resezierten Blasenanteil entsprechendes Transplantat von Schweine-, Hammel- und Kalbsblasen aufgepfropft. Die Transplantate dienen der vom Blasendreieck ausgehenden Regeneration als Leitschiene und werden innerhalb von 3 bis 4 Monaten vom Wirtsorganismus abgebaut. Die funktionellen Resultate waren gut. Erstmalig wurde das Verfahren mit einer Schweineblasentransplantation ohne immunosuppressive Therapie bei einem Kranken mit einem Carcinom des Blasendaches erfolgreich angewandt.

Priv. Doz. Dr. P. Kolle, Urolog. Klinik der Universität München,
8 München 15, Thalkirchner Straße 48

# Partieller Harnblasenersatz durch Teflonfilz

A. Kelami, H. O. Dustmann, A. Lüdtke-Handjery, V. Carcamo und C. Herold

In sechs Versuchsserien an 50 Hunden wurde Teflonfilz als körperunabhängiges, nicht lebendes Gewebe zum Harnblasenwandersatz verwendet. Dabei sollte die zu erwartende Regeneration von Seiten der Harnblase beobachtet werden.

In der ersten Versuchsreihe wurde bei sieben Hunden der Wanddefekt — 3 × 5 cm im Durchmesser — intramural gedeckt: Das Teflonfilzstück wurde zwischen Mucosa und Muscularis eingenäht. Bei weiteren sieben Tieren wurde der Defekt durch Aufnähen der Prothese auf die Harnblasenwand, also Serosaseite gedeckt.

Das Cystogramm zeigte (Abb. 1):

1. die Dichtigkeit,
2. die vollständige Entfaltung der Harnblase,

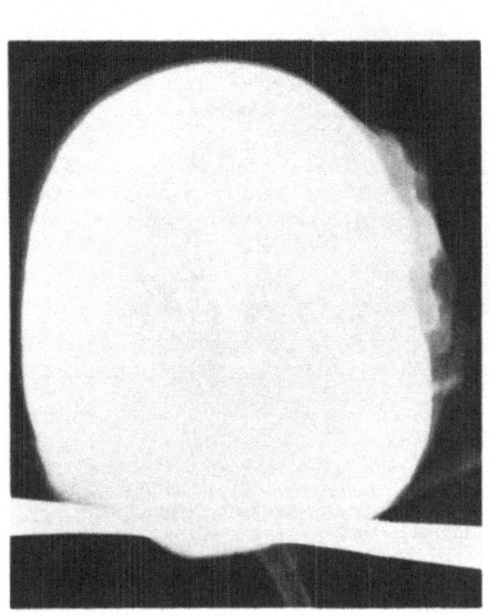

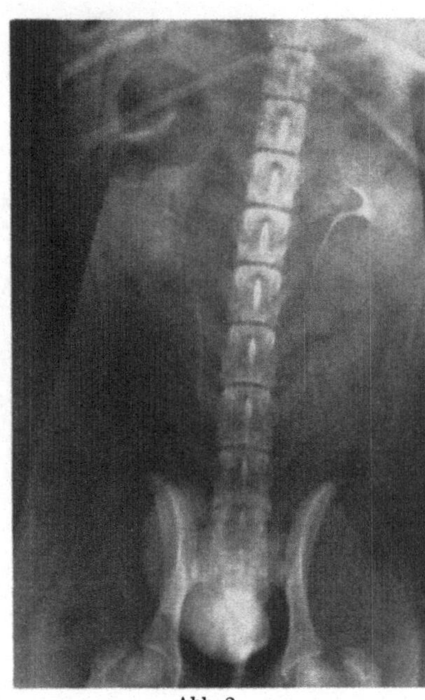

Abb. 1       Abb. 2

Abb. 1. H-13/66: 3 Monate nach Operation Cystogramm der herauspräparierten Harnblase. Seitliche Aufnahme. Links: Protheseneigenschaften sind deutlich sichtbar

Abb. 2. H-3/67: Ausscheidungsurographie 21 Monate nach Neuimplantation des linken Ureters in Teflonfilzprothese

3. die Lage der Prothese — meist im Bereich des Blasendaches — in diesem Falle auf der Vorderwand.

Das Transplantat heilte vollständig ein. Eine Abstoßung der Prothese wurde in keinem Falle beobachtet. Die histologische Untersuchung zeigte eine Epithelisierung mit Übergangsepithel der Innenseite des Teflonstückes, die sich auch makroskopisch erkennen läßt. Eine vollständige Epithelisierung trat nach 3 Monaten noch nicht auf, Muskelfasern regenerierten in dieser Beobachtungszeit nicht. Vier Hunde von dieser Gruppe leben jetzt 2 Jahre nach der Operation und haben vollkommen normale Miktionsverhältnisse.

Bei weiteren sieben Hunden wurde der Wanddefekt im Bereich der Uretermündung der linken Seite unter Neuimplantation des Ureters in die Prothese gedeckt. Auch nach 21 Monaten ließen sich weder ein Reflux noch eine Stenose nachweisen (Abb. 2). Die Ureteren waren beiderseits zart, histologisch wurde bereits nach 4 Wochen eine vollständige Epithelisierung nachgewiesen.

Zur Klärung des Verhaltens des Kunststoffes bei massiven bakteriellen Infektionen legten wir bei 9 weiblichen Hunden eine vesicovaginale Fistel und bei 10 männlichen Hunden eine Vesicorectalfistel an. Der Verschluß erfolgte nach 8 bis 10 Wochen auf zwei Arten: Bei 9 Hunden im Sinne der vorher genannten Methode, also Aufnähen der Prothese auf die gesamte Harnblasenwand als Patch, bei 10 Hunden mittels einer einfachen Deckung nach einschichtigem Verschluß der Harnblase. Nach Verschluß der Fisteln ließ sich die Dichtigkeit der Harnblase, der Vagina sowie des Rectums röntgenologisch erkennen.

Histologisch ließ sich in der Beobachtungszeit bei der schweren Entzündung in den entsprechenden Organen keine Epithelisierung nachweisen.

Bei den letzten zehn Hunden wurde nach subtotaler Resektion die Restharnblase mit einer cylindrisch geformten Teflonfilzprothese anastomosiert. Bei allen Tieren entfaltete sich die Kunststoffblase nicht. Die Restharnblase weitete sich unter Verziehung der *Uretereinmündungsbereiche nach cranial* auf.

Unsere Untersuchungen haben folgendes gezeigt:

1. Ein Defekt an der Harnblasenwand läßt sich durch Teflonfilz decken.

2. Bei entsprechender Technik ist eine Ureteroneostomie im Bereich der Prothese ohne Reflux und Stenoseerscheinungen durchführbar.

3. Ein dauerhafter Verschluß einer Vesicovaginal- bzw. Vesicorectalfistel mit Teflonfilz ist möglich.

Im Anschluß an diese Ergebnisse haben wir bereits mit weiteren Versuchen an Hunden begonnen, in denen statt Teflonfilz teils ungegerbte, teils gegerbte lyophilosierte Dura angewandt wurde.

Dr. A. Kelami, Urolog. Klinik der Freien Universität, Klinikum Steglitz, 1 Berlin 45, Hindenburgdamm 30

Aus der Abt. Urologie der Med. Fakultät der Rhein.-Westf. Techn. Hochschule Aachen
(Vorstand: Prof. Dr. W. Lutzeyer)

# Defektdeckung der Blase
## durch homoiologe und heterologe Transplantate

E. Simons und E. Pieritz

Die bekannten Methoden des Blasenersatzes und der Blasenerweiterungsplastik weisen in operativer und biologischer Hinsicht auch ungünstige Resultate auf.

Die erwünschte Blasenprothese muß die Blasenfunktion erfolgreich imitieren, gut verträglich einheilen und sie darf den glatten Abfluß der oberen Harnwege nicht beeinträchtigen.

Durch eine Reihe experimenteller und klinischer Versuche ist der Weg vorgezeichnet. Von besonderer Wichtigkeit sind die experimentellen Ergebnisse der Deckung größerer Blasendefekte mit alloplastischen, heteroplastischen und homoiologen Transplantaten.

Wir haben uns mit der Defektdeckung der Blase durch heteroplastische und homoiologe Transplantate befaßt. Die erforderliche Defektdeckung wurde nach subtotaler Cystektomie, Hemicystektomie oder ausgedehnter Blasenresektion durchgeführt. Die organischen Transplantate, die uns die Fa. Braun (Melsungen) überließ, bestanden aus desensibilisierter Kollagenmembran, gegerbter Serosa und lyophilisierter Dura.

Die ersten Versuchsreihen mit desensibilisierten Kollagenmembranen zeigten ungünstige Ergebnisse durch Nahtinsuffizienz an den Einstichstellen. Auch die Verwendung von atraumatischem Nahtmaterial ergab keine guten Erfolge. Die Kollagenmembranen sind weitestgehend biegsam und papierdünn. Bei einem Defekt reißen sie gradlinig ein. Im Gegensatz zu Kučera, Obručnik und Chvapil waren von uns mit der orthodoxen Nahtmethode keine Erfolge zu erzielen. Die Ursache ist durch die unterschiedliche Materialbeschaffenheit bedingt. Hinterher haben wir jedoch erfolgreich in 18 Fällen Kollagen bei der Erweiterungsplastik mit dem Blasenrest durch n-Butylacrylat und 2-Cyanoacrylat verbunden. Auch bei der uns zur Verfügung stehenden Serosa wurde die Vereinigung durch Verklebung durchgeführt. Die gedoppelte Serosa konnte in zwölf Fällen erfolgreich zur Defektdeckung der Blase verwandt werden. Bei gedoppelter Serosa war eine fortlaufende atraumatische Naht möglich. Bei 22 Blasenrekonstruktionen mit lyophilisierter Dura verloren wir nur ein Tier durch einen Materialfehler. Es hat sich als ratsam erwiesen, die im Trockenzustand spröde Dura durch kurzzeitige Lagerung (10 bis 15 min) in physiologischer Kochsalzlösung geschmeidiger zu gestalten. Nachdem eine waschlederartige Konsistenz bestand, erfolgte die Aufsteppung der lyophilisierten Dura durch atraumatische Chromcatgutnähte. Die Prüfung der Ergebnisse erfolgte in klinischer, röntgenologischer, photocystoskopischer und histologischer Form.

Die Rekonstruktion der Blase mit den organischen Transplantaten, die bei Kaninchen, Hunden und Schweinen durchgeführt wurde, erbrachte folgende Vorteile:

1. Größere Blasenkapazität nach Blasenresektionen, Hemicystektomien und subtotalen Cystektomien.

2. Die Legung eines Verweilkatheters war nur für eine kurze Zeit erforderlich (0 bis 2 Tage).

3. Geringere Infektgefährdung durch normale Spontanmiktion.

Operative Erweiterungen der Blase über die biologische Größe hinaus haben durch den funktionsuntüchtigen Totraum keinen Sinn, da die Regeneration sich nicht so schnell vollzieht, wie der vorhandene Schrumpfungsprozeß der Transplantate. Es besteht demnach eine relative Abhängigkeit von der Transplantationsgröße zur Regenerationsgeschwindigkeit.

Die Transplantate dienten bei den durchgeführten Experimenten als Matrize und imitieren eine regelrechte Blasenform und garantieren die gewünschte Blasenkapazität nach der Operation.

Eine Abstoßung der Transplantate in die Blase wurde in diesen Versuchsreihen in keinem Fall beobachtet. Die günstigen Resultate beruhen nach unserer Meinung auf der unterschiedlichen Nahttechnik bei den verschiedenen organischen Transplantaten.

Histologische Untersuchungen der operierten Blasen erfolgten in zeitlichen Abständen. 5 Tage nach der Operation zeigten die feingeweblichen Untersuchungen in der Umgebung aller verwendeten organischen Transplantate starke lymphocytäre Infiltrate. Im Vordergrund stand ein entzündliches Ödem mit Fibroblasten

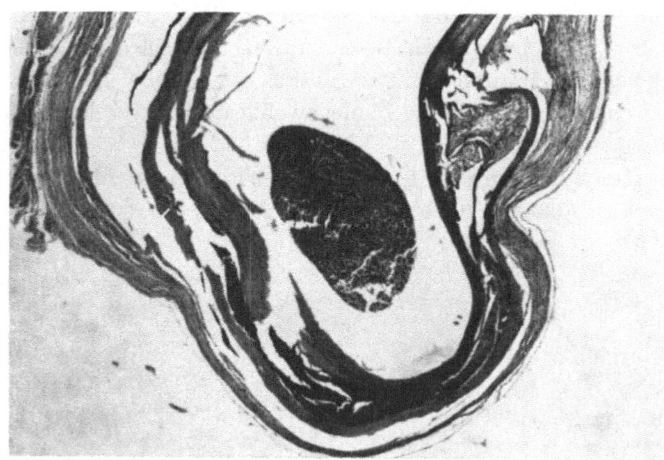

Abb. 1. Kaninchen SK 41. Transplantat: Kollagenmembran (nach 4 Monaten). Hämatoxylin-Eosinfärbung, Vergr.: 40fach. Kollagenmembran leicht aufgesplittert. In der Lichtung Leukocyten

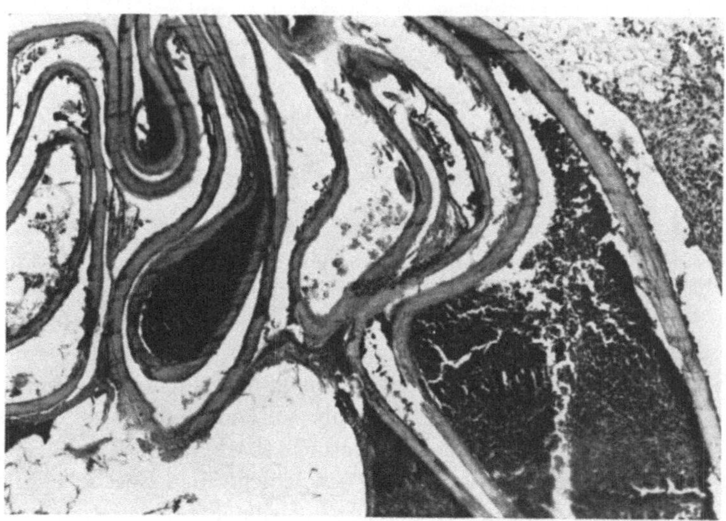

Abb. 2. Kaninchen SK 101. Transplantat: Doppelte Serosa (nach 31 Tagen). Hämatoxylin-Eosinfärbung, Vergr.: 100fach. Leukocytäre Infiltration. Die Serosa selbst ist durch die Eiterbildung nicht aufgebrochen

und Granulationswucherungen. Eine Epithelisierung hatte noch nicht stattgefunden. Dagegen war nach 14 Tagen das Epithel an der Defektstelle weitgehend regeneriert. Die Resorption der organischen Transplantate war sehr unterschiedlich. Während die Dura, die vorher als eine kompakte Schiene erkennbar war, durch Eiterung aufgebrochen wurde und von jungen Granulationswucherungen durchsetzt war, um nach weiteren 3 Wochen vollkommen resorbiert zu werden,

15*

waren die Serosa wie auch die Kollagenmembranen noch nach 4 Monaten fast unverändert. Die Blasenwand zum Blasencavum hin bestand beim Duratransplantat nach 14 Tagen in der Hauptsache aus einem ödematös aufgelockerten und von Leukocyten besetzten Bindegewebe, das überall schmale Züge von glatter Muskulatur enthielt. Auffällig und zu beachten sind erhebliche entzündliche Veränderungen in der Umgebung der Serosa- und Kollagentransplantate auch nach 3 und 4 Monaten. Von besonderer Bedeutung ist aber in allen Fällen der histologische Nachweis der Bildung von jungem Muskelgewebe. Die größeren Anteile der neuen Blasenwand sind jedoch bindegewebig narbig durchsetzt und dadurch in ihrer Elastizität vermindert.

Da die Kollagenmembran und die gegerbte Serosa nach unseren Untersuchungen nach 4 Monaten noch nicht resorbiert waren, war genügend Zeit für

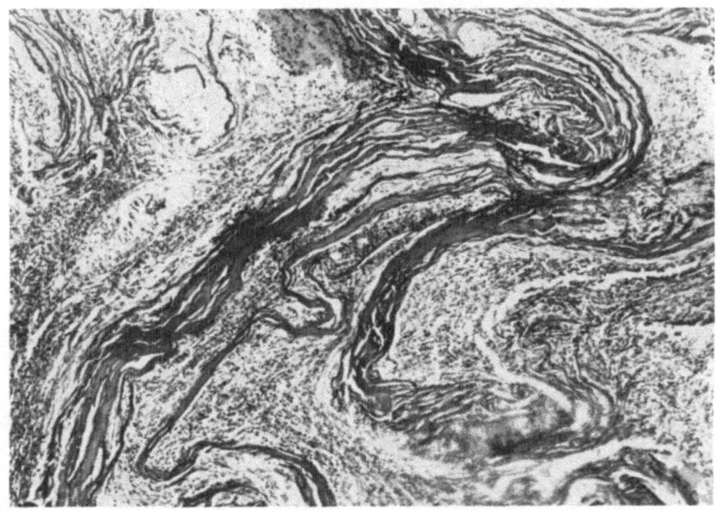

Abb. 3. Kaninchen SK 107. Transplantat: Lyophilisierte Dura (nach 21 Tagen). van Gieson-Färbung, Vergr.: 100fach. Die Dura ist von jungen Granulationswucherungen vollkommen durchwachsen

eine vollständige Regeneration gegeben. Dadurch sind die Kollagenmembranen und die Serosa für größere Defektdeckungen günstig, jedoch zwingen die noch nach Monaten vorhandenen entzündlichen Veränderungen zu einer weiteren kritischen Überprüfung. Die schnellere Resorbierbarkeit der lyophilisierten Dura und die dadurch bedingte Mitbeteiligung am biologischen Geschehen, ist für eine vorübergehende Defektdeckung an der Blase geeigneter.

Nach 80 tierexperimentellen Untersuchungen haben wir die lyophilisierte Dura in drei Fällen in der Humanmedizin erprobt. Es wurden Defektdeckungen nach Blasenresektionen durchgeführt. Die Heilverläufe zeichneten sich durch eine glatte, reaktionslose Wundheilung aus. Auffällige Blasenbeschwerden wurden nicht geklagt und es bestanden keine Tenesmen. Der Heilungsablauf wurde photocystoskopisch in einem Falle festgehalten. Die Photocystoskopie nach einer Woche zeigt deutlich an der Blasenhinterwand, am Übergang zur Blasenkuppe, das Duratransplantat, das von einem zottenartigen Ödem begrenzt wird. Die Granulationsbereitschaft ist deutlich erkennbar.

Während nach 14 Tagen noch eine örtlich begrenzte Nekrose und ein Fibrinbelag erkennbar waren, zeigte die anschließende Photocystoskopie nach 40 Tagen eine intakte Schleimhaut mit einer begrenzenden zarten Narbenbildung.

Auf Grund der vorliegenden Ergebnisse ist die Anwendung von organischen Transplantaten bei Blasenteildefekten gerechtfertigt. Diese organischen Transplantate können zur Deckung von Defekten der Blase verwandt werden nach Tumorresektionen, bei Blasenscheidenfisteln und als Teilprothese in bestimmt gelagerten Fällen der Blasenektrophie.

Priv.-Doz. Dr. E. Simons, Urolog. Klinik der Med. Akademie, 51 Aachen, Goethestraße 27/29

Aus der Urolog. Univ.-Klinik Mainz (Direktor: Prof. Dr. R. Hohenfellner)

# Funktion des durch einen Blasenlappen subtotal ersetzten Harnleiters*

C. Planz und H. D. Wulff

Über die operativ-technischen Probleme und die röntgenologischen Verlaufskontrollen beim subtotalen bzw. totalen Harnleiterersatz durch einen Blasenlappen im Tierexperiment an Zwergschweinen haben wir bereits berichtet.

Im weiteren interessierten uns folgende Probleme: die Notwendigkeit einer Antirefluxplastik, die Gefäßversorgung bzw. die Ernährung des langgestielten Blasenlappens und was für uns von besonderem Interesse war, und im Vordergrund dieser Untersuchung steht die Frage, was geschieht morphologisch, histologisch bei längerer Verlaufskontrolle mit einem solchen Blasenrohr. Kommt es zu einer funktionellen Anpassung an den Harntransport?

Die Notwendigkeit einer Antirefluxplastik wurde durch die erste Versuchsserie bestätigt. Mit der End-zu-End-Anastomose nach Boari trat im Refluxcystogramm bei allen sieben Tieren ein Rückfluß des Kontrastmittels bis in das zugehörige NBKS auf.

Der Reflux konnte, wie die zweite Versuchsserie an acht Tieren zeigte, in Kombination mit einer Antirefluxplastik nach Gil Vernet vermieden werden.

Die Gegenüberstellung zweier Horizontalschnitte durch den Anastomosenbereich der Muffplastik und der Antirefluxplastik demonstriert die reizlose Einheilung der Harnleiter, die ausreichende Gefäßversorgung und den bereits geordneten vorwiegend abgeflachten Verlauf der Muskelzüge. Sämtliche Tiere wurden nach mehrmaliger Röntgenkontrolle in einem Zeitraum von 1 bis 15 Monaten getötet und das Operationspräparat der histologischen Bearbeitung zugeführt.

Durch ein Rekonstruktionsverfahren mit Plastikfolien, auf das hier nicht näher eingegangen werden kann, haben wir uns ein plastisches Bild der Myoarchitektur des Blasenrohrs verschafft.

---

* Mit Hilfe der Deutschen Forschungsgemeinschaft (DFG).

Entsprechend der Muskelfaserdicke kann man drei kontinuierlich ineinander übergehende Muskelschichten unterscheiden: die innere Muskelschicht, die mittlere Muskelschicht und der eigentliche Muskelmantel — die äußere Muskelschicht.

Die Anordnung der Muskulatur ist der des normalen Harnleiters ähnlich. Die endgültige Anordnung ist erst 9 bis 12 Monate postoperativ erreicht, wie an zwei Horizontalschnitten 3 und 12 Monate nach der Operation zu sehen ist.

Durch verschiedene Fixierungen haben wir den Ersatzureter in Kontraktion und in Erschlaffung festgehalten.

In Kontraktion sind die Muskelspiralen zirkulär flach um das Lumen gestellt. Dieser abgeflachte Verlauf und die Kreuzung der Rechts- und Linksspiralen werden auf Längsschnitten besonders deutlich.

In erschlafftem Zustand stellen sich die flach verlaufenden Muskelspiralen steiler und ziehen zu einem großen Teil fast senkrecht in Längsrichtung des Ersatzureters.

Eine Vorstellung über die Faserumstellung beim Kontraktionsablauf und die Beeinflussung des Lumens vermittelt eine schematische Abbildung. Miteingezeichnet sind die zwischen den Spiralen ausgespannten Muskelfasern, die das Gittergefüge garantieren. Die gleichzeitige Kontraktion dieser Fasern mit den großen Spiralen unterstützt die Flachstellung und läßt die Muskelspiralen nicht auseinanderweichen. Es wird anschaulich dargestellt, wie sich die auf die Spitze gestellten viereckigen Überkreuzungsfiguren bei der Kontraktion der Muskelfasern abflachen, so daß die horizontale Diagonale zu und die vertikale abnimmt. Es resultiert eine Verkürzung und Erweiterung. Der umgekehrte Vorgang tritt bei der Erschlaffung der Muskelspiralen ein. Damit glauben wir nachgewiesen zu haben, daß der totale Harnleiterersatz mit einem Blasenlappen im Tierexperiment möglich ist und daß außerdem der Blasenlappen eine aktive Transportfunktion aufnimmt, wie wir es auch inzwischen kinematographisch nachweisen konnten.

Dr. C. Planz, Urolog. Univ.-Klinik, 65 Mainz


Aus der Urolog. Univ.-Klinik Mainz (Direktor: Prof. Dr. R. Hohenfellner)

# Tierexperimentelle Untersuchungen zur Ureterosigmoidostomie

H. D. Wulff und C. Planz

Über unsere klinischen Erfahrungen mit der offenen transsigmoidalen Uretersigmoidostomie nach Goodwin einschließlich der Ergebnisse der postoperativen Gesamtkaliumbestimmung im Ganzkörperzähler haben wir bereits berichtet. Wir möchten jetzt unsere tierexperimentellen Untersuchungen zu dieser Methode vortragen.

Bei der jahrzehntelangen Suche nach einem optimalen Implantationsverfahren der Harnleiter in den Darm zur Harnumleitung haben sich folgende Punkte als Voraussetzung zur Vermeidung von Spätkomplikationen ergeben:

1. Eine Antirefluxplastik ist notwendig, um eine Aszension infizierten Darminhalts in die Nieren zu verhindern und eine normale Nierenfunktion zu erhalten.

2. Durch eine sorgfältige Mucosa-Mucosaanastomose von Harnleiter und Darmschleimhaut wird einer Stenosierung des neugebildeten Ostiums vorgebeugt.

3. Bei sehr tiefer Implantation der Harnleiter in den Darm kommt es nicht zum Auftreten einer hyperchlorämischen, hypokaliämischen Acidose.

Diese drei Voraussetzungen können bei den Implantationsverfahren nach Leadbetter u. Goodwin erfüllt werden. Nach unserer Meinung hat die Implantation nach Goodwin einige Vorzüge gegenüber der Implantation nach Leadbetter: Beide Harnleiter bleiben retroperitoneal, wodurch abdominelle Komplikationen selten sind. Die submuköse Tunnelierung geschieht stumpf, wodurch einer Vernarbung vorgebeugt wird, die Mucosa-Mucosaanastomose wird am eröffneten Darm unter Sicht des Auges durchgeführt, die Implantation ist im unteren Sigma bzw. oberen Rectum möglich.

In einer Versuchsserie mit zehn Zwergschweinen implantierten wir beide Harnleiter nach retroperitonealem Durchzug am eröffneten Darm nach Goodwin. Die Tiere wurden röntgenologisch mehrmals nach 3 Wochen bis 14 Monaten postoperativ kontrolliert, nach Überlebenszeiten bis 18 Monaten getötet und seziert und das Nieren-Harnleiter-Darmpräparat histologisch untersucht. Die Ergebnisse wurden einer gleichgroßen Untersuchungsserie von Weyrauch u. Young an Hunden mit der Implantation nach Leadbetter gegenübergestellt: Bei beiden Methoden kein postoperativer Reflux. Während Weyrauch u. Young in 40% eine Stenose fanden, hatten wir eine, das entspricht 5%. Wir fanden dreimal Zeichen einer abgelaufenen Pyelonephritis = 15%, Weyrauch u. Young in 60%.

Dr. H. D. Wulff, Urolog. Univ.-Klinik, 65 Mainz

## Experimentelle Untersuchungen
## zur Verbesserung der Ischämietoleranz von Nieren

F. Truss

Mit Entwicklung der organerhaltenden Nierenchirurgie ergab sich die Notwendigkeit, Verfahren zur Verbesserung der Ischämietoleranz des Nierengewebes zu erproben. Die dabei auftretenden Probleme haben durch die Organtransplantationen noch an Aktualität gewonnen. Zwar kommt in einer von der Sauerstoffzufuhr abgeschnittenen Niere der erhebliche Energiemengen verbrauchende Betriebsstoffwechsel sehr bald zum Erliegen. Demgegenüber läuft jedoch der den Fortbestand der Zellstruktur garantierende Erhaltungsstoffwechsel weiter. Obwohl dieser nur geringe Sauerstoffmengen benötigt, führen längere Anoxiephasen schließlich doch zu irreparablen Zellschäden.

Stoffwechselvorgänge sind wie jede chemische Reaktion temperaturabhängig. Daher lag es nahe, den Erhaltungsstoffwechsel ischämischer Nieren durch Temperatursenkung so stark zu dämpfen, daß eine Verlängerung der

tolerierbaren Anoxiephase resultiert. Den auf diese Weise erzielten Effekt demonstrieren die hier dargestellten Ergebnisse einer älteren Versuchsreihe. In ihr
sind Rattennierenrindenschnitte bei unterschiedlichen zwischen $+ 5$ und $+ 37\,°C$
liegenden Temperaturen für 2 Std anaeroben Bedingungen ausgesetzt worden.
Anschließend wurde ihr Sauerstoffverbrauch gemessen (Abb. 1).

Wie die Kurve zeigt, setzt eine gute Schutzwirkung eigentlich erst bei
Temperaturen unter $20\,°C$ ein. Dieser Temperaturbereich ist im Rahmen einer
Nierentransplantation leicht und schnell zu erreichen. Durch eine Unterkühlung
in situ, wie sie die organerhaltende Nierenchirurgie erfordert, lassen sich derartige
Voraussetzungen jedoch nur unter Schwierigkeiten schaffen. Aus diesem Grunde
hat sich wohl das Verfahren auch in der Praxis nicht recht durchzusetzen ver-
mocht.

In einem unter Sauerstoffmangel stehenden Organ kommt es zu einer sich
ungünstig auswirkenden Gewebsacidose. Es hat daher nicht an Versuchen gefehlt,
die Ischämietoleranz von Organen durch alkalisierende Maßnahmen zu verbessern.

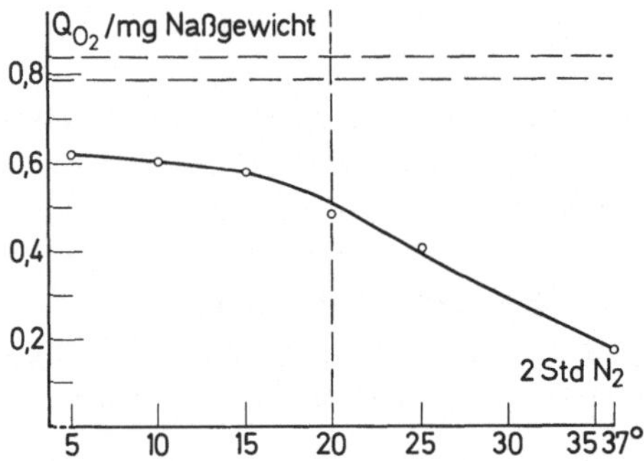


Abb. 1. Anoxietoleranz des Nierengewebes in Abhängigkeit von der Kühltemperatur

Um die Wirksamkeit eines derartigen Vorgehens überprüfen zu können, wurde der
Gefäßstiel von in situ dekapsulierten Rattennieren entweder 2 Std lang lediglich
abgeklemmt oder die ischämische Niere, wie hier dargestellt, zusätzlich in eine
auf pH 8,6 gebrachte Kochsalzlösung eingetaucht. Der sich ausbildende Ischämie-
schaden ist 24 Std nach Wiederdurchblutung mit Hilfe von Zellatmung und
tubulärer Transportfähigkeit für PAH ermittelt worden (Abb. 2).

Dieses Diagramm demonstriert in seiner ersten senkrechten Spalte die
Normalwerte, in der zweiten die bei ausschließlicher Ischämie und in der dritten
Spalte die bei zusätzlicher Suspension in alkalischem Milieu gemessene Stoff-
wechselbeeinträchtigung. Wie zu erkennen ist, tritt der erwartete Schutzeffekt
nicht im erhofften Umfange ein. Dieser Umstand läßt sich jedoch nicht auf ein
ungenügendes Eindringen der alkalischen Lösung in das Nierenparenchym zurückführen. Aus den Werten des in der vierten Spalte wiedergegebenen Versuches ist
abzulesen, daß als Suspensionslösung benutztes Titriplex, dessen pH ebenfalls 8,6
betrug, durchaus imstande ist, in die Nierenrinde einzudringen und dem ischämi-
schen Gewebe einen zusätzlichen Schaden zuzufügen.

Das enttäuschende Ergebnis der alkalisierenden Maßnahmen wird verständ-
licher, wenn man bedenkt, daß Nierengewebe im Gegensatz zu anderen Organen
nur geringe Kohlenhydratreserven besitzt. Somit ist kaum Material vorhanden,

das während des Sauerstoffmangels über den anaeroben Abbau zu Milchsäure eine stärkere Acidose induzieren könnte.

In einer letzten Versuchsreihe wurde der praktische Wert der seit den Anfängen der organerhaltenden Nierenchirurgie praktizierten intermittierenden Nierenstielabklemmung überprüft. Die dabei erzeugte Anoxiephase erstreckte sich entweder kontinuierlich über 2 Std oder war in acht Perioden zu 15 min mit zwischengeschalteten Wiederdurchblutungsphasen von je einer Viertelstunde unterteilt.

Diese Graphik stellt die in beiden Versuchsreihen erhaltenen Meßgrößen für Zellatmung, PAH-Aufnahme und anaerober Glykolyse den Normalwerten gegenüber (Abb. 3). Wie die als schwarze Säulen dargestellten Stoffwechsel-

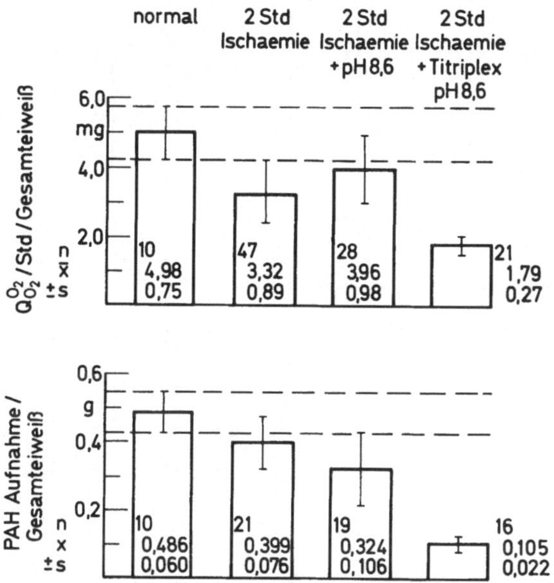


Abb. 2. Auswirkung einer in unterschiedlichem Milieu durchgeführten Nierenischämie auf Zellatmung und PAH-Transport

leistungen der intermittierend abgeklemmten Nieren erkennen lassen, liegen diese am 1. und 6. Tage nach dem Eingriff deutlich besser als die durch weiße Säulen gekennzeichneten Werte der kontinuierlich abgeklemmten Organe. 3 Wochen nach dem Eingriff besteht jedoch zwischen beiden Versuchsreihen hinsichtlich des PAH-Transportes nur noch ein geringer Unterschied. Die Werte von Zellatmung und anaerober Glykolyse sind sogar schlechter geworden als nach kontinuierlicher Ischämie.

Für dieses scheinbar widersprüchliche Resultat bietet sich folgende Erklärung an. Nieren gewinnen die von ihnen benötigte Energie hauptsächlich aus der Dephosphorilierung des Adenosintriphosphat. Mit Einsetzen der Ischämie wird diese Verbindung schnell über Diphosphat zu Monophosphat abgebaut. Damit stagniert der Prozeß zunächst, und der weitere Abbau des Adenosinmonophosphat setzt in nennenswertem Umfange erst nach Ischämiezeiten von über 2 Std ein. Daher können die nach den kurzen Anoxiephasen der intermittierenden

Ischämie noch vorhandenen Di- und Monophosphate bei der Wiederdurchblutung kurzfristig zu Adenosintriphosphat resynthetisiert werden. Somit stehen relativ schnell wieder genügend Energiequellen für den Betriebs- und Erhaltungsstoffwechsel zur Verfügung.

Die Spätergebnisse beider Versuchsreihen deuten jedoch darauf hin, daß die durch Nierenstielabklemmung primär ausgelösten Stoffwechselstörungen nicht der alleinig bestimmende Faktor für das endgültige Ausmaß des entstehenden

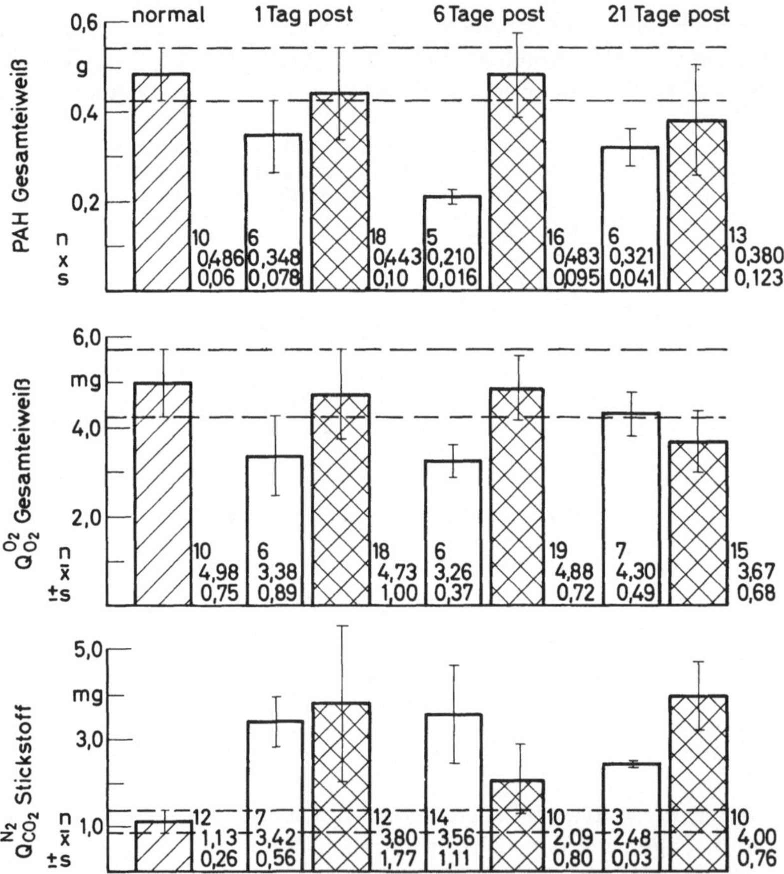


Abb. 3. Unterschiedliche Auswirkung von kontinuierlicher und intermittierender Nierenstielabklemmung auf PAH-Transport, Zellatmung und anaerober Glykolyse im Langzeitversuch

Schadens sein können. Offenbar kommt auch der postischämischen renalen Durchblutungsstörung eine wesentliche Bedeutung zu. Da mehrfache Nierenstielabklemmungen die Gefäße stärker irritieren als eine einmalige Ischämie, erscheint es verständlich, daß die intermittierende Ischämie im Endeffekt schlechter abschneidet.

Die vorgetragenen experimentellen Ergebnisse haben mich in Verbindung mit den klinischen Erfahrungen veranlaßt, bei organerhaltenden Eingriffen eine kontinuierliche Nierenstielabklemmung, die nach Möglichkeit 15 min nicht wesentlich überschreiten soll, zu bevorzugen. Reicht diese Viertelstunde nicht aus, so ist es meines Erachtens einfacher und besser, den eintretenden Blutverlust laufend auszugleichen, als eines der drei diskutierten Verfahren zur Verbesserung der Ischämietoleranz einzusetzen.

*Zusammenfassung*

Es wurde experimentell versucht, durch Organunterkühlung, Gewebsalkalisierung oder intermittierende Nierenstielabklemmung die Ischämietoleranz von Nierengewebe zu verbessern. Wie mit Hilfe von Stoffwechselmessungen festgestellt wurde, erwiesen sich die Verfahren entweder als für die Praxis zu umständlich oder führten zu keiner überzeugenden Verbesserung gegenüber der üblichen kontinuierlichen Nierenstielabklemmung. Daher wird bis zu Ischämiezeiten von 15 min dem letzteren Verfahren der Vorzug gegeben. Dauert der zu starker Blutung führende Niereneingriff länger, so erscheint es besser, den eintretenden Blutverlust laufend zu ersetzen, als eines der drei diskutierten Verfahren zur Verbesserung der Ischämietoleranz anzuwenden.

Professor Dr. F. Truss, Chirurg. Univ.-Klinik, Urolog. Abt., 34 Göttingen, Goßlerstraße 10

# Biochemische und morphologische Untersuchungen zur Ischämietoleranzzeit der Nieren

R. Voss und K. Ruile

Die Niere verbraucht, bezogen auf ihre Gewichtseinheit, viel Sauerstoff für die Aufrechterhaltung ihrer Funktion, und aus diesem Grunde produziert sie reichlich ATP, welches als Energieträger für die endergonisch ablaufenden Reaktionen benötigt wird. Neben den Adeninnucleotiden verfügt die Niere über Guanin- und Uridinnucleotide. Letztere erreichen jedoch bei weitem nicht die Konzentration der Adeninnucleotide.

Die vorliegenden Untersuchungen wurden an Kaninchennieren durchgeführt. Die Nieren wurden exstirpiert und bei 24° C gelagert. Nach Beginn der Ischämie erfolgt der Abbau der 5′-Nucleotide nach folgendem Schema:

Schema. Der Abbauweg der Substrate ist vorwiegend eingleisig, mit Ausnahme des Abbaus von AMP zu Inosin und Adenosin zu Hypoxanthin. Der Abbauweg von ATP und GTP mündet in einer gemeinsamen Endstrecke beim Xanthin, während UTP zu Uracil abgebaut wird. Wahrscheinlich erfolgt der Substratabbau in der Niere über das IMP; Adenosin kann im Gegensatz zum Herzmuskel und Gehirn nicht nachgewiesen werden. Nach Unterbrechung der Blutzufuhr erfolgen die katabolen Reaktionen in der Niere sofort und sehr stürmisch.

Abb. 1. Der ATP-Gehalt ist bereits nach 5 bis 10 sec um 20%, nach 15 sec um ca. 40% der Ausgangswerte abgefallen. Der ATP-Verlust zwischen 15 sec und 5 min Ischämie ist quantitativ dem in den ersten 15 sec vergleichbar. Die plötzliche initiale ATP-Spaltung ist nach 5 min abgeschlossen. Das folgende ATP-Defizit stellt sich bis zu 10 Std Ischämie nur sehr zögernd ein. Auffällig ist ein signifikanter Abfall zwischen der 3. und 4. Std nach Ischämie.

Die AMP-Konzentration steigt nach Beginn der Ischämie sofort an, nach 5 min um ca. 130%. Auffallend ist der stark verzögerte Abbau des AMP bei fortdauernder Ischämie, da üblicherweise in allen Organen ein progressiver über die

Nucleotid-Monophosphatstufen hinausgehender Nucleotidabbau erfolgt, wobei lediglich die Geschwindigkeit der katabolen Reaktionen verschieden ist. Bei der gewählten Versuchsanordnung finden wir erst nach 6 Std Ischämie einen signifi-

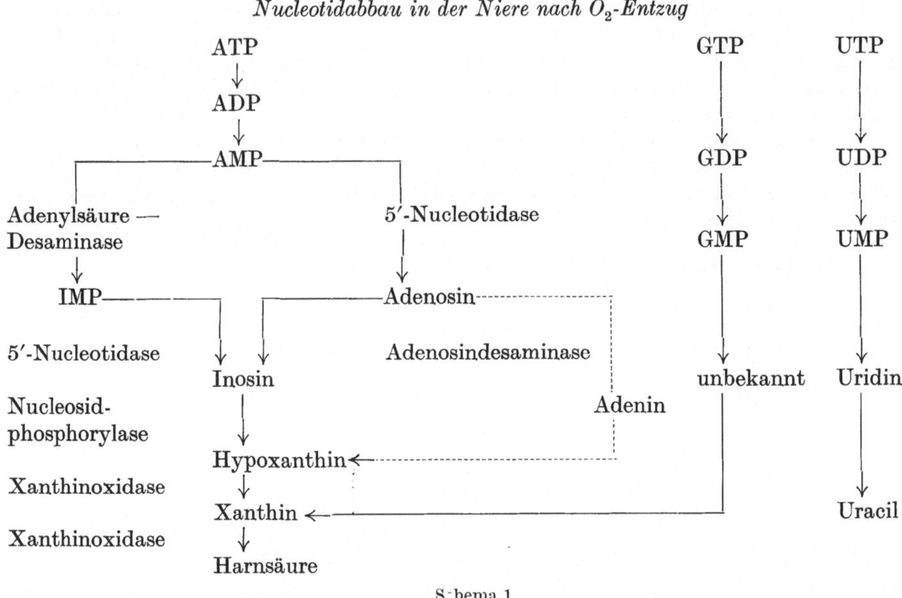



Schema 1

kanten AMP-Abfall. Wir vermögen ihn nur durch eine Inaktivierung der 5'-Nucleotidase bzw. der Adenylsäure-Desaminase in der Niere zu erklären. Der Befund erscheint insofern bedeutend zu sein, da bei Wiederanschluß der Niere an den

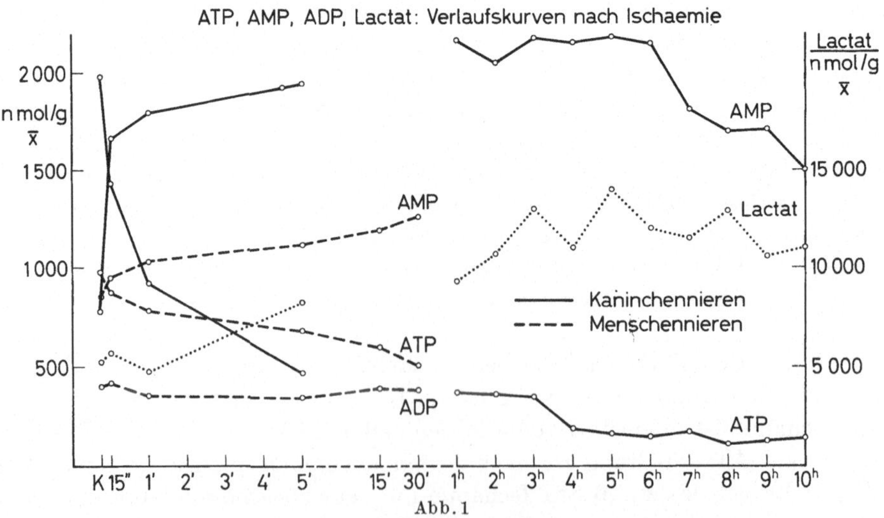



Abb. 1

Kreislauf eine Resynthese des ATP zunächst nur vom AMP erfolgen kann, alle anderen in der Abbaukette folgenden Nucleoside treten quantitativ in das Blut über und gehen der Niere zur Resynthese des ATP als Bausteine verloren.

Gemessen am Lactatanstieg ist im Gegensatz zu Herzmuskel und Gehirn die Geschwindigkeit der anaeroben Glykolyse langsam. Im Gehirn steigt z. B. der Lactatgehalt nach 10 bis 15 min Ischämie um 200%, im Herzmuskel nach 4 bis 5 min um 500%, in der Niere nach 2 Std nur um 100% an.

Grundsätzlich laufen die katabolen Reaktionen in menschlichen Nieren gleichartig ab. Auch bei ihnen findet man einen rapiden Abfall des ATP-Gehaltes, einen steilen Anstieg der AMP-Konzentration und eine Abbauhemmung beim AMP.

Die strukturellen Veränderungen infolge der Ischämie manifestieren sich in der Niere wesentlich später als im Myokard. Für die folgenden Bilder wählten wir den proximalen Tubulusabschnitt aus, da hier die energieverbrauchenden Reaktionen überwiegend ablaufen.

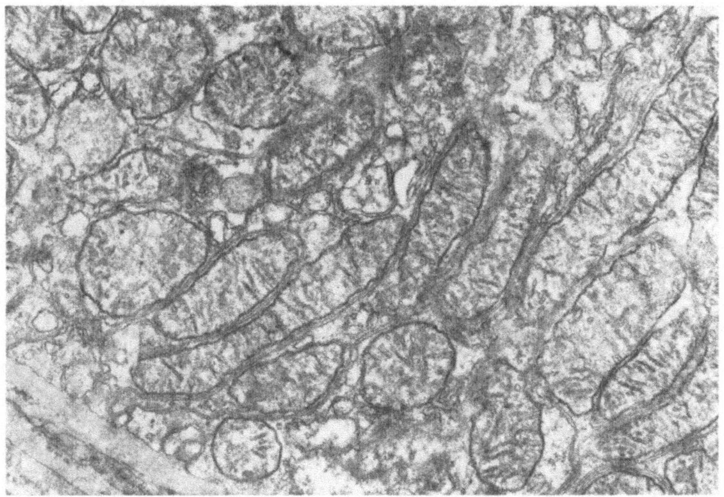

Abb. 2. Vergrößerung 17000 ×

Das elektronenmikroskopische Bild eines normalen proximalen Tubulusabschnittes zeigt zahlreiche längliche Mitochondrien mit eng zusammenliegenden Cristae. Lokalisation der Atmungskette und des Citronensäurecyclus.

Im elektronenmikroskopischen Bild des proximalen Tubulusabschnittes manifestieren sich nach 4 Std Ischämie, außer einer aufgelockerten Matrix, keine wesentlichen Strukturveränderungen.

Abb. 2. Elektronenmikroskopisches Bild des proximalen Tubulusabschnittes nach 6 Std Ischämie. Auch jetzt finden sich noch keine wesentlichen ischämiebedingten strukturellen Schäden.

Abb. 3. Elektronenmikroskopisches Bild des proximalen Tubulusabschnittes nach 7 Std Ischämie. Deutliche Zeichen des Ödems. Entrundung der Mitochondrien und teilweise Schwund der Cristae. Starke Verbreiterung der Basalmembran. Diese morphologischen Veränderungen nach 6 Std Ischämie fallen zeitlich mit dem Abfall des AMP zusammen.

Auf Grund der Ergebnisse wird deutlich, daß die Dephosphorylierung der Triphosphate in der Niere sofort nach der Unterbrechung der Blutzufuhr beginnt.

Die Niere verfügt über keine nennenswerten Vorräte an Glykogen oder Pkr, die das ATP zunächst im steady-state halten könnten. Die Befunde sprechen für eine große Empfindlichkeit der Niere gegenüber einem Sauerstoffmangel. Die morphologischen Befunde und die langsam anlaufende Glykolyse zwingen zu einer gegenteiligen Interpretation, da die Geschwindigkeit der anaeroben Glykolyse mit dem Energieverbrauch zur Erhaltung der Struktur gekoppelt ist.

Nach Unterbrechung der Blutzufuhr fällt die Filtrationsleistung der Niere aus. Infolgedessen bricht der Funktionsstoffwechsel zusammen. Die daraus resultierenden Metabolitverschiebungen sind nach 5 min Ischämie weitgehend abgeschlossen. Die maximale Funktionszeit eines Organs ist jedoch nur ein Teil seiner Wiederbelebungszeit und nicht einmal der entscheidende. Wichtiger wird

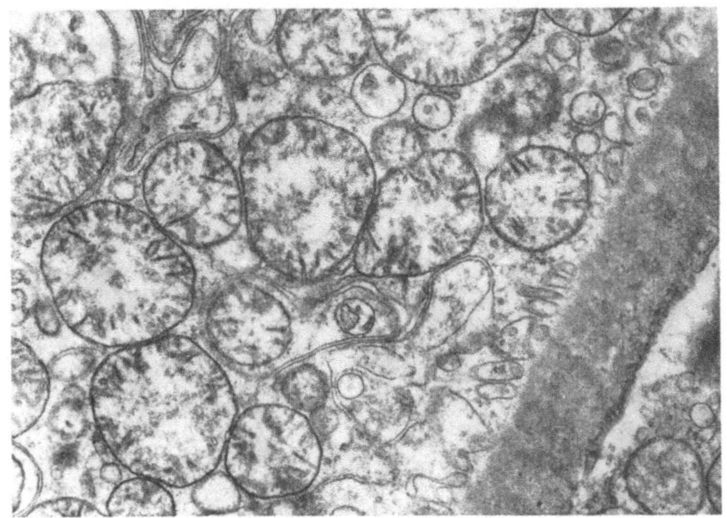

Abb. 3. Vergrößerung 17000 ×

der Energieverbrauch zur Erhaltung der Struktur und damit die Geschwindigkeit der anaeroben Glykolyse. Sie bestimmen die Länge der Wiederbelebungszeit. Das fortschreitende langsame Energiedefizit in der Niere nach 5 min Ischämie ist der Ausdruck des Energieverbrauchs zur Erhaltung der Struktur. Dieser Energieverbrauch ist gering. Die Ischämietoleranzzeit der Niere wird dadurch sehr lang. Der signifikante ATP-Verlust nach 3 Std Ischämie könnte ein Hinweis auf die Grenze der Wiederbelebungszeit der Niere sein. Dagegen sprechen die morphologischen Befunde. In der Tat nehmen reimplantierte Nieren nach 3 Std Ischämie beim Hund die volle Nierenfunktion wieder auf. Der nächste Hinweis auf die Grenze der Ischämietoleranzzeit der Niere auf Grund morphologischer und biochemischer Befunde findet sich nach 6 Std Ischämie, der signifikante AMP-Abfall und die destruierenden Veränderungen an den Membranen und den mitochondralen Strukturen im proximalen Tubulusbereich. Die Ischämietoleranzzeit der Niere ohne wesentliche Hypothermie ist sicher länger als 3 Std, sie wird dagegen die 6 Std-Grenze wahrscheinlich nicht überschreiten.

Literatur

Deuticke, B., u. Gerlach, E.: Zum Verhalten der Nukleotide und ihrer dephosphorylierten Abbauprodukte in der Niere während und nach Ischämie. Pflügers Arch. ges. Physiol. **278**, 54 (1963). — Gerlach, E., Bader, W. und Schwoerer, W.: Über den Stoffwechsel säurelöslicher Phosphorverbindungen in der Rattenniere. Stationäre Konzentrationen in Gesamtniere und Nierenrinde sowie ihre Veränderungen durch Gewebsentnahme, Ischämie und Asphyxie. Pflügers Arch. ges. Physiol. **272**, 407 (1961). — Gerlach, E., Deuticke, B. und Dreisbach, R. H.: Zum Verhalten von Nukleotiden und ihrer dephosphorylierten Abbauprodukte in der Niere nach Ischämie und kurzzeitiger postischämischer Wiederdurchblutung. Pflügers Arch. ges. Physiol. **278**, 298 (1963). — Thorn, W.: Oxydative Phosphorylierung, Kohlehydratgehalt und PAH-Clearance in der Niere nach Ischämie und Erholung. In: Acutes Nierenversagen. Stuttgart: Thieme 1962. — Thorn, W., Jacobs, G., Lapp, H. und v. Wichert, P.: Metabolische und histologische Veränderungen in Nieren nach 2 und 3 Std Ischämie und Wiederdurchblutungszeiten bis zu 20 Tagen. Pflügers Arch. ges. Physiol. **276**, 1 (1962). — Thorn, W., u. Liemann, F.: Metabolitkonzentrationen in der Niere und PAH-Clearance nach acuter Ischämie und in der Erholung nach Ischämie. Pflügers Arch. ges. Physiol. **273**, 258 (1961). — Vogell, W., Voss, R., Schoen, H. R. und Becker, W. H.: Elektronenmikroskopische und cytochemische Befunde am Papillarmuskel des Kaninchenherzens nach Sauerstoffentzug. Acta histochem. (Jena) **19**, 234 (1964). — Voss, R., u. Schoen, H. R.: Verlängerung der Kreislaufunterbrechung in Normothermie durch pharmakologische Vorbehandlung. Thoraxchirurgie **13**, 29 (1965). — Voss, R., Schoen, H. R. und Ruile, K.: Stoffwechselverhalten der Niere während der Ischämie. Folgerungen für die Organkonservierung. Z. Ges. exp. Med. **143**, 3/4 (1967).

Dr. R. Voss, Lehrstuhl und Abt. für Urologie, Justus Liebig-Universität,
63 Gießen a. d. Lahn, Klinikstraße 37

Aus der Urolog. Abt. (Priv.-Doz. Dr. H. Frohmüller)
der Chirurg. Univ.-Klinik und -Poliklinik Würzburg (Direktor: Prof. Dr. W. Wachsmuth)

# Tierexperimentelle Untersuchungen über den Einfluß von renaler Embolisierung auf den Blutdruck

## H. Frohmüller

Im Gegensatz zu den recht einheitlichen und experimentell weitgehend geklärten Verhältnissen beim sog. „Drosselungshochdruck" weichen die Ergebnisse nach Niereninfarzierung in bezug auf die Entstehung eines Hypertonus stark von einander ab. Sowohl klinische als auch experimentelle Beobachtungen zeigen, daß im Anschluß an eine renale Infarzierung zuweilen eine schwere, progressive Hypertonie auftritt, während sich in anderen Fällen nur eine vorübergehende Hypertension oder überhaupt keine Blutdruckerhöhung entwickelt. Diese widersprüchlichen Angaben bildeten den Anlaß zu tierexperimentellen Untersuchungen über den Einfluß von renaler Embolisierung und der erwartungsgemäß daraus resultierenden Niereninfarkte auf den Blutdruck.

Die Versuche wurden an 30 Hunden durchgeführt, und zwar an 9 männlichen — als „*Gruppe I*" bezeichnet — und 21 weiblichen Tieren, der „*Gruppe II*". Als Injektionsmaterial wurden zwei verschiedene Substanzen verwendet, nämlich:

1. Vinylacetat, eine plastische Fremdsubstanz, bei 16 Tieren der Gruppe II, und

2. körpereigenes Material in Form von Blutcoageln bei sämtlichen 9 Tieren der Gruppe I und bei 5 Tieren der Gruppe II.

Die Blutdruckbestimmungen wurden, nach entsprechendem Training der Hunde, ohne Narkose durchgeführt. Nach Punktur der A. femoralis wurden die Messungen mittels eines Statham-Elementes auf einen Sanborn-Recorder übertragen.

Nach Ermittlung der Ausgangswerte des Blutdrucks erfolgte die Embolisierung in einzeitigen oder zweizeitigen Eingriffen durch Injektion der betreffenden Substanz in den Hauptstamm oder einen der Nebenäste der A. renalis.

Die Gruppe der 9 männlichen und 10 der weiblichen Hunde dienten einem kurzfristigen Experiment, das sich bis zu 140 Tagen nach der Embolisierung erstreckte, während bei den restlichen 11 Tieren der Gruppe II die Beobachtungen über einen Zeitraum bis zu 23 Monaten nach dem letzten Eingriff ausgedehnt wurden. Die Ergebnisse des Kurzversuchs (bis zu 140 Tagen) werden im folgenden als „Frühwerte" und die des Langzeitexperimentes (bis zu 23 Monaten) als „Spätwerte" bezeichnet.

Auf Grund der Untersuchungen von Konzett u. Unna kann als Normalwert bei Hunden ein durchschnittlicher mittlerer Blutdruck von 120 bis 130 mm Hg angenommen werden und nach den Beobachtungen von Bounous u. Shumacker kann man Hunde mit einem Mitteldruck von 150 mm Hg und darüber als hyperton betrachten.

Die folgenden beiden Tab. zeigen zusammenfassend die Ergebnisse der durchgeführten Untersuchungen.

Tab. 1 betrifft die Gruppe der neun männlichen Hunde, die alle dem Kurzversuch dienten. Die präoperativen Ausgangswerte lagen mit einem durch-

Tabelle 1. *Durchschnittliche Blutdruckwerte (mm Hg). Gruppe I (männliche Hunde)*

| | Präoperative Ausgangswerte (9 Tiere) | Intra- und unmittelbar postoperative Werte (bis zu 3 Std postoperativ) | Werte im Anschluß an Entfernung einer Niere und Embolisierung der Restniere | Werte im Anschluß an gleichzeitige Embolisierung beider Nieren |
|---|---|---|---|---|
| Systolischer Druck | 156 | 107 | 150 | 142 |
| Diastolischer Druck | 99 | 85 | 93 | 84 |
| Mitteldruck | 118 | 97 | 111 | 103 |

schnittlichen Mitteldruck von 118 mm Hg im normotonen Bereich. Im Anschluß an die verschiedenen Embolisierungsverfahren traten demgegenüber keine wesentlichen Veränderungen auf. Lediglich bei den intra- und unmittelbar postoperativen Werten erkennt man eine Neigung zur Hypotonie, die vor allem den systolischen Druck betrifft, eine Erscheinung, die sich zwanglos durch das Operationstrauma erklären läßt.

Tab. 2 betrifft die Gruppe der 21 weiblichen Hunde, auch hier lagen die Ausgangswerte mit einem durchschnittlichen Mitteldruck von 121 mm Hg im Bereich der Norm. Während jedoch die sog. „Frühwerte" im Anschluß an die Embolisierung ebenfalls im wesentlichen unverändert blieben, kam es bei elf Tieren des Langzeitversuchs zu einer signifikanten Blutdruckerhöhung, wenn auch nur mäßigen Grades. Der durchschnittliche Anstieg des Mitteldrucks gegenüber den präoperativen Ausgangswerten betrug bei diesen „Spätwerten" 30,4 mm Hg bei einer Spanne von 12 bis 57 mm Hg.

Tabelle 2. *Durchschnittliche Blutdruckwerte (mm Hg). Gruppe II (weibliche Hunde)*

|  | Präoperative Ausgangswerte (21 Tiere) | „Frühwerte" im Anschluß an die letzte Embolisierung (2 bis 140 Tage postoperativ) | „Spätwerte" nach renaler Embolisierung (492 bis 701 Tage nach der letzten Embolisierung ) (11 Tiere) | Differenz zwischen Ausgangswerten und „Spätwerten" (Druckanstieg in in mm Hg) |
|---|---|---|---|---|
| Systolischer Druck | 157 | 153 | 190 | 30,4 |
| Diastolischer Druck | 86 | 82 | 116 | 28,4 |
| Mitteldruck | 121 | 117 | 152 | 30,4 |

Durch pathologisch-anatomische Untersuchungen wurden die durch die Embolisierungen hervorgerufenen Veränderungen an den Nieren überprüft. Die Abb. 1 zeigt als Beispiel eine Niere mit Destruktionserscheinungen an der Facies

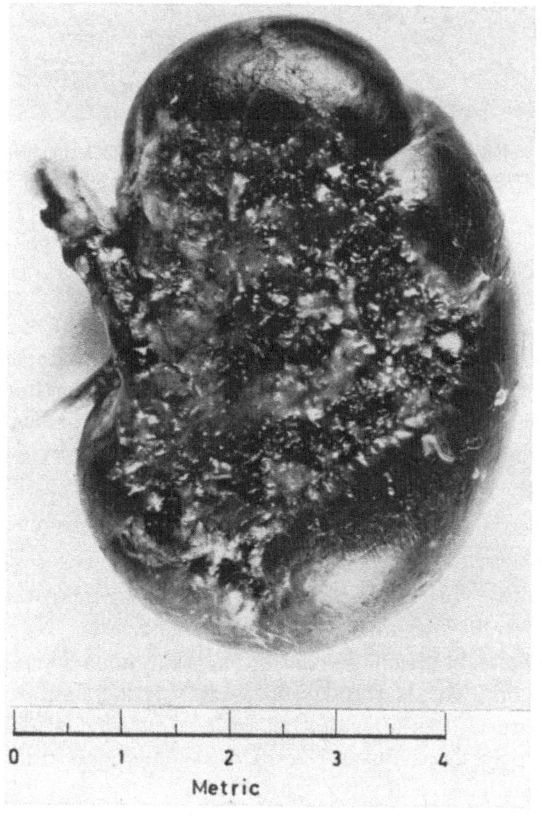


Abb. 1. Destruktionserscheinungen im Bereich der Facies ventralis. Minimale Veränderungen im nicht embolisierten Parenchym (166 Tage nach Injektion von Vinylacetat in einen Ast der A. renalis)

ventralis, die durch Injektion von Vinylacetat in einen Ast der A. renalis hervorgerufen worden waren.

Mikroskopisch wurden ebenfalls verschiedene Grade der Infarzierung sowie häufig pyelonephritische Veränderungen beobachtet. Abb. 2 zeigt eine diffuse, unvollständige corticale Infarzierung sowie Vinylacetat in Anteilen der Interlobär- und Corticalgefäße.

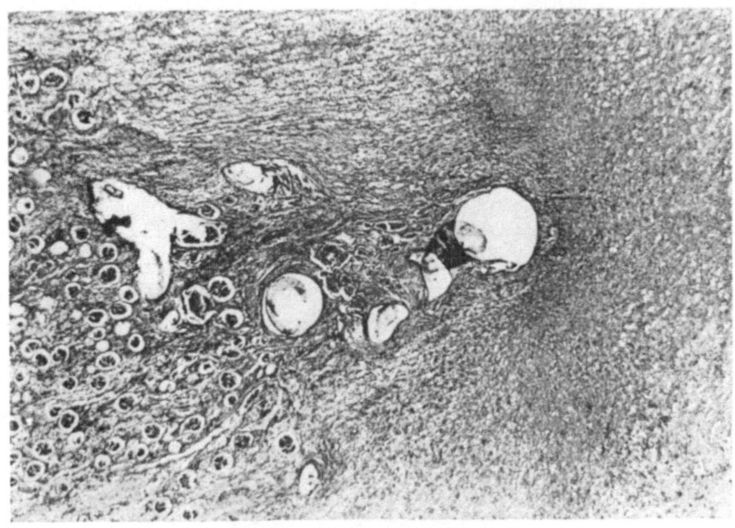

Abb. 2. Vinylacetat in Anteilen von Interlobär- und Corticalgefäßen (Bildmitte) bei diffuser unvollständiger corticaler Infarzierung (Zustand nach Injektion von Vinylacetat in einen Ast der A. renalis)

### *Schlußfolgerungen*

Die durchgeführten Untersuchungen lassen somit den Schluß zu, daß es beim Hund durch experimentelle renale Embolisierung nicht möglich ist, innerhalb einer relativ kurzen Zeitspanne von einigen Monaten einen Hochdruck zu erzeugen, daß sich jedoch nach einem längeren Intervall eine Hypertonie mäßigen Grades entwickelt. Dabei scheinen keine geschlechtsabhängigen Unterschiede zu bestehen und auch der Modus der renalen Embolisierung sowie die Wahl des verwendeten Materials scheinen ohne Bedeutung zu sein.

Für die Tatsache, daß sich im kurzfristigen Experiment kein Hypertonus entwickelte, bietet sich folgende Erklärung an:

Nach der heute vorherrschenden Auffassung ist nekrotisches Material, wie es ein Infarkt darstellt, für die Entstehung eines renalen Hypertonus belanglos. Es bedarf vielmehr ischämisch geschädigten, aber noch überlebenden Nierengewebes, wie es gewöhnlich als Randzone einen Infarkt umgibt, um Renin freizusetzen und somit durch das über die bekannten Zwischenstufen gebildete Angiotensin II eine Hypertension auszulösen. Das Ausbleiben einer Hypertonie in der vorliegenden Versuchsserie könnte nun dadurch bedingt sein, daß die Embolisierung zu einer Verstopfung der kleinen Gefäße mit resultierender, scharf begrenzter Nekrose ohne wesentliche ischämische Kollateralzone führte.

Die Beobachtung, daß sich beim Hund auf Grund renaler Embolisierung nach einem längeren normotonen Intervall ein Hochdruck mäßigen Grades entwickelt, ist bisher in der Literatur nicht beschrieben. Die Deutung dieser unerwarteten Reaktion bereitet einige Schwierigkeiten. Auf Grund der vorliegenden Ergebnisse läßt sich lediglich der Schluß ziehen, daß das Zustandekommen eines Hochdrucks nach renaler Embolisierung von einem latenten Intervall nach der Embolisierung und von einem gewissen Mindestmaß an ischämischer Nierensubstanz abhängig zu sein scheint. Da bei einer Anzahl der Tiere pyelonephritische Veränderungen nachgewiesen wurden, können auch diese als Ursache für den Blutdruckanstieg in Frage kommen. Ob dies tatsächlich der Fall ist und inwieweit diese Pyelonephritiden als mittelbare Folgen der Embolisierung angesehen werden können, bleibt weiteren Untersuchungen vorbehalten.

## Literatur

ALEXANDER, N., HEPTINSTALL, R. H., and PICKERING, G. W.: The effects of embolic obstruction of intrarenal arteries in the rabbit. J. Path. Bact. 81, 225—237 (1961). — APFELBACH, C. W., and JENSEN, C. R.: Experimental chronic renal insufficiency in dogs with special reference to arterial hypertension. J. clin. Invest. 10, 162—163 (1931). — ARNOLD, M. W., GOODWIN, W. E., and COLSTON, J. A. C.: Renal infarction and its relationship to hypertension. Urol. Surv. 1, 191—219 (1951). — BOUNOUS, G., and SHUMACKER, H. B., JR.: Experimental unilateral renal artery stenosis. Surg. Gynec. Obstet. 114, 415—425 (1962). — CASH, J. R.: A preliminary study of the blood-pressure following reduction of renal substance with a note on simultaneous changes in blood-chemistry and blood-volume. Johns Hopk. Hosp. Bull. 35, 168—180 (1924); — Further studies of arterial hypertension. Proc. Soc. exp. Biol. (N.Y.) 24, 609—611 (1926). — CRESSMAN, R. D., and BLALOCK, A.: Experimental hypertension. Effects of Kieselguhr injection and of splanchnic stimulation. Proc. Soc. exp. Biol. (N.Y.) 40, 258 bis 260 (1939). — FRUCHTMAN, M. Z., and CALDWELL, J. R.: Hypertension due to renal infarction: Report of a case. New. Engl. J. Med. 263, 907—909 (1960). — GOLDBLATT, H., LYNCH, J., HANZAL, R. F., and SUMMERVILLE, W. W.: Studies on experimental hypertension. I. The production of persistent elevation of systolic blood pressure by means of renal ischemia. J. exp. Med. 59, 347—379 (1934). — HALLER, J. A., JR., RADIGAN, L. R., and MORROW, A. G.: Hypertension due to segmental infarction of the kidney. Amer. J. med. 22, 303—305 (1957). — KONZETT, H., u. UNNA, K.: Die Blutdruckänderungen nach Ausschalten von Nierenarterien an Hunden. Naunyn-Schmiedebergs Arch. exp. Path. Pharmak. 186, 694—701 (1937). — LOOMIS, D.: Hypertension and necrotizing arteritis in the rat following renal infarction. Arch. Path. 41, 231—268 (1946). — OBEYESEKERE, H. I., DULAKE, M., DEMERDASH, H., and HOLLISTER, R.: Systemic hypertension and mitral valve disease. Brit. med. J. 1965 II, 441 bis 445. — STAMEY, T. A.: Renovascular hypertension. Baltimore: Williams & Wilkins Comp. 1963. — WEISS, S., and PARKER, F., JR.: Pyelonephritis: Its relation to vascular lesions and to arterial hypertension. Medicine (Baltimore) 18, 221—315 (1939). — WOLLHEIM, E., u. MOELLER, J.: Die experimentelle Hypertonie. In: BERGMANN, G. v., FREY, W. und SCHWIEGK, H., Hypertonie—Hypotonie, Handb. der Inneren Medizin, 4. Aufl., 9. Bd., 5. Teil, Herz und Kreislauf. Berlin-Göttingen-Heidelberg: Springer 1960. — YUILE, C. L.: Obstructive lesions of the main renal artery in relation to hypertension. Amer. J. med. Sci. 207, 394—404 (1944).

Privatdozent Dr. H. FROHMÜLLER, Chirurg. Univ.-Klinik, Urol. Abt., 87 Würzburg,
Staatl. Luitpold-Krankenhaus

# Experimentelle und klinische Untersuchungen über die unterschiedliche funktionelle Bedeutung des präformierten perirenalen Kollateralkreislaufs und der operativ induzierten Kollateralenbildung für die durchblutungsgedrosselte Niere

O. Hallwachs und G. van Kaick

Bei Stenosierung oder sogar vollständigem Verschluß der extrarenalen Nierenarterie können embryonal präformierte, zunächst kaum sichtbare perirenale Arteriolen durch ihre Querverbindungen, verschiedenen Zuflüsse und Anschlüsse an die intrarenalen Arterien einen funktionell wirksamen Kollateralkreislauf ausbilden. Offenbar führt ein Druckgefälle zwischen poststenotischer Nierenarterie und den perirenalen Arterien zu einer funktionellen Anpassung dieser präexistenten, sehr kleinen Kollateralen, in dem sie maximal dilatieren und ihre Wand hypertrophiert. Vor allem angiographische Untersuchungen der letzten Jahre haben den Nachweis dieses sog. pararenalen Kollateralkreislaufs aus Lumbalarterien, der Arteria renalis bzw. suprarenalis, periureteralen und perikapsulären Arterien erbracht.

Klinische und experimentelle Beispiele mögen dies belegen. Zuerst das Angiogramm einer 32jährigen Patientin mit renaler Hypertonie und vollständigem Verschluß der linken Nierenarterie.

Ein histologischer Schnitt durch die Nierenarterie zeigt einen weitgehend herausgeschälten Intimacylinder, der im Bild nur rechts unten mit Media und Adventitia verhaftet ist. Die Gefäßlichtung ist durch neugebildetes Bindegewebe nach Art einer Endarteriitis obliterans Winiwarter-Bürger völlig verschlossen.

Trotzdem betrug die PAH-Clearance dieser Niere noch 300 ml/min, die Kreatinin-Clearance 40 und das Harnzeitvolumen 0,8 ml/min.

Auch dieses Arteriogramm einer 33jährigen Patientin zeigt einen völligen Verschluß der rechten Nierenarterie, der histologische Schnitt aus der rechten Nierenarterie einen Intimacylinder mit Proliferation der Intima und Verschluß des Restlumens durch einen älteren Thrombus.

Bei einem Hund wurde 6 Monate nach Stenosierung der linken Nierenarterie und rechtsseitiger Nephrektomie die linke Nierenarterie vollständig ligiert. Trotzdem blieben Rest-N und Serumkreatinin im Normbereich, die PAH-Clearance betrug 8 ml/min/kg, die Kreatinin-Clearance 2,8 ml/min/kg.

Die bei diesem Hund im Abstand von 3 Monaten aufgenommenen Übersichts- bzw. selektiven Angiogramme zeigen nach Stenosierung der linken Nierenarterie noch eine normal große Niere und ein zusätzlich aus der Aorta abgehendes Gefäß, nach vollständiger Unterbindung der vorher stenosierten Nierenarterie eine Schrumpfniere mit einem ausgedehnten Kollateralkreislauf, der die arterielle Versorgung dieser Niere vollständig übernommen hat.

Wir haben damit den experimentellen Nachweis, daß über Kollateralen eine ausreichende Nierenfunktion mit Exkretion aller harnpflichtigen Substanzen erhalten bleiben kann, d. h. diese Kollateralen präglomerulär Anschluß an das renale Gefäßsystem haben müssen.

Im Gegensatz hierzu steht die künstlich, d. h. operativ induzierte Kollateralenbildung der Niere, die die experimentelle Medizin schon seit den Versuchen von Martini (1906) und Bier sowie Katzenstein im Jahre 1909 beschäftigt. Aus keiner der bisher zu dieser Problematik publizierten Arbeiten geht jedoch eindeutig hervor, ob die nach Nierenarteriendrosselung und operativ induzierter Kollateralenbildung oft noch ausreichende Nierendurchblutung allein durch präformierte, infolge der durch Ischämie der Niere induzierten Mehrdurchblutung dilatierte Capillaren oder zusätzlich bzw. ausschließlich durch eine wirkliche Neubildung von Kollateralen zustande gekommen ist.

Versuche an Hunden sollten deshalb die Frage beantwoten, wie weit durch Anastomosierung der Niere mit einem gut vascularisierten Organ, — hierfür erschien nach Durchsicht der Literatur die Milz am erfolgversprechendsten — eine wirkliche Neubildung von Kollateralen morphologisch nachzuweisen ist.

Nach Stenosierung der linken Nierenarterie und kontralateraler Nephrektomie wurde die Verbindung zwischen linker Niere und Milz entweder durch Fixation der teilweise dekapsulierten Oberflächen beider Organe oder durch keilförmige Implantation eines dekapsulierten Milzpols in die von der Rinde bis ins Mark incidierte Niere hergestellt.

4 Wochen nach der Anastomosierung sieht man zwischen beiden Organen eine relativ breite, faserarme, im wesentlichen aus Fibroblasten bestehende Zone, die reich an Capillaren ist.

6 Wochen später sind die Capillaren und cellulären Elemente vermindert, die Kollagenfasern haben dagegen zugenommen. In den Gefäßlumina sind kleine Tuschepartikel. Nach Tuscheinjektion in die Milzarterie war in den meisten Fällen ein geringer Austritt von Tusche aus der Nierenvene zu erkennen. Histologisch fanden sich Tuschepartikel besonders in den Milzsinus, weniger häufig auch in den die Narbenwand durchziehenden Spalten, den peritubulären Capillaren der Niere sowie in den zum Nierenhilus verlaufenden Venen.

17 Wochen nach der Anastomosierung erscheint die Vascularisation des Narbengewebes im Vergleich zum angrenzenden Milz- bzw. Nierengewebe schon sehr gering. Die Narbenwand wird von ungleich verteilten, kleinen Endothelkanälchen schräg durchzogen, die auf der Nierenseite in peritubuläre Rindencapillaren bzw. in Markcapillaren, z. T. auch in größere Venolen einmünden.

Nach einem Jahr findet sich nur noch ein ganz schwach capillarisiertes faserreiches Narbengewebe.

Nach genauer Durchsicht von mehr als 1000 Schnittpräparaten konnte nur in einem einzigen Fall eine kleine, die Narbe überbrückende Arteriole kontinuierlich verfolgt werden.

Aus diesen Untersuchungen geht eindeutig hervor, daß der operativ induzierten Neubildung von Kollateralen zur Niere lediglich ein nutritiver Effekt für das unmittelbar angrenzende Nierenparenchym, jedoch mit Sicherheit keine Bedeutung für die Funktion der Niere zukommt. Die immer wieder beschriebene Kontinuität einer ausreichenden Nierenfunktion nach operativ induzierter Kollateralenbildung und später vollständiger Ligatur der Nierenarterie und kontralateraler Nephrektomie ist somit nur durch Übernahme der renalen Blutversorgung durch bereits präformierte, mit präglomerulären Arteriolen kommunizierende Kollateralen zu erklären.

Dr. O. Hallwachs, Urolog. Abt. der Rhein.-Westf. Techn. Hochschule, 51 Aachen

Aus der Urolog. Klinik (Vorstand: Prof. Dr. W. Lutzeyer) und dem
Patholog. Institut (Vorstand: Prof. Dr. J. Schoenmackers)
der Med. Fakultät der Rhein.-Westf. Techn. Hochschule Aachen

# Kältechirurgie am Nierenparenchym*

W. Lutzeyer, S. Lymberopoulos, H. Breining und St. Langer

Eine *neue Operationsmethode*, die schnelles und blutarmes chirurgisches Vorgehen bei organerhaltenden Eingriffen am Nierenparenchym gestattet und gleichzeitig eine zentrale Gefäßabklemmung vermeidet, sehen wir in der Anwendung der Kryochirurgie an der Niere.

### Instrumentarium und Methode

Für die Durchführung der kryochirurgischen Nierenparenchymeingriffe wurde stets das von uns in Zusammenarbeit mit dem Institut für Verfahrenstechnik der Rheinisch-Westfälischen Technischen Hochschule Aachen entwickelte Kryoskalpell benutzt[1].

Das Kryoskalpell stellt im Prinzip eine in Form einer Messerklinge ausgebildete Miniaturverdampferkammer dar und ermöglicht ein kombiniertes Arbeiten, nämlich das Schneiden in konventioneller Art und das anschließende sekundenschnelle Erfrieren der Schnittflächen.

Als Kälteerzeuger verwenden wir flüssigen Stickstoff, der unter Druck in das Hohlinnere des Kryoskalpells geleitet und zur Verdampfung gebracht wird.

Die an der Innenwand eingebaute starke elektrische Heizung dient der Wiedererwärmung und damit dem Ablösen des Messers in Sekundenschnelle aus dem festanhaftenden gefrorenen Gewebe.

An Hand eines Filmes („Der kryochirurgische Nierenparenchymeingriff mit dem Kryoskalpell ohne Nierenstielabklemmung") wird die eigene Technik bei der Durchführung eines kryochirurgischen Nierenparenchymeingriffes demonstriert.

Die wesentlichen Punkte der eigenen Technik sind:

1. Der Parenchymschnitt erfolgt mit dem noch warmen Kryoskalpell.

2. Absolute lokale Hämostase durch die sofortige Gefrierung der blutenden Schnittflächen.

3. Durch die elektrische Wiedererwärmung Ablösung des Kryoskalpells aus dem fest anhaftenden gefrorenen Gewebe in 5 bis 6 sec.

4. Adaptation der gefrorenen Schnittflächen durch leichten digitalen Druck.

5. Bereits im Gefrierstadium Anlegen von oberflächlichen Adaptationskapselnähten.

6. Unter Verzicht auf jegliche Parenchym- und Gefäßnaht wird zwecks endgültiger Blutstillung eine leichte digitale Kompression der Schnittflächen für 5 bis 7 min angeschlossen, die stets im Gefrierstadium begonnen wurde.

*Als optimale Gefrierzeiten sowohl für eine störungsfreie Beendigung größerer Eingriffe in lokaler Blutleere als auch für den endgültigen Parenchymverlust durch*

---

* Wir danken dem Landesamt für Forschung des Landes Nordrhein-Westfalen in Düsseldorf für die Unterstützung zur Durchführung der tierexperimentellen Untersuchungen auf dem Gebiet der Kältechirurgie.

[1] S.: Urologe **7**, 224—225 (1968) u. Urologe **8**, 156—164 (1969).

*die homogene Nucleation ermittelten wir 30 bis 60 sec.* Fortlaufende Gewebstemperaturmessungen in diesem Stadium ergaben, daß die irreversible Gewebsnekrose nach 30 sec 3 mm und nach 60 sec 4 mm nicht überschreitet.

In einem Zeitraum von 20 Monaten haben wir insgesamt 33 kryochirurgische Nierenparenchymeingriffe an Kaninchen- und Hundenieren ohne Nierenstielabklemmung durchgeführt (s. Abb. 1). Vorausgegangen waren systematische morphologische Untersuchungen an 50 Kaninchennieren bis zur 16. postoperativen Woche.

Bei keinem Tier konnte eine Nachblutung beobachtet werden, die Wundheilung verlief stets primär. Tägliche Bestimmungen der harnpflichtigen Substanzen im Serum wie auch die quantitative und qualitative Urinuntersuchung ließen bei keinem Tier Zeichen einer Nierenfunktionseinschränkung erkennen.

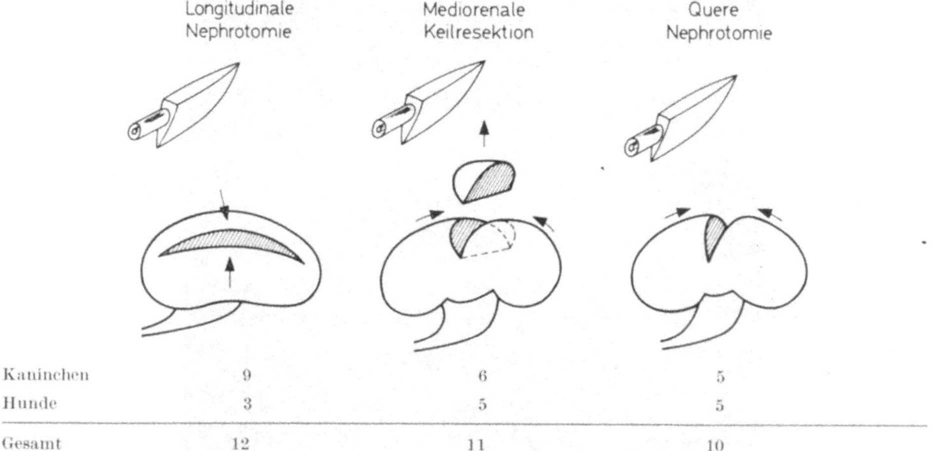


| | Longitudinale Nephrotomie | Mediorenale Keilresektion | Quere Nephrotomie |
|---|---|---|---|
| Kaninchen | 9 | 6 | 5 |
| Hunde | 3 | 5 | 5 |
| Gesamt | 12 | 11 | 10 |

Abb. 1. Kryochirurgische Nierenparenchymeingriffe ohne Nierenstielabklemmung. Wundversorgung: Oberflächliche Adaptionskapselnähte und digitale Kompression. Tabellarische und schematische Darstellung über Art und Zahl der durchgeführten kryochirurgischen Nierenparenchymeingriffe

Ausscheidungsurogramme und Nierenarteriographien wurden in verschiedenen Zeitabständen bis zum 5. postoperativen Monat angefertigt. Es fand sich stets eine prompte Kontrastmittelausscheidung bei zartem intra- und extrarenalem Hohlsystem ohne Abflußbehinderung.

An Hand einiger makroskopischer und histologischer Bilder sei die *glatte, fast reaktionslose Vernarbung des gewebsfreudigen und gut steuerbaren kryochirurgischen Nierenparenchymschnittes* wie auch der *minimale endgültige Parenchymverlust* demonstriert, der praktisch nur das unmittelbar dem Kryoskalpell angrenzende und der homogenen Nucleation anheimfallende Gewebe betrifft.

In der Abb. 2 die in Formalin fixierte Hundeniere Anfang des 4. postoperativen Monats nach einer kryochirurgischen mediorenalen Keilresektion mit dem Kryoskalpell. Die Schnittflächen wurden für 1,5 min erfroren. Bei dem post mortem angefertigten Angiogramm der gleichen Niere erkennt man das gut vascularisierte Parenchym, welches bis zum Narbenbereich hinreicht.

Im Bereich der homogenen Nucleation erkennt man 30 min nach der Wiederdurchblutung die beginnende Coagulationsnekrose der Tubuli mit Homogenisierung der Cytoplasmen und chromatindichten sehr kleinen Zellkernen. Die Glomerulumschlingen sind verquollen, es tritt ein leichtes interstitielles Ödem auf. Die Architektur der Niere ist im ganzen noch gut erkennbar.

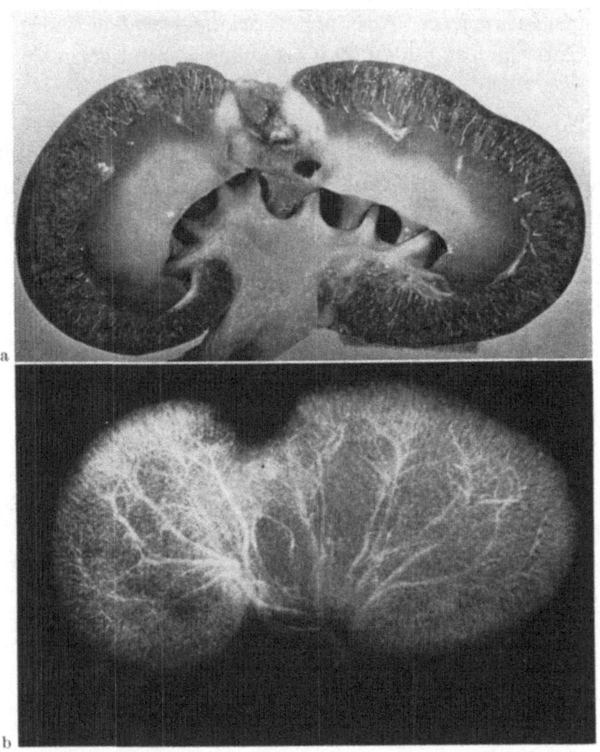

Abb. 2a u. b. Tiefe mediorenale Keilresektion 14 Wochen postoperativ. a Makroskopische Aufnahme (Formalin-fixierung), b post mortem angefertigtes Angiogramm (Bariumgelatine nach Prof. Schoenmackers)

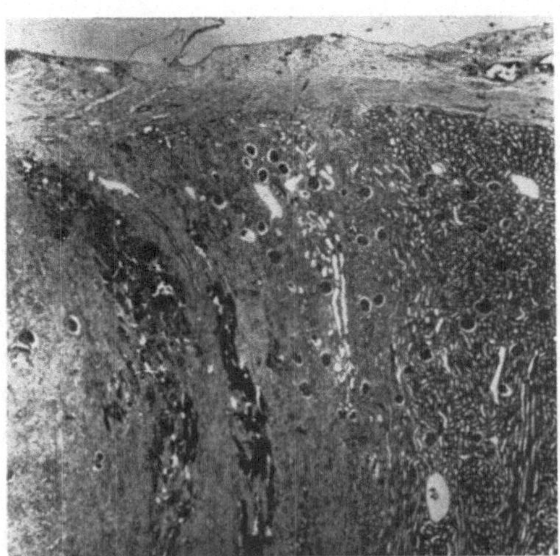

Abb. 3. Aus dem Rindenbereich 4 Wochen postoperativ, Erfrierungszeit 1 min

Innerhalb der kryonekrotischen Zone fällt eine sekundäre Verkalkung kryonekrotischer Nephronabschnitte auf (Abb. 3). Die Neigung des Uroepithels zur Verkalkung und sogar zur Verknöcherung ist bekannt und deshalb nicht kältespezifisch. Im reaktionslosen Narbengewebe schattenhaft erhaltene Glomerula, das dem Narbenbereich benachbarte Nierenparenchym erscheint völlig intakt.

### Zusammenfassung

1. Mit dem Kryoskalpell sind wir in der Lage, unter Vermeidung der Nierenstielabklemmung und bei minimalem Parenchym- und Blutverlust (ca. 3 mm, weniger als 10 bis 20 ml) sowohl kleinere als auch größere Parenchymeingriffe durchzuführen.

2. Die genaue Dosierbarkeit, die scharfe fast reaktionslose Abgrenzung der angesetzten Kälteläsion wie auch die konstante Reproduzierbarkeit und nicht weniger die sekundenschnelle Erfrierung und Ablösung des Kryoskalpells sind überragende Vorteile der Kältetechnik. Zusätzlicher apparativer Aufwand und die Unkosten bei der Anschaffung der Kryogeräte seien bisher noch am Rande als Nachteile der Kälteanwendung in der Nierenchirurgie zu erwähnen.

3. Übertragen auf die Anwendung beim Menschen bedeutet dies, daß sowohl die technischen Details der Apparatur verbessert als auch eine geeignete Indikation in der Nierenchirurgie herausgearbeitet werden müssen.

Professor Dr. W. Lutzeyer,
Urolog. Klinik der Rhein.-Westf. Techn. Hochschule, 51 Aachen

Chirurg. Univ.-Klinik Erlangen-Nürnberg (Prof. Dr. G. Hegemann),
Urolog. Abt. (Prof. Dr. A. Sigel),
Abt. für klinische und experimentelle Onkologie (Dr. D. M. Goldenberg)

# Kryotherapie des heterotransplantierten menschlichen Krebses
## Nachweis der Letalität der Krebszelle

A. Sigel, D. M. Goldenberg, K. M. Schrott und V. Ward

### Fragestellung, Zielsetzung

Neben den Standardmethoden der Krebsbehandlung, der Chirurgie, Radiologie und Chemotherapie, findet die Anwendung extremer Temperaturen zunehmende Beachtung mit der Erwartung *Krebszellen sicher zu zerstören oder sogar selektiv zu töten*. Obwohl vergangene Studien den Wert extremer Hyperthermie [1 bis 4] und Hypothermie [5 bis 9, 13, 26] aufgezeigt haben, verzögerte sich dennoch der intensivere Gebrauch dieser physikalischen Methoden infolge des Mangels an geeigneten Apparaturen und eines *adäquatem Tiermodells*. Im Fall der Kryotherapie umfassen die *variablen* Größen die Tiefe und Dauer der Kälteeinwirkung, die Geschwindigkeit des Gefrierens und Auftauens und die Art der Vereisung (vgl. [26] über homogene und heterogene Nucleation), hinzu kommt der unterschiedliche histologische Charakter des Krebsgewebes und seiner Umgebung. Da für den Operateur ein brennendes Interesse besteht, ob nach Kältetherapie eines Malignoms eine sichere Zellstörung zu erwarten ist oder eine geringe Zahl von Krebszellen überlebt, die erneut ein invasives Wachstum unterhalten, zielten unsere weiteren Versuche darauf ab, noch unbekannte oder unsichere

Faktoren der Kryotherapie vor klinischer Anwendung in Tierversuchen rascher abzuklären.

Ein möglichst adäquater Nachweis vom Überleben einiger Krebszellen nach Kryotherapie ist bisher nur durch die Gewebekultur oder noch besser durch *heterotransplantierbare* Humantumorstämme zu erbringen, die keiner *Wirtskonditionierung* bedürfen. Seitdem über ein repräsentatives Spektrum von in den Hamster transplantierbaren Tumoren menschlicher Herkunft verfügbar ist, von denen sogar einzelne *weitgestreute Metastasen in ihrem xenogenetischen* Wirt zeigen, erforschten wir die Wirksamkeit extremer *Hypothermie* am Überleben des heterotransplantierten menschlichen Krebses in vivo. Wir berichten über unsere Ergebnisse, über den Erfolg der Kältetherapie bei zwei verschiedenen, in die Hamsterbackentasche transplantierten Geschwülsten menschlicher Abstammung, GW-77 und GW-127.

### Tiermodell, Versuchsapparatur und Methodik

Wir verwendeten in unseren Serienversuchen zwei Tumorarten. Es handelt sich um Neoplasmen, die aus menschlichen Operationspräparaten stammen und regelmäßig in den Taschenbacken nicht vorbehandelter syrischer Hamster (Mesocricetus auratus) fortgepflanzt wurden. GW-77, ein menschliches Coloncarcinom, ist ein gut differenzierter, Mucin-produzierender Tumor, der noch organoide Strukturen und Siegelringzellen aufweist [10]. Die zweite Tumorart, GW-127, unterscheidet sich auffallend durch sein stark undifferenziertes Aussehen, ein rascheres Wachstum, seine Invasivität und Metastasierung im Hamster [12]. Er wurde aus einem menschlichen Ovarialcarcinom gewonnen und *in fortgesetzter Reihe in unbehandelten Hamstern* (ohne Wirtskonditionierung, wie Vorbestrahlung, Cortisongaben usw.) gezüchtet [14]. Wir wählten Tumoren von so unterschiedlicher Herkunft, von histologischen und biologischen Qualitäten aus, um grundlegende Unterschiede in ihrem Verhalten gegen Kryotherapie herauszufinden.

Über Einzelheiten der von uns entwickelten Apparatur verweisen wir auf die vorausgegangene Veröffentlichung [15]. Der flüssige *Stickstoff unter Druck* strömt frei auf die Tumoroberfläche. Sonst wird durch dichtes Aufdrücken des Plexiglaszylinders und Absaugen das zugefrierende Gewebeareal auf die gewünschte Fläche begrenzt; in diesem Fall wurde aber darauf verzichtet. Der über die Düse austretende flüssige Stickstoff vereiste die vollkommen dargestellte, den Tumor tragende Backentasche des Hamsters in *Sekundenschnelle*, während das Tier durch einen Schild aus Karton abgeschirmt wurde. Die gesamte Backentasche wurde innerhalb von 10 sec auf — 196 °C gefroren (Abb. 1 u. 2). Mit einer *dünnen Thermonadel aus Kupferkonstantan* und einem *geeichten Meßgerät* (THLS 1265), Fa. Hartmann und Braun, Frankfurt, wurde die im Tumor herrschende Temperatur registriert, die während der gewählten Gefrierdauer von einer min zu keiner Zeit — 160 °C überschritt. Aufgetaut wurde meistens unter natürlichen Bedingungen ohne künstliche Wärmezuführung. Es dauerte in der Regel 10 min. Bei mehrmaligem Gefrieren beschleunigten wir die Auftauphasen mit Rotlicht auf etwa 5 min.

Überlebende Tumorzellen wurden erfaßt und bestimmt durch *erneute Transplantation* des nach Vereisung aufgetauten Gewebes in andere Hamsterbackentaschen, durch *makroskopische Beobachtung* der Volumenzunahme des

Tumors und *mikroskopische* Beurteilung der Zellproliferation. Zum Zwecke der Überpflanzung wurden die aufgetauten Tumoren aus der Backentasche entfernt, mit einem Skalpell zu einem Brei zerkleinert, in einer Locke-Ringer-Glucoselösung unter Zusatz von Penicillin (100 E/ml) und Streptomycin (0,6 mg/ml) suspendiert

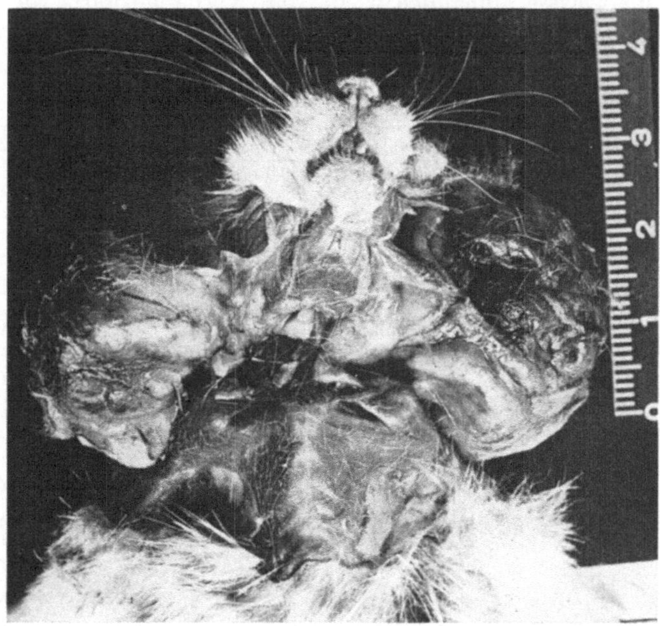

Abb. 1

und als großes Inoculum in die Backentaschen von je vier Hamstern (acht Backentaschen) gespritzt: Das histologisch nachweisbare Wachstum eines Tumors auch in nur einer Backentasche beweist, daß in der Gefrierläsion lebensfähige Tumorzellen vorhanden sind. Dieser direkte biologische Test soll genauer überlebende Zellen nachweisen, als es lediglich durch einfache Betrachtung struktureller Veränderung möglich erscheint. Die histologischen Präparate von vereisten und wieder aufgetauten Gewebe wurden durch Fixation in 10%igem Formalin- und Paraffinschnitten mit HE-Färbung hergestellt.

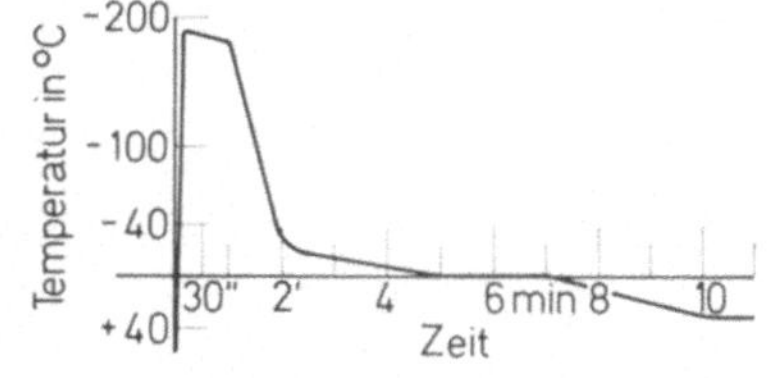


Abb. 2. Temperaturverlauf bei einmaligem Gefrier- und Auftaucyclus zur Kryotherapie heterotransplantierten Krebses

Die als Versuchstiere für die Fremdüberpflanzung dienenden syrischen Hamster wogen zwischen 50 und 60 g und wurden bei Kryotherapie und Transplantation mit Evipan (100 mg/kg i.p., Fa. Bayer) narkotisiert.

Jeder kältebehandelte Tumor wurde bis kurz vor Überpflanzung in situ, also in der Backentasche, belassen. Nach Kryotherapie wurde von jedem Tumor der größte Teil zur Transplantation verwendet und ein kleiner Teil zur nachträglichen histologischen Kontrolle seiner Malignität und zur Beobachtung etwaiger Zellveränderungen in Formalin fixiert.

*Ergebnisse*

Unsere Tabelle umfaßt die Resultate für *ein*malige, *zwei*malige und *drei*malige Gefrier- und Auftaucyclen. Die Lebensfähigkeit der Zellen wurde bei 1, 2, 3, 4 und 24 Std nach dem letzten Auftauen ausgetestet. Während des Auftauens nahm die Tumormasse allmählich wieder ihre vorherige Farbe an und erschien später hyperämisch. Lebende Tumorzellen, nachgewiesen an Hand der Trans-

Tabelle. *Kryotherapie des heterotransplantierten menschlichen Krebses*

| Tumorart | Zahl der vereisten Tumoren | Gefrieren in 10 sec auf — 190 °C, über 1 min auf unter — 160 °C gehalten | Auftauen | | Überpflanzung nach x-Std in je 8 Hamsterbacken-taschen pro Tumor Std | Ergebnis Prozentzahl angegangener Transplantate % |
|---|---|---|---|---|---|---|
| | | | natürlich in ca. 10 min ohne Kunsthilfe) | mit Rot-licht in ca. 5 min | | |
| GW 77 | Kontrollkollektiv ohne jegliche Behandlung | | | | | 100 |
| | 5 | 1× | nur natürlich | | 1 | 100 |
| | 3 | 1× | | | 2 | 100 |
| | 3 | 1× | | | 3 | 100 (aber verzögertes Wachstum) |
| | 5 | 1× | | | 4 | 0 |
| | 2 | 1× | | | 24 | 0 |
| | 2 | 2× | kombiniert: | | 1 | 0 |
| | 8 | 2× | zuerst künstlich | | 2 | 0 |
| | 2 | 2× | dann natürlich | | 4 | 0 |
| | 2 | 2× | | | 24 | 0 |
| GW 127 | Kontrollkollektiv ohne jegliche Behandlung | | | | | 100 |
| | 4 | 1× | nur natürlich | | 1 | 100 |
| | 12 | 1× | | | 2 | 100 (Vitalität stark geschwächt) |
| | 12 | 1× | | | 4 | 0 |
| | 2 | 1× | | | 24 | 0 |
| | 4 | 2× | kombiniert: | | 1 | 0 |
| | 10 | 2× | zuerst künstlich, | | 2 | 0 |
| | 2 | 2× | dann natürlich | | 4 | 0 |
| | 4 | 2× | | | 24 | 0 |
| | 2 | 3× | kombiniert: | | 1 | 0 |
| | 2 | 3× | 2× künstlich, 1× natürlich | | 24 | 0 |

plantationsergebnisse, blieben *nur* bei einmaligem Gefrieren bis zu 3 Std nach dem Auftauen erhalten. *Keine* intakten Tumorzellen oder eine hinreichende Zahl, die zu positiven Transplantaten führen, waren in den Neoplasmen vorhanden, die zwei- oder dreimal gefroren und aufgetaut oder erst 4 Std und später nach nur einmaligem Gefrieren überpflanzt wurden.

Histologisch erscheint das Aussehen der Zellpopulation des Tumors nach einmaligem Gefrieren und Auftauen vom Zeitpunkt der Transplantation abzuhängen, d. h. der Zelltod vollendet sich nach einmaligem Vereisen erst über eine zunehmende *trübe Schwellung* und feintropfige Entmischung.

Leider blieb keine Zeit, zahlreichere Untersuchungen über den Differenzierungsgrad von Tumoren und dessen Beziehung zum Zeitpunkt des Zelltodes nach einmaligem Gefrieren und Auftauen vorzunehmen. Die sehr unterschiedlichen GW-77- und G-127-Tumoren ergaben in den Versuchen *übereinstimmende* Absterbezeiten von ungefähr 4 Std nach Auftauen. Bei zweimaligen Gefrier- und Auftaucyclen schließt sich keine Periode zunehmender Zellregression an, sondern die Absterbezeit nach dem Auftauen erübrigt sich und der kryonekrotische Effekt ist immer hundertprozentig.

*Diskussion und Auswertung*

In einem vorausgegangenen Beitrag über die theoretischen Grundlagen der Kältechirurgie [26] wiesen wir auf die Möglichkeit hin, daß Tumorzellen Temperaturen bis unter — 200 °C infolge eines *Zweistufeneffekts* überleben können. Bereits in älteren Veröffentlichungen von PAUL EHRLICH [28], MICHAELIS [19] und HANS AULER wurde gezeigt, daß Tiertumoren, wie das Jensen-Sarkom oder der Rous-Tumor u. a., nach Aufbewahren in flüssiger Luft erneut transplantiert werden konnten, obgleich sie in ihrer Vitalität stark geschädigt waren. Wir hegten deshalb Bedenken, ob bei raschem Gefrieren von Geschwülsten neben zelltötender homogener Nucleation in vielleicht geringem Maße Zellen durch ungleichmäßige Wärmeleitung *gefriertrocknen* und überleben können. Bezeichnend für den Zweistufeneffekt ist eine Phase des „Anfrostens" mit spationiertem Wasserentzug, so daß sich intracellulär keine schädigenden Eiskristalle bilden können [22, 29]. BRIAN E. HEARD bestimmte diesen „paramorphen" Zellzustand mit der Methode der Kältealkoholfixation oder Gefriertrocknung im Hochvakuum [30].

In unseren Versuchen bestimmten wir unabhängig von unseren Arbeitshypothesen rein empirisch die zelltötende Wirkung raschen Gefrierens und langsamen Auftauens. Verschiedene Folgerungen und Widersprüche ergaben sich aus diesen Untersuchungen:

*Zweimaliges* oder mehrfaches Gefrieren und Auftauen zerstört die Tumorzellen und verhindert *jegliche weitere Proliferation in situ oder nach Transplantation.*

2. Es scheint, daß ebenfalls einmaliges Gefrieren und Auftauen für Krebszellen tödlich sein kann, jedoch in einem eher graduellen und progressiven Prozeß.

Sobald wir nämlich die noch lebensfähigen Zellen aus der Tumormasse in 1 oder 2 Std nach Gefrieren und Auftauen entfernten und überpflanzten, nahmen sie wiederum ihre Vitalität und ihr proliferatives Wachstum auf. In weiteren Versuchsserien ermittelten wir die Zeit, in der nach einmaligem Gefrieren Krebszellen durch den kryonekrotischen Effekt vollends absterben. 3 Std nach Auftauen erhielten wir noch positive Transplantationsergebnisse, wobei allerdings das Wachstum *verzögert* und damit die Vitalität der Tumoren herabgesetzt war. Nach *4 Std und später* ließen sich im Transplantationsversuch keine lebensfähigen Tumorzellen nachweisen. Krebszellen sterben nach einmaliger Vereisung offensichtlich erst nach eingetretener Ischämie durch Gefäßthrombosierung [25] in situ ab. Vermutlich vermögen die lokalen Stoffwechselstörungen, die durch einmaliges Gefrieren an dem Membransystemen vorgeschädigten Zellen vollends zu zerstören.

Da wir herausfanden, daß allein ungefähr zehn GW-127-Tumorzellen erfolgreich transplantiert werden können [24], legen diese Versuche den Schluß nahe, daß letztlich 4 Std und später nach einmaliger Kryotherapie oder bereits bei eine Std und mehr nach zwei- und mehrfach dem Gefrieren und Auftauen weniger als zehn oder keinerlei lebensfähige Zellen in dem auf unsere Weise gefrorenen GW-127-Tumoren vorhanden waren.

## Zusammenfassung

Nachdem wir in vorausgegangenen Beiträgen über theoretische, experimentelle und apparative Grundlagen der Kryotherapie berichtet hatten, war jetzt die *Letalität* der Krebszelle unter extremer Kälteeinwirkung zu prüfen. Menschliches Krebsgewebe auf syrische Hamster erfolgreich verpflanzt, dann auf — 180 °C abgekühlt, verliert seine kanzerogene Eigenschaft und ist nicht mehr transplantabel. Damit ist die Letalität der Krebszelle unter Kälteeinwirkung objektiviert.

### Literatur

1. CRILE, G., JR.: Selective destruction of cancers after exposure to heat. Ann. Surg. **156**, 404—407 (1962). — 2. KIRSCH, R., u. SCHMIDT: Klinische und experimentelle Erfahrungen mit der Mehrschritt-Therapie. Zbl. Chir. **91**, 1297—1312 (1966). — 3. VON ARDENNE, M.: Theoretische und experimentelle Grundlagen der Krebs-Mehrschritt-Therapie. In vivo-Theorie des Gährungsstoffwechsels der Krebsgeschwülste. Selektive chemische Sensibilisierung der Krebszellen gegen Wärme, S. 367. Berlin: VEB Verlag 1967. — 4. CAVALIERE, R., CIOCATTO, E. C., GIOVANELLA, C. B., HEIDELBERGER, C., JOHNSON, R. O., MARGOTTINI, M., MONDOVI, B., MORICCA, G., and ROSSI-FANELLI, A.: Selective heat sensitivity of cancer cells. Biochemical and clinical studies. Cancer (Philad.) **20**, 1351—1381 (1967). — 5. COOPER, I. S.: Cryogenic surgery: A new method of destruction or extirpation of benign or malignant tissues. New Engl. J. Med. **268**, 743—749 (1963). — 6. CAHAN, W. G.: Cryosurgery of the uterus: Description of technique and potential application. Amer. J. Obstet. Gynec. **88**, 410—414 (1964). — 7. CAHAN, W. G.: Cryosurgery of malignant and benign tumors. Fed. Proc. **24**, 5237—5240 (1965). — 8. KAPLAN, J. H., and KAPLAN, L.: Cryogenic, electrocoagulative, and spontaneous necrosis of a bladder neoplasm: A preliminary study. J. Urol. (Baltimore) **95**, 531—535 (1966). — 9. BLACKWOOD, J., MOORE, F. T., and PACE, W. G.: Cryotherapy for malignant tumors. Cryobiology **4**, 33—38 (1967). — 10. GOLDENBERG, D. M.: Die Verwendung einiger neuer Human-Tumorstämme in der experimentellen Krebsforschung, 1. u. 2. Teil. Arch. Geschwulstforsch. **29**, 1—17, 18—35 (1967). — 11. GOLDENBERG, D. M.: The human tumor — hamster host testing model: A reappraisal. Abstract No. 12, 4th Annual Meeting, Amer. Soc. Clin. Oncology, Atlantic City, N.J., 1968. — 12. GOLDENBERG, D. M., MÜLLER, E., and WITTE, S.: In vivo proliferation of heterotransplanted human cancer cells. Europ. J. Cancer. **3**, 315—319 (1967). — 13. MCDONALD, D. F., MOBLEY, T. L., and RUDOLPH, J. H.: Cryotherapy of a heterografted human bladder tumor. J. Urol. (Baltimore) **95**, 526—530 (1966). — 14. GOLDENBERG, D. M.: Manuscript in preparation. — 15. SIGEL, A., u. SCHROTT, K. M.: Die Apparatur der Kryochirurgie. Urologe **6**, 367—371 (1967). — 16. COOPER, I. S., GRISSMAN, F., and JOHNSTON, R.: Complete system for cryogenic surgery. St Barnabas Hosp. med. Bull. **1**, 11—16 (1962). — 17. SMITH, L. W.: Pathologic changes observed in human tissues subjected to subcritical temperatures. Arch. Path. **30**, 424—439 (1940). — 18. CRAIGIE, J.: Survival and preservation of tumors in the state. Advanc. Cancer Res. **2**, 197—228 (1954). — 19. MICHAELIS, L.: Klin. Med. **1**, 203—209 (1905). Cit. by CRAIGIE [18]. — 20. BARNES, W. A., and FURTH, J.: Amer. J. Cancer **30**, 75—94 (1937). Cit. by CRAIGIE [18]. — 21. BREEDIS, C., BARNES, W. A., and FURTH, J.: Proc. Soc. exp. Biol. (N.Y.) **36**, 220—224 (1937). Cit. by CRAIGIE [18]. — 22. KLINKE, J.: Überleben von bösartigen und normalen Geweben nach Einfrierung bis zu — 253 °C. Klin. Wschr. **19**, 585—590 (1940). — 23. BREEDIS, C. J.: Exp. Med. Surg. **76**, 221—240 (1942). Cit. by CRAIGIE [18]. — 24. GOLDENBERG, D. M.: Manuscript in preparation. — 25. SIGEL, A., SCHROTT, K. M. und HELLER, G.: Die Reaktion der gesunden Harnblase auf extreme Kälteläsion. Urologe **6**, 312—321 (1967). — 26. SIGEL, A., u. SCHROTT, K. M.: Kältebehandlung des Blasenkrebses. Urologe **6**, 190—196 (1967). —

27. Auler, H.: Z. Krebsforsch. **35**, 103—108 (1935). — 28. Ehrlich, P.: Z. Krebsforsch. **5**, 59—80 (1907). — 29. Shohet, S. B.: Cryobiology **4**, 47—61 (1967). — 30. Heard, B. E.: Brit. J. Surg. **42**, 659 (1955).

Professor Dr. A. Sigel, Chirurg. Univ.-Klinik, Urolog. Abt.,
852 Erlangen, Jasminstraße 30

Aus der Urologischen Abteilung (Leitung: Prof. Dr. G. Rodeck), der Chirurg. Univ.-Klinik
und Poliklinik Marburg (Direktor: Prof. Dr. Hamelmann)

# Parenterale Fettemulsion bei Urämie im Tierexperiment

### H. Sommerkamp und R. Neugebauer

Im Rahmen einer vollständigen parenteralen Ernährung ist neben Kohlenhydraten und Aminosäuren die Verwendung von Fettemulsionen als Hauptcalorienträger unumgänglich. Mehrere Autoren berichteten über günstige Erfahrungen beim Einsatz von Fettemulsionen bei Patienten mit chronischer Niereninsuffizienz und beobachteten eine Verbesserung der Stickstoffbilanz.

Eigene tierexperimentelle Untersuchungen über das Verhalten der Fettklärung bei Störungen des Säure-Basengleichgewichts hatten ergeben, daß bei metabolischer Acidose eine signifikante Verzögerung des Fettabstroms aus der Blutbahn gegenüber Kontrolltieren zu beobachten ist. Da eine chronische Niereninsuffizienz in der Regel von einer renalen Acidose begleitet ist, erhob sich die Frage, ob nicht auch bei der urämischen Acidose Störungen im Fettklärmechanis mus vorliegen.

Bei den früheren Untersuchungen an Ratten mit experimenteller chronischer Acidose hatte sich gezeigt, daß 2 Std nach i.v. Fettinjektion bei acidotischen Tieren noch weit mehr Fett in der Blutbahn vorhanden war als bei Kontrollen oder alkalotischen Tieren. Auch bei Versuchen an Hunden hatten sich deutliche Unterschiede im Fettabstrom zwischen Acidose- und Alkalosetieren gezeigt.

Für unsere Versuche bei urämischer Acidose verwendeten wir Ratten, bei denen die einseitige Nephrektomie und Ligatur des Ureters der anderen Seite vorgenommen worden war; nach 24 bis 26 Std war gewöhnlich eine ausgeprägte Azotämie und Acidose meßbar. Bei zwei Gruppen wurde nun die Acidose durch intraperitoneale Injektion von Natriumbicarbonat bzw. THAM ausgeglichen; Kontrollen erhielten lediglich NaCl-Lösung i.p. Man beobachtete, daß die bei urämischen Tieren aufgetretene Hyperlipidämie durch die Acidosekorrektur deutlich verringert wurde. Nach i.v. Injektion einer 20%igen Fettemulsion zeigte sich nun, daß gegenüber normalen Kontrolltieren in der Urämie + Acidose eine hochgradige Verlangsamung des Fettabstroms vorlag. Die Tiergruppen, bei denen eine Korrektur der Acidose vorgenommen worden war, zeigen eine erhebliche Verbesserung der Klärdynamik und Annäherung an die Normaltiere.

Der Mechanismus dieser Klärunterschiede muß so interpretiert werden, daß es in der Acidose zunächst zu einer Fettmobilisation kommt, die vermutlich über eine vermehrte Katecholaminausschüttung abläuft. Bei zusätzlicher exogener

Fettzufuhr wird nun das Klärsystem überlastet, so daß es zu einer verlängerten Lipidämie kommt. Wird die acidosebedingte Lipolyse durch Puffergaben beseitigt, so läßt sich eine Verbesserung des Fettabstroms nach parenteraler Zufuhr erzielen.

Die klinischen Konsequenzen aus diesen Versuchen sind die Forderung nach Berücksichtigung und Korrektur einer renalen Acidose bevor bei chronisch Nierenkranken eine Infusionstherapie mit künstlichen Fettemulsionen vorgenommen wird.

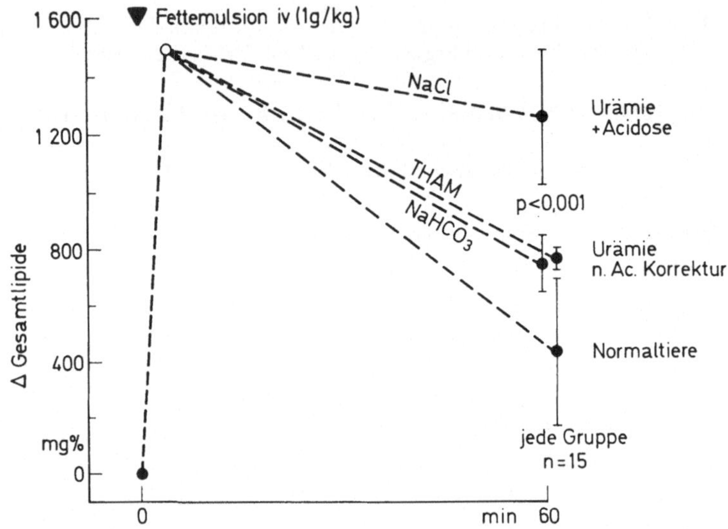


Abb. 1. Fettklärung bei Urämie. Plasmagesamtlipide vor und 60 min nach i.v. Injektion einer 20%igen Sojaöl-emulsion bei Normaltieren, urämisch-acidotischen Ratten und bei urämischen Ratten nach Ausgleich der Acidose [Ordinate: Differenz der Gesamtlipidkonzentration zum Ausgangswert (= 0)]

Literatur

Sommerkamp, H., u. Vörtmann, H.: Z. exp. Chir. 1, 301 (1968) — Sommerkamp, H., Freyer, K., Springorum, H.-W. und Frischmuth, R.: Ärztl. Forsch. 22, 191 (1968). — Sommerkamp, H., u. Neugebauer, R.: Klin. Wschr. 47, 167 (1969).

Privatdozent Dr. H. Sommerkamp und R. Neugebauer,
Urolog. Abt. der Chirurg. Univ.-Klinik, 355 Marburg a. d. Lahn, Robert-Koch-Str. 8

Aus der Urolog. Univ.-Klinik Homburg/Saar (Direktor: Prof. Dr. Alken),
der Urolog. Abt. des Allgem. Krankenhauses St. Georg, Hamburg (Priv.-Doz. Dr. Hubmann)
und der Physiolog.-chem. Abt. der C. F. Boehringer & Söhne GmbH, Mannheim

# Das Verhalten von Substanzen
## mit unterschiedlichen renalen Ausscheidungsmechanismen in der Nierenlymphe
### unter physiologischen und pathologischen Bedingungen

R. Hubmann, B. Opelt, J. G. Moormann und F. H. Schmidt

Für die renale Ausscheidung vieler Substanzen, vor allem der Chemotherapeutica, ist die sog. „non ionic diffusion" nach Milne (1958), die Rückdiffusion von lipoidlöslichen, nicht dissoziierten Molekülen aus den Nierentubuli, von großer Bedeutung. Die als Molekül im Tubulusharn vorliegenden Substanzen verlassen den Organismus meist sehr viel langsamer als Ionen, die die Zellmembran nicht passieren können. Dieser Diffusionsvorgang aus dem Lumen der Tubuli in Abhängigkeit vom Urin-pH und der Säuredissoziationskonstanten des Moleküls konnte für verschiedene schwache Säuren, wie Nitrofurantoin (BUZARD, 1962; PAUL, 1960; SCHIRMEI-STER, 1966; WOODRUFF, 1961), Barbiturate und verschiedene Sulfonamide (BAUMANN, 1965; DETTLI, 1965; PORTWICH, 1964) durch Clearanceuntersuchungen bei Tieren und beim Menschen nachgewiesen werden (Abb. 1). Minimal ist die Rückdiffusion von PAH und Sulfacarbamid, während Inulin die Tubuluszelle und auch das Uroepithel nicht passiert (BAUMANN, 1965; BRAUN, 1963; HEIDENREICH, 1961; OELERT, 1964) (Tabelle). Für einzelne Sulfonamide muß auch an eine aktive Rückresorption gedacht werden, da trotz weitgehender Ionisation des Moleküls im Tubulus ein stärkerer Rücktransport vorhanden ist (PORTWICH, 1964).

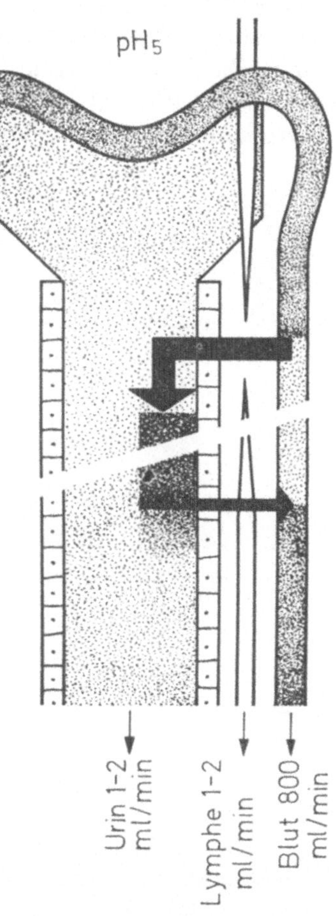



Abb. 1. Schematische Darstellung der Rückdiffusion von Nitrofurantoin im Nierentubulus bei einem Urin-pH von 5 (variiert nach SCHIRMEISTER, 1966). Die angegebenen Zahlen entsprechen dem Blut-, Lymph- und Urinstrom für beide Nieren des Menschen

### Tabelle

| Untersuchte Substanzen | Rückdiffusion |
| --- | --- |
| Inulin | keine |
| PAH | minimal |
| Sulfacarbamid | minimal |
| Sulfamethoxazol | gering |
| Nitrofurantoin | bis zu 40% |
| Sulfamethoxypyrazin | 80—90% |

Es steht zur Diskussion, ob diese Rückdiffusion im Tubulus, der 80 bis 90% z. B. des Sulfamethoxypyrazins, das den Tubulus passiert, unterliegen, zu einer Erhöhung der Substanzkonzentrationen in der interstitiellen Flüssigkeit und damit in der Nierenlymphe führt. COCKETT (1965) konnte in der Nierenlymphe z. T. auffällig hohe Furadantinkonzentrationen im Vergleich zum Plasma nachweisen. In der vorliegenden Untersuchung sollte festgestellt werden, ob Verbindungen mit differenten physikalisch-chemischen Eigenschaften bei verschiedenen physiologischen und pathologischen Nierenfunktionszuständen unterschiedliche Lymphkonzentrationen ergeben. Als Erklärung für höhere Substanzkonzentrationen in der Nierenlymphe als im Plasma könnte das durch Rückresorption aus den Nierentubuli vermehrte Angebot im Interstitium herangezogen werden, ein Gesichtspunkt, der für die Behandlung der interstitiellen Nephritis, also der Pyelonephritis, von großer Bedeutung sein könnte (Schirmeister, 1966).

Die Kapsel- und Hiluslymphgefäße konnten bei 14 Hunden kanüliert werden. Unter Clearancebedingungen wurde die Lymphe über mehrere Stunden gesammelt und die Lymph-, Plasma- und Urinkonzentrationen von Inulin, PAH, Nitrofurantoin, Sulfacarbamid, Sulfamethoxazol und Sulfamethoxypyrazin bestimmt. Eine Voraussetzung für die Untersuchungen waren geeignete, z. T. enzymatische Mikroverfahren. Die Bestimmung des Inulins erfolgte nach saurer Hydrolyse nach dem Hexokinase-G-6-PDH/PGI-Verfahren (Schmidt, 1961; Renschler, 1963), die des Nitrofurantoins spektrophotometrisch in einer Mikromodifikation des Ver-

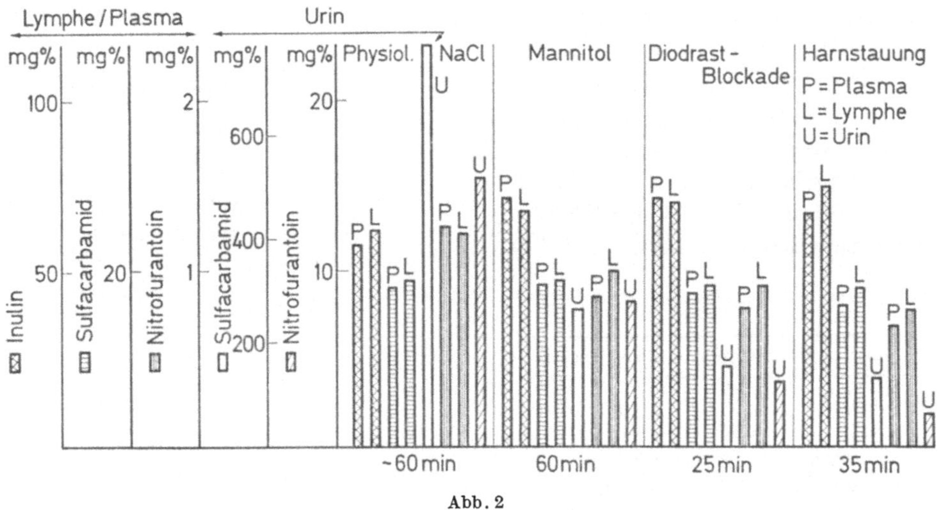


Abb. 2

fahrens nach Buzard (1965). Bei den Sulfonamiden und PAH kamen Mikromethoden zur Anwendung (Schmidt, 1966).

In den Abb. 2 bis 4 wurden die erhaltenen Lymphkonzentrationen den entsprechenden Plasma- und Urinkonzentrationen gegenübergestellt. Aus Gründen der Übersicht sollen jeweils nur einzelne Clearanceperioden im Diagramm gezeigt werden. Die Versuche erstreckten sich jeweils über mehrere Stunden. Die Nierenfunktion war aus Clearancebestimmungen bekannt und auch aus den Urinkonzentrationen der einzelnen Substanzen zu erkennen. Nach einer Vorperiode unter Normalbedingungen erhielten die Tiere zur Diuresesteigerung Mannitol und anschließend Diodrast zur Blockade der tubulären Sekretion. In einzelnen Versuchsperioden wurde durch Unterbindung des Harnleiters eine akute Harnstauung erzeugt. Den Diagrammen ist zu entnehmen, daß die Konzentration sowohl der Hilus- als auch der Kapsellymphe bei stark unterschiedlichen Urinkonzentrationen in der gleichen Größenordnung wie im Plasma liegen. Auch bei der akuten Harnstauung und unter der Gabe von Pitressin kam es trotz z. T. erheblicher Zunahme

des Lymphvolumens (MAYERSON, 1963) zu keinem Anstieg sowohl der Sulfa-
methoxypyrazin- als auch der Nitrofurantoinkonzentrationen. Möglicherweise
führt der hohe Blutdurchstrom in der Niere zu einem sofortigen Substanzaus-
gleich zwischen Plasma und interstitieller Flüssigkeit (Abb. 1). Von den körpereigenen Substanzen weisen Glucose, Natrium, Kalium, Chlor und Harnstoff die

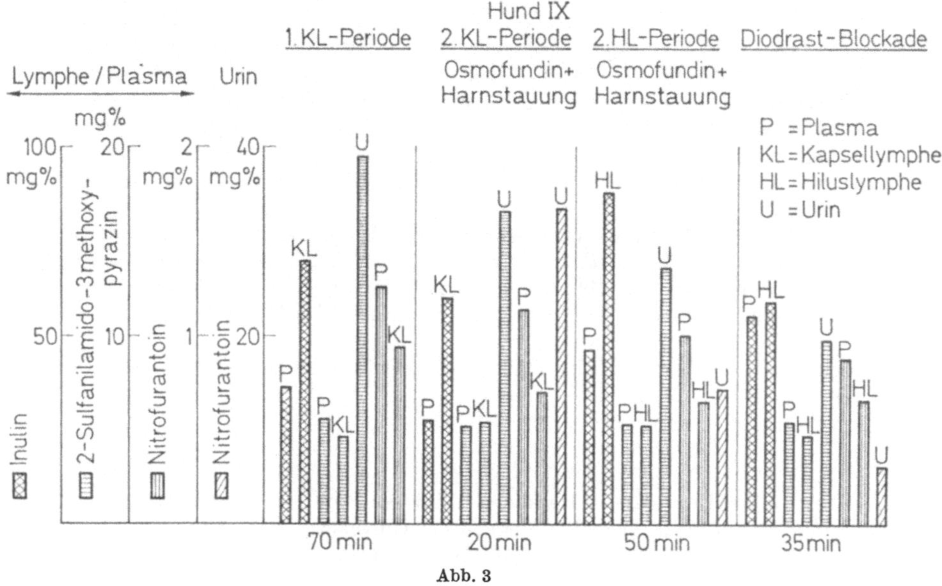

Abb. 3

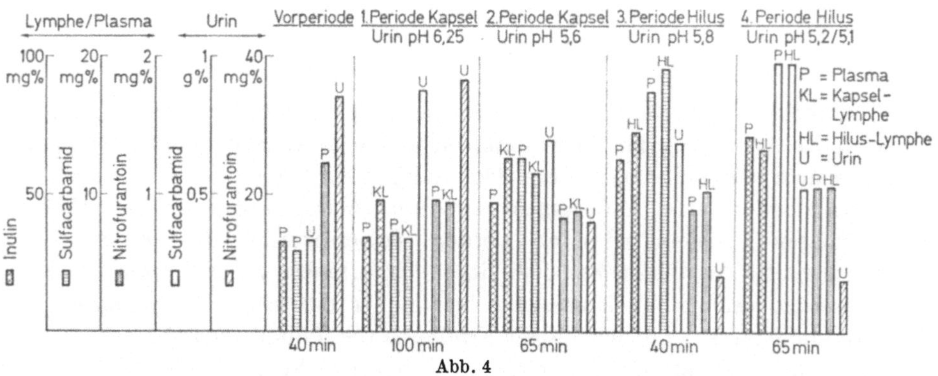

Abb. 4

gleichen Konzentrationen in der Lymphe wie im Plasma auf, während diese für
Proteine und Triglyceride sehr viel niedriger liegen.

Die Untersuchungsergebnisse zeigen, daß die geprüften Fremdsubstanzen
und körpereigenen Verbindungen mit Ausnahme der Proteine und Triglyceride in
der Nierenlymphe — wie in der peripheren Lymphe (BUZARD, 1961) — die gleichen
Konzentrationen wie im Plasma aufweisen, auch wenn eine starke tubuläre
Rückdiffusion gegeben ist, ein weiterer Hinweis dafür, daß es sich bei der Lymphe
weitgehend um ein Ultrafiltrat des Plasma handelt.

## Literatur

Baumann, K., Oelert, H. und Geckle, D.: Pflügers Arch. ges. Physiol. **283**, 25 (1965). — Braun, W., Hesse, J. und Malovay, G.: Naunyn-Schmiedebergs Arch. exp. Path. Pharmak. **245**, 457 (1963). — Buzard, J. A., Vrablic, D. M. und Paul, M. F.: Antibiot. and Chemother. **6**, 702 (1956). — Buzard, J. A., Conklin, J. D., and Buller, R. H.: Amer. J. Physiol. **201**, 492 (1961). — Buzard, J. A., Bender, R. C., Nohle, E. G., Humphrey, D. T., and Paul, M. F.: Amer. J. Physiol. **202**, 1136 (1962). — Cockett, A. T. K., Moore, R. S., and Kado, R. T.: Brit. J. Urol. **37**, 650 (1965). — Dettli, L., u. Spring, P.: III. Intern. Congr. Chemother S. 641 (1963). Stuttgart: Thieme 1964. — Heidenreich, O., May, H. U. und Kook, Y.: Klin. Wschr. **39**, 302 (1961). — Katz, Y. J., Cockett, A. T., and Moore, R. S.: Life Sci. **3**, 1249 (1964). — Mayerson, H. A.: Surg. Gynec. Obstet. **116**, 259 (1959). — Milne, M. D., Scribener, B. M., and Crawford, M. A.: Amer. J. Med. **24**, 709 (1958). — Oelert, H., Baumann, K. und Sonnenberg, H.: Pflügers Arch. ges. Physiol. **281**, 250 (1964). — Papp, M.: Experientia (Basel) **20**, 633 (1964). — Paul, M. F., Bender, R. C., and Nohle, E. G.: Amer. J. Physiol. **197**, 580 (1959). — Portwich, F., u. Büttner, H.: Klin. Wschr. **42**, 740 (1964). — Renschler, H.: Habilitationsschrift, Univ. Heidelberg 1963. — Schirmeister, J., Stefani, F., Willmann, H. und Hallauer, W.: Klin. Wschr. **44**, 402 (1966). — Schmidt, F. H.: Klin. Wschr. **39**, 1244 (1961); — Nicht publiziert (1966). — Woodruff, M. W., Malvin, R. H., and Thompson, J. M.: J. Amer. med. Ass. **175**, 1132 (1961).

Privatdozent Dr. R. Hubmann, Urolog. Abt. des Allgem. Krankenhauses St. Georg, 2 Hamburg

Aus der Urolog. Univ.-Klinik Hamburg (Direktor: Prof. Dr. H. Klosterhalfen) und dem Physiolog. Institut der Universität Hamburg (Direktor: Prof. Dr. H. Reichel)

# Beziehungen zwischen Blasendruck und Tubulusdruck bei Harnabflußstörungen

## D. Britten und G. Ruedas

Erkrankungen der ableitenden Harnwege, die zu einer Harnstauung führen, haben stets eine Störung der Nierenfunktion zur Folge. Hierbei kommt der Druckerhöhung im System eine besondere Bedeutung zu.

Insbesondere sind Änderungen der glomerulären Filtration bei erhöhten intratubulären Drucken gefunden worden. Dabei wurden die Drucke durch Blockierung des Tubulus selbst oder durch Unterbindung der Ureteren erhöht. Auch forcierte osmotische Diuresen gehen einher mit einer Verminderung des Glomerulumfiltrates bei gleichzeitiger Erhöhung der Tubulusdrucke.

Es wurde nun untersucht, ob sich auch bei einer Stauung von der Blase aus der hydrostatische Druckanstieg bis in die proximalen Tubuli fortsetzt und die Nierenfunktion ändert.

Versuchstiere waren gesunde und querschnittsgelähmte männliche Albinoratten. Die Blasendrucke wurden von außen aufgezwungen, mit einem Stathamelement gemessen und fortlaufend registriert. Die Tubulusdrucke wurden nach der von Wirz angegebenen Methode mit Mikrokanülen gemessen.

Die querschnittsgelähmten Tiere hatten schon vor Versuchsbeginn regelmäßig erheblich dilatierte Ureteren, während sich bei den gesunden Tieren die Ureteren erst im Laufe des Versuches makroskopisch sichtbar erweiterten.

Werden die Blasendrucke und Tubulusdrucke der gesunden Tiere (Abb. 1) in ein Koordinatensystem gegeneinander aufgetragen, so ergibt sich in dem gemessenen Bereich eine lineare Beziehung. Ebenfalls eine lineare Beziehung zwischen Blasen- und Tubulusdruck besteht bei den querschnittsgelähmten Tieren (Abb. 2). Ein signifikanter Unterschied zwischen den beiden Kurven besteht nicht. Beim

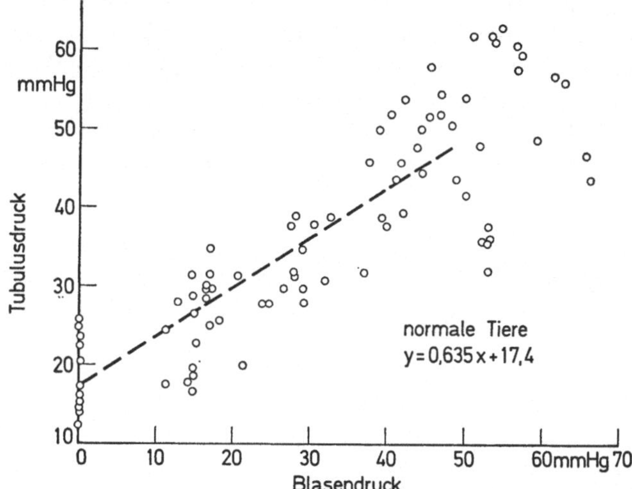


Abb. 1. Proximaler intratubulärer Druck in Abhängigkeit vom Blasendruck bei gesunden Ratten

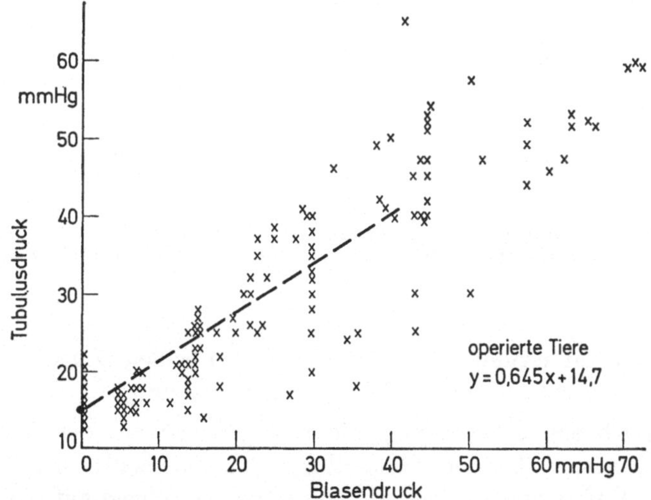


Abb. 2. Proximaler intratubulärer Druck in Abhängigkeit vom Blasendruck bei querschnittsgelähmten Ratten

Blasendruck Null herrscht im Tubulus ein Druck von 15 mm Hg. Dieser Druckgradient ist Voraussetzung für den Harnfluß. Die Druckzunahme ($\Delta_T$) im Tubulus ist jedoch geringer als die Druckzunahme ($\Delta_{Bl}$) in der Blase. Somit wird das für den Harnfluß notwendige Druckgefälle mit zunehmendem Blasendruck laufend kleiner. Sobald Blasendruck und Tubulusdruck gleich groß sind und damit das Druckgefälle Null ist, hört der Urinfluß auf. Werden aus den Regressionsgeraden die

Werte errechnet, bei denen diese Bedingung erfüllt ist, so tritt bei den gesunden Tieren der Druckausgleich bei etwa 47 mm Hg und bei den querschnittsgelähmten Tieren bei etwa 42 mm Hg auf. Der Unterschied dieser beiden Werte ist nicht signifikant.

Um zu erfahren, wie sich bei Blasendruckerhöhungen die Nierenfunktion ändert, ist die glomeruläre Filtration als Funktion des Blasendruckes aufgetragen (Abb. 3). Sie wurde bei Blasendrucken von Null, 15 und 30 mm Hg gemessen. Die Ordinate zeigt die GFR in Prozent vom Ausgangswert. Denkt man sich eine Gerade, die bei einem Normalwert von 100% beginnt und durch die errechneten Mittelwerte verläuft, so schneidet die Verlängerung dieser Geraden die x-Achse bei einem Blasendruck von etwa 50 mm Hg. Hier würde die glomeruläre Filtration

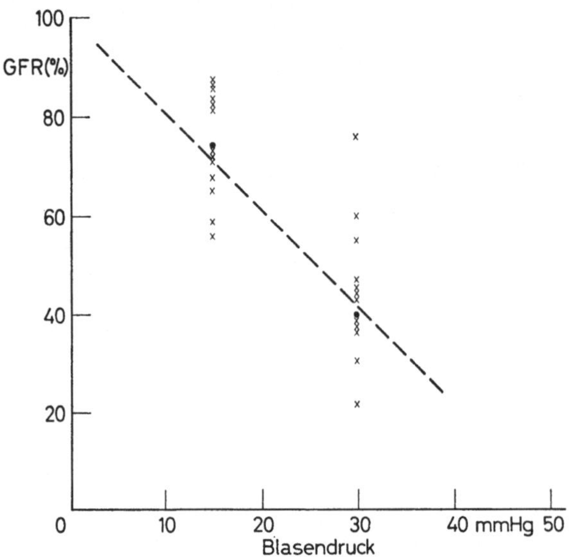



Abb. 3. Glomeruläre Filtration in Prozent vom Ausgangswert als Funktion des Blasendruckes. Die gestrichelte Linie verbindet den Wert 100% GFR mit den errechneten Mittelwerten der GFR bei Blasendrucken von 14,85 und 29,56 mm Hg

aufhören. In der Tat stimmte dieser Druck mit den beiden Drucken, bei denen in unseren Experimenten der Harnfluß sistiert, gut überein.

Wenn auch eine Übertragung dieser Ergebnisse auf den Menschen problematisch ist, so ist es aber doch vorstellbar, daß gerade bei Harnabflußstörungen, die mit einem Reflux einhergehen, ähnliche Rückwirkungen auf die Nierenfunktion erwartet werden können.

Zusammenfassung

Es wurde an gesunden und querschnittsgelähmten Ratten die Ureter- und Nierenfunktion bei Druckänderungen in der Blase untersucht. Schon bei geringen Blasendruckerhöhungen tritt eine Ureterdilatation auf. Eine Druckerhöhung in der Blase führt zu einer Druckerhöhung in den proximalen Tubuli. Zwischen Blasendruck und Tubulusdruck besteht eine lineare Korrelation. Ebenfalls linear korreliert sind Blasendruck und Verringerung des Glomerulumfiltrates.

Literatur

Wirz, H.: Druckmessung in Capillaren und Tubuli der Niere durch Mikropunktion. Helv. physiol. pharmacol. Acta 13, 42—49 (1955).

Dr. D. Britten, Urolog. Univ.-Klinik, 2 Hamburg-Eppendorf
Dr. G. Ruedas, Physiolog. Institut der Universität, 2 Hamburg-Eppendorf

Aus der Urolog. Klinik (Direktor: Prof. Dr. P. Mellin), Klinikum Essen der Ruhr-Univ. Bochum

# Lithotripsie von Blasensteinen
# durch hydraulische Schlagwellenwirkung

G. Kierfeld

Wir hatten Anfang dieses Jahres Gelegenheit, eine neue Methode der Steinzertrümmerung experimentell zu erproben. Mit dem in den UdSSR entwickelten Gerät Urat-I ist es möglich, Blasensteine mit Hilfe von sog. „hydraulischen Schlagwellen" zu zertrümmern.

Der Apparat besteht aus einem Impulsgenerator, der elektrische Entladungsstrecken erzeugt. Die Impulsfrequenz und die Ausgangsleistung können variiert werden.

Der Lithotriptor hat die Form einer Sonde von 10 Charr., er besteht aus einer zentralen und einer zylindrischen Elektrode, am Sondenende spielen sich die elektrischen Entladungen ab. Der Lithotriptor wird von einer PVC-Röhre isoliert. Die Sonde kann durch ein 24 Charr.-Universalcystoskop in die Blase eingeführt werden.

Durch die mit der Funkenentladung einhergehenden Wärmeentwicklung wird in kurzen Zeitabständen Wasser verdampft. Infolge der plötzlichen und wiederholten Gasentstehung treten erhebliche Dichteunterschiede im Wasser auf, die mit den sog. „hydraulischen Schlagwellen" gleichzusetzen sind. Die Schlagwelle setzt sich aus einer Summe von Grund- und Oberschwingungen verschiedener Frequenzen und Amplituden zusammen. Stimmen Schlagwellen- und Eigenfrequenz des Steines überein, so kommt es infolge von Resonanz zur Steinzertrümmerung.

Vor Anwendung dieses Verfahrens in der Humanmedizin hielten wir es für erforderlich, die Möglichkeiten der hydraulischen Schlagwellenlithotripsie im Tierexperiment zu erproben, zumal uns diese Methode der Steinzertrümmerung nicht ganz ungefährlich erschien. Die Versuche wurden an einem weiblichen Hund und an einem Zwergschwein durchgeführt.

Die Harnblase muß mit physiologischer Kochsalzlösung oder einer anderen elektrolythaltigen Lösung gefüllt werden. Destilliertes Wasser, wie es gewöhnlich bei der instrumentellen Blasensteinzertrümmerung verwandt wird, eignet sich wegen seiner geringen elektrischen Leitfähigkeit nicht. Die Lithotriptorsonde darf die Blasenschleimhaut nicht direkt berühren, da sonst neben der thermischen Läsion der Schleimhaut die Gefahr einer Blasenperforation besteht. Es ist nach unserer Erfahrung ein Sicherheitsabstand zwischen Sondenspitze und Blasenschleimhaut von mindestens 3 bis 5 mm einzuhalten.

Mit dem Lithotriptor läßt sich das Blasenkonkrement in kleinere, bis linsengroße Stücke zersprengen, ohne daß eine gefährliche Blasenschleimhautläsion auftritt. Wir beobachteten lediglich ein leichtes Schleimhautödem. Eine Zertrümmerung kleinerer als erbs- und linsengroßer Steine oder Steintrümmer gelang uns nicht.

Nach unserer Ansicht kann die Lithotripsie durch hydraulische Schlagwellenwirkung unbedenklich unter den oben angeführten Voraussetzungen am Menschen angewandt werden. Der Eingriff sollte in Anästhesie erfolgen. Die Schlagwellenlithotripsie ersetzt natürlich nicht die transurethrale mechanische Steinzertrümmerung oder die Lithotomie durch Sectio alta, sondern ergänzt nur diese beiden Methoden. Die Indikation zur Schlagwellenlithotripsie ist abhängig von der Größe, Zahl und chemischen Zusammensetzung der Konkremente.

Bei größer als pflaumengroßen Blasensteinen, insbesondere bei mehreren Konkrementen, ist die Sectio alta vorzuziehen, da für die Schlagwellenlithotripsie eines walnußgroßen Konkrementes ca. 15 min und für die Entfernung der Steintrümmer mit einer Saugpumpe nochmals die gleiche Zeit beansprucht wird.

Bei kleinen Steinen von der Größe einer Bohne oder Erbse ist im Zweifelsfalle die mechanische Lithotripsie anzuwenden, um das Operationsergebnis nicht durch eine thermische Schleimhautläsion zu gefährden.

Indikationen zur hydraulischen Schlagwellenlithotripsie:

1. Der solitäre bis walnußgroße Blasenstein, der sich mit dem mechanischen Lithotriptor nicht oder nur schlecht fassen läßt.

2. Größere Konkremente, die entfernt werden müssen, wo aber eine Sectio alta schwierig oder gefährlich ist. Ich denke dabei an Blasensteinrezidive oder Narbenbildung infolge früherer suprapubischer Eingriffe. Es empfiehlt sich in solchen Fällen, die Steine soweit zu zertrümmern, bis die Steinbröckel mit dem mechanischen Lithotriptor gefaßt und dann gefahrlos in kleinste ausspülbare Trümmer zerkleinert werden können.

3. Mittelgroße Steine, die in Verbindung mit einer transurethralen Elektroresektion, z. B. bei einer Sphincterbarre oder einem kleinen Prostataadenom, entfernt werden sollen.

Dr. G. Kierfeld, Urolog. Klinik der Ruhruniversität, Klinikum Essen, 43 Essen, Hufelandstraße 55

# V. Freie Vorträge

Vorsitz: Herr KLOSTERHALFEN, Hamburg

Aus der Urolog. Univ.-Klinik Zürich (Direktor: Prof. Dr. G. MAYOR)

## Prinzipielle Fragen bei der Nebennierenchirurgie

G. MAYOR

Die Nebennierenchirurgie ist bereits von vielen Urologen aus verschiedenen Gründen an die Allgemeinchirurgen abgetreten worden, vor allem wohl, weil die Zahl der operativen und postoperativen Komplikationen groß ist und man anscheinend mit der Nebennierenchirurgie mehr Kummer als Erfolg erntet. Wir teilen diese Ansicht nicht. Deshalb möchte ich an Hand unserer Erfahrungen auf diesem Gebiete einige prinzipielle Bemerkungen anbringen, die uns besonders wichtig erscheinen. In diesen Ausführungen sind die Adrenalektomien zur Behandlung fortgeschrittener Fälle von Prostatacarcinom beim Mann und Mammacarcinom bei der Frau ausgeschlossen. Es ist mir auch nicht möglich, in diesem Rahmen auf die Frage der rein endokrinologischen Aspekte der verschiedenen Nebennierenaffektionen einzugehen. Es handelt sich dabei um bekannte Tatsachen, die in den letzten Jahren von den Endokrinologen weitgehend entwickelt wurden. Ich möchte mich lediglich auf grundsätzliche Fragen bei der Diagnostik und der operativen Behandlung der vier häufigsten Gruppen von Erkrankungen der Nebennieren konzentrieren, wobei bis jetzt an der Urologischen Klinik Zürich 58 Fälle operiert wurden, die sich wie folgt einteilen lassen (Tab. 1):

Tabelle 1

| | |
|---|---|
| 1. Phäochromocytom | |
| in Nebenniere | 10 |
| aberrierende Lokalisation | 4 |
| 2. Morbus Cushing | |
| Hyperplasie | 24 |
| Adenom | 10 |
| 3. Hyperaldosteronismus (Morbus Conn) | |
| Nebennierenrindenadenom | 4 |
| 4. Carcinom | |
| Resektion | 3 |
| Freilegung (Metastasen) | 3 |
| | 58 |

Die Diagnose wird klinisch in Zusammenarbeit mit den Endokrinologen abgeklärt. Für uns Urologen ist besonders wichtig zu wissen, wo die Affektion vorliegt, da die Lokalisation sich nicht immer auf die Nebenniere beschränkt, und was technisch am besten zu unternehmen ist. Wir sind beim heutigen Stand der uns zur Verfügung stehenden Methoden imstande, die Tumoren zu lokalisieren und eine evtl. Multiplizität der Lokalisation, wie beim Phäochromocytom oder Morbus Conn, genau festzustellen.

1. *Das Phäochromocytom* kann klinisch lokalisiert werden, und zwar durch Bestimmung des Noradrenalin- und des Adrenalingehaltes im Plasma bei Entnahme von venösem Blut mittels Cavakatheterismus an fünf verschiedenen Stellen, nämlich: aus der Cava cranialis, auf Höhe der rechten V. suprarenalis, aus der V. renalis links und der V. renalis rechts sowie an der Bifurkationsstelle der V. cava. Ausschlaggebend ist, daß diese Untersuchungen in einem absolut zuverlässigen Laboratorium vorgenommen werden, was nicht ohne weiteres überall der Fall ist. Von den 26 Fällen von Phäochromocytom, die bis jetzt an der Medizinischen Univ.-Klinik Zürich von Dr. Ziegler untersucht wurden, war nur in einem einzigen Fall die Lokalisation nicht exakt.

Als komplementäre Untersuchung kann durch Insufflation des retroperitonealen Raumes bei vielen Fällen der Tumor zur Darstellung gebracht werden. Die operative Freilegung erfolgt dann durch eine transthorako-retroperitoneale Schnittführung, wobei der ganze Sektor der beim Cavakatheterismus verdächtigen Stelle eingehend exploriert werden muß.

Die Aortographie zur Lokalisation eines Phäochromocytoms ist strikte abzulehnen, da durch die intravasale Drucksteigerung eine Blutdruckkrise mit sekundärem irreversiblem Schock ausgelöst werden kann.

Ferner ist dafür zu sorgen, daß das Blutvolumen, das bei ca. 50% der Fälle von Phäochromocytom herabgesetzt ist, vollkommen kompensiert wird, sonst riskiert man bei der Ligatur der Gefäße des Phäochromocytoms einen hypovolämischen Schock, der von einem plötzlichen Herzversagen gefolgt sein kann.

Der Tumor darf bei der Entfernung nicht berührt, vor allem nicht digital angefaßt werden, da dies die Gefahr einer weiteren Blutdrucksteigerung mit anschließenden Komplikationen wie z. B. Apoplexie bedeuten würde. Die Gefäße des Tumors müssen daher zuerst sorgfältig zur Darstellung gebracht und dann vorsichtig komprimiert werden, worauf die Veränderungen des Blutdruckes genau zu beobachten sind. Wenn der Blutdruck nach der Exstirpation des Tumors sofort absinkt, so bedeutet das, daß das Phäochromocytom solitär ist. Geht der Blutdruck innerhalb dieser Zeitspanne nicht auf normale Werte zurück, besteht Verdacht auf das Vorliegen eines zweiten Tumors, so daß die Exploration der gleichen Seite bis ins Kleinbecken weiter erfolgen muß. Im Falle eines negativen Befundes sollte die andere Seite in einer zweiten Sitzung exploriert werden, keinesfalls in der gleichen Sitzung, und nach nochmaliger genauer klinischer Durchuntersuchung.

2. *Das Cushing-Syndrom* ist die häufigste Erkrankung der Nebenniere, die wir zur Behandlung bekommen. Wenn die Diagnose klinisch vermutet wird, können Untersuchungen zur Bestätigung der Diagnose des Cushing-Syndroms und zur Abklärung der Ätiologie vorgenommen werden (Tab. 2 und 3).

Tabelle 2. *Cushing-Syndrom*

---

*Untersuchungen zur Bestätigung der Diagnose*
17-Hydroxycorticosteroide im Urin,
Dexamethasonhemmtest,
Bestimmung des Plasmacortisols,
Nachweis der fehlenden Tagesrhythmik,
Bestimmung des freien Cortisols im Urin,
Messung der Cortisolsekretionsrate,
Berechnung der biologischen Halbwertszeit.

---

Tabelle 3. *Cushing-Syndrom*

---

*Untersuchungen zur ätiologischen Abklärung*
Dexamethasonhemmtest,
klassische ACTH-Teste,
17-Ketosteroide,
Nachweis von abnormen Metaboliten im Urin
  (Dehydroepiandrosteron),
Funktionsprüfungen mit zentraler oder hypo-
  physärer Stimulation,
Bestimmung des ACTH im Plasma.

---

Diese Untersuchungsmethoden, u. a. der Dexamethasontest, die ACTH-Teste und der Dehydroepiandrosterontest, werden vielleicht in Zukunft eine gewisse Rolle spielen, da sie anscheinend die Differenzierung erlauben, ob es sich jeweils um eine doppelseitige Hyperplasie, ein Adenom oder möglicherweise gar um ein Carcinom handelt.

Die Lokalisation eines Nebennierenrindentumors kann gelegentlich durch eine Aortographie oder durch Tomogramme bei retroperitonealer Insufflation erfolgen. Ausnahmsweise kann durch Füllung der Suprarenalis ein Nebennierentumor direkt zur Darstellung gebracht werden, wie wir bei einem Fall beobachten konnten.

Bei den unklaren Fällen müssen beide Nebennieren in der gleichen Sitzung exploriert werden. Abzuraten ist von einer Exploration in zwei Sitzungen, weil die Patienten meistens die zweite Operation ablehnen. Es darf in diesem Zusammenhang nicht vergessen werden, daß alle Patienten an einem schweren endokrinen psychoorganischen Syndrom leiden, das die ganze präoperative Phase im allgemeinen stark belastet. Ist die Lokalisation eines Tumors auf einer Seite erfolgt, so ist es am einfachsten, die Operation durch einen thorakolumbalen Schnitt vorzunehmen, welcher einen ausgezeichneten Zugang zur Nebenniere ermöglicht. Bei den doppelseitigen Explorationen ziehen wir den posterioren Zugang durch Resektion der 11. Rippe und Verlängerung des Schnittes nach oben paramedian vor. Diese Schnittführung ist viel einfacher als die transperitoneale, wenn man bedenkt, daß wir es meistens mit sehr adipösen Patienten zu tun haben.

Bei den ersten Fällen haben wir die subtotale Adrenalektomie vorgenommen. Jetzt führen wir die totale doppelseitige Adrenalektomie mit anschließender Substitutionsbehandlung durch. Von einer totalen Adrenalektomie beidseits mit subcutaner Implantation eines Hyperplasieextraktes am Oberschenkel ist abzuraten.

In der postoperativen Phase müssen die Patienten während der ersten Tage genau überwacht werden, da u. a. Zirkulationsstörungen, Thrombosen, Apoplexien usw. auftreten können. Alle Patienten sollen nach der Operation anticoaguliert werden. Die Substitutionstherapie erfolgt durch Verabreichung von Cortisonacetat und Florinef.

3. *Morbus Conn.* Durch Aldosteronismus produzierte Nebennierenrindenadenome können einseitig, doppelseitig, solitär, multipel und sogar aberrierend vorkommen. Einer unserer Patienten hatte multiple Adenome rechts und links. Wegen der kleinen Dimensionen der Adenome versagen meistens die Lokalisationsverfahren mit radiologischen Maßnahmen. Aldosteronbestimmung mit Cavakatheterismus kann eine große Hilfe zur Lokalisation sein. Auffallend ist, daß beim Morbus Conn die Patienten postoperativ innerhalb kurzer Zeit normale Werte bei den verschiedenen Blutuntersuchungen aufweisen, so daß die schweren Elektrolytenstörungen, die zur Diagnose führen, d. h. die Hypertonie mit Natriumretention und hypokaliämische Alkalose, sofort verschwinden and die Adynamie sich in kurzer Zeit bessert.

4. Die chirurgische Behandlung des *Carcinoms der Nebenniere* ist sehr schwierig, weil das Carcinom schon in den Frühstadien der Erkrankung sich auf den großen Gefäßen entwickelt. In allen verdächtigen Fällen, die meistens keine Hormonspeicherung aufweisen, muß durch Angiographie und Kavographie die Situation genau abgeklärt werden. Bei der Exploration, die immer transthorako-, retro- und transperitoneal erfolgen muß, ist darauf zu achten, daß Komplikationen von seiten der großen Gefäße häufig sind, so daß eine Resektion der Cava nötig sein kann. Dies bedeutet, daß das ganze Instrumentarium der Chirurgie der großen Gefäße beim Eingriff bereitgestellt werden muß. Leider aber ist die operative Tätigkeit bei den Nebennierencarcinomen oft illusorisch, da sehr viele Fälle bereits Metastasen aufweisen, so daß dann nur eine Freilegung erfolgen kann.

Trotz der Schwierigkeiten, denen wir bei der Diagnostik und der operativen Sanierung der Nebennierenaffektionen begegnen, handelt es sich dabei eindeutig um eines der interessantesten Kapitel der Chirurgie. Wenn ich gehofft habe, Ihnen einige Aspekte dieser Erkrankung zu vermitteln, so gestehe ich auch, diese Probleme noch aus einem anderen Grunde aufgezeigt zu haben, indem ich nämlich der Ansicht bin, daß wir Urologen diesem wichtigen Kapitel der Nebennierenchirurgie mehr Interesse schenken sollten. Die Chirurgie der Nebennieren gehört ins Fachgebiet der Urologen. Die Untersuchungsmethoden, vor allem die instrumentellen, sind keine anderen, als wir in unserem übrigen urologischen Krankengut anwenden. Ich finde es nicht richtig, wenn sich die Urologen gewöhnlich von diesem Zweig der Chirurgie, der in der kommenden Zeit sich gewiß noch weiter entwickeln wird, distanzieren und aus Mangel an Interesse oder Einsatz den Allgemeinchirurgen überlassen.

Professor Dr. G. Mayor, Urolog. Univ.-Klinik, CH-8000 Zürich

Aus der Urolog. Klinik der Med. Fakultät der Rhein.-Westf. Techn. Hochschule Aachen
(Vorstand: Prof. Dr. W. Lutzeyer)

# Operative Behandlung der kongenitalen Harnstauungsniere: Subtotale en-bloc-Resektion

## W. Lutzeyer und S. Lymberopoulos

Der Erfolg der plastischen Korrektur bei der kongenitalen Harnstauungsniere oder Hydronephrose hängt von drei Grundvoraussetzungen ab:

1. Von der anatomischen und funktionellen Beschaffenheit des betroffenen Organs.

2. Von einer dem Befund adäquaten Operationsmethode und

3. von der Art der postoperativen Harnableitung und von einer konsequent durchgeführten Harnwegsinfektbekämpfung.

*Zur Pathogenese:*

Dem kardinalen Faktor des anatomisch und funktionell gestörten subpelvinen Segmentes bei der Harnstauungsniere liegt in der Regel eine *Trias von Ausgangsmöglichkeiten* zugrunde.

a) Die Stenose durch Adhäsion,

b) Das isolierte stenosierte Segment und

c) Die Stenose mit begleitendem aberrierendem Gefäß.

Diese drei Grundtypen präsentieren sich in ähnlicher Form bei der operativen Freilegung der Niere. Sämtliche drei Ursachemöglichkeiten verbindet in der Regel *ein gemeinsamer Faktor*, nämlich die *anatomisch-muskuläre Fehlentwicklung des pelviureteralen Segmentes.*

Während bei der *normalen Niere* das pelviureterale Segment den Muskelverlauf und damit auch den Verlauf des elastischen Fasergerüstes in Form von gegensinnig gekreuzten Spiralen scherengitterartig erkennen läßt, liegt in der Regel bei der *kongenitalen Harnstauungsniere* im subpelvinen Segment eine Prädominanz der Längsmuskulatur mit Zunahme der fibrösen Wandelemente vor. Der *Endzustand* wird durch eine reine Wandfibrose repräsentiert, das Harnleiterlumen ist nahezu obliteriert (Abb. 1). Aus dieser pathologisch-anatomischen Fehlstruktur des Harnleiterabganges resultiert der *gestörte Peristaltikablauf.* Er kann röntgenologisch und tonometrisch objektiviert werden.

Aus der anatomisch-strukturellen Fehlentwicklung läßt sich mühelos der Schwerpunkt der operativen Korrektur der angeborenen Harnstauungsniere einschätzen: Er liegt entweder in der *Teilkorrektur* des stenosierten Segmentes ohne Kontinuitätsdurchtrennung, oder er zielt auf die *totale Entfernung* des pelviureteralen Segmentes unter Einschluß des überschüssigen Nierenbeckenabschnittes hin. Es handelt sich hier um die beiden Grundtypen sämtlicher bekannten modifizierten Operationsverfahren bei der Hydronephrose.

Die verschiedenen Operationsverfahren bei den 75 Nierenbecken-Harnleiter-
abgangsstenosen, die in den letzten 5 Jahren an der Urologischen Klinik Aachen
operiert wurden, sind in Tab. 1 zusammengefaßt. 45 Eingriffe verschiedener

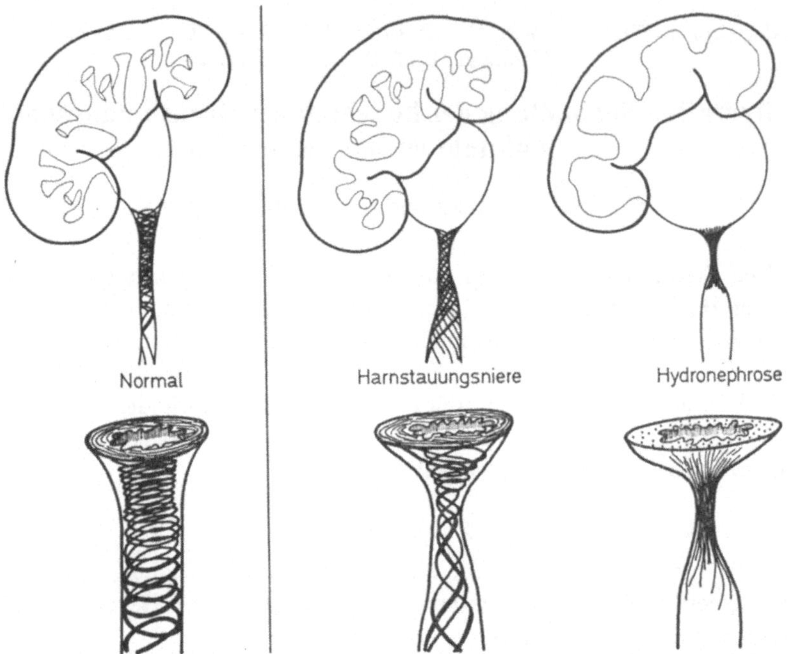


Abb. 1. Anatomische Wandstruktur: Normales pelviureterales Segment (links), bei der kongenitalen Harnstauungsniere (Mitte) und bei der ausgeprägten Hydronephrose (rechts). Der scherengitterartige Verlauf der Muskelfasern gleicht bei der Hydronephrose einer Prädominanz der Längsmuskulatur mit gleichzeitiger Zunahme der
Wandfibrose

Tabelle 1. *Die Hälfte der Nierenbeckenplastiken wurde
nach Art der subtotalen en-bloc-Resektion, 9 davon schienenlos, vorgenommen*
*Nierenbeckenplastiken 1964 bis 1969*

| Art des Eingriffes | mit | ohne | Gesamt-zahl |
|---|---|---|---|
| | Schienung | | |
| Subtotale en-bloc-Resektion | 29 | 9 | 38 |
| Foley-Schwyzer | 9 | 6 | 15 |
| Allemann | 0 | 10 | 10 |
| Fenger | 2 | 1 | 3 |
| Hryntschak | 0 | 3 | 3 |
| Sonstige | 5 | 1 | 6 |
| | 45 | 30 | 75 |

Methode wurden *mit* transrenaler Ureterschiene vorgenommen, 30 Eingriffe dagegen ohne jegliche transrenale oder auch transrenoureterale Ableitung (Allemann-
Plastik). Uns interessiert vorwiegend die en-bloc-Resektion des Nierenbeckens und
des subpelvinen Segmentes, wie wir sie in 38 Fällen durchgeführt haben. Bei

neun Patienten wurde *schienenlos* anastomosiert, die Erfolge waren in der Regel gut.

Die histologische und klinische Untersuchung der operierten subpelvinen Stenosen bestätigte eindeutig die Auffassung MURNAGHANS, daß in der Regel ein anatomisch verändertes subpelvines Segment als Ursache der angeborenen Harnstauungsniere zugrunde lag. Histologisch fand sich an dem resezierten subpelvinen Segment in Lumennähe ein eindeutiges Überwiegen der bindegewebigen fibrösen Elemente, der Muskelmantel selbst wurde nach außen zu in der überwiegenden Mehrzahl von Längsmuskulatur gebildet.

### Zur Operationstechnik

En-bloc-Resektion der Nierenbecken-Harnleiterabgangsstenose in situ durch muskelschonenden Lumbodorsalschnitt nach LURZ. Beachtenswerte Punkte sind:

a) Fortlaufende Naht des Nierenbeckenrestes kraniocaudal mit atraumatischem Chromcatgut 4 × 0.

b) Anastomosen-Mindestlänge 1,5 bis 2,5 cm.

c) Harnleiterfixation am tiefsten Punkt des Nierenbeckens mit zwei Nähten und zwar so, daß die Lappenspitze selbst nicht mitgefaßt wird. Die Adaptation genügt in der Regel.

d) Wenn Schienung nötig, dann mit einem Kunststoffkatheter nicht über acht Charrière und eine sichere gezielte parapelvine oder paraureterale Drainage. Eine Nephropexie wird in der Regel nicht durchgeführt.

### Zur Frage der Harnableitung

Die Vor- und Nachteile der verschiedenen Harnableitungsverfahren bei der Nierenbecken-Harnleiterabgangsplastik zueinander in Relation zeigt schematisch die Abb. 2. Sie reichen von der schienenlosen Anastomose mit Paradrainage (HYNES-ANDERSON) oder dem Pyelonventil nach GIBSON bis zu den Grundtypen der inneren, der äußeren oder auch der inneren und äußeren Harnableitung kombiniert. Es wird evident, daß *Infektion, Blutung* und *Harnfistel* bei den Harnableitungsverfahren notgedrungen als Komplikationsmöglichkeit dominieren müssen, während sie bei der schienenlosen Anastomose mehr in den Hintergrund treten. Eine gezielte Paradrainage des Urinextravasates muß jedoch gewährleistet sein.

Eine Harnableitung nach en-bloc-Resektion halten wir in folgenden Fällen für notwendig:

1. Bei der infizierten Harnstauungsniere.

2. Bei entzündlich veränderter Harnstauungsniere, meistens primär durch Stein bedingt.

3. Bei schlechter Funktion der Schwesterniere und

4. Bei der plastischen Korrektur einer Rest- oder Einzelniere.

Der definitive Erfolg einer Nierenbecken-Harnleiterabgangsplastik kann in er Regel erst nach 5 Jahren beurteilt werden. In Tab. 2 sind unsere *Frühkomplikationen* bei den 75 durchgeführten Nierenbeckenplastiken dargestellt. Die Letalität mit 1,3% ist nicht hoch, die sekundäre Nephrektomie mit 5,3% relativ hoch, wobei die Ursache der Blutung doch angegeben werden sollte: Es handelt sich in einem Fall um eine zusätzliche Unterbindung eines kleinen akzessorischen Gefäßes, welches zur Polnekrose und zur Hämorrhagie führte, in dem anderen Fall handelte es sich um die Arrosion eines größeren arteriellen Nieren-

| Komplikationen | ohne Schienung | | mit Schienung | | |
|---|---|---|---|---|---|
| | Para-Drain | Pyelonventil Para-Drain | Ureterkatheter Para-Drain | transren. Ureter-Schiene, Paradrain | Nephrostomie Para-Drain |
| Infekt | - | + - | + | + | + + |
| Blutung | - | - | - | - | + |
| Stein-bildung | - | - | - | - | + |
| Urinfistel (temp.) | + | + + | - | - | - |

Abb. 2. Vor- und Nachteile der verschiedenen Harnableitungsverfahren, in Beziehung gesetzt zur Gefährdung durch Infekt, Blutung, Steinbildung und Harnfistel

gefäßes durch einen nach der Plastik hochgeschobenen Harnleiterkatheter. Die übrigen Komplikationen, wie temporäre Urinfistelung, Steinneubildung und Steinrezidiv, halten sich in den zu erwartenden Grenzen.

Tabelle 2. *Frühkomplikationen nach Nierenbecken-Harnleiterabgangsplastiken*

| | | |
|---|---|---|
| Letalität (Lungenembolie) | | 1 = 1,3% |
| Sekundäre Nephrektomie | | 4 = 5,3% |
| wegen: sekundärer Infektion | 2 | |
| Blutung | 2 | |
| Verschlechterung | 0 | |
| Temporäre Urinfistelung | | 10 = 13% |
| Permanente Urinfistelung | | 0 = 0% |
| Verschlechterung | | 1 = 1,3% |
| Funktionsverlust | | 0 = 0% |
| Sekundäre Wundinfektion | | 1 = 1,3% |
| Steinneubildung | | 0 = 0% |
| Steinrezidiv | | 2 = 2,6% |

## Zusammenfassung

Auf Grund histopathologischer Untersuchungen und klinischer Erfahrungen ist anzunehmen, daß der manifesten Pathogenese der kongenitalen Harnstauungsniere durch Adhäsion, Stenose oder Stenose mit begleitendem aberrierenden Gefäß der gemeinsame pathologisch-anatomische Faktor des gestörten Wandaufbaus zugrunde liegt.

Daraus resultiert die operative Konsequenz, daß das einfachste Verfahren die subtotale en-bloc-Resektion unter Einschluß des Nierenbeckenharnleiterabganges ist. Solche plastischen Korrekturen wurden bei einer Gesamtzahl von 75 Nierenbecken-Harnleiterabgangsplastiken von 1964 bis 1968 in 38 Fällen vorgenommen.

Als wesentliche Voraussetzungen bei der en-bloc-Resektion gelten:

1. Die Operation in situ durch muskelschonenden Lumbodorsalschnitt nach LURZ.

2. Die atraumatische Nahttechnik bei feinem Chromcatgut 4 × 0.

3. Die Anastomosenmindestlänge zwischen 1,5 und 2,5 cm.

4. Eine exakte gezielte peripelvine Sicherheitsdrainage.

5. Wenn möglich, die Vermeidung einer intraluminalen, transrenalen Ureterschiene, wenn dagegen notwendig, die transrenale Ureterschienung mit einem Kunststoffkatheter von 8 Charrière, maximal bis zu 12 Tagen.

Die Frühkomplikationen bei den 75 Nierenbecken-Harnleiterabgangsplastiken liegen im Bereich der bekannten Komplikationsmöglichkeiten.

Professor Dr. W. LUTZEYER, 51 Aachen, Goethestraße 27/29

Aus der Chirurg. Klinik und Poliklinik der Universität Münster
(Direktor: Prof. Dr. P. SUNDER-PLASSMANN)

# Die akute Niereninsuffizienz in der Urologie

L. BRAUN

Unter akuter Niereninsuffizienz verstehen wir das rasch einsetzende Versiegen der Harnausscheidung und die nachfolgende Harnvergiftung. Ich werde über 180 Patienten berichten, bei denen sich eine akute Niereninsuffizienz als Folge einer urologischen Erkrankung oder Operation entwickelte.

Hinsichtlich der Pathogenese der akuten Niereninsuffizienz sind drei Formen zu unterscheiden:

1. Die extrarenale Form: Bei zunächst gesunden Nieren rufen Störungen im Wasser- und Elektrolythaushalt Oligurie und Urämie hervor. Diese Form trat in 6% auf.

2. Die renale Form: Schock und Intoxikation können den Untergang der Tubulusepithelien herbeiführen, so daß Anurie und Urämie resultieren. Sie halten so lange an, bis die Regeneration der Tubuluszellen abgeschlossen ist. Wir beobachteten diese Form, das akute Nierenversagen, in 20%.

3. Die postrenale Form: Ausgelöst und unterhalten durch ein mechanisches Harnabflußhindernis. Ein solches war in 72% der Fälle Ursache der Niereninsuffizienz.

Schließlich gelangten vier Patienten mit Cystennieren im Zustand der akuten Dekompensation in unsere Behandlung.

Die extrarenale Form der akuten Niereninsuffizienz geht stets mit einer mehr oder weniger hochgradigen Exsiccose einher. Sie kann sich nach entzündlichen Erkrankungen oder nach Operationen an Nieren, Harnwegen und Prostata ausbilden, wenn übermäßigen Flüssigkeitsverlusten eine unzureichende Infusionsbehandlung gegenübersteht. Im Vordergrund des Krankheitsbildes stehen in der Regel cerebrale Symptome, die von Somnolenz und Krampfanfällen bis zur tiefen Bewußtlosigkeit reichen. Häufig endet das Leiden im cerebralen Koma.

Das akute Nierenversagen entwickelte sich nach Traumen, intra- und postoperativen Schockzuständen, foudroyant verlaufenden Wundinfektionen, zweimal nach einer massiven Hämolyse bei Elektroresektionen mit Verwendung von destilliertem Wasser als Spüllösung und einmal nach einem i.v. Pyelogramm. Die folgende Abbildung zeigt den Übertritt von Kontrastmittel aus der Harnröhre in die venöse Strombahn und damit die Entstehungsursache einer Hämolyse bei Verwendung von hämolysierenden Spüllösungen bei Elektroresektionen.

Die postrenale Niereninsuffizienz trat 69mal bei Patienten mit Einzelnieren, 25mal bei beiderseitigem Harnleiterverschluß durch Carcinome, Metastasen, Strahlenfibrose der Ureteren, Ormondscher Krankheit oder einer Urethralfalte und zehnmal nach doppelseitiger Harnleiterligatur nach Uterusexstirpation oder Sectio auf.

Das klinische Bild der akuten Niereninsuffizienz wird von Grundleiden, Ausmaß der Harnvergiftung und deren Komplikationen geprägt. Einzelne Befunde mögen den Zustand skizzieren, in welchem die Patienten zur Aufnahme in

Tabelle 1

|  | Exitus | Heilung |
|---|---|---|
| Aufnahmetag | 6. | 5. |
| Rest-N (mg-%) | 168 | 147 |
| Kalium (mval/l) | 5,8 | 5,6 |
| Hämoglobin (%) | 66 | 69 |
| Harnmenge (ml) | 160 | 70 |

unsere Klinik gelangten (Tab. 1). Die Mittelwerte der verstorbenen Fälle sind denen der überlebenden gegenübergestellt.

Die Aufnahme erfolgte durchschnittlich am 6. bzw. 5. Krankheitstag. Die verstorbenen Patienten befanden sich im Mittel 7 Tage in unserer Behandlung. Am Aufnahmetag betrugen Rest-N 168 bzw. 147 mg-%, Serumkalium 5,8 bzw. 5,6 mval/l, Hämoglobin 66 bzw. 69% und die 24 Std-Harnmenge 160 bzw. 70 ml.

Die Unterschiede zwischen den beiden Gruppen sind gering. Sie zeigen, daß derartige Aufnahmebefunde keinen prognostischen Schluß erlauben.

Die folgende Tab. 2 vermittelt einen Überblick über die Prognose der akuten Niereninsuffizienz urologischer Patienten in Abhängigkeit von ihrer Ätiologie: 40% der Patienten mit extrarenaler Niereninsuffizienz, 58% der Fälle mit akutem Nierenversagen nach ischämischer oder toxischer Tubulusnekrose und 44% der Patienten mit einer mechanisch bedingten Anurie sind verstorben. Die Gesamtmortalität betrug bei 180 Patienten 47%.

Im einzelnen betrug die Sterblichkeit des akuten Nierenversagens nach Traumen 33%, Nephrektomien 75%, Nierensteinoperationen 67%, Operationen an Einzelnieren 60% und Prostatektomien 44%,

Aufschlußreich sind folgende Ergebnisse: Während die Mortalität bei 23 Patienten mit Einzelnieren, Anurie und Urämie, bei denen das Hindernis durch Ureterenkatheterisierung überwunden wurde, nur 13% und bei 15 Patienten, bei denen das Harnabflußhindernis sofort operativ beseitigt wurde, 20% betrug, verstarben von 24 Patienten 79%, bei denen wegen des schlechten Allgemeinzustandes oder aus anderen Gründen eine Nierenfistelung durchgeführt wurde. Diese erhebliche Differenz zeigt sich auch bei den zweinierigen Patienten; die entsprechenden Zahlen lauten: 22%, 33% bzw. 89%.

Eine Analyse der Todesursachen (Tab. 3) von 85 Fällen ergab: in 51% eine Urämie, in 16% Herz- oder Kreislaufversagen und in 14% eine Sepsis, bei der es sich zumeist um eine Urosepsis handelte. In deutlichem Abstand folgen Hyperkaliämie, Lungenembolie, Hypernatriämie, Pneumonie, Peritonitis, Kachexie und urämische Enterocolitis.

8 Patienten verstarben bereits am Tag der Aufnahme in unsere Klinik, 42 Patienten zwischen dem 1. und 3. Tag.

Tabelle 2

|  | Mortalität |
|---|---|
| Extrarenale Form | 10 = 40% |
| Renale Form | 36 = 58% |
| Postrenale Form | 130 = 44% |
| Cystennieren | 4 = 75% |
| Insgesamt | 180 = 47% |

Tabelle 3. *Todesursachen bei 85 Pat.*

| Urämie | 43 = 51% |
|---|---|
| Herz-Kreislaufversagen | 13 = 16% |
| Sepsis | 12 = 14% |
| Hyperkaliämie | 5 = 6% |
| Lungenembolie | 3 = 4% |
| Hypernatriämie | 2 = 2% |
| Pneumonie | 2 = 2% |
| Peritonitis | 2 = 2% |
| Kachexie | 2 = 2% |
| Colitis ulcerosa | 1 = 1% |

Von entscheidender Bedeutung für die Prognose der akuten Niereninsuffizienz urologischer Patienten sind nach unseren klinischen Erfahrungen:

1. Der rechtzeitige Nachweis oder Ausschluß einer extra- oder postrenal bedingten Niereninsuffizienz. Bestimmungen der Serumelektrolyte, des Hämoglobins, des Hämatokrits, des mittleren Erythrocytenvolumens, des zentralen Venendruckes oder der zirkulierenden Blutmenge decken Störungen des Elektrolyt- und Wasserhaushaltes auf und steuern die Infusionstherapie.

Eine totale Anurie weist nahezu stets auf ein mechanisches Harnabflußhindernis hin. Ein Isotopennephrogramm ermöglicht fast immer die differentialdiagnostische Abklärung der mechanisch bedingten Anurie vom akuten Nierenversagen. In allen Zweifelsfällen ist die sofortige ein- oder beidseitige retrograde Ureterensondierung erforderlich. Nach den eigenen Erfahrungen ist sie bereits bei etwa 20% der wegen akuter Niereninsuffizienz zur Behandlung mit der künstlichen Niere eingewiesenen Patienten eine ausreichende Therapie.

2. Bei Patienten mit akutem Nierenversagen ist die sofortige Kreislaufstabilisierung von entscheidender Bedeutung für den weiteren Krankheitsverlauf und die Dauer der anurisch-oligurischen Phase.

3. Bei allen Patienten sind Mineral-, Wasser- und Säure-Basenhaushalt regelmäßig zu überprüfen und auszugleichen.

4. Die rechtzeitige Infusion von Mannit kann die Ausbildung eines durch Schock oder Vergiftung bedingten akuten Nierenversagens verhindern. Mannit ist daher bei allen risikoreichen Operationen — insbesondere bei Eingriffen an Einzelnieren und vorgeschädigten Organen — prophylaktisch zu verabfolgen.

5. Während bei der extrarenalen Form der akuten Niereninsuffizienz eine rechtzeitige zielbewußte Infusionsbehandlung in den meisten Fällen ausreicht und bei der postrenalen Form die sofortige Umgehung oder Beseitigung des Harnabflußhindernisses notwendig ist, müssen Patienten mit akutem Nierenversagen infolge Tubulusnekrose rechtzeitig und ausreichend dialysiert werden, um die Ausbildung einer urämischen Intoxikation zu verhüten. Ausmaß der Urämie und Mortalität stehen in enger Korrelation zueinander.

6. Von besonderer Bedeutung für den Krankheitsverlauf ist die prophylaktische Abwendung bzw. die frühzeitige intensive Behandlung der Komplikationen der Harnvergiftung. Sie können jedes Organ betreffen; im Vordergrund stehen jedoch Blutungsneigung, Infektanfälligkeit, Lungenödem, Hyperkaliämie und Enterocolitis. Die sicherste Prophylaxe dieser ernsten Komplikationen ist die rechtzeitige Beherrschung der urämischen Vergiftung durch Infusionstherapie, Operation oder Dialyse.

Das sinnvolle Zusammenwirken dieser Behandlungsmöglichkeiten läßt die Prognose der akuten Niereninsuffizienz als Komplikation einer urologischen Erkrankung ständig verbessern.

*Zusammenfassung*

Es wird über 180 Pat. berichtet, bei denen als Komplikation einer urologischen Erkrankung eine akute Niereninsuffizienz auftrat. Hinsichtlich der Pathogenese sind die drei Formen der extrarenal-, renal- und postrenalbedingten Niereninsuffizienz zu unterscheiden. Klinik, Therapie und Prognose dieser Erkrankungen werden dargestellt, die Todesursachen analysiert.

Privatdozent Dr. L. Braun, Chirurg. Univ.-Klinik, 44 Münster


Aus der Urolog. Klinik des Klinikum Essen der Ruhruniversität Bochum

# Zur Frage der Gefährdung Einnieriger

P. Mellin

Die Gefahren, die der Einzelniere durch Krankheit oder Trauma drohen, sind unvorhersehbar, die Gefährdung daher schwer abzuschätzen. Gelänge es, die Risiken wenigstens einigermaßen zu übersehen, ergäben sich daraus Rückschlüsse auf Therapie und Prognose und zuweilen auch Hilfen für oder wider die Entscheidung zu einer Nierenentfernung. Durch die Diskussion über die Zulässigkeit einer Nierenspende ist das Thema der Gefährdung des Einnierigen erneut aktuell geworden.

Aus der klinischen Erfahrung wissen wir, daß Erkrankungen von Solitärnieren nicht selten sind. Ich habe in 10 Jahren 361 Einzelnieren beobachtet, von denen 66% dauernd gesund blieben und 34% vorübergehend oder ständig krank waren. Erkrankungen sahen wir bei etwa einem Siebentel der 232 Nephrektomierten der eigenen Klinik, mehr als die Hälfte waren erkrankt unter 34 kongenital Einnierigen und unter 95 anderen Nephrektomierten, die zur Beurteilung oder Behandlung in die Klinik kamen (Abb. 1).

Welche Erkrankungen sind es, die die Einzelniere bedrohen? Steinleiden und Pyelonephritis stellten mehr als 80% sämtlicher Erkrankungen, alle anderen Leiden machten zusammen nur 20% aus. Primärtumoren und Verletzungen

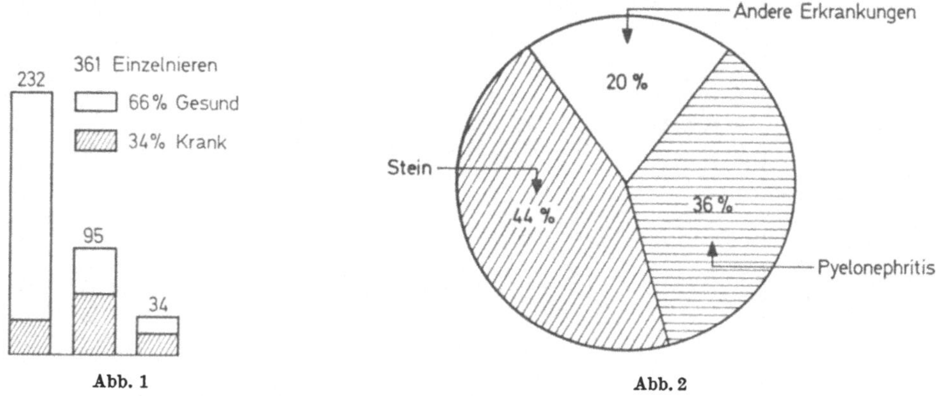


Abb. 1. Der Anteil der Krankheit bei verschiedenen Gruppen von Einzelnieren (s. Text)

Abb. 2. Die häufigsten Krankheiten der Einzelniere

fehlten völlig, so daß die Gefahr für die Einzelniere, hiervon betroffen zu werden, statistisch nicht hoch zu veranschlagen ist (Abb. 2).

Obwohl grundsätzlich jede Erkrankung jede Niere treffen kann, erkennt man doch gewisse Dispositionen. Wir prüften dies zunächst an den eigenen Nephrektomierten. Die Einteilung nach den Gründen der Nierenentfernung zeigt, daß die Restniere nach der Nephrektomie eines Tumors im späteren Leben nur selten erkrankt, daß Steine nach Steinnephrektomien absolut und relativ am häufigsten sind und die Pyelonephritis durchaus nicht ungewöhnlich ist, wenn die andere Niere wegen Hydropyonephrose, Mißbildung oder Pyelonephritis entfernt wurde. Längere Beobachtungszeiträume als die hier angewandten ergeben wahrscheinlich noch höhere Erkrankungsziffern, da die Restniere oft erst nach vielen Jahren erstmalig erkrankt (Abb. 3).

Die Zusammenhänge zwischen Nephrektomieindikation und späterer Nierenerkrankung treten noch viel deutlicher zu Tage, wenn man das gesamte Material Einnieriger berücksichtigt, weil sich unter diesen auch diejenigen finden, die allein der kranken Einzelniere wegen zur Behandlung kamen. Eine Zusammenstellung dieser 361 Fälle läßt vor allem folgendes erkennen (Tabelle).

Tabelle. *Krankheiten der Einzelniere (s. Text)*

| Indikation zur Nephrektomie | Erkrankungen der Einzelniere | | | | | | | | |
|---|---|---|---|---|---|---|---|---|---|
| | Stein | Tumor | Hydro-pyonephrose | Mißbildung | Pyelo-nephritis | Tbc | Gefäß-erkrankung | Trauma | andere |
| 92 Steine | ●●●●●●●●●●●●●●●●●●●●●●●●●●●●●●●●●●● | | ●● | | ●●●●●●●●●●●●●● | | ● | | |
| 89 Tumoren | ● | | | | ● | | | | ●●● |
| 32 Hydropyonephrose | ●● | | | | ●● | | | | ●● |
| 28 Mißbildung | ● | | ● | ●● | ●●●●● | ●● | ● | | |
| 24 Pyelonephritis | ●●● | | | | ●●●●●●● | | | | |
| 19 Tbc | ●●● | | | | ●●●● | | | | ● |
| 8 Gefäßerkrankung | | | | | | | ● | | |
| 6 Trauma | ● | | | | ●● | | | | |
| 31 Unbekannt | ●●●● | | | | ● | | ● | | |
| 34 Kongenitale Einzelniere | ●●●●●● | | ●●● | ●●●●●●●● | ●●●●● | | | | ● |

Bakterielle Infektionen verteilen sich ziemlich gleichmäßig auf die verschiedenen Gruppen Einnieriger, und andere Erkrankungen sind, abgesehen vom Steinleiden, insgesamt selten. Steine können bei allen Einzelnieren vorkommen, sie sind jedoch die typische Komplikation des wegen Steinleidens Nephrektomierten und auch bei den kongenital Einnierigen relativ häufig. Diese beiden Gruppen tragen das höchste Krankheitsrisiko. Sie sind es auch, in denen die meisten Todesfälle auftreten, die der Einnierigkeit anzulasten sind. 11 von 361 Personen starben,

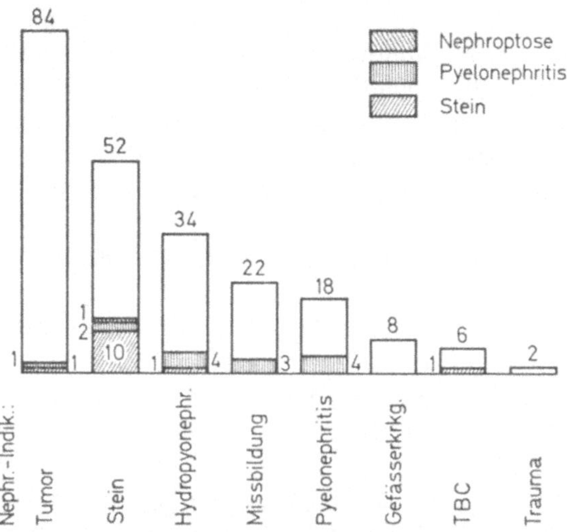


Abb. 3. Nephrektomie-Indikation und spätere Erkrankung der Restniere

das sind 3%, hiervon 4 an Steinleiden, 5 an Pyelonephritis, 1 an chronischer Nephritis und 1 an einer solitären Cystenniere. Mag die Zahl der Verstorbenen gemessen an der Häufigkeit der Erkrankungen auch verhältnismäßig gering erscheinen, so muß sie doch als ein Zeichen der Gefährdung des Einnierigen im Auge behalten werden.

Professor Dr. P. Mellin, 43 Essen-Holsterhausen, Hufelandstraße 55

Aus der Versorgungskuranstalt des Landes Hessen und dem Sanatorium Bellevue der Ruhrknappschaft in Bad Wildungen (Chefarzt Dr. E. Schindler)

## Das Schicksal der Einnierigen

E. Schindler

### Referat

Die Beurteilung der Lebenserwartung und der Nierenleistung von Menschen, denen eine Niere durch Operation entfernt wurde, bewegt sich in weiten Grenzen. Einer sehr positiven Aussage von Keller, die er in dem Satz formulierte, daß „die Träger von gesunden Einzelnieren in ihrer Lebenserwartung einem Menschen mit zwei gesunden Nieren gleichzusetzen sind", steht in neuerer Zeit auf Grund eingehender Untersuchungen von Einnierigen die sehr skeptische Beurteilung von Rockstroh gegenüber, der zu der Auffassung kommt, daß die Lebenserwartung

Einnieriger im Gegensatz zu Nierengesunden in der Hälfte der Fälle gewaltig verringert sei, wobei er als häufigste Ursachen Funktionsminderungen der Restniere infolge fehlender oder ungenügender Anpassung an die Mehrbelastung, chronischrezidivierender Pyelonephritis, Ausguß-, Nierenbecken- oder Uretersteine und Hydronephrosen anführt.

Damit ist das Problem angesprochen: Die Funktion der Restniere entscheidet über das Schicksal der Einnierigen. Die Anpassungsfähigkeit und kompensatorische Hypertrophie ist dabei von größter Bedeutung (s. bei Rockstroh, Mellin, Moll); sie hängt, was durch anatomische und physiologische Untersuchungen bestätigt werden konnte, vorwiegend vom Lebensalter ab. Der zweite wichtige Faktor liegt in der Grundkrankheit, die zum Nierenverlust führte. In die nachfolgenden großen Gruppen habe ich das eigene Patientengut eingeteilt:

1. die unspezifischen entzündlichen Erkrankungen wie Pyelonephritis, Pyonephrose, Schrumpfniere verschiedener Genese und die mehr oder weniger infizierten Hydronephrosen;

2. die spezifischen Entzündungen, d. h. die Tuberkulose;

3. die Steinbildungen;

4. die Verletzungen, sei es als direkte Verletzungen wie stumpfe Traumen oder Schußverletzungen, sei es als indirekte Folgen einer Verletzung der Beckenknochen oder der unteren Harnwege, die meist zu Abflußbehinderungen des Urins führen;

5. die bösartigen Geschwülste, wie Hypernephrome, hypernephroide Carcinome, Nierenbeckencarcinome oder Sarkome der Nieren. Diese Gruppe wurde bei der Beurteilung des Lebensschicksals der Einnierigen außer Betracht gelassen, da hier nicht die verbliebene Niere, sondern die Grundkrankheit, die bösartige Geschwulst, das weitere Schicksal bestimmt.

Ich glaube, daß ein großes statistisches Material geeignet ist, an Hand objektivierbarer Befunde, wie sie auch in den Arbeiten von Rockstroh gefordert werden, Aufschluß darüber zu geben, ob die Grundkrankheit entscheidenden Anteil an dem Lebensschicksal des Einnierigen hat und welche Komplikationen oder Gefahren sich für die einzelnen Gruppen ergeben.

Das eigene Krankengut umfaßt über 1100 Einnierige, von denen allerdings 178 Malignome abzuziehen sind. Sämtliche Patienten wurden in den letzten 10 bis 12 Jahren in regelmäßigen Abständen anläßlich der Durchführung von Kurbehandlungen eingehend untersucht. Darüber hinaus waren die Befunde an den Restnieren in einem größeren Krankengut bereits sehr genau bekannt, da es sich oftmals um entschädigungspflichtige Folgezustände von Verletzungen oder Erkrankungen handelte, so daß Schädigungen der Restniere bei der Beurteilung der Erwerbsminderung eine wichtige Rolle spielten.

Die von mir skizzierten großen Gruppen der unspezifischen Entzündungen, der Tuberkulose, der Steinbildung und der Verletzungen umfassen in meinem statistischen Material jeweils 200 bis 300 Einnierige, wobei alle jene Fälle keine Berücksichtigung fanden, bei denen die Krankenblattunterlagen unvollständig waren.

### Erörterung der Tabelle 1

Sie gibt einen Überblick über die zahlenmäßige Verteilung der vier großen Gruppen, wobei naturgemäß eine Überschneidung bzw. falsche Einordnung von

Tabelle 1. *Ursache der Nephrektomie, Alter zum Zeitpunkt der Operation und bisherige Überlebenszeit*

| Art der Primärerkrankung | Anzahl der Fälle | Alter bei der Nephrektomie | Seit der Nephrektomie bisher überlebt | Streuungsbreite des Alters | |
|---|---|---|---|---|---|
| | | | | zum Zeitpunkt der Nephrektomie | seit der Nephrektomie |
| Entzündung (Pyelonephritis, Schrumpfniere, Hydronephrose usw.) | 236 | 34,77 | 19,45 | 5—67 | 2—49 |
| Tuberkulose | 288 | 32,86 | 19,07 | 19—63 | 3—47 |
| Steine | 198 | 36,96 | 17,66 | 10—61 | 3—43 |
| Verletzungen, Verwundungen | 123 | 25,90 | 26,66 | 17—44 | 1—53 |
| | | | | | davon 6 über 50 |
| Verletzungsfolgen | 92 | 34,75 | 20,27 | 19—60 | 6—52 |
| Angeborene Einnierige | 7 | | | | |
| Hypernephrome, Nierencarcinome usw. | 178 | 52,70 | 3,35 | 27—72 | 0—12 |

Tabelle 1a. *Überlebenszeiten (in Gruppen zu 10 Jahren)*

| Art der Primärerkrankung | 1—10 Jahre | 11—20 Jahre | 21—30 Jahre | 31—40 Jahre | 41—50 Jahre | über 50 Jahre | Gesamt |
|---|---|---|---|---|---|---|---|
| Entzündung (Pyelonephritis, Schrumpfniere, Hydronephrose usw.) | 21 | 89 | 102 | 4 | 5 | 1 | 222 |
| Tuberkulose | 19 | 126 | 120 | 7 | 4 | 0 | 276 |
| Steine | 29 | 89 | 63 | 7 | 3 | 0 | 191 |
| Verletzungen, Verwundungen | 1 | 0 | 106 | 3 | 0 | 6 | 116 |
| Verletzungsfolgen | 8 | 32 | 46 | 3 | 2 | 1 | 92 |
| Gesamt | 78 | 336 | 437 | 24 | 14 | 8 | 897 |
| Prozentual | 8,7 | 37,4 | 48,6 | 2,7 | 1,7 | 0,9 | 100 |

Einzelfällen durchaus möglich ist, obwohl versucht wurde, von der jeweiligen Grundkrankheit auszugehen, was bei der Tuberkulose und den Verletzungen in jedem Falle, bei den Steinbildungen und entzündlichen Veränderungen naturgemäß nicht immer möglich war. Diese Ausnahmen beeinflussen jedoch infolge der großen Zahlen das Bild nur unwesentlich. In der Tabelle wurde jeweils für die einzelnen Gruppen das Durschnittsalter zum Zeitpunkt der Nephrektomie festgestellt, welches etwa in der ersten Hälfte der 30er Jahre liegt, jedoch bei den Verletzungen und Verwundungen mit 26 Jahren am niedrigsten und bei den hier nur zum Vergleich angeführten Hypernephromen bei über 52 Jahren liegt. Es ergibt sich für alle 1100 Fälle ein Durchschnittsalter von 36,6 Jahren, im Gegensatz zu dem Patientengut von Rockstroh, bei welchem der Durchschnitt bei 47 Jahren liegt. Daß bei uns eine erhebliche Streuung der Altersverteilung in den einzelnen Gruppen vorliegt, zeigt die übernächste Spalte, wo wir Nephrektomien vom 5. bis 72. Lebensjahr, bei Weglassen der bösartigen Erkrankungen vom 5. bis 67. Lebensjahr finden. Bei der Tuberkulose liegt das niedrigste Alter bezeichnenderweise bei 19 und in der Mehrzahl der Fälle bis zu 45 Jahren.

Rockstroh fand, daß die Lebenserwartung des Einnierigen, vom Zeitpunkt der Nephrektomie gerechnet, gewaltig herabgesetzt sei. Bei der Rezension des Buches wird eine 50%ige Verminderung der Lebenserwartung dieser Patienten angegeben (Boeminghaus). Unsere Untersuchungen bei 937 Einnierigen stellten eine durchschnittliche Überlebenszeit von bisher etwa 20 Jahren fest, wenn man von den gutartigen Erkrankungen, die zur Nephrektomie führten, ausgeht. Auch hier besteht wieder eine breite Streuung, die zwischen einem und maximal 53 Jahren liegt. Da vorwiegend die längsten Überlebenszeiten interessieren, habe ich in einer weiteren Tabelle (Tabelle 1a) die Überlebenszeiten in Gruppen zu 10 Jahren zusammengestellt.

*Tabelle 1a:* Wir untersuchten und behandelten acht Einnierige, bei denen die Nephrektomie über 50 Jahre zurücklag. Auffallend ist, daß es sich dabei in den meisten Fällen um stattgehabte Verletzungen oder Verwundungen, stumpfe Bauchtraumen nach Hufschlagverletzung oder um Schußverletzungen aus dem 1. Weltkrieg handelte. Die Patienten sind heute alle über 70 Jahre alt und von seiten ihrer Einnierigkeit in einem guten Zustand. Die größten Gruppen finden sich zwischen 11 und 30 Jahren, d. h. die Nephrektomie liegt zwischen den Jahren 1938 und 1957. Über die Hälfte des gesamten untersuchten Krankengutes, d. h. über 500 Einnierige, lebt seit über 20 Jahren mit der verbliebenen Restniere. Ich bin mir darüber im klaren, daß die Statistik etwas einseitig ist, da sie nur die überlebenden Fälle erfaßt. Aus der Arbeit von Rockstroh und aus den eigenen Erfahrungen über die Ungewißheit des Schicksals von Patienten, die angeschrieben werden und nicht antworten, ergibt sich ein Unsicherheitsfaktor, den man nicht der Statistik zur Last legen sollte. Ich habe daher bei der Zusammenstellung nur diejenigen Überlebensjahre berücksichtigt, die wirklich gelebt wurden, als die letzte Untersuchung stattfand.

Die Untersuchungen über das Lebensschicksal der Einnierigen ergaben übereinstimmend, daß die Gefährdung bedingt ist a) durch die Infektion, b) durch die Funktionsstörung, c) durch die Auswirkungen auf das Herz-Kreislaufsystem, insbesondere infolge der Erhöhung des Blutdrucks.

Ich hatte ursprünglich eine Einteilung in diese drei Gruppen vorgenommen, habe aber die letzte Gruppe bei der statistischen Zusammenfassung außer Betracht gelassen, da die Funktionsstörung und der Entzündungsprozeß an der Restniere das signifikantere und für unsere Betrachtungen wichtigere sind, während die Auswirkungen auf das Herz-Kreislaufsystem meist von diesen ausgehen.

Tabelle 2 zeigt die Beziehungen der Harninfektion zu den vier Gruppen, wobei Verletzungen und Verletzungsfolgen getrennt aufgeführt sind. Zahlenmäßig am häufigsten ist Bact. Coli, Paracoli und die Keime der Coligruppe mit über 27%. Es folgen Proteus und Enterokokken mit 17% und weiterhin Streptokokken (vergrünende und hämolytische), Procyaneus und Staphylokokken (aureus, haemolyticus oder citreus) mit 7,5 bis 9%, während die übrigen Keime und Keimgruppen nur eine untergeordnete Rolle spielen. Diese Zahlen entsprechen ohne größere Abweichungen auch denjenigen, welche ich im Handbuch der Urologie (Bd. VII/2) bei einem Patientengut von 200 Begutachteten angegeben habe. Sie zeigen damit ein wesentlich anderes Zahlenverhältnis als die älteren Untersuchungen, bei denen Colikeime mit 70%, teilweise noch höher, an der Spitze lagen. Da ein Teil der Infektionen entweder gleichzeitig oder im zeitlichen Abstand, manche im Verlauf von 8 bis 10 Jahren, mehrere Keime oder einen Keimwechsel aufwiesen und alle in diesem Zeitraum gefundenen pathogenen Keime je Patient in der Tabelle festgehalten wurden, ergeben sich in den jeweiligen Gruppen mehr Keime als Patienten. Diese Zahlen finden sich in der elften Reihe; in der folgenden sind die Patienten ohne Harninfektion zahlenmäßig verzeichnet, und in der letzten Reihe ist die Prozentzahl von Harninfektionen zur Gesamtzahl der Gruppe, also der prozentuale Anteil, angegeben. Dabei fanden wir zufällig in allen Gruppen etwa gleiche Prozentzahlen von 36 bis 37%. Lediglich bei den Verletzungen und den Verletzungsfolgen verschieben sich die Werte, nimmt man jedoch beide in eine gemeinsame Gruppe, so ist die Infektionshäufigkeit ebenso groß wie bei den anderen Gruppen. Es sind mithin bei unseren 937 Nephrektomierten 63%, d. h. knapp zwei Drittel frei von einer Infektion.

Rockstroh fand bei seinem Patientengut in 64% pathogene Keime, d. h. fast das umgekehrte Verhältnis, Leukurie und Bakteriurie sogar bei 69%.

Die 2. große Gefährdungsgruppe betrifft die Parenchymschädigung der Restniere (s. Tabelle 3), wobei sich als schwerste Schädigung die Niereninsuffizienz (Serumharnstoffwerte über 100 mg-%) und als 2. Gruppe die Funktionsstörung leichteren bis mittleren Grades ergibt. Hierunter fallen vorwiegend die kompensierte oder dekompensierte Retention harnpflichtiger Substanzen im Blut. In der 3. Gruppe finden sich die entzündlichen Veränderungen, wie Pyelonephritis, Nephritis, nephrotisches Syndrom. (Diagnostiziert aus Röntgenbefund, Urinbefund, BSG, Blutbild, Elektrolyten usw.). Alle Steinbildungen in der Restniere oder deren ableitenden Harnwegen, sei es, daß operative Entfernungen vorgenommen wurden, sei es, daß Steine röntgenologisch sichtbar wurden, sind in der 4. Gruppe zusammengefaßt. Die letzte Gruppe umfaßt alle nicht in den vorhergehenden Gruppen unterzubringende Komplikationen, wie Hydronephrose, Fistelung der Restniere, Harnableitung in den Darm u. a. m.

Es sind in dieser Tabelle auch wieder die Schädigungen einzeln verzeichnet, so daß sich für einen Patienten unter Umständen mehrere Schäden ergeben, wie

Tabelle 2. *Infektion der Restniere, bzw. der Harnwege*

| Art der Infektion | Nephrektomie erforderlich wegen | | | | | Gesamt | % |
|---|---|---|---|---|---|---|---|
| | Pyelonephrose Pyonephrose usw. | Tuberkulose | Steinbildung | Verletzung | Verletzungs- folgen | | |
| Bact. Coli, Paracoli, Coligruppe | 28 | 40 | 25 | 10 | 21 | 124 | 27,2 |
| Bact. Proteus | 18 | 20 | 22 | 6 | 12 | 78 | 17,2 |
| Bact. Pyocyaneum | 12 | 5 | 9 | 1 | 7 | 34 | 7,4 |
| Enterokokken | 14 | 22 | 20 | 5 | 10 | 71 | 16,8 |
| Vergrünende oder hämolytische Streptokokken | 8 | 10 | 13 | 1 | 10 | 42 | 9,1 |
| Staphylokokken | 6 | 16 | 4 | 6 | 3 | 35 | 7,6 |
| Putride Flora | 3 | 4 | 2 | 1 | 1 | 11 | 2,3 |
| Bact. lactis aerog. | 1 | 7 | 6 | 4 | 4 | 22 | 4,6 |
| Trichomonaden | 3 | 3 | 0 | 1 | 1 | 8 | 1,6 |
| Nicht näher bezeichnete oder seltene Keime | 15 | 9 | 1 | 0 | 4 | 29 | 6,2 |
| Gesamtzahl der gefundenen Keime bei Pat. | 108 → 87 | 136 → 106 | 102 → 72 | 35 → 26 | 73 → 53 | 454 → 344 | |
| Keine Infektion bei Pat. | → 149 | → 182 | → 126 | → 97 | → 39 | → 593 | |
| Gesamtzahl der Fälle | 236 | 288 | 198 | 123 | 92 | 937 | |
| Prozentuale Anteile der einzelnen Gruppen (Pat.-Zahl der Infektionen zu Gesamtzahl in der Gruppe) | 36,86 | 36,81 | 36,37 | 21,14 | 57,61 | 36,71 | |

36,74

Tabelle 3. *Nierenschädigung der Restniere*

| Art der Schädigung | Nephrektomie erforderlich wegen | | | | | Gesamt | Prozentual |
|---|---|---|---|---|---|---|---|
| | Vereiterung | Tuberkulose | Steinbildung | Verletzung | Verletzungs-folgen | | |
| Niereninsuffizienz (Harnstoff über 100) | 11 | 13 | 14 | 3 | 4 | 45 | 4,8 |
| Funktionsstörung der Niere | 25 | 8 | 22 | 9 | 22 | 86 | 9,2 |
| Entzündliche Veränderungen (Pyelonephritis, Nephritis, Nephrose) | 27 | 14 | 23 | 16 | 10 | 90 | 9,6 |
| Steine in der Restniere oder den oberen Harnwegen | 17 | 10 | 54 | 5 | 7 | 93 | 9,9 |
| Hydronephrose, Fisteln usw. | 21 | 2 | 10 | 2 | 4 | 39 | 4,2 |
| Schädigungen der Restniere bei insgesamt Pat. | 101 → 95 | 47 → 43 | 123 → 97 | 35 → 30 | 47 → 41 | 353 → 306 | Die obigen Prozentzahlen beziehen |
| Proteinurie bis 0,5⁰/₀₀ | 52 | 98 | 49 | 50 | 23 | 272 | sich auf die Gesamtzahl |
| Cylindrurie (hyaline evtl. vereinzelt granulierte Cylinder) | 25 | 48 | 32 | 20 | 9 | 134 | der Schädigungen, ergeben daher zusammen mit dem Prozentsatz der nichtgeschädigten Fälle mehr als 100. |
| Keine Schädigungen | 141 | 245 | 101 | 93 | 51 | 631 | 67,3 |
| Zahl der Fälle | 236 | 288 | 198 | 123 | 92 | 937 | |

z. B. Steine in der Restniere und eine gleichzeitige Funktionsstörung, so daß in Zeile 6 wiederum die Gesamtzahl der Schädigungen bei der Anzahl der Patienten angegeben ist. In der rechten Säule erkennt man, daß die Zahl der insuffizienten Einnierigen unter 5% und die der sonstigen Gruppen, wie Funktionsstörung, Steinbildung, Entzündung, jeweils unter 10% liegt, während die übrigen 67% also über zwei Drittel aller 937 Nephrektomierten, keine diesbezüglichen Schädigungen aufweisen. Dabei sind allerdings Proteinurien bis 0,5%, die vereinzelt auftraten und oft das einzige Symptom waren, sowie leichte Cylindrurien, vorwiegend hyaline, auch ganz vereinzelt gran., wenn weitere Untersuchungen diese nicht mehr erkennen ließen, aus der Gruppe der Schädigungen herausgenommen. Ich bin mir dabei bewußt, daß die gesamte Einteilung einer gewissen Schematik nicht entbehrt. Es wurde aber unter allen Umständen vermieden, nach dieser oder jenen Seite zu manipulieren, sondern in jedem Falle abgewogen, welcher dieser Gruppen der Einzelfall zuzuordnen war. Beim Vergleich der Zahlen von Rockstroh ergeben sich erhebliche Unterschiede. Er fand Niereninsuffizienz im Volhardschen Versuch bei 64%, Funktionseinschränkung bei 21%, Reststickstofferhöhung bei 35%, Xanthoproteinerhöhung bei 50%. Letztere Untersuchung haben wir nicht durchgeführt, sondern uns auf Serumharnstoff und Kreatininspiegel beschränkt, wobei wir glauben, daß damit eine zutreffende Beurteilung möglich ist. Rockstroh zieht aus seinen Ergebnissen die Folgerung, in nur 50% der Fälle sei die Restniere gesund.

In der nächsten Tabelle (3a) habe ich nochmals für die Gesamtzahlen die entsprechenden Prozentzahlen eingesetzt. Auffällig ist dabei die hohe Anzahl von Steinbildungen in der Restniere, wenn die Nephrektomie wegen einer Steinbildung erforderlich war. Hier stehen 27% einem sonst prozentualen Durchschnitt von 9,9% gegenüber, während die Tuberkulose in dieser Gruppe relativ günstig abschneidet. Wir fanden sehr viele Restproteinurien in dieser Gruppe, jedoch wenig schwere Schäden in der Restniere. Bei einer Gesamtzahl von 288 Fällen erscheint mir diese Tatsache bemerkenswert.

Neben anderen Untersuchungen wie Blutbild, Konzentrationsversuch, Röntgen, Elektrolyte, Clearance usw. ist, wie auch Rockstroh betont, das Verhalten der BSG von einer gewissen Bedeutung.

Tabelle 4 gibt daher eine Zusammenstellung der BSG. Bei dieser Tabelle habe ich die Werte bei den malignen Geschwülsten mit verwandt, gewissermaßen als Gegenüberstellung. Es ergibt sich, daß bei uns die weitaus größte Zahl der Blutsenkungen im Normbereich liegt. Eine leichte Erhöhung, d. h. zwischen 11 und 20 mm in der 1. Std, liegt bei 115, eine stärkere Erhöhung, d. h. über 21 mm in der 1. Std., bei 52 von 937 Einnierigen vor. Die Untersuchungen von Rockstroh ergeben eine Senkungsbeschleunigung von 50%; diese Erhöhung liegt bei uns nicht einmal bei den bösartigen Geschwülsten vor; hier ist vielmehr die Verteilung der normalen zu den leicht erhöhten zu den stark beschleunigten = etwa 1:1:1. Die verschiedenen zur Nephrektomie führenden gutartigen und bösartigen Erkrankungen ergeben dabei keinen signifikanten Unterschied.

Wenn ich die Auswirkungen des operativen Nierenverlustes zunächst auf die andere Niere (Infektion, Parenchymschädigung), dann auf den allgemeinen Körperzustand an Hand der BSG beleuchtet habe, ergibt sich nunmehr folgerichtig eine Betrachtung des Einnierigen in seinem beruflichen und gesellschaftlichen

Tabelle 3a. *Prozentzahlen (sonst wie Tabelle 3)*

| Art der Schädigung | Nephrektomie erforderlich wegen | | | | | Gesamt |
| --- | --- | --- | --- | --- | --- | --- |
| | Vereiterung | Tuberkulose | Steinbildung | Verletzung | Verletzungs-folgen | |
| Niereninsuffizienz (Harnstoff über 100) | 4,66 | 4,51 | 7,07 | 2,44 | 4,35 | 4,8 |
| Funktionsstörung der Niere | 10,62 | 2,77 | 11,11 | 7,32 | 23,91 | 9,2 |
| Entzündliche Veränderungen (Pyelonephritis, Nephritis, Nephrose) | 11,44 | 4,86 | 11,61 | 13,01 | 10,87 | 9,6 |
| Steine in der Restniere oder den oberen Harnwegen | 7,20 | 3,47 | 27,27 | 4,07 | 7,61 | 9,9 |
| Hydronephrose, Fisteln usw. | 8,89 | 0,69 | 5,55 | 1,63 | 4,35 | 4,2 |
| Gesamt (bei wieviel % dieser Gruppe besteht eine Schädigung der Restniere ?) | 40,25 | 14,93 | 48,98 | 24,39 33,02 | 44,56 | — |
| Zahl der Fälle | 236 | 288 | 198 | 123 215 | 92 | 937 |
| Prozentualer Anteil vom gesamten Patientengut | 25,19 | 30,74 | 21,12 | 13,13 22,95 | 9,82 | 100 |

Tabelle 4. *Verhalten der BSG (einschl. der bösartigen Geschwülste)*

| BSG | Nephrektomie erforderlich wegen | | | | | | | | | Solitärniere | Gesamt |
|---|---|---|---|---|---|---|---|---|---|---|---|
| | Vereite-rungen | Tuber-kulose | Steine | Ver-letzungen | Verletzungs-folgen | Hyper-nephrosen | Hypern. Carcinom | Carcinom | Sarkom | | |
| 1—10 | 174 | 219 | 136 | 103 | 66 | 31 | 7 | 20 | 2 | 6 | 764 |
| 11—20 | 31 | 43 | 28 | 13 | 17 | 32 | 8 | 22 | — | — | 194 |
| 21—30 | 9 | 9 | 5 | 1 | 3 | 12 | 2 | 8 | — | — | 49 |
| 31—40 | 4 | 2 | 1 | 1 | 1 | 1 | 2 | 7 | — | — | 19 |
| 41—50 | 3 | 1 | 1 | — | 1 | 5 | 1 | 3 | — | — | 15 |
| 51—60 | 1 | 1 | 2 | 1 | — | 2 | 2 | 2 | — | — | 11 |
| 61—70 | — | 2 | 1 | 1 | — | 3 | — | 1 | — | — | 8 |
| 71—80 | — | — | — | — | — | — | — | — | — | — | — |
| 81—100 | 1 | — | — | — | — | — | — | — | — | — | 1 |
| über 100 | — | — | — | — | — | 2 | — | 1 | — | 1 | 4 |
| Nicht mehr zu ermitteln | 13 | 11 | 24 | 3 | 4 | 1 | 1 | — | — | — | 57 |
| Gesamtzahl | 236 | 288 | 198 | 123 | 92 | 89 | 23 | 64 | 2 | 7 | 1122 |
| | 1. Gruppe: 937 | | | | | 2. Gruppe: 178 | | | | 3. Gruppe: 7 | |

Leben. Insbesondere interessiert die Frage, ob der Einnierige in stärkerem Maße
als ein gesunder Mensch zu frühzeitiger Invalidität und Berufsunfähigkeit ver-
urteilt ist.

Tabelle 5 zeigt, wiederum etwas schematisiert, die großen Berufsgruppen,
Arbeiter, Angestellte, Beamte, Selbständige und schließlich noch die Hausfrauen
und als Sondergruppe die akademischen Berufe im Gegensatz zu den Rentnern und
Pensionären. Ohne im einzelnen auf die Zahlen einzugehen, läßt sich keine beruf-
liche Beeinträchtigung durch den Nierenverlust erkennen. Wenn wir das Durchschnittsalter des Patientengutes von 937 Einnierigen betrachten, welches nach der
Tabelle 1 bei etwa 54 Jahren liegt (diese Zahl ergibt sich aus dem Durchschnittsalter zum Zeitpunkt der Nephrektomie zuzüglich dem seit der Operation vergangenen Zeitraum), mit den sich aus der gleichen Tabelle ergebenden Alters-
schwankungen, so ist die Zahl von etwa 700 Berufstätigen bei 240 Pensionären
nicht wesentlich erhöht, besonders wenn man berücksichtigt, daß die Berufsun-

Tabelle 5. *Berufe der Einnierigen*

| Berufsgruppe | Vereite-rungen | Tuber-kulose | Steine | Verlet-zungen | Verletzungs-folgen | Gesamt | |
|---|---|---|---|---|---|---|---|
| Arbeiter | 37 | 40 | 33 | 41 | 26 | 177 | 696 |
| Angestellte | 57 | 76 | 50 | 32 | 23 | 238 | beruflich |
| Beamte | 19 | 29 | 29 | 17 | 6 | 100 | tätig |
| Selbständige | 41 | 54 | 24 | 13 | 3 | 135 | |
| Hausfrauen | 6 | 2 | — | — | 1 | 9 | |
| Akademiker | 14 | 8 | 11 | 3 | 1 | 37 | |
| Rentner und Pensionäre | 59 | 76 | 44 | 17 | 31 | 227 | 241 nicht mehr |
| Unbekannt | 3 | 3 | 7 | — | 1 | 14 | beruflich tätig |
| Gesamt | 236 | 288 | 198 | 123 | 92 | 937 | |

fähigkeit oftmals vorliegt infolge anderweitiger Schädigungen wie Amputation,
Querschnittslähmung, Herzinfarkt, Hypertension oder Apoplexie, also nicht nur
aus Altersgründen oder etwa aus Gründen bedingt ist, die sich aus dem Verlust
einer Niere ergeben.

## Zusammenfassung

Unter Berücksichtigung der Schwächen einer jeden statistischen Erhebung, auf die
ich mehrfach hinweisen konnte, glaube ich doch, daß das Patientengut von etwa 1000 Einnierigen, die sich auf vier Gruppen von je 200 bis 300 Fällen stützen, geeignet ist, an Hand
einwandfreier Befunde eine Aussage zu machen über das Schicksal der Einnierigen.

Das Patientengut setzt sich zwar zu einem großen Teil aus Beschädigten, Verletzten
oder Erkrankten durch die Folgen des Krieges zusammen, ist jedoch in etwa als repräsentativ
zu bezeichnen, weil es einmal alle Berufs- und Gesellschaftsschichten umfaßt, zum anderen
aus allen Teilen der Bundesrepublik stammt. Dem Einwand, es handele sich um eine einseitig positive Auswahl, kann dadurch begegnet werden, daß man in jeder der vier Gruppen
Urämiker, Niereninsuffiziente, Pat. mit schweren Harninfektionen findet, wenn auch nicht
bestritten werden soll, daß sich das Patientengut einer einzelnen Klinik oder eines einzelnen
Krankenhauses statistisch anders dokumentieren kann. Dies ist auch nicht das Entscheidende;
vielmehr sollte diese Untersuchung feststellen, welche Möglichkeiten des Überlebens nach
Verlust einer Niere bestehen, wie die Chancen des Alterns überhaupt sind, und ob die Auf-

fassung bestätigt werden kann, daß die Lebenserwartung des Einnierigen gewaltig herabgesetzt ist, etwa um 50%.

Jeder von uns kennt Beispiele für das traurige Schicksal Einnieriger, das im Nierensiechtum endet. Bei aller Würdigung dieser oft sehr betrüblichen Einzelschicksale von Pat., die in das Stadium der Niereninsuffizienz kommen, deren Restniere gefistelt ist oder deren Harnleiter in den Darm verpflanzt ist, die schwerste nephrogene Hypertensionen haben oder als Querschnittsgelähmte hohe Restharnbildung oder Inkontinenz der Blase, darf all dieses nicht dazu führen, die Gesamtheit der Einnierigen in ihrer Lebenserwartung zu belasten.

Unsere Untersuchungen ergaben Harninfektionen in etwa 37% und Nierenparenchymschädigungen in 33%. Die Ergebnisse von Rockstroh wurden bereits erörtert. K. H. Scheithauer (1967) fand bei 168 nachuntersuchten Einnierigen 95 völlig normale anatomische und funktionstüchtige Restnieren. Moll u. Mitarb. (1964) beschrieben die Ergebnisse bei 23 Nachuntersuchten (mit Inulin- und PAH-Clearance). 10 Pat. hatten eine gesunde Restniere, 12 zeigten pathologische Veränderungen. Sie folgern daraus, daß das mehr oder weniger reduzierte Parenchym der Restniere zu einer Mehrarbeit befähigt ist und daß das Ausmaß der Funktionseinschränkung meist der Ausdehnung und Aktivität des krankhaften Geschehens in der Restniere entsprach.

Auf Grund unserer eigenen Befunde an 937 Nephrektomierten folgern wir, daß der Einnierige in seiner Krankheitsgruppe (Verlust der Hälfte eines paarig angelegten Organs) prognostisch nicht besonders ungünstig beurteilt zu werden braucht. Überlebenszeiten von 20, 30 und sogar vereinzelt über 50 Jahren unterstreichen diese Auffassung. Es ergab sich darüber hinaus:

1. In je früherem Alter die Nephrektomie durchgeführt ist, in um so größerem Maße besteht die Chance einer völligen Kompensation durch die Restniere.

2. Infektion und Pyelonephritis der Restniere und die darüber hinaus sich ergebende Funktionsstörung sind die häufigsten und auch schwerwiegendsten Komplikationen und betreffen im Durchschnitt etwa jeden zweiten Einnierigen.

3. Dabei sind die frischen Nierenverletzungen und auch die tuberkulösen Erkrankungen prozentual weniger von diesen Komplikationen betroffen als diejenigen Einnierigen, die die andere Niere wegen eines Entzündungsprozesses, einer Steinbildung oder des Folgezustandes von Verletzungen des Beckens und der unteren Harnwege verloren haben.

4. Der Steinbefall der Restniere ist besonders hoch, wenn die andere Niere wegen einer Steinerkrankung entfernt wurde.

5. Bei den bösartigen Geschwülsten wird das Schicksal nicht so sehr von der verbliebenen Niere oder den altersmäßigen Veränderungen, sondern maßgeblich von dem Grundleiden, der bösartigen Geschwulst, bestimmt.

Dr. E. Schindler, Reg. Med. Direktor, 359 Bad Wildungen, Langemarckstraße 9

Aus der Urolog. Abt. des Marienkrankenhauses Hamburg (Chefarzt Dr. W. Knipper)

# Das Schicksal der Einnierigen

W. Knipper

Bei dem Entschluß zur operativen Entfernung eines paarig angelegten Organes hat die Frage nach dem postoperativen Verhalten von Form, Funktion und Disposition des verbliebenen Organanteiles eine entscheidende Bedeutung. Konfrontiert werden wir mit diesem Problem bei der Chirurgie der endokrinen Organe und bei der Niere, mit der wir uns hier kritisch auseinandersetzen möchten. Konkret geht es also um das Schicksal der sog. Restniere, im einzelnen um die spezifische oder unspezifische Anfälligkeit dieses Organes und schließlich um die Lebenserwartung der betroffenen Kranken.

*Zunächst zum Krankengut:* In den letzten 12 Jahren haben wir 171 Nephrektomien durchgeführt. Mit 58,5% überwog der weibliche Geschlechstanteil. Das durchschnittliche Alter betrug 44,8 Jahre zum Zeitpunkt der Operation mit einem unteren und oberen Grenzwert von 3 bzw. 82 Jahren. Bei den männlichen Patienten verteilte sich die Nephrektomie etwa gleichhäufig auf beide Seiten, bei den Frauen war die rechte Niere um 10% häufiger betroffen.

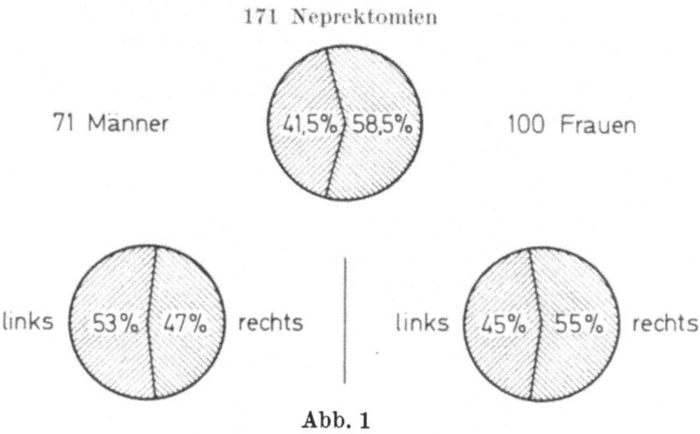


Abb. 1

*Bei der Indikationsstellung* führen die Hydro- und Pyonephrosen mit 47,3%. Es folgen mit 38,1% die Steinkrankheiten und mit 14,6% die echten Geschwulstbildungen.

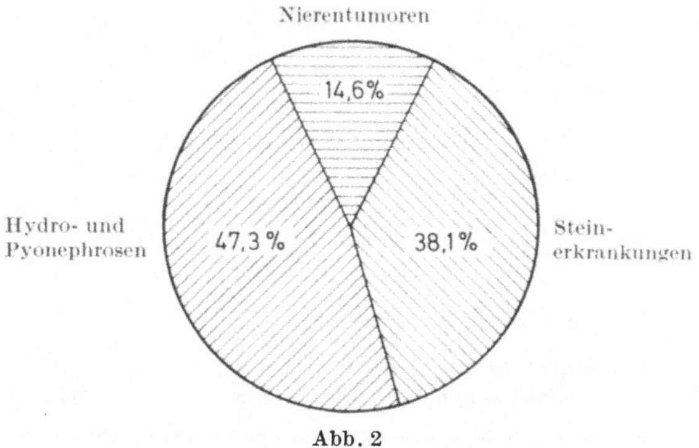


Abb. 2

*Zu den Ergebnissen:* Von unseren 171 Patienten sind 28 (= 16,3%) — das ist jeder 6. — verstorben. Bemerkenswert ist, daß bei 17 von diesen Patienten, das betraf jeden 10., vom Ausgangskollektiv, ein Versagen des Restorganes Todesursache war.

*Die Nachuntersuchung* der überlebenden 145 Kranken ergab, daß 57 Patienten eine einwandfreie funktionierende Restniere haben. Dieses gute Resultat gilt also für jeden dritten des Gesamtkollektivs. Bei den übrigen 43% der Kranken wurden unterschiedliche pathologische Veränderungen der Restniere erhoben. Insgesamt fanden sich also bei jedem vierten Nephrektomierten pathologische Veränderungen an der Restniere. Unter diesen Veränderungen, die zwangsläufig interessieren müssen, ergeben sich folgende Einzelbefunde:

Wenn wir diese vielfältigen Symptome pathogenetisch klassifizieren, dann stellen sich drei Ursachenkomplexe heraus. Es sind:

19*

1. Die funktionelle Insuffizienz der Restniere ohne gröberes anatomisches Substrat.

2. Die chronisch rezidivierende Pyelonephritis und

3. Die Steinerkrankungen.

Der vernünftige Schluß unserer Untersuchung lautet: Wir werden die organerhaltende Nierenchirurgie intensivieren. Sofern wir uns aber zur Entfernung

Tabelle. *Pathologische Befunde bei Restnieren*

| | % |
|---|---|
| 1. Hypertonie | 38 |
| 2. Harnuntersuchungen | |
|     a) Albuminurie | 39 |
|     b) Glucosurie (post operationem) | 11 |
|     c) Leukourie | 62 |
|     d) Erythrourie | 22 |
|     e) Bakteriurie | 57 |
| 3. Kalium erhöht | 5 |
|     Natrium erhöht | 16 |
|     Calcium gesenkt | 7 |
| 4. Nierenchemie | |
|     Rest-N | 28 |
|     Harnstoff | 35 |
|     Harnsäure | 8 |
|     Kreatinin | 19 |
| 5. BSG erhöht | 42 |
| 6. VOLHARD: Wasser- und Konzentrationsversuch | |
|     Einschränkung Funktion | 22 |
|     Einschränkung Konzentrationsbreite | 52 |
| 7. Steinbildung der Restniere | 11 |
| 8. Urogramm (i.v. Infusion) | |
|     Pathologische Veränderung | 43 |

einer Niere gezwungen sehen, werden wir die Indikationsstellung sehr kritisch stellen, um eine ausreichende Anpassungsfähigkeit des Restorganes zu erreichen. Dabei dürfte — sofern dieses möglich ist — der Auswahl des Operationstermines eine entscheidende Bedeutung zukommen, und schließlich werden wir die Gefahr einer Pyelonephritis sowie einer Steindiatese vorbeugend steuern müssen.

Literatur

BECHER, E.: Nierenkrankheiten. Jena: Fischer 1947. — BERNING, H.: Dtsch. med. Wschr. **76**, 1517 (1951). — BOSHAMER, K.: Lehrbuch der Urologie. Stuttgart: Thieme 1953. — DOROK, H. H., WOHLRAB, FR. und HOLLE, G.: Virchow Arch. path. Anat. **33**, 195 (1960). — FIDA, F.: Minerva med. **30**, 1300 (1960). — OLIVER, J.: Amer. J. Med. **15**, 535 (1953); — J. exper. Med. **99**, 589 (1954). — ROCKSTROH, H.: Das Leiden der Einnierigen. Berlin: VEB Verlag 1967. — SCHMIEDT, E.: Z. mikr.-anat. Forsch. **57**, 249 (1951). — VOLHARD, F.: Nierenerkrankungen und Hochdruck. Leipzig: Barth 1949.

Dr. W. KNIPPER, Urolog. Abt. des Marienkrankenhauses, 2 Hamburg

## Aussprache

Herr S. Rummelhardt:

Von 906 in den Jahren 1950 bis 1961 nephrektomierten nachuntersuchten Pat. waren 49,4% Männer und 50,6% Frauen. Von diesen Frauen waren 20,7% (95) in gebärfähigem Alter. Von 60 Frauen, die auf eine Anfrage anworteten, hatten 40 keine Geburten, 20 haben entbunden, und zusammen ingesamt 32 Geburten. Es war dabei nur dreimal zu „Komplikationen" gekommen, zweimal war eine „Albuminurie" und einmal eine „Pyelitis" aufgetreten. Es geht daraus hervor, daß die einnierige Frau durch eine Schwangerschaft nicht gefährdet erscheint, was bei Begutachtungen wegen Schwangerschaftsunterbrechung sehr bedeutungsvoll ist.

Professor Dr. S. Rummelhardt, Krankenhaus der Stadt Wien-Lainz, A-1130 Wien, Wolkersbergenstraße 1

Aus der Urolog. Univ.-Klinik Mainz (Direktor: Prof. Dr. Hohenfellner) und dem Institut für Klinische Strahlenkunde der Universität Mainz (Direktor: Prof. Dr. Diethelm)

## Über den Wert tomographischer Untersuchungen in der urologischen Röntgendiagnostik

R. Ay, K. Reisner und K. H. van de Weyer

Die Nephrotomographie (NTG) besitzt ihr eigenes Indikationsgebiet, ohne andere röntgenologische Untersuchungsverfahren ersetzen zu können. Sie schließt eine diagnostische Lücke zwischen Urographie und Angiographie.

Gezielte Anwendung erfährt die NTG im Untersuchungsgang von Säuglingen und Kleinkindern. Erfahrungsgemäß ist bis zu einem Alter von etwa 9 Monaten eine optimale Darmentleerung oder die Projektion der Nieren in die Magenblase schwer zu erreichen. Die störenden Überlagerungseffekte sind durch NTG ohne weiteres auszuschalten, belastende Wiederholungsuntersuchungen bleiben den kleinen Patienten erspart. Selbst bei Harnstofferhöhung und ungenügender Kontrastmittelausscheidung lassen sich durch NTG hinsichtlich Form und Größe der Nieren wertvolle Informationen gewinnen.

Eine einwandfreie Darstellung größerer und kleinerer Cysten gelingt schon durch lineare Verwischung mit dem finanziell weniger aufwendigen Hilfstomographen. Die spezielle Technik der kreisförmigen oder eliptischen Verwischung eignet sich zur Schichtuntersuchung des Nierenparenchyms allerdings am besten. Urographischen Bildern gegenübergestellt heben sich Nierencysten mit dieser Methode schmal gesäumt, glatt konturiert und homogen strukturiert heraus. Multiple, kleinere Cysten stellen sich je nach Schichttiefe als kreisrund begrenzte Aufhellungen dar, während im Urogramm nur die indirekten Zeichen erkennbar sind.

Bei tomographischen Untersuchungen stößt man bisweilen auf hilusnahe, streifige, zentrifugale Zonen vermehrter Transparenz, die peripelvinen Vakaten lockeren Bindegewebes entsprechen. Diese sog. Lipomatosis renalis läßt sich durch NTG von urographisch an Cystennieren erinnernden Bildern differentialdiagnostisch abgrenzen.

Weitere Indikationen ergeben sich in der Differentialdiagnostik urographisch unklarer Befunde bei Nierenmißbildungen oder anderer Formvarianten der Niere, wie der fetalen Lappung oder dem sog. Nierenbuckel.

Tumoren der Niere werden durch Renovasographie am sichersten erfaßt. In einer großen Zahl der Fälle kann aber die Diagnose schon durch die NTG gestellt werden. Die Inhomogenität der Struktur und die Unschärfe der Randkontur sind bekannte röntgenologische Kriterien des Nierentumors in der Schicht. Andererseits kann ein nach dem angiographischen Bilde bestehender Tumorverdacht durch NTG wieder entkräftet werden, wenn die Schichtaufnahmen eine einwandfreie Parenchymzeichnung erkennen lassen. Hier ist die exakte Schichttechnik die entscheidende Voraussetzung.

Zusätzliche Informationen bringt die Schrägtomographie. Häufig weisen große Cysten oder Tumoren ihre Hauptausdehnung nach der Nierenhinter- oder -vorderfläche auf. Da die Nieren in ihrer Querachse schräg zur Wirbelsäule geneigt sind, zeigt sich häufig das Ausmaß der Raumforderung erst in den Schrägaufnahmen nach Anheben der Körpergegenseite um 40 bis 45 Grad.

Wie wichtig die Differentialdiagnostik zwischen Nierencyste und -tumor ist, geht aus einer Publikation von Kropp u. Mitarb. hervor, die in einer großen Sammelstatistik über 126 diagnostische Nierenfreilegungen bei Solitärcysten eine postoperative Komplikationsrate von 30% verzeichneten.

Dr. R. Ay, 65 Mainz, Carl Benz-Straße 5

# Die Bedeutung des Bildverstärkers bei der Nierensteinoperation

F. Arnholdt

Wir wissen alle, wie schwierig es sein kann, Nierenkelchsteine bei der Operation aufzufinden und zu entfernen. Früher haben wir während der Operation Röntgenaufnahmen gemacht, mit deren Hilfe wir dann die Steine suchten. Ein gutes Durchleuchtungsbild ist diesem Vorgehen aber weit überlegen, und so ist uns der Bildverstärker ein unentbehrliches Hilfsmittel geworden. Mit ihm gelang es uns fast immer, alle Steine zu entfernen. Ganz wird es sich allerdings auch damit nicht verhüten lassen, daß gelegentlich doch noch ein Stein zurück bleibt.

Wir haben 1967 in der Urologischen Klinik der Stadt Stuttgart 137 Nierensteinoperationen durchgeführt. Während es in den meisten Fällen ohne Röntgendurchleuchtung gelang, die Steine aus Nierenbecken und Kelchen zu entfernen, haben wir in 16 Fällen, d. h. in 11,6% der Fälle, den Bildverstärker benutzt. Wir schieben dieses Gerät, das wir mit schlauchförmig genähten, sterilen Tüchern abdecken, von unten waagrecht bis ans Nierenlager. Die Bildverstärkerröhre muß dabei möglichst nahe an die Niere kommen. Bei den 16 Fällen handelte es sich fast immer um kleinste Steine in den Endkelchen, die sich auf einfache Weise nicht entfernen ließen. In 10 Fällen erfolgte die Durchleuchtung bei in situ verbliebener Niere, in 6 Fällen hatten wir die Niere ganz freigelegt und luxiert, da es sich hier um besonders ausgedehnten Steinbefall gehandelt hat. Es gelang mit Hilfe des Bildverstärkers, auch kleinste Steine von 1 bis 2 mm Durchmesser zu entfernen.

Auf dem Fernsehschirm erkannten wir die Steine bei nicht allzu adipösen Patienten ebenso gut wie im Röntgenfilm (Bild 1: Wir sahen hier auf der Röntgen-leeraufnahme einen kleinen Nierenbeckenstein und zwei kleine Steine in einem Kelchbecher der unteren Kelchgruppe. Der kleine Nierenbeckenstein ließ sich leicht entfernen, die beiden anderen Steine konnten wir rasch bei Beobachtung auf dem Fernsehschirm fassen und entfernen. Es wurde dabei nicht die Niere, sondern nur das Nierenbecken freigelegt, und die Durchleuchtung erfolgte in situ. Daneben sahen Sie die beiden kleinen Steine auf einem Zentimetermaß, sie waren etwa 2 mm im Durchmesser). Wenn man die Niere während der Durchleuchtung etwas bewegt, wird der sich ebenfalls bewegende Steinschatten noch deutlicher erkennbar. Man kann sich dann gut mit der Steinzange durch den Kelch an den Stein herantasten und ihn unter Sicht fassen und entfernen. Noch besser kommt ein Steinschatten an der freigelegten Niere zur Darstellung. Da sich hier die Stein-zange auch besser bewegen läßt, gelingt die Entfernung unter Sicht noch leichter. Unter allen Fällen ist es uns nur einmal nicht gelungen, einen etwa pfefferkorngro-ßen Stein in einem Seitenkelch zu entfernen, obwohl dieser Stein im Fernsehschirm deutlich sichtbar war. Wir haben dabei verschiedene Steinzangen versucht und auch Spülungen durchgeführt. In diesem Fall war der etwa pfefferkorngroße Stein zurückgeblieben.

Der Bildverstärker hat sich uns schon bei der urologischen Diagnostik, vor allem bei der retrograden Darstellung, sehr bewährt. Im Operationsbetrieb er-scheint er uns aus drei Gründen besonders vorteilhaft:

1. Er gibt ein gutes, helles, bei Tageslicht zu betrachtendes Fernsehbild, das uns auch kleinste Steine von 1 bis 2 mm Durchmesser sicher auffinden läßt.

Wir können unter Sicht den Stein fassen und entfernen.

2. Wir gewinnen Zeit, da wir beim Durchleuchten sofort handeln können. Langes Suchen nach dem Stein, oft verbunden mit Verletzungen der Kelche, wird meist vermieden. Die Operationsdauer wird verkürzt.

3. Wir arbeiten mit kleinen Röntgendosen, und zwar meist mit 45 bis 60 KV bei 1 bis 2 mA. Oft kommen wir mit der niedrigsten Spannung aus. Die geringe Röntgendosis ist dadurch möglich, daß die Röntgenstrahlen durch die Bildver-stärkerröhre in ein Elektronenbild umgewandelt werden, das in seiner Helligkeit 3000fach verstärkt ist. Selbstverständlich muß man bestrebt sein, die Durch-leuchtungszeit kurz zu halten. Durch die geringe Röntgendosis und die exakte Ausblendung des Röntgenstrahlenbündels ist der Strahlenschutz für den Operateur günstig. Es ist nicht nötig, daß man mit der Hand in den schmalen Strahlenkegel kommt, und die Streustrahlendosis ist so gering, daß die zulässige Wochendosis von 0,1 r besonders beim Tragen einer Bleischürze auch bei besonders langen Durchleuchtungszeiten von etwa 20 bis 30 min nicht erreicht wird.

Nach unseren Erfahrungen ist der Bildverstärker bei der Steinsuche während der Operation ein außerordentlich günstiges Hilfsmittel.

*Zusammenfassung*

Der Bildverstärker wurde bei 137 Nierensteinoperationen 16mal benutzt. Es konnten damit auch kleinste Steine von 1 bis 2 mm Durchmesser sicher gefunden und rasch entfernt werden. Ein Versager trotz guter Sicht.

Dozent Dr. F. ARNHOLDT, Katharinenhospital, 7 Stuttgart 1

Aus der Urolog. Abt. der Chirurg. Univ.-Klinik Marburg a. d. Lahn)
(Leiter: Prof. Dr. G. Rodeck)
und dem Patholog. Institut der Universität Marburg a. d. Lahn
(Direktor: Prof. Dr. P. Gedigk)

# Vergleichende angiographische und morphologische Untersuchungen maligner Nierentumoren

K. H. Bichler, M. Hettler, H. van Lessen und H. Bechtelsheimer

In der Diagnostik raumfordernder Prozesse in der Niere — insbesondere der malignen Tumoren — nimmt das Renovasogramm heute einen festen Platz ein. Nach dem histologischen Bild teilen wir die Nierencarcinome in vier Geschwulsttypen ein: 1. Das Adenocarcinom, 2. das hypernephroide Carcinom, 3. das anaplastische Carcinom und 4. das Übergangsepithelcarcinom, das vom Nierenbecken ausgeht. Da sie sich auch makroskopisch unterscheiden und möglicherweise eine verschiedene Prognose haben, stellte sich uns die Frage: Gibt es im Renovasogramm von Nierentumoren Kennzeichen, aus denen man bereits Rückschlüsse auf den Geschwulsttyp ziehen kann ?

Bei 41 Nierencarcinomen wurde das Renovasogramm mit dem makroskopischen und mikroskopischen Bild des Operationspräparates verglichen. Die renovasographischen Veränderungen bei den einzelnen Carcinomtypen wurden entsprechend den drei angiographischen Phasen zusammengestellt (Tabelle). Dabei zeigt sich eine Erweiterung der Nierenarterien nur beim hypernephroiden und anaplastischen Carcinom. Hinsichtlich der Arterienverlagerung lassen die Carcinomarten keine Unterschiede erkennen. Bei der Beurteilung von Gefäßverzweigungen in den Geschwülsten kann man röntgenologisch eine Vermehrung der Gefäße, arteriovenöse Fisteln und schließlich die Ausbildung von Blutseen, die auf das Vorhandensein sinusoidal erweiterter Gefäße hinweisen, unterscheiden. In diesem Bereich der feinsten Röntgenkriterien ergaben sich Unterschiede zwischen einzelnen Geschwulsttypen. Bei den Adenocarcinomen fanden wir nur in einem von vier Fällen einen Gefäßreichtum; av-Fisteln und Blutseen fehlten. Bei den hypernephroiden Carcinomen kamen in der großen Mehrzahl reichlich Tumorgefäße, av-Fisteln und Blutseen vor. Die anaplastischen Carcinome, die vielfach hypernephroide Anteile aufweisen, verhielten sich ähnlich wie die hypernephroiden Carcinome. In den Übergangsepithelcarcinomen des Nierenbeckens fanden sich nur wenige Gefäßverzweigungen; dagegen fehlten av-Fisteln und Blutseen. In der nephrographischen Phase ließen sich die Hälfte der Adenocarcinome, ein Viertel der hypernephroiden und anaplastischen Carcinome und keines der beiden Nierenbeckencarcinome scharf gegen das erhaltene Nierenparenchym und die Umgebung abgrenzen. Dabei war in den meisten Fällen zumindest stellenweise der Übergang kontrastschwach und schlecht erkennbar. Da die Größe des Tumors für die Beurteilung des Ausbreitungsstadiums und damit für die Operabilität und die Prognose von Bedeutung ist, haben wir versucht, den größten Durchmesser der Tumoren zu bestimmen. Für die Erkennung des Geschwulsttyps ist dieses Kriterium natürlich unbrauchbar. In der venösen Phase war nur bei gefäßreichen Geschwülsten die Vena renalis zur Darstellung gekommen. Achtmal zeigte die Nierenvene einen

Abbruch des Kontrastmittels, dem makroskopisch der Verschluß durch einen Geschwulstthrombus entsprach.

Zur Erläuterung dieser Befunde sei je ein Beispiel der vier verschiedenen Carcinomtypen angeführt.

Als erstes ein vorwiegend papillär gebautes Adenocarcinom bei einer 38jährigen Frau. Im Nierenetagenaortogramm findet sich am unteren Pol der linken Niere ein ausgedehntes Tumorgefäßnetz ohne av-Fisteln oder Blutseen

Tabelle

| Renovasogramm | Carcinomtyp | | | |
|---|---|---|---|---|
| | 1 | 2 | 3 | 4 |
| **A. Arterielle Phase** | | | | |
| 1. Nierenarterien erweitert | | 21 | 4 | |
| Kapselarterien erweitert | 1 | 14 | 2 | 1 |
| 2. Arterienverlagerung | | | | |
| Art. renalis | 1 | 8 | 4 | 2 |
| intrarenale Arterien | 2 | 27 | 5 | 2 |
| 3. Tumorgefäße | | | | |
| Gefäßreichtum | 1 | 25 | 5 | 1 |
| arteriovenöse Fisteln | | 21 | 5 | |
| Blutseen | | 22 | 4 | |
| **B. Nephrographische Phase** | | | | |
| 1. Abgrenzung des Tumors | | | | |
| gut | 2 | 8 | 2 | |
| schlecht | 1 | 19 | 5 | 2 |
| 2. Größe des Tumors | | | | |
| 1—10 cm ⌀ | 2 | 14 | 4 | |
| 11—15 cm ⌀ | 1 | 8 | 2 | 1 |
| > 15 cm ⌀ | | 4 | 1 | 1 |
| **C. Venöse Phase** | | | | |
| 1. Füllung der V. renalis | 2 | 12 | 4 | |
| Verschluß der V. renalis | | 7 | 1 | |
| 2. Kollateralvenen | 1 | 11 | 4 | |
| Zahl der Pat. | 4 | 28 | 7 | 2 |

(Abb. 1a). Makroskopisch ist auf der Nierenschnittfläche ein markig, weißes Tumorgewebe mit vereinzelten kleinen Blutungen in den Randbezirken zu erkennen (Abb. 1b). Im Renovasogramm des hypernephroiden Carcinoms einer 63jährigen Frau sind neben dem Gefäßreichtum auch av-Fisteln und Blutseen sichtbar (Abb. 2a). Dem entspricht makroskopisch ein von zahlreichen Blutungen durchsetztes Tumorgewebe (Abb. 2b), das eine weiche Konsistenz hatte.

Das Aortogramm eines anaplastischen Carcinoms mit hypernephroiden Anteilen bei einem 71jährigen Mann zeigte einen gefäßarmen Tumor am oberen Pol der rechten Niere. Im Operationspräparat war der Tumor wesentlich größer als wir nach dem Röntgenbild vermutet hatten. Weißliche zentrale Tumorabschnitte erwiesen sich als ausgedehnte Nekrosen.

Bei einem 63jährigen Patienten mit langjähriger Nierensteinanamnese, der wegen Makrohämaturie aufgenommen wurde, zeigte das Angiogramm einen gefäß-

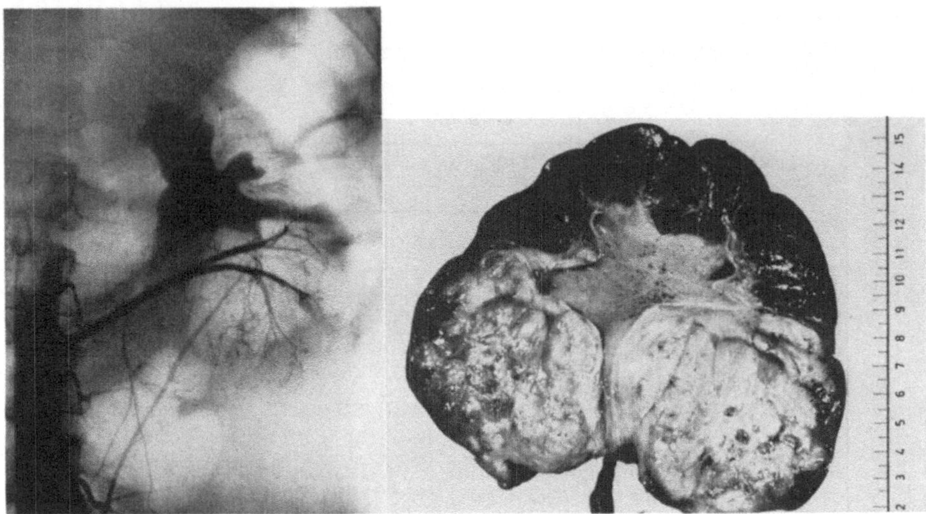

Abb. 1 a u. b. R. R., 38 J., ♀. Adenocarcinom der linken Niere. a) Renovasogramm: Tumorgefäßnetz am unteren Pol der linken Niere. b) Operationspräparat: Markig, weißer Tumor in der unteren Nierenhälfte

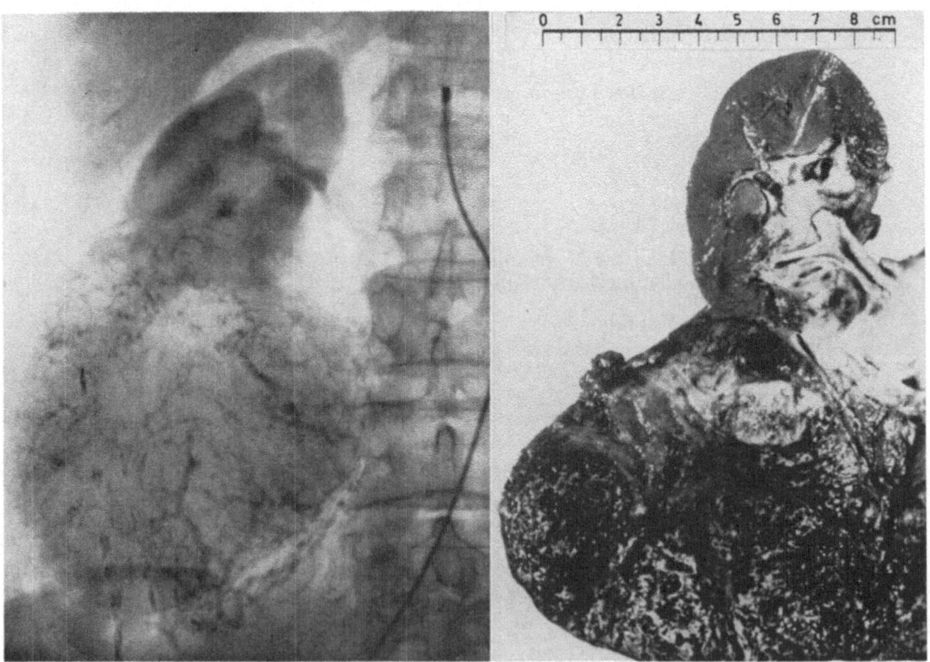

Abb. 2a u. b. H. W., 63J., ♂. Hypernephroides Carcinom der rechten Niere. a) Renovasogramm: Gefäßreicher Tumor am unteren Nierenpol mit arteriovenösen Fisteln und Blutseen. b) Operationspräparat: Von zahlreichen Blutungen durchsetzter Tumor am unteren Nierenpol

armen Tumor, der fast die ganze linke Niere durchsetzt. Blutseen waren nicht vorhanden. In der nephrographischen Phase erkennt man am unteren Pol der linken Niere erhaltenes Parenchym. Beim Betrachten des aufgeschnittenen Operationspräparates sieht man, daß ein gelbbraunes körniges Tumorgewebe das Nierenbecken ausfüllt und nur noch in der Peripherie ein schmaler Saum von Nierenparenchym übriggeblieben ist. Multiple Konkremente sind in das Tumorgewebe eingebettet. Histologisch handelte es sich um ein Übergangsepithelcarcinom des Nierenbeckens.

Aus dem Vergleich der Renovasogramme und Operationspräparate von 41 Nierencarcinomen möchten wir mit aller Vorsicht, die angesichts der kleinen Zahl geboten ist, folgende Schlüsse ziehen:

1. Der röntgenologische Nachweis von Gefäßreichtum mit av-Fisteln und Blutseen im Tumor ist charakteristisch für das hypernephroide Carcinom und kommt seltener beim anaplastischen Carcinom vor.

2. Ein röntgenologisch gefäßarmer Tumor ohne av-Fisteln oder Blutseen ist am ehesten ein Adenocarcinom oder ein Übergangsepithelcarcinom des Nierenbeckens. Bei diesem Befund kann die angiographische Unterscheidung von Carcinom und Cyste schwierig sein.

3. Die frühzeitige Erkennung der verschiedenen Typen des Nierencarcinoms aus ihrem angiographischen Bild könnte später einmal der Ausgangspunkt für eine gezielte präoperative Tumorbehandlung werden.

Dr. K. H. Bichler, Chirurg. Univ.-Klinik und -Poliklinik,
355 Marburg a. d. Lahn, Robert Koch-Straße 8

Aus dem Med. Strahleninstitut (Direktor: Prof. Dr. W. Frommhold) und der Urologischen Abteilung (Leiter: Prof. Dr. W. Staehler) der Chirurgischen Klinik (Direktor: Prof. Dr. L. Koslowski) der Universität Tübingen

# Über den veränderten Kontrastmittelabfluß aus der Niere bei liegender und stehender Körperhaltung

H. Schmidt und K. Oswald

Über die unterschiedliche Motilität der Ureteren in Abhängigkeit von der Körperlage des Patienten während der Untersuchung gibt es nur wenige Berichte im Schrifttum. Während Becker u. Pollack, allerdings nur unter Auswertung einer einzigen Beobachtung, keine wesentliche Änderung sahen, spricht Campbell generell von einem vorübergehenden Anwachsen von Häufigkeit und Amplitude der Wellen im Übergang von der Rücken- zur Bauchlage und gleichsinniger, jedoch noch stärkerer Änderung der Motilität bei der Untersuchung im Stehen. Interessant ist in diesem Zusammenhang, daß Ball ein kurzfristiges Aufsetzen des Untersuchten zur Unterscheidung funktioneller und mechanischer Abflußstörungen bei Isotopennephrographie empfiehlt.

Im Rahmen unserer Untersuchungen über die normale und gestörte Uretermotilität, besonders bei Frauen mit einem Collumcarcinom vor und nach der

Behandlung, sind wir auch der Frage der Motilitätsänderung des Ureters in liegender und stehender Position des Patienten nachgegangen.

44 Personen wurden untersucht, darunter 41 Frauen. Eine Infusion von 250 ml 30%igen Kontrastmittels wurde auf dem Durchleuchtungstisch angelegt. Nach Abnahme der Infusion begannen Durchleuchtung und Aufzeichnung des Fernsehbildes auf dem Bandspeicher. Nach 2minütiger Durchleuchtung wurde der Tisch mit dem Patienten aufgerichtet und eine erneute 2minütige Durchleuchtung mit Bandaufnahme angeschlossen.

76 Ureterpassagen waren beiderseits auswertbar. Dabei ergab sich am häufigsten eine sehr unterschiedliche Motilität bei der Untersuchung im Liegen bzw. im Stehen: Bei 33 Passagen war im Liegen eine Aperistaltik nachzuweisen, die sofort nach dem Aufrichten des Untersuchten in eine normale, in Wellen ablaufende Peristaltik überging.

Viel weniger häufig zeigte sich bei 24 Passagen im Liegen und im Stehen eine Peristaltik der Harnleiterwand, wobei statistisch, aber nicht in jedem Einzelfall, eine etwas vermehrte Frequenz der Wellen bei der Untersuchung im Stehen zu verzeichnen war.

Als normal muß es angesehen werden, wenn das Kontrastmittel im Stehen so weitgehend aus Niere und Harnleiter abgelaufen ist, daß man die Ureterperistaltik nicht mehr beurteilen kann. Das traf bei 10 Passagen zu. 8 von ihnen verliefen im Liegen unter normaler, 2 unter Aperistaltik.

Schließlich war bei 9 Patienten eine Aperistaltik im Liegen und im Stehen nachweisbar. Nur in dieser Gruppe gab es 5 Patienten mit nachgewiesenen pathoogischen Befunden am Nierenhohlraumsystem.

Danach muß die über 2 min dauernde Aperistaltik nach Infusionsurographie bei der Untersuchung im Liegen als normales Ereignis angesehen werden.

Professor Dr. H. Schmidt, Strahlendiagnostische Abt. des Allgem. Krankenhauses,
2 Hamburg 50, Allee 164

Aus dem Institut für experimentelle Chirurgie (Leiter: Prof. Dr. R. Gottlob)
und aus dem Röntgeninstitut (Leiter: Doz. Dr. W. Zaunbauer)
der I. Chirurg. Klinik (Vorstand: Prof. Dr. P. Fuchsig),
aus der Urolog. Klinik (Vorstand: Prof. Dr. R. Übelhör)
und aus dem Zentralröntgeninstitut (Vorstand: Prof. Dr. L. Psenner)
der Universität Wien

# Veränderungen am Lymphogramm durch Operation und ionisierende Strahlen

W. Ludvik, F. Wachtler und W. Zaunbauer

Aus einem Krankengut von 324 Lymphographien wurde bei 47 Patienten die Einwirkung ionisierender Strahlen mit einer Herddosis zwischen 1000 und 7500 R, durchschnittlich 3500 R, auf das Lymphsystem untersucht.

Die Strahlenempfindlichkeit primärer und sekundärer Lymphknotentumoren kann bereits wenige Wochen nach Beginn der Behandlung an der Größenabnahme der Knoten und der Wiederherstellung der Durchgängigkeit verlegter Lymphbahnen erkannt werden.

Im Gegensatz zu dieser Strahlenfrühreaktion ist eine Verkleinerung gesunder Knoten und Einengung des Lumens der Lymphgefäße als Strahlenspätreaktion nicht vor dem 2. Halbjahr zu beobachten. Der Weitertransport des Kontrastmittels erfährt dadurch keine nennenswerte Verzögerung.

Eine Ausnahme bildet die Strahlenfibrose, die sich meist erst Jahre nach der Bestrahlung klinisch manifestiert und in der Beckenregion zur Einscheidung des Ureters führt. Das Kontrastmittel wird dabei über ein engmaschiges Netz dünner Lymphgefäße abgeleitet. Infolge der Strömungsbehinderung kommt es zur Ausbildung von Kollateralkreisläufen, Rückfluß in die hypogastrische Region und einer Persistenz des Kontrastmittels in den Gefäßen über 24 Std. Im Gegensatz zur neoplastischen Infiltration fehlt jedoch die Unterbrechung der Lymphkette, ein wesentliches Unterscheidungsmerkmal zwischen Strahlenfibrose und Rezidiv bei Uretereinscheidung Jahre nach Wertheimscher Operation.

Die Lymphographie ermöglicht eine intra- und postoperative Kontrolle des Ausmaßes der Lymphadenektomie. Neuerliche Kontrastmittelfüllungen Monate und Jahre nach der Operation gewähren Einblicke in Fragen der Regeneration und Neubildung von Lymphgefäßen und Lymphknoten. Sie erlauben eine Beurteilung der Funktionstüchtigkeit der wiederhergestellten Lymphableitung.

Nach Entfernung der inguinalen Lymphknoten bleibt der Lymphabfluß insuffizient und es resultiert ein Ödem der unteren Extremität. Bei der Lymphographie fließt das Kontrastmittel aus den Lymphgefäßstümpfen in das Gewebe der Leistenregion aus und wird durch einzelne zarte, das Narbengewebe durchziehende Lymphgefäßregenerate und über präpubische Kollateralen zur Gegenseite abgeleitet. Die Strömungsbehinderung ist an dem ausgeprägten „dermal backflow" zu erkennen.

Die Ausräumung der pelvinen Knoten, die fast immer mit einer Nachbestrahlung verbunden ist, wird funktionell stets kompensiert. Die Lymphographie einige Jahre nach der Operation zeigt im Narbengewebe zahlreiche zarte Lymphgefäße und multiple kleine Knoten proximal vom Operationsgebiet, die präoperativ nicht zu sehen waren.

Die Frage der Regeneration von Lymphgefäßen und der Neubildung von Lymphknoten haben wir am Minnesotaschwein untersucht. Das 15 Wochen alte, 20 kg schwere Tier wurde an beiden hinteren Extremitäten lymphographiert, wobei wir dem Kontrastmittel auf einer Seite zur Vitalfärbung der Lymphknoten Kohlenstoff zusetzten. Auf dieser Seite wurden die Lymphknoten mit dem sie umgebenden Fettgewebe excidiert, während bei der Entfernung der Beckenlymphknoten die Mitnahme des periglandulären Gewebes auf Grund der engen topographischen Beziehung zu den großen Gefäßen beschränkt war. Durch eine postoperative Kontrollaufnahme konnte die Vollständigkeit der Lymphknotenentfernung auf dieser Seite festgestellt werden.

4 Monate später wurde das Tier erneut auf beiden Seiten lymphographiert, wobei in der Füllungsphase auf der operierten Seite zarte Lymphgefäßregenerate neben einem Kontrastmittelaustritt in der Leistengegend zu erkennen waren. Der größte Teil des Kontrastmittels floß über Kollateralbahnen zur Gegenseite ab. In der Speicherphase kamen in der Beckenregion kleine, schwach anfärbbare

Lymphknoten zur Darstellung, während in der Leistengegend keine Neubildung von Knoten beobachtet werden konnte.

12 Monate nach der Lymphadenektomie wurde bei dem inzwischen 80 kg schweren Tier auf der operierten Seite eine neue Kontrastmittelfüllung vorgenommen. Die regenerierten Lymphbahnen hatten ihren Durchmesser soweit vergrößert, daß kein Abfluß über Kollateralbahnen mehr nötig war. Die pelvinen Lymphknoten nahmen weiter an Größe zu, in der Leistengegend war es zu keiner Neubildung von Lymphknoten gekommen.

Diese Versuche bestätigen die Beobachtungen an Patienten, daß es nach Unterbrechung der Lymphkette im Granulationsgewebe zu einer Regeneration von Lymphgefäßen, jedoch nicht zu einer Neubildung von Lymphknoten kommt. Das Auftreten kleiner Lymphknoten, die sich mit der Zeit vergrößern, sahen wir im Experiment analog wie beim Menschen nie in der Leistengegend, sondern nur im Bereich des Beckens. Zwei Eigentümlichkeiten zeichnen diese Region aus. Einerseits ist hier die Mitentfernung des die Knoten umgebenden Fettgewebes aus anatomischen Gründen begrenzt und anderseits spielt diese Region in der Embryonalentwicklung des Lymphsystems als Bildungsstätte des caudalen Lymphsackes eine besondere Rolle. Eine Neubildung von Lymphknoten aus Inseln pluripotenter Mesenchymzellen muß deshalb in Betracht gezogen werden.

### Zusammenfassung

Nach Einwirkung ionisierender Strahlen treten Strahlenfrüh- und -spätreaktionen auf, wobei es nur bei Vorliegen einer Strahlenfibrose zu einer Verzögerung des Kontrastmittelabflusses kommt.

Die Ausräumung der Beckenlymphknoten wird funktionell immer kompensiert, wogegen die Entfernung der inguinalen Knoten zu einem Lymphödem der unteren Extremität führt.

Auf Grund der Ergebnisse eigener experimenteller Untersuchungen wird zur Frage der Regeneration von Lymphgefäßen und der Neubildung von Lymphknoten Stellung genommen.

Dr. W. Ludvik, A-1090 Wien 9, Alserstraße 4

# Vierter Sitzungstag

Sonnabend, den 26. Oktober 1968, 8.30 Uhr

## VI. Freie Vorträge

Vorsitz: Herr NAGEL, Köln

Aus der Urolog. Abt. der Chirurg. Univ.-Klinik Heidelberg (Vorstand: Prof. Dr. L. RÖHL)

## Physiologie des Renin-Angiotensinsystems und Pathogenese der renovasculären Hypertonie

M. ZIEGLER und K. MÖHRING

1898 beschrieben TIGERSTEDT u. BERGMANN [23] erstmals eine blutdruck-steigernde Substanz, die sie in wäßrigen Extrakten von normalen Kaninchen-nieren nachgewiesen hatten und Renin nannten. Die Autoren wiesen darauf hin, daß Renin bei der Entstehung der renalen Hypertonie von Bedeutung sein könnte. Mehr als 50 Jahre stand Renin nur im Mittelpunkt der Hochdruckforschung. Unter dem Einfluß von VOLHARD, der bei seiner klinischen Einteilung in roten und blassen Hochdruck als Ursache für letzteren ein humorales Agens renalen Ursprungs (Renin?) annahm, gelang es 1930 HARTWICH [11] bei Hunden durch Drosselung der Blutzufuhr zu einer Niere eine vorübergehende Blutdrucksteigerung zu er-zielen. GOLDBLATT [6] konnte 1934 in systematischen Untersuchungen zeigen, daß durch Herabsetzung der Durchblutung einer Niere eine Hypertonie erzeugt werden kann. Weitere Untersuchungen führten zum Nachweis, daß Renin nicht selbst blutdrucksteigernd, sondern als Enzym wirkt, das aus dem Substrat Angioten-sinogen das vasopressive Angiotensin freisetzt [1, 14]. Nach der Identifizierung [4, 18] von Angiotensin (1956) gelang 1957 seine Synthese [3, 16]. Erst GROSS (1958) [7] zeigte durch seine Untersuchungen an Ratten, daß dem in normalen Nieren vorkommenden Renin eine physiologische Bedeutung zukommt. Inzwischen sind mehrere physiologische Funktionen für das Renin-Angiotensinsystem bekannt, ein direkter Zusammenhang zwischen diesem System und der renalen Hypertonie jedoch immer noch nicht bewiesen.

In dieser Arbeit soll an Hand eigener Untersuchungen und der Befunde ande-rer Autoren über die bisher bekannten physiologischen Funktionen des Renin-Angiotensinsystems sowie über seine mögliche Bedeutung bei der renovasculären Hypertonie berichtet werden.

### Das Renin-Angiotensinsystem

Renin wird in der Niere in den juxtaglomerulären Zellen gespeichert und wahrscheinlich auch gebildet. Die juxtaglomerulären Zellen der äußeren Nierenrinde enthalten mehr Renin als die marknahen [2]. Extrarenal wurde Renin im Uterus und in der Placenta des Menschen und verschiedener Tiere [8, 13, 27] sowie in der Speicheldrüse der Maus [26] gefunden.

Renin ist eine Proteinase, die aus dem Substrat Angiotensinogen, einem Protein der $\alpha_2$-Plasmaglobulinfraktion, das Dekapeptid Angiotensin I freisetzt. In Gegenwart von Chlorionen werden durch ein convertig enzyme zwei C-terminale Aminosäuren von Angiotensin I abgespalten, es entsteht das blutdrucksteigernde Oktapeptid Angiotensin II. Dieses wird durch ubiquitäre Endo- und Ektopeptidasen (Angiotensinase) sofort in inaktive Polypeptide zerlegt. Bisher wurden nur

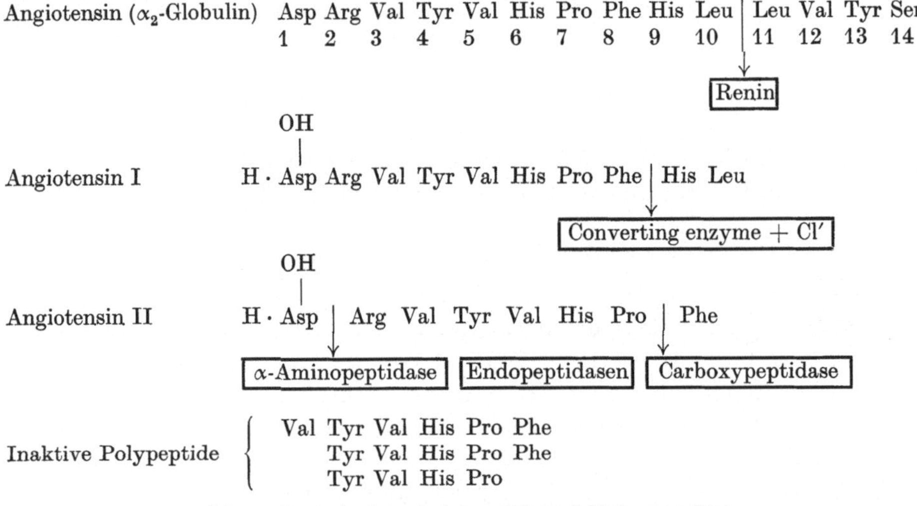


Schema. Renin-Angiotensinsystem. Nähere Erläuterung s. Text

Angiotensin I und II isoliert und synthetisiert, während Renin und Angiotensinogen chemisch noch nicht definiert sind. Die Untersuchungen von Skeggs [19, 20] lassen die Annahme zu, daß möglicherweise verschiedene Renine und Substrate existieren, die chemisch nahe verwandt sind. Andere Untersuchungen deuten darauf hin, daß weitere Faktoren (Inhibitoren [9]) in diesen Ablauf eingeschaltet sind (Schema).

### Physiologische Funktionen des Renin-Angiotensinsystems

Für das Renin-Angiotensinsystem wurden mehrere regulatorische Funktionen bewiesen. Der Nachweis dieser Funktionen wurde sowohl durch physiologische Untersuchungen über eine Beeinflussung der endogenen Renin-Angiotensinbildung als auch durch pharmakologische Untersuchungen mit exogenem Renin-Angiotensin erbracht. Dabei bleibt es häufig unklar, ob die nachgewiesene Funktion durch Renin oder durch Angiotensin bewirkt wird.

Renin-Angiotensin [9] ist sowohl an der Regulation des Blutdrucks und des intravasalen Blutvolumens als auch an der Aufrechterhaltung der Natriumhomöostase beteiligt. In die Regulation des Natriumhaushaltes ist das Renin-

Angiotensinsystem sowohl über eine Beeinflussung des intrarenalen Gefäßwiderstandes und damit des Glomerulusfiltrates als auch durch Einwirkung auf die Natriumresorption in den Nierentubuli sowie durch die Stimulation der Aldosteronsekretion beteiligt. Der Sympaticustonus wird durch Renin-Angiotensin erhöht.

### Der Stimulus der Reninsekretion

Unklarheit besteht noch immer über den Stimulus der Reninsekretion, die durch verschiedene Mechanismen beeinflußt werden kann. In akuten und subakuten Versuchen [9] an Ratten wurde gezeigt, daß sowohl eine indirekte Korrelation zwischen zirkulierendem Blutvolumen und der Reninkonzentration im Blut als auch eine indirekte Korrelation zwischen Natriumaufnahme und Reninkonzentration im Blut besteht (Tabelle). In akuten Hundeversuchen [28] wurde bei

Tabelle. *Nähere Erläuterung s. Text*

| | Reningehalt der Nieren | Renin-konzentration im Plasma | Intravasales Volumen | Serum-Na$^+$ | Blutdruck |
|---|---|---|---|---|---|
| Akute Hämorrhagie | = | ↑ | ↓ | = | ↓ |
| Durst (72 Std) | = | ↑ | ↓ | =/↓ | = |
| Übertransfusion (24 Std) | = | ↓ | ↑ | = | = |
| Akuter Natriumentzug (2 Std) | = | ↑ | ↓ | ↓ | =/↓ |
| Adrenalektomie (5 bis 7 Tage) | ↑ | ↑ | ↓ | ↓ | ↓ |

↑ Erhöht, = unverändert, ↓ vermindert.

Herabsetzung des Nierenperfusionsdruckes eine Zunahme der Reninsekretion beobachtet. Diese Versuche gaben auch einen Hinweis dafür, daß Renin über die Bildung von Angiotensin auf das Vas efferens constrictorisch wirkt. Andererseits wurde gezeigt, daß bei Änderungen der Nierenfunktion durch Diuretika oder bei einer osmotischen Diurese die Herabsetzung des Nierenperfusionsdruckes ohne Zunahme der Reninsekretion einhergeht [24]. Es ist daher anzunehmen, daß die bei Änderung des zirkulierenden Blutvolumens zu beobachtende Zunahme der Reninsekretion nicht durch eine Änderung des Nierenperfusionsdruckes an sich bedingt ist. Dafür spricht eine weitere Beobachtung. Wird nach akutem Natriumentzug der Verlust des intravasalen Volumens durch Albumin ohne Natrium substituiert, so wird die im Blut erhöhte Reninkonzentration nicht normalisiert, sie fällt jedoch in den Normbereich, wenn gleichzeitig Natrium zugeführt wird [12a]. Diskutiert wird eine Receptorfunktion der am Anfang des distalen Tubulus gelegenen Macula densa für die dort anlangende Natriummenge, über welche die Reninsekretion gesteuert werden soll [9, 21]. Die Befunde von THURAU [22], der mittels Mikropunktion die Natriumkonzentration an der Macula densa erhöhte und dadurch das Glomerulusfiltrat beeinflußte, deuten in diese Richtung.

Daß eine Stimulierung der Reninsekretion sowohl durch eine Änderung des zirkulierenden Blutvolumens als auch durch eine Änderung der Natriumzufuhr möglich ist, würde in folgender Hypothese eine Erklärung finden:

Ein Blutdruckabfall im Vas afferens führt zu einer Herabsetzung des Glomerulusfiltrates und damit zu einer Abnahme des zur Macula densa gelangenden Natriums. Dies bewirkt eine Zunahme der Reninsekretion mit Bildung von Angiotensin, das sowohl über eine Constriction des Vas efferens zu einer Erhöhung des Glomerulusfiltrats führt als auch über eine Stimulierung der Aldosteronsekretion die Natriumrückresorption im Nierentubulus vermehrt. Die Stimulierung der Reninsekretion über den Receptor Macula densa würde in jedem Fall durch Natrium erfolgen.

### *Renin-Angiotensinsystem und renovasculäre Hypertonie*

In Analogie zum Hochdruck beim Menschen infolge Nierenarterienstenose kann beim Hund, besser jedoch bei der Ratte, die in dieser Beziehung dem Menschen ähnlicher ist, durch Drosselung der Blutzufuhr zu einer Niere bei intakter kontralateraler Niere ein Hochdruck erzeugt werden (Abb. 1).

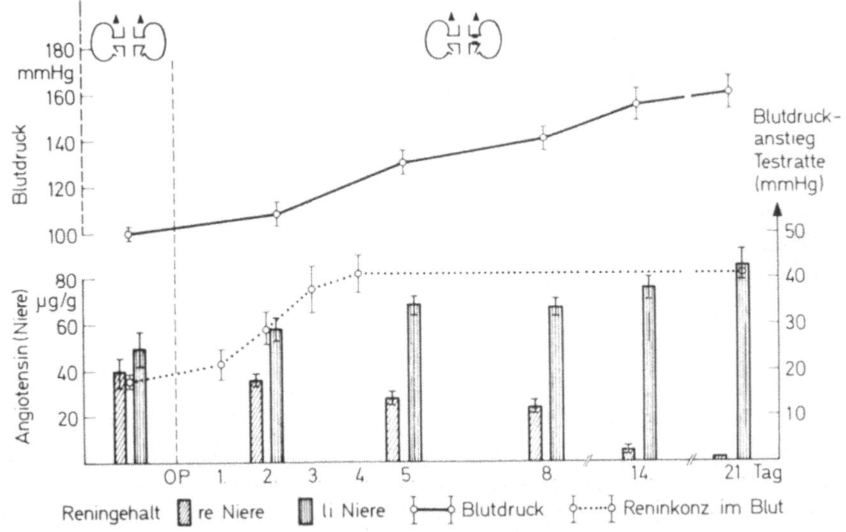


Abb. 1. Das Verhalten des Blutdrucks (linke obere Ordinate), des Reningehaltes der Nieren (linke untere Ordinate) und der Reninkonzentration im Blut (rechte Ordinate) nach Drosselung der Blutzufuhr zu einer Niere bei Ratten. Die Reninkonzentration im Blut wurde mit der Methode der isovolämischen Kreuzzirkulation bestimmt. Auf Grund der Dosiswirkungskurve kann geschlossen werden, daß die beim Blutaustausch im Indikator gefundene Verdoppelung am 4. Tag einer Zunahme der Reninkonzentration im Blut um etwa dem Drei- bis Vierfachen der Norm entspricht

Bei Ratten steigt der Blutdruck 4 Tage nach Drosselung einer Nierenarterie, hat nach 6 Tagen bereits hypertonische Werte erreicht und steigt in den folgenden 2 bis 4 Wochen weiter an. 3 Tage nach Anlegen einer Klammer an einer Nierenarterie nimmt der Reningehalt der minderdurchbluteten Niere zu und erreicht das Doppelte des Normalwertes. Der Reningehalt der kontralateralen intakten Niere beginnt am 5. Tag abzunehmen und erreicht zwischen dem 14. und 21. Tag nicht meßbare Werte [15].

Zwischen dem Reningehalt der minderdurchbluteten Niere und der Reninkonzentration im Blut besteht eine direkte Korrelation [29]. 3 Tage nach Drosselung der Blutzufuhr zu einer Niere bei intakter kontralateraler Niere ist die Konzentration von Renin im Blut erhöht und beträgt bereits am 4. Tag das Drei- bis Vierfache der von Normaltieren. Der Anstieg der Konzentration von Renin im Blut läuft somit mit dem Anstieg des Reningehaltes in der gedrosselten Niere zeitlich parallel.

Es besteht zwar eine direkte Korrelation zwischen dem Reningehalt der minderdurchbluteten Niere und der Konzentration von Renin im Blut, es besteht jedoch keine Beziehung zwischen der Konzentration von Renin im Blut und dem Verhalten des Blutdrucks. Der Blutdruck beginnt zwar nach dem 4. Tag zu steigen, erreicht aber erst nach 3 bis 4 Wochen seinen Maximalwert. Die vor allem früher geäußerte Auffassung [25], daß das Renin-Angiotensinsystem für die Entstehung des renalen Hochdrucks verantwortlich ist, nicht dagegen für dessen Erhaltung, findet durch diese Befunde keine Stütze.

Daß die minderdurchblutete Niere aber nicht nur für die Entwicklung sondern auch für die Erhaltung des Hochdrucks verantwortlich ist, geht daraus hervor, daß sich der Blutdruck innerhalb von 1 bis 2 Std nach Entfernung der Klammer von der Arterie oder nach Exstirpation der minderdurchbluteten Niere normalisiert. Bestehen jedoch bereits Gefäßveränderungen in der kontralateralen Niere, so wird durch Exstirpation der minderdurchbluteten Niere nur ein teilweiser Blutdruckabfall erreicht [10].

B. Singer [17] fand bei Ratten nach Drosselung der Blutzufuhr zu einer Niere bei intakter kontralateraler Niere eine Zunahme der Aldosteronsekretion, die mit der von uns beobachteten Zunahme der Reninkonzentration im Blut parallel lief. Da es als sicher gilt, daß Angiotensin die Aldosteronsekretion stimuliert, ist die Zunahme der Aldosteronsekretion nach Drosselung einer Nierenarterie durch eine Zunahme von Renin/Angiotensin im Blut zu erklären.

Die bedeutende Rolle, die der Zunahme der Aldosteronsekretion und damit der Nebenniere für die Entstehung des Hochdrucks nach Drosselung einer Nierenarterie zukommt, geht aus anderen Versuchen hervor [12]. Bei adrenalektomierten Ratten, die zur Substitution der Nebennieren kleine Dosen von Cortison erhalten, kann durch Drosselung einer Nierenarterie kein Hochdruck erzeugt werden, obwohl der Reningehalt in der minderdurchbluteten Niere höhere Werte erreicht als bei Ratten mit intakten Nebennieren. Wegen fehlender endogener Aldosteronbildung fällt unter diesen Versuchsbedingungen der Reningehalt in der kontralateralen Niere weniger ab. In anderen Versuchen [7a] ließ sich zeigen, daß bei Ratten mit Hochdruck infolge Einengung einer Nierenarterie die Adrenalektomie zu einer Normalisierung des Blutdrucks führt. Dieser Blutdruckabfall kann durch alleinige Substitution mit Aldosteron nicht, dagegen bei gleichzeitiger Applikation von Kochsalz verhindert werden. Die Anwesenheit der Nebennieren ist somit für den Drosselungshochdruck der Ratte unbedingt erforderlich.

Welche Rolle dem Renin-Angiotensinsystem bei der renalen Hypertonie zukommt, ist dagegen noch nicht geklärt. Alle Befunde deuten darauf hin, daß dieses System bei der Entstehung und Aufrechterhaltung der renovasculären Hypertonie nur indirekt beteiligt ist, möglicherweise über die Stimulierung der Aldosteronsekretion, die eine Zunahme der Natriumrückresorption bewirkt. Dafür spricht, daß bei renovasculärer Hypertonie der Blutdruck durch Kochsalzentzug gesenkt werden kann, während die Reninkonzentration im Blut weiter ansteigt [5].

20*

Ob dem inzwischen nachgewiesenen Renininhibitor eine Bedeutung bei der Entstehung der renovasculären Hypertonie zukommt, kann jetzt noch nicht entschieden werden [9].

## Zusammenfassung

1. Das Renin-Angiotensinsystem ist für mehrere physiologische Regulationen von Bedeutung.

2. Als Stimulus der Reninsekretion wird das zur Macula densa gelangende Natrium angesehen.

3. Das Renin-Angiotensinsystem ist bei der Entstehung und Aufrechterhaltung der renovasculären Hypertonie nur indirekt beteiligt, möglicherweise über die Stimulierung der Aldosteronsekretion.

4. Ob Renininhibitoren bei der Genese der renalen Hypertonie eine Rolle spielen, kann noch nicht entschieden werden.

## Literatur

1. Braun-Menendez, E., Fasciolo, J. C., Leloir, L. F., and Munoz, J. M.: J. Physiol. (Lond.) **98**, 283 (1940). — 2. Brown, J. J., Davies, D. L., Lever, A. F., Parker, R. A., and Robertson, J. I. S.: J. Physiol. (Lond.) **176**, 418 (1965a). — 3. Bumpus, F. M., Schwarz, H., and Pape, J. H.: Circulation **17**, 664 (1958). — 4. Elliot, F. F., and Peart, W. S.: Nature (Lond.) **177**, 527 (1956). — 5. Genest, J.: In: Probleme der renovasculären Hypertonie. Arzneimittel-Forsch. **17**, 1065 (1967). — 6. Goldblatt, H., Lynch, J., Hanzal, R. F., and Summerville, W. W.: J. exp. Med. **59**, 347 (1934). — 7. Gross, F.: Klin. Wschr. **36**, 693 (1958). — 7a. Gross, F.: In: Bock, K. D., u. Cottier, P. T., Eds., Essentielle Hypertonie. Ein internationales Symposium, S. 105—126. Berlin-Göttingen-Heidelberg: Springer 1960. — 8. Gross, F., Schaechtelin, G., Ziegler, M., and Berger, M.: Lancet **1964 I**, 914. — 9. Gross, F., Brunner, H., and Ziegler, M.: Recent Progr. Hormone Res. **21**, 119 (1965). — 10. Gross, F.: Verh. dtsch. Ges. inn. Med. **74** (1968). — 11. Hartwich, A.: Z. ges. exp. Med. **69**, 462 (1930). — 12. Johnston, C. J., Kaiser, P., and Gross, F.: J. Lab. clin. Med. (im Druck). — 12a. Klaus, D., u. Bocskor, A.: Med. Welt (Stuttg.) **42**, 2259 (1968). — 13. Limberger, J., u. Ziegler, M.: Klin. Wschr. **46**, 922 (1968). — 14. Page, J. H., and Hellmer, O. M.: J. exp. Med. **71**, 29 (1940). — 15. Regoli, D., Hess, R., Brunner, H., Peters, G. et Gross, F.: Arch. int. Pharmacodyn **140**, 496 (1962). — 16. Schwyzer, R., Iselin, B., Kappeler, H., Rinicker, B., Rittel, W. und Zuber, H.: Chimia **11**, 335 (1957). — 17. Singer, B., Losito, C. und Salmon, S.: Acta endocr. (Kbh.) **44**, 505 (1963). — 18. Skeggs, L. T., Lentz, K. E., Kahn, J. R., Shumway, N. P., and Woods, K. R.: J. exp. Med. **104**, 193 (1956). — 19. Skeggs, L. T., Lentz, K. E., Hochstrasser, H., and Kahn, J. R.: Canad. med. Ass. J. **90**, 185 (1964). — 20. Skeggs, L. T., Lentz, K. E., Kahn, J. R., and Hochstrasser, H.: Circulat. Res. **21**, Suppl. 2, 91 (1967). — 21. Stamey, A. T.: In: Renovascular hypertension. Baltimore, Maryland: Williams and Wilkins 1963. — 22. Thurau, K., u. Schnermann, J.: Klin. Wschr. **43**, 410 (1965). — 23. Tigerstedt, R., u. Bergmann, P. G.: Skand. Arch. Physiol. **29**, 849 (1898). — 24. Vander, A. J., and Miller, R.: Amer. J. Physiol. **207**, 537 (1964). — 25. Verniery, A.: Med. T. Geneesk **97**, 1496 (1953). — 26. Werle, E., Vogel, R. und Göldel, L. F.: Naunyn Schmiedebergs Arch. exp. Path. Pharmak. **230**, 236 (1957). — 27. Ziegler, M., Rinicker, B., and Gross, F.: Biochem. J. **102**, 28 (1967). — 28. Ziegler, M., u. Janzik, W.: Urologe **7**, 115 (1968). — 29. Ziegler, M., u. Schaechtelin, G.: Verh. dtsch. Ges. Urol. **21**, 225 (1966).

Dr. M. Ziegler, Abt. für Urologie an der Chirurg. Univ.-Klinik, 69 Heidelberg

# Vergleichende Untersuchungen mit Angiographie und Isotopen bei einseitig funktionsgestörten Nieren

H. Sommerkamp und H. Würdinger

Der Befund eines urographisch vollständigen Funktionsausfalles einer Niere wird in einem unausgewählten urologischen Krankengut nach unseren Erhebungen in rund 3% aller Ausscheidungsurogramme vorgefunden. Die Ursache kann häufig allein auf Grund der Anamnese oder durch den Nachweis schattengebender Konkremente offensichtlich sein; meist ist jedoch der Einsatz differenzierter Untersuchungsmethoden notwendig, um im Einzelfall eine eindeutige Klärung der Diagnose herbeizuführen.

Wir haben in den letzten 4 Jahren 120 Fälle von völligem einseitigen Funktionsausfall einer Niere, also einer sog. röntgenologisch „stummen Niere", beobachtet und diagnostisch abgeklärt. Nicht berücksichtigt wurden alle Fälle mit Nachweis von kontrastgebenden Steinen, da hier die Ursache der Funktionsstörung ohne weitere diagnostische Maßnahmen offensichtlich war.

(Abb. 1). Die Untersuchungsmethoden, die zur Aufklärung eines einseitigen Funktionsausfalls eingesetzt wurden, waren nach der Ausscheidungsurographie mit Spätaufnahmen die Cystoskopie mit retrograder Darstellung, dann die Isotopendiagnostik und die Angiographie als transfemorale Etagenaortographie.

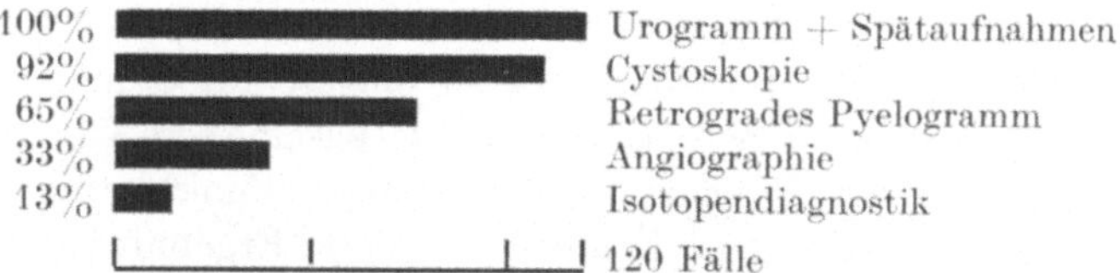


Abb. 1. Häufigkeit der diagnostischen Maßnahmen

(Tabelle). Die folgende Übersicht zeigt Ihnen die nach Diagnosen aufgeschlüsselten Ursachen eines einseitigen Funktionsausfalls: An der Spitze stehen die erworbenen Abflußstörungen der oberen Harnwege, deren hoher Anteil bei Frauen durch Genitaltumoren und deren Folgen bedingt ist. Kongenitale Hydronephrosen und pyelonephritische Schrumpfnieren waren die nächst häufigsten Diagnosen. Funktionsausfälle durch Harnsäuresteinobstruktion eines Harnleiters haben wir in dieses Material aufgenommen, da die Diagnose hierbei zunächst nicht aus dem Urogramm ersichtlich ist und einer instrumentellen Klärung bedarf.

Bei etwa gleicher Geschlechtsverteilung hinsichtlich der Häufigkeit eines einseitigen Funktionsausfalls war die linke Seite mit 60% der Fälle öfter betroffen. Ein Hochdruck lag in 16% der Fälle vor; operative Konsequenzen nach Diagnosestellung ergaben sich in 42% und bestanden in einer Form der inneren oder äußeren Harnableitung, Ureterabgangsplastik oder Nephrektomie.

Wie ist nun die Wertigkeit der einzelnen Untersuchungsmethoden bei der Diagnostik zu beurteilen? Aus dem Ausscheidungsurogramm mit Spätaufnahmen sind oft bereits Hinweise auf die Ursache des einseitigen Funktionsausfalls durch Veränderungen der intakten Seite zu entnehmen, so bei Abflußstörungen, Tuberkulose oder Cystennieren. 40% unserer Ausscheidungsurogramme wiesen pathologische Veränderungen der funktionierenden Seite auf. Durch die Cystoskopie, die wir in fast 92% der Fälle vornahmen, ergab sich häufig eine Klärung, so bei Blasentumoren, Ureterocelen oder Fehlen des Ostiums, so daß eine retrograde Ureterfüllung nur in 65% der Untersuchten nötig bzw. möglich war. Interessant ist nun, daß allein durch die konventionellen Methoden, wie Urogramm, Cystoskopie und retrograde Pyelographie, bei 61% der beobachteten Patienten die Diagnose gestellt werden konnte. Bei 16 Patienten fertigten wir ein Isotopennephrogramm und Nierenszintigramm an, deren Aussagekraft jedoch so wenig informativ war,

Tabelle. *Ursachen röntgenologisch einseitig „stummer" Nieren*

| Diagnose | weibliche | männliche | gesamt |
|---|---|---|---|
| Erworbene Hydro-(pyo-)-Nephrose | 24 | 11 | 35 |
| Kongenitale Hydronephrose | 5 | 12 | 17 |
| Pyelonephrotische Schrumpfniere | 8 | 6 | 14 |
| Aplasie/Hypoplasie | 3 | 7 | 10 |
| Tumor | 3 | 7 | 10 |
| Tuberkulose | 4 | 5 | 9 |
| Nierenarterienstenose, -embolie | 4 | 3 | 7 |
| Harnsäuresteine | 2 | 5 | 7 |
| Vasculäre Schrumpfniere | — | 3 | 3 |
| Cystenniere | — | 2 | 2 |
| Nicht geklärt | 1 | 5 | 6 |
| Gesamtzahl | 54 | 66 | 120 |

daß wir den Einsatz dieser Methoden wieder eingeschränkt haben. Zwar ergab sich in zehn Fällen eine richtige Aussage insofern, als eine sog. Nephrektomiekurve und das Fehlen jedweder Speicherung den völligen Funktionsausfall der Niere bestätigte; für die Ermittlung der Ursache war dieses Ergebnis jedoch unergiebig; nur in wenigen Fällen von relativ kurzzeitig bestehenden Abflußstörungen war dies aus dem Isotopennephrogramm ersichtlich. Irreführende szintigraphische Befunde wurden zweimal erhoben, die bei Hydronephrosen tumorverdächtige Speicherbilder ergaben. Als überlegene Methode zur Diagnosestellung erwies sich die Angiographie, die in 33% der Untersuchten angewandt wurde und in 25% nach Ausschöpfung der instrumentellen Untersuchungsmethoden zur Sicherung der Diagnose notwendig war.

Zusammenfassend läßt sich sagen, daß der urographische Befund eines vollständigen einseitigen Nierenfunktionsausfalles Veranlassung zu einer gezielten urologischen Diagnostik sein muß, da sich in einem hohen Prozentsatz operative Konsequenzen ergeben. Dazu sind Cystoskopie, retrograde Pyelographie und Angiographie einzusetzen und kombiniert in 86% der Fälle diagnostisch erfolgreich.

Privatdozent Dr. H. Sommerkamp,
Urolog. Abt. der Chirurg. Univ.-Klinik, 355 Marburg a. d. Lahn
Dr. H. Würdinger, Städt. Krankenanstalten, 73 Eßlingen/Neckar

Aus dem Institut für Klinische Strahlenkunde der Universität Mainz
(Direktor: Prof. Dr. L. Diethelm)

# Über zwei neue Methoden der Nebennierendiagnostik, die selektive Angiographie und die Nebennierenszintigraphie

K. H. van de Weyer

Die bisher üblichen röntgenologischen Untersuchungsmethoden haben bei der Suche nach krankhaften Veränderungen der Nebennieren oft versagt. Zwar lassen sich die normalen Nebennieren bei freiem Spatium retroperitoneale im Retropneumoperitoneum mittels der Schichtuntersuchung in der Regel abgrenzen. Da ihre Form und Größe variabel ist und außerdem das im Retropneu sichtbare Substrat in unkontrollierbarer Weise von umgebendem Fett- und Bindegewebe gebildet wird, sind exakte Angaben über die wirkliche Größe der Drüse nicht möglich. Ebenso läßt sich ein kleiner Tumor, der die Organgrenzen nicht überschritten hat, im Retropneu nicht erfassen.

Auch die hohe lumbale Aortographie erbringt nur selten verwertbare Nebennierenangiogramme.

Die selektive angiographische Darstellung der Nebennieren stieß auf zwei Probleme:

1. Auf die individuell verschiedene arterielle Versorgung der Nebennieren,

2. auf die Schwierigkeit der selektiven Sondierung und Kontrastmittelinjektion in Nebennierenarterien.

Busch konnte an Hand postmortaler Angiogramme nachweisen, daß der lehrbuchmäßige Versorgungstyp von drei Arterien, von denen die untere aus der Nierenarterie, die mittlere aus der Aorta oder der Arteria coeliaca und die obere aus der Arteria phrenica inferior entspringt nur in 16% nachzuweisen ist. Busch konnte insgesamt sieben verschiedene Versorgungstypen nachweisen, von denen der Kraniocaudale mit einer ausschließlichen Versorgung über ein Gefäß aus der Aorta und Arteria phrenica inferior mit 17% überwiegt.

Wir haben wegen dieser postmortal erhobenen Befunde und, weil der Ursprung der Arteria phrenica inferior nach der abdominellen Übersichtsaortographie meist ausgemacht und sondiert werden kann, den Versuch der selektiven Nebennierendarstellung über dieses Gefäß vorgenommen.

Bisher haben wir bei 49 Patienten den Versuch gemacht, der bei 41 Patienten gelang.

Zur Untersuchungstechnik: Anschließend an die abdominelle Übersichtsaortographie erfolgt die selektive Sondierung der Arteria phrenica inferior von einer Femoralarterie her mit einem speziell geformten roten Ödman-Ledin-Katheter. Drei Zielaufnahmen werden nach Injektion von 8 bzw. 15 ml Kontrastmittel (Conray) sowie 2 bis 3 sec nach Beendigung der Injektion belichtet.

An Hand einiger Beispiele sollen einige selektive Nebennierenangiogramme gezeigt werden.

Die Arteria phrenica inferior rechts entspringt bei diesem Patienten aus der rechten Nierenarterie. Volle Kontrastmittelauffüllung der rechten Nebenniere über dieses Gefäß und zusätzliche inferiore Suprarenalarterien aus der Arteria renalis.

Die Arteria phrenica inferior links entspringt direkt aus der Aorta. Volle Darstellung der linken Nebenniere nach Kontrastmittelinjektion.

Nun zu einigen pathologischen Befunden:

Beiderseitige Nebennierenhyperplasie bei Cushing-Syndrom. Die beiderseitige Arteria phrenica inferior hat einen gemeinsamen Ursprung aus der Aorta

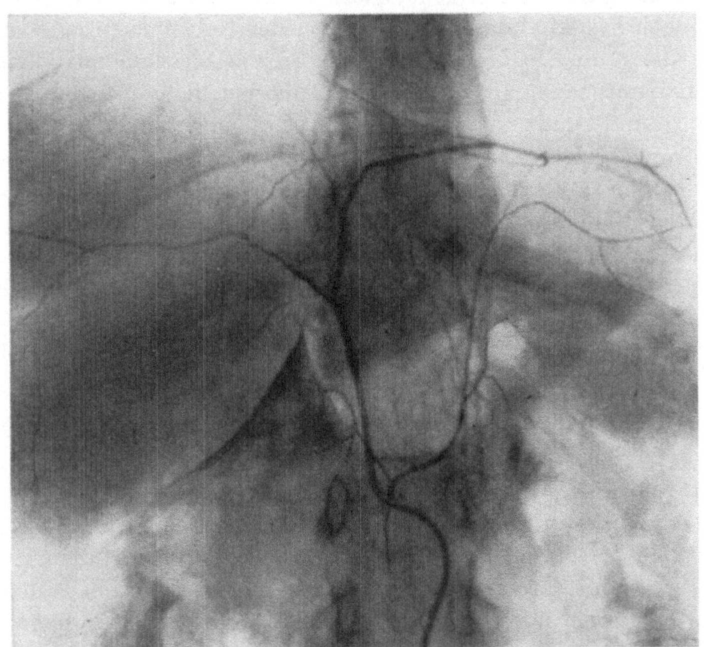

Abb. 1

(Abb. 1). Deutliche Vergrößerung der rechten Nebenniere, die Größe der linken Nebenniere ist nicht sicher beurteilbar. Die Operation erbrachte beiderseits deutlich hypertrophierte Nebennieren. Sondierung und Kontrastmittelinjektion in die mit einem gemeinsamen Stamm aus der Aorta entspringenden Aa. phrenicae inferiores. Die rechte Nebenniere ist in der Parenchymphase gut abgrenzbar, deutlich allseitig vergrößert und überlagert mit der medialen Begrenzung die Wirbelsäule. Die linke Nebenniere ist nicht sicher beurteilbar. Operationsgewicht der Nebennieren je 13 g (Abb. 1).

Als weiteres Beispiel ein etwa $^{1}/_{2}$ cm großes Conn-Adenom am oberen medialen Pol der rechten Nebenniere. Kontrastmitteldarstellung über die mit einem gemeinsamen Stamm von der Aorta entspringenden Aa. phrenicae inferiores.

Mit der selektiven Kontrastmittelinjektion in die Arteria phrenica inferior bot sich die Injektion einer radioaktiven Substanz in dasselbe Gefäß zur anschließenden szintigraphischen Darstellung der Nebennieren an.

Mit der nächsten Abbildung (Abb. 2) möchte ich die erste intra vitam gelungene szintigraphische Darstellung der Nebennieren mittels einer radioaktiven Substanz demonstrieren. Wir haben dieses Szintigramm bei einer 20jährigen Patientin durch Injektion von $100\mu\,\mathrm{Ci^{131}J}$ makroaggregiertem Albumin in die mit einem gemeinsamen Stamm aus der Aorta entspringenden Arteriae phrenicae inferiores gewonnen. Scanning $^1/_2$ Std nach Injektion.

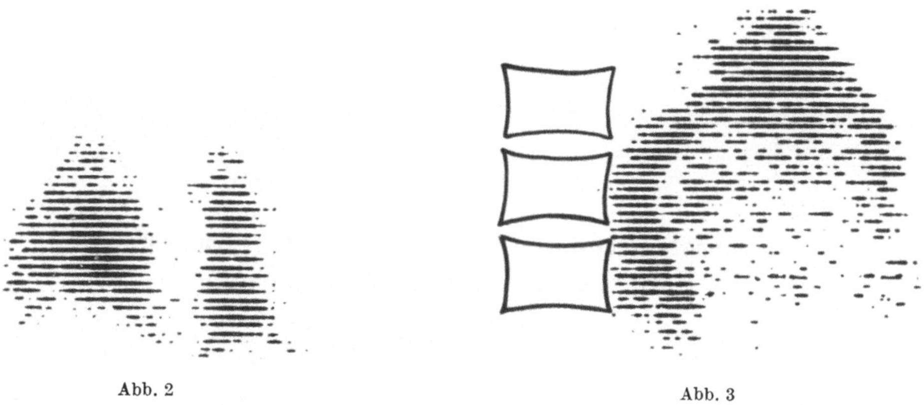

Abb. 2            Abb. 3

Seitdem haben wir bei weiteren 13 Patienten, bei denen wir angiographisch selektiv die Nebennieren untersuchten auch die Nebennierenszintigraphie mit Erfolg durchgeführt.

Abschließend sollen noch einige kombinierte selektive angiographische und szintigraphische Nebennierendarstellungen gezeigt werden:

Selektive angiographische und szintigraphische Darstellung einer linken Nebenniere ohne pathologischen Befund.

Selektive angiographische und szintigraphische Darstellung einer normalen rechten Nebenniere.

Großes linksseitiges, zentral zerfallendes Phäochromocytom; selektiv angiographisch und szintigraphisch dargestellt.

Szintigraphische Darstellung eines großen, zentral zerfallenden linksseitigen Phäochromocytoms (Op. bestätigt) (Abb. 3).

Injektion von $200\mu\,\mathrm{Ci^{131}J}$ makroaggregiertem Albumin in die direkt aus der Aorta entspringende linksseitige A. phrenica inferior. Scanning 1 Std nach Injektion. Die Randpartien des Tumors zeigen deutliche Aktivitätsanreicherung. Zentral, im Bereich der Nekrose, große rundliche Aktivitätsaussparung (Abb. 3).

Zusammenfassung

Die selektive angiographische Darstellung der Nebennieren über die A. phrenica inferior (Reschke, Kahn, van de Weyer) hat sich allen bisherigen röntgenologischen Untersuchungsverfahren in der diagnostischen Aussagekraft überlegen erwiesen. Wir hoffen, daß wir durch die Kombination der selektiven angiographischen mit der szintigraphischen Darstellung (van de Weyer) eine zusätzliche echte Erweiterung der radiologischen Nebennierendiagnostik erreichen werden.

Die weiteren Abbildungen können aus Platzmangel nicht wiedergegeben werden.

### Literatur

Kahn, P. C.: Radiology 88, 1—8 (1967). — Reschke, H.: Fortschr. Röntgenstr. 107, 2, 200—205 (1967). — van de Weyer, K. H.: Angiographie und ihre Leistungen 145—147, 1968. — van de Weyer, K. H., u. Diethelm, L.: Atompraxis 3, (1968). Direktinformation.

Privatdozent Dr. K. H. van de Weyer,
Institut für Klinische Strahlenkunde der Univ.-Klinik, 65 Mainz, Langenbeckstraße 1

# Resorption von 45-Calcium und 14 C-Harnstoff aus Harnblase und isolierten Darmschlingen

P. Strohmenger

Daß harnpflichtige Substanzen aus dem Darm resorbiert werden, ist eine anerkannte Tatsache; das Syndrom der hyperchlorämischen Acidose als Folge der Resorption von Chlor, Ammoniak und Harnstoff aus dem Dickdarm nach Ureterosigmoideosteomie ist allgemein bekannt geworden, wenn seine Häufigkeit auch sicher geringer ist, als oft befürchtet wird. Zahlreiche Untersucher haben sich mit der Resorption der verschiedensten Substanzen beschäftigt; ihre Ergebnisse sind nicht immer einheitlich. Insbesondere besteht bis heute noch keine Klarheit darüber, ob und in welchem Ausmaß verschiedene Darmteile unterschiedliche Resorptionsaktivität besitzen. Nicht vergessen werden darf, daß auch die Harnblase nicht nur ein sich füllender und wieder entleerender Hohlraum ist, sondern daß durch ihre Wand ein lebhafter Stoffaustausch stattfinden kann, sogar gegen ein Konzentrationsgefälle; es handelt sich danach nicht einfach um Diffusion, sondern um echte Resorption.

Wir haben Versuche zur Resorptionsfähigkeit des Darmes und der Harnblase angestellt.

In einer *ersten Versuchsreihe* wurde beim Hund eine terminale Dünndarmschlinge ausgeschaltet, ihr eines Ende offen in die Haut eingenäht und das andere verschlossen. In die so präparierte Schlinge wurden radioaktiv markierte Testsubstanzen eingefüllt und 90 min darin belassen. Während der Versuchsdauer wurde in Abständen von 15 min Blut aus einer Vorderlaufvene entnommen und die Aktivität des Tracers im Serum bestimmt. Man erhält so Aktivitätskurven, die allerdings lediglich ein qualitativer Beweis für die stattgehabte Resorption sind, die jedoch nicht für die Bestimmung der resorbierten Menge verwendet werden können, da der Verteilungsraum für die Testsubstanz im Körper des Hundes nicht bekannt ist. Die Bestimmung der resorbierten Menge der Testsub-

stanz erfolgt durch Berechnung der Differenz zwischen am Versuchsbeginn einge-
füllter und am Versuchsende durch Spülung zurückgewonnener Aktivität (Rück-
menge).

Die Resorptionsverhältnisse am Dünndarm wurden mit denen aus der nicht
vom Harnstrom getrennten Blase verglichen. Abb. 1 zeigt die Aktivitätskurven
nach Instillation von 45-Calcium in Dünndarm und Harnblase. Die Serumaktivitä-
ten nach Instillation in den Dünndarm liegen wesentlich höher als nach Einfüllung
in die Blase; sie sind bei letzterer praktisch gleich Null. Für den Dünndarm
lassen sich in den vier dargestellten typischen Kurven doch deutliche Unterschiede
sehen, die, wenn man die Untersuchungsergebnisse anderer berücksichtigt, am

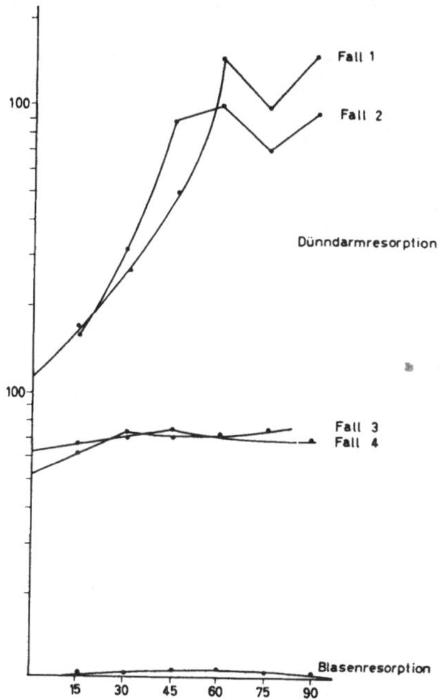


Abb. 1. Serumaktivitätskurven nach Instillation von 45-CaCl in Dünndarm bzw. Harnblase des Hundes

wahrscheinlichsten durch unterschiedliche pH-Werte des Instillates bedingt sind.
Nach Einfüllung von 32-Phosphor wurden ähnlich verlaufende Aktivitätskurven
im Serum bestimmt.

Quantitativ gesehen wurden aus dem Dünndarm innerhalb der Versuchsdauer 80% des Calciums und 90% des Phosphors resorbiert; aus der Harnblase
konnte die eingefüllte Aktivität dagegen fast zu 100% wiedergewonnen werden.

In einer *zweiten Versuchsreihe* interessierte uns die Frage der Resorption von
Substanzen, die klinisch zur Nierenfunktionsprüfung benutzt werden, so von
Inulin und von PAH. Sollte von diesen Stoffen aus dem Reservoir resorbiert
werden, würde sich die Clearanceformel $Cl = \dfrac{Cu \cdot Vu}{Cp}$ als nicht maßgeblich für die
tatsächliche Nierenfunktion herausstellen; wird eine — durch die Resorption zu
niedrige Harnkonzentration Cu in den Nenner eingesetzt, ist der Clearancewert
niedriger als es den tatsächlichen Verhältnissen entspricht.

Von der PAH wurde aus dem Dünndarm wesentlich mehr, im Durchschnitt doppelt so viel wie aus der Harnblase resorbiert (Tab. 1). Der pH-Wert des Instillates war ohne Einfluß auf die resorbierte Menge.

Inulin, durch 131-Jod markiert, wurde als ganzes Molekül nicht resorbiert. Abhängig vom pH-Wert des Instillates erfolgte aber eine Abspaltung des Traceratoms, das resorbiert wurde und eine Resorption von Inulin vortäuschte.

Wir müssen aus diesen Versuchen den Schluß ziehen, daß die Bestimmung der PAH-Clearance nur dann zu verläßlichen Werten führt, wenn während der Versuchsdauer der Harn kontinuierlich durch Katheter abgeleitet wird.

Tabelle 1. *Resorption von $^{125}J$-PAH aus Harnblase und isolierter Dünndarmschlinge innerhalb 90 min*

| % | $\circ$ = Blase<br>$\times$ = Dünndarm | |
|---|---|---|
| 100 | × 99 | × 97 |
| 90 | | |
| 80 | × 79 | |
| 70 | × 67 | |
| 60 | | × 62 |
| | × 54 | × 54 |
| 50 | | |
| 40 | × 42 | ○ 39 |
| | | × 33 |
| | ○○ 33 | 32 ○ |
| 30 | | |
| 20 | ○ 20 | ○ 21 |
| | | ○ 17 |
| 10 | ○ 12 | |
| | | ○ 6 |
| 0 | | |
| | pH 3 | pH 8 |

In einer dritten Versuchsreihe wurde vergleichend die Resorption von 45-Calcium und von mit 14-C markiertem Harnstoff aus einer isolierten Dünndarm-, einer isolierten Dickdarmschlinge und aus der durch Ureterhautfistel ausgeschalteten Harnblase bestimmt.

In Tab. 2 erkennt man, daß die durchschnittliche Resorption beider Substanzen aus dem Dünndarm am höchsten, aus dem Dickdarm aber nicht viel niedriger ist. Ein Unterschied ließ sich statistisch nicht sichern.

Auch aus der Harnblase wird eine nicht geringe Menge resorbiert. Das scheint im Widerspruch zu den Ergebnissen der ersten Versuchsreihe zu stehen. Die Erklärung findet sich darin, daß bei den ersten Versuchen die Blase von der

Harnpassage nicht getrennt war, daß also die resorbierte Testsubstanz offenbar sehr schnell wieder ausgeschieden wurde, so daß in der Bilanz keine Resorption nachgewiesen werden konnte.

Bis auf die Resorption von Wasser, die mit 40% der gegebenen Menge im Dünndarm deutlich am höchsten war, ließen sich auf Grund unserer vergleichenden

Tabelle 2. *Resorption von 45-Ca und 14-C-Harnstoff aus Dünndarm, Dickdarm und Harnblase innerhalb 90 min*

|  | 45-Ca % | 14-C % |
|---|---|---|
| Blase | 26 | 21 |
| Dünndarm | 55 | 53 |
| Dickdarm | 48 | 46 |

Untersuchungen somit keine Werte finden, die vom Standpunkt der Resorption einen bestimmten Darmteil als besonders geeignet für den Ersatz von Teilen der Harnwege erscheinen lassen.

Priv.-Doz. Dr. P. Strohmenger, 43 Essen, Hufelandstraße 55

Aus der Urolog. Abt. (Priv.-Doz. Dr. H. Frohmüller)
der Chirurg. Univ.-Klinik und -Poliklinik Würzburg
(Direktor: Prof. Dr. W. Wachsmuth)

## Radioisotopenuntersuchungen zur Frage der Dauerspülung nach transurethraler Resektion der Prostata

H. Frohmüller

An der Urologischen Abteilung der Chirurgischen Universitätsklinik Würzburg wird seit Mitte 1965 bei etwa 96% der wegen Prostataadenom, Prostatacarcinom und Sphinctersklerose operierten Patienten die sog. Stanz- oder „cold punch"-Resektion durchgeführt. Abb. 1 zeigt das dazu verwendete Thompson-Resektoskop.

Nach beendeter Resektion wird mit Hilfe eines Mandrins der an unserer Klinik entwickelte Tamponade- und Dauerspülkatheter von meist Charr.-Stärke 24 eingelegt (s. Abb. 2). Der Ballon dieses Katheters wird je nach Größe der resezierten Prostata und Stärke der vorangegangenen Blutung auf 20 bis 50 ml oder auch mehr aufgefüllt.

Sobald der Patient dann aus dem Operationssaal in das Krankenzimmer zurückgebracht ist, wird an den Katheter eine Dauerspülung angeschlossen, für die wir entweder eine isotonische Lösung aus ca. 3%igem Sorbit-Mannitgemisch oder sterile physiologische Kochsalzlösung verwenden. Die Dauerspülung wird je nach Färbung, d. h. Blutbeimengung der Spülflüssigkeit, für 6 bis 24 Std belassen.

Diese Methode hat sich bei uns gut bewährt, da nur noch äußerst selten ein Absaugen von Blutkoageln aus der Blase erforderlich wird. Nachdem es sich bei dieser Dauerspülung um ein geschlossenes System handelt, ist ferner die In-

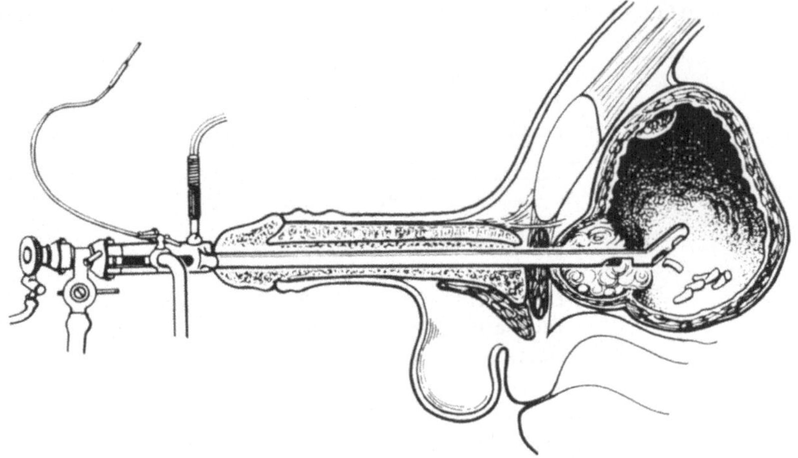

Abb. 1. Transurethrale Stanzresektion mit dem Thompson-Resektoskop

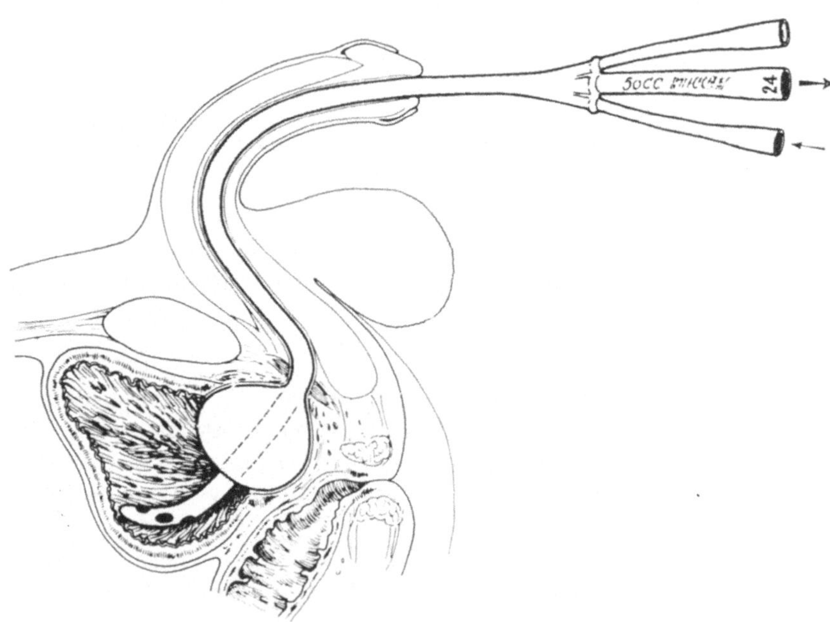


Abb. 2. Tamponade- und Dauerspülkatheter in der Blase bzw. Prostataloge nach transurethraler Prostata-resektion

fektionsgefährdung bedeutend geringer als bei dem sonst üblichen häufigen An-spülen und Ausspülen der Blase mit der dabei stets gegebenen Gefahr des Ein-schleppens von pathogenen Keimen, eine Tatsache, auf die schon SCHMIEDT auf dem Urologenkongreß in Wien, 1963, hingewiesen hat. Daß dies auch für das

Pflegepersonal eine wesentliche Arbeitsvereinfachung in der postoperativen Phase bedeutet, sei nur am Rande erwähnt.

Ein bisher ungeklärtes Problem war nun die Frage, ob es bei einer solchen Dauerspülung zur Einschwemmung von Spülflüssigkeit ins Blutgefäßsystem über evtl. eröffnete Venensinus der bis auf die chirurgische Kapsel resezierten Prostata kommen kann.

Die zur Klärung dieser Frage angestellten Untersuchungen wurden mit Hilfe von Radioisotopen bei 20 unausgewählten Patienten im Alter von 56 bis 89 Jahren durchgeführt.

Tabelle

| Lfd. Nr. | Name | Alter (Jahre) | Gewicht des resezierten Gewebes g | Histologische Diagnose | Ballonfüllung des Katheters ml | Spülflüssigkeitseinstrom (in ml) | Maximal möglicher Flüssigkeitseinstrom — Fehlerrechnung — (in ml) |
|---|---|---|---|---|---|---|---|
| 1 | B. St. | 67 | 15 | Adenom | 35 | 2 | 33 |
| 2 | J. Gr. | 66 | 40 | Adenom | 45 | 34 | 188 |
| 3 | V. B. | 89 | 102 | Adenom | 50 | 20 | 88 |
| 4 | R. E. | 72 | 40 | Adenom | 50 | 0 | 0 |
| 5 | E. S. | 63 | 20 | Adenom | 35 | 0 | 32 |
| 6 | K. K. | 76 | 13 | Adenom | 45 | 0 | 27 |
| 7 | A. H. | 70 | 21 | Adenom | 40 | 0 | 6 |
| 8 | F. K. | 56 | 8 | Adenom | 30 | 29 | 102 |
| 9 | J. Sch. | 76 | 20 | Carcinom | 45 | 0 | 13 |
| 10 | O. R. | 70 | 32 | Adenom | 50 | 0 | 28 |
| 11 | P. H. | 67 | 36 | Adenom | 50 | 0 | 19 |
| 12 | J. Sch. | 59 | 36 | Adenom | 50 | 0 | 29 |
| 13 | J. R. | 72 | 35 | Adenom | 50 | 0 | 40 |
| 14 | A. J. | 76 | 22 | Carcinom | 40 | 0 | 20 |
| 15 | J. K. | 72 | 25 | Adenom | 50 | 1 | 22 |
| 16 | H. L. | 74 | 9 | Carcinom | 40 | 0 | 49 |
| 17 | R. W. | 60 | 8 | Adenom | 35 | 0 | 77 |
| 18 | M. Sch. | 64 | 16 | Adenom | 40 | 0 | 15 |
| 19 | K. S. | 76 | 19 | Adenom | 50 | 0 | 4 |
| 20 | G. R. | 60 | 15 | Adenom | 50 | 0 | 48 |

Mit $^{131}$J-Serumalbumin wurden unter Verwendung des Volemetron, eines halbautomatischen Gerätes, das nach dem Verdünnungsprinzip arbeitet, die Blutmengen vor Beginn und nach einer Std Spülung gemessen. Die gleichzeitig erfolgten Hämatokritbestimmungen erlaubten die Errechnung der Plasmavolumina. Aus Blutproben, die vor und nach 1 Std Spülung entnommen wurden, konnte die $^{131}$J-Serumalbuminkonzentration im Plasma in einem Bohrlochmeßplatz gemessen werden. Der Anstieg der Impulse im Plasma innerhalb der 1. Spülstunde ist Ausdruck eines Einstroms von Spülflüssigkeit, der ebenfalls $^{131}$J-Serumalbumin mit einer Aktivität von 30 bis 40 μCi zugegeben wurde.

Die Untersuchungen ergaben, daß es nur bei 5 von 20 Probanden zu einem Übertritt von Irrigationsflüssigkeit in die Blutbahn kam, wobei die Menge der ausgeströmten Flüssigkeit zwischen 1 ml und 34 ml lag.

Sämtliche errechneten Werte wurden auf ihre Aussagekraft untersucht, da bekannt ist, daß die Bestimmung der „aktiven" Blutmenge mit einem nicht beeinflußbaren Fehler von maximal $\pm 5\%$ behaftet ist und daß außerdem die Konzentration von $^{131}$J-Serumalbumin im zirkulierenden Plasma schon unter normalen Bedingungen während 1 Std um ca. $7\%$ abfällt. Die durch Fehlerrechnung erhaltenen maximalen Abweichungen der Einstromvolumina zeigen, daß es unter Umständen zu einem Einstrom kommen kann, der bei *einem* der 20 Probanden bei maximal 188 ml lag (Tabelle). Selbst dieser errechnete Wert ist jedoch quantitativ niedrig genug, um eine Dauerspülung zu rechtfertigen.

Unter Hinweis auf die vorher erwähnten praktischen Vorteile kann somit auch unter den durch die vorgetragenen Untersuchungen geklärten Gesichtspunkten die Dauerspülung nach transurethraler Resektion der Prostata bei ordnungsgemäßer steriler Handhabung als Routinemaßnahme empfohlen werden.

### Zusammenfassung

Bei 20 unausgewählten Pat. wurde mit Hilfe von Radioisotopenuntersuchungen ($^{131}$J-Serumalbumin) zu der Fragestellung genommen, ob es durch Dauerspülung der Blase im Anschluß an die transurethrale Stanzresektion der Prostata zum Einstrom von Spülflüssigkeit in das Blutgefäßsystem kommen kann. Ein solcher konnte nur bei 5 der 20 Probanden nachgewiesen werden, wobei die Menge der eingeströmten Flüssigkeit zwischen 1 ml und 34 ml lag. Damit steht fest, daß die Dauerspülung mit isotonischer Spülflüssigkeit nach transurethraler Resektion der Prostata genügend Sicherheit bietet und im Hinblick auf die sehr wesentlichen praktischen Vorteile bei ordnungsgemäßer steriler Technik als Routinemaßnahme empfohlen werden kann.

### Literatur

Allgöwer, M., u. Studer, E.: Langenbecks Arch. klin. Chir. **301**, 122 (1962). — Beuing, K.: Inaug. Diss., Würzburg 1968. — Buckwalter, J. A., Furguson, J. L., Johnson, R. J., and Soper, R. T.: Arch. Surg. **86**, 874 (1963). — Bullock, M. W.: Nurs. Times **60**, 237 (1964). — Frohmüller, H.: Urologe **5**, 144 (1966); **6**, 166 (1967). — Gruber, U. F.: Anaesthesist **14**, 314 (1965). — Gruber, U. F., et Allgöwer, M.: Bull. Soc. int. Chir. **23**, 218 (1964). — Kirchner, E., Hundshagen, H. und Graul, E. H.: Atompraxis **9**, 373 (1963). — Larcan, A., Huriet, C. et Streiff, F.: Ann. méd. Nancy **2**, 1204 (1963). — Maluf, N. S., Boren, J. S., and Brandes, G. E.: J. Urol. (Baltimore) **75**, 824 (1956). — Möller, H.: Inaug. Diss., Würzburg 1969. — Prentiss, R. J.: J. Iowa St med. Soc. **28**, 194 (1938). — Schmiedt, E.: Verh. dtsch. Ges. Urol. **20**, 326 (1963). — Storassli, J., and Krieger, H.: Surg. Gynec. Obstet. **91**, 458 (1950). — Williams, J. A., and Fine, J.: New Engl. J. Med. **264**, 842 (1961). — Wollheim, E.: Z. klin. Med. **108**, 463 (1928). — Wollheim, E., Becker, G. und Schneider, K. W.: Klin. Wschr. **36**, 800 (1958).

Priv.-Doz. Dr. H. Frohmüller, Chirurg. Univ.- und Poliklinik, Urolog. Abt., 87 Würzburg, Staatl. Luitpoldkrankenhaus

# Histoautoradiographische Untersuchungen über das Wachstum von Blasentumoren

G. Lunglmayr und H. Regele

### Einleitung

Über Versuche, die Proliferation von Tumoren mit der $H_3$-Thymidin. Autoradiographie am excidierten Gewebe zu erfassen, wurde von Johnson u-

ÖHLERT berichtet. Diesbezügliche Untersuchungen von Blasentumoren liegen von BATTIFORA, VEENEMA u. MATSUMURA vor. Wir möchten eigene Ergebnisse mit diesem Verfahren bei der Untersuchung der Regeneration im normalen Übergangsepithel und Proliferation von Blasentumoren vorstellen.

## Methodik

Das Prinzip des Verfahrens besteht in der radioaktiven Markierung der proliferierenden Zellen des Gewebes während der DNS-Synthese durch Zufuhr von Tritium-markiertem Thymidin. Die Substanz wird als Vorstufe der Desoxyribonucleinsäuren während der S-Phase in den Kern eingebaut. Biopsien von normaler Blasenmucosa und insgesamt 69 papillären Tumoren wurden sofort nach der Entnahme in einer Nährlösung, die zwei Mikrocurie $H_3$-Thymidin/ml enthielt, 60 min bei 37 Grad inkubiert und das Gewebe auf diese Weise supravital markiert. Die Beta-Strahlung des Tritium-Thymidin in den Kernen wurde autoradiographisch am Paraffinschnitt nachgewiesen und die Lokalisation und Häufigkeit der proliferierenden Zellen bestimmt. Für die Untersuchung der Regeneration im normalen Übergangsepithel haben wir zusätzlich die Harnblase von Ratten nach in vivo-Markierung mit $H_3$-Thymidin untersucht.

## Ergebnisse

Wie aus der Lokalisation der Markierung in der Basalschicht beim normalen Übergangsepithel zu erkennen ist, erfolgt die Regeneration vorwiegend

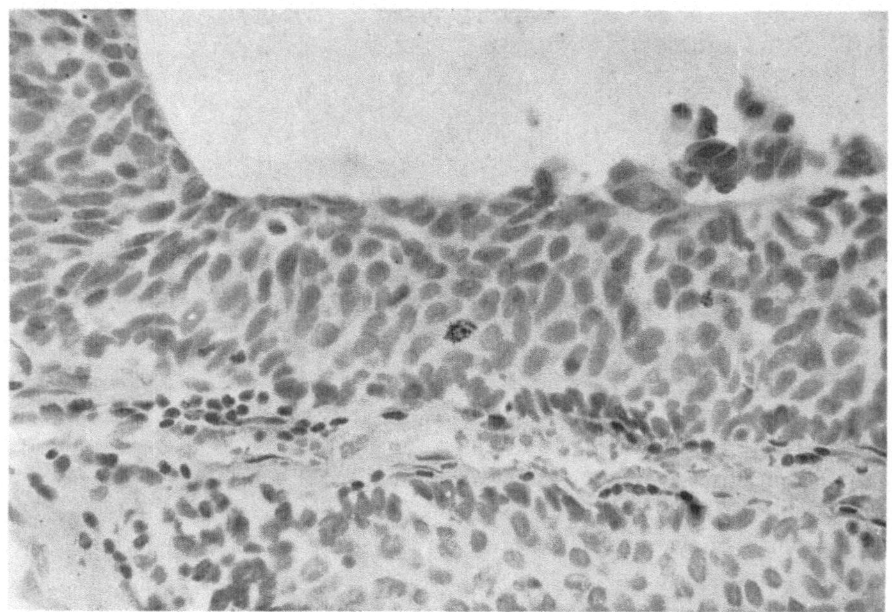

Abb. 1. Proliferierende Zelle in der Zotte eines Blasenpapilloms

von den Basalzellen. Die Teilungsfähigkeit der Zellen geht mit Transformation zur Intermediärzelle, bzw. Differenzierung zur Oberflächenzelle weitgehend verloren. Vereinzelt kann, wie aus einigen markierten Oberflächenzellen zu erkennen ist, auch die Oberflächenzelle teilungsfähig sein. Der Verlust von Zellen an der Oberfläche des Übergangsepithels wird jedoch vorwiegend durch regulierten Ersatz von der basalen Zone ergänzt.

Beim Papillom tritt insofern eine Störung dieser Wachstumsregulation ein, als die Proliferation in allen Epithellagen erfolgen kann. Während beim ruhenden Papillom die Markierung auf die basalen und mittleren Zellagen mit nur ganz vereinzelt markierten Zellen in den oberflächlichen Zellagen beschränkt bleibt, wird mit zunehmender Verbreiterung des Papillomepithels und der cellulären Veränderungen im Sinne des atypischen, proliferierenden Papilloms nach Albertini eine gesteigerte Markierung in oberflächlichen Zellagen beobachtet. Die Beschränkung

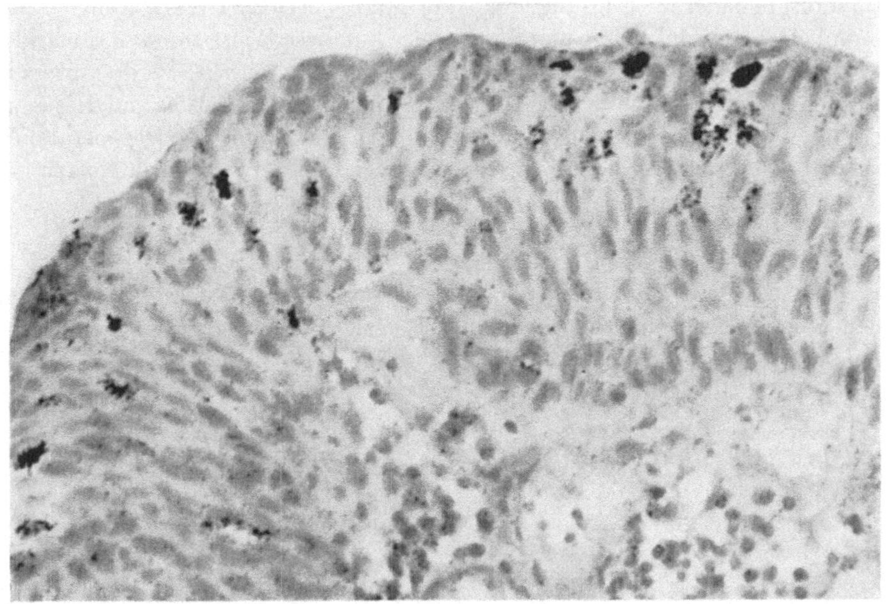

Abb. 2. Reichlich proliferierende Zellen in oberflächlichen Zellagen eines Papilloms. Wegen Beschränkung der Eindringtiefe des $H_3$-Thymidin während der Inkubation werden basal proliferierende Zellen bei breitem Epithelverband nicht markiert. Die Beschränkung der Diffusionsstrecke ist auch durch Abnahme der Silberkorndichte zu erkennen

der Diffusionsstrecke von Tritium-Thymidin in das Gewebe bei der in vitro-Markierung wurde dabei berücksichtigt. Die gesteigerte Markierung in oberflächlichen Zellagen von Papillomen wird als Ausdruck einer gesteigerten Proliferation dieses Tumoranteiles gewertet. Dieser Befund wird auch bei Papillomen mit histologisch ruhendem Epithel, insbesondere im Stielbereich angetroffen.

Blasentumoren mit infiltrierendem Wachstum weisen eine Markierung von Zellen in allen Tumorsträngen auf.

## Besprechung

Das gehäufte Auftreten proliferierender Zellen in oberflächlichen Zellagen eines Papilloms weist auf eine Störung im Proliferationsmodus des Übergangsepithels hin. Das Vorkommen von reichlich markierten Zellen in oberflächlichen Epithellagen in Biopsien von histologisch als ruhend zu bezeichnenden Papillomen wird als Zeichen einer beginnenden stärkeren Proliferation gewertet. Klinische Untersuchungen über die Wuchstumsintensität von Papillomen im Vergleich zum Autoradiogramm, das immer in mehreren Biopsien aus verschiedenen Arealen des Tumors durchgeführt wurde, ergaben, daß Papillome, die größtenteils in den oberflächlichen Schichten der Zottenspitzen proliferieren, eine auffallend rasche Größenzunahme, bzw. Ausbreitung der Papillomrasen aufwiesen.

### Zusammenfassung

Untersuchungen von papillären Blasentumoren mit der in vitro-$H_3$-Thymidinautoradiographie ergaben, daß das Auftreten zahlreicher markierter, demnach proliferierender Zellen in oberflächlichen Zellagen eines Papilloms auf eine gesteigerte Proliferation des Tumors hinweisen.

Dr. G. Lunglmayr, Urolog. Univ.-Klinik, A-1090 Wien


Aus der Urolog. Abt. der Chirurg. Univ.-Klinik Heidelberg (Vorstand: Prof. Dr. L. Röhl)
und der Isotopen-Abt. (Leiter: Dr. Kochen)
der Univ.-Kinderklinik Heidelberg (Direktor: Prof. Dr. H. Bickel)

# Biochemische und autoradiographische Untersuchungen zur Ätiologie des Blasencarcinoms*

K. Hochberg, W. Kochen und L. Röhl

Die These, daß der Tryptophanstoffwechsel für die Entstehung eines Blasentumors von Bedeutung sei, wurde von Wallace, Price, Boyland u. a. in den Jahren 1955 bis 1960 zum ersten Mal aufgestellt. Sie belegten ihre Aussage vor allem durch den Nachweis, daß beim Blasencarcinom im Urin beträchtliche Mengen von Tryptophanmetaboliten ausgeschieden werden. Diese Metaboliten — vor allem ortho-Aminophenole — führen nach intravesicaler Instillation zur spontanen Tumorbildung.

Trotz großer Anstrengungen kann man die Bedeutung des Tryptophanstoffwechsels im klinischen Bereich bis heute noch keineswegs ermessen. Die Ursache liegt in erheblichen methodischen Schwierigkeiten, da die einzelnen Metaboliten des Tryptophans verschiedenen chemischen Substanzklassen angehören und z. T. instabil sind. Zu dem bis heute bekannten Tryptophanmetabolismus ist folgendes zu sagen:

1. Der Abbau erfolgt entweder unter Erhalt des Indolgrundgerüstes des Tryptophans: Bildung von Serotonin, weiterhin Derivate der Indolbrenztraubensäure, oder

2. Abspaltung der Seitenkette: Ausscheidung von Harnindican und Indolkörper.

3. Einbau in Proteine sowie

4. durch den oxydativen Abbau der Ringsysteme.

Für die Carcinogenese dürfte nach heutiger Kenntnis wahrscheinlich nur der oxydative Abbau von Bedeutung sein (Schema 1a u. b).

---

* Mit Unterstützung der Deutschen Forschungsgemeinschaft.

K. Hochberg, W. Kochen und L. Röhl:

TRYPTOPHAN

Anthranilsäure

Formyl-Kynurenin

Kynurenin

Kynurensäure

Glucuronid

o-Aminohippursäure

3-OH-Kynurenin

Xanthurensäure

3-OH-Anthranilsäure

8-Methyl-Äther

a

3-OH-Anthranilsäure

2-acrolein-3-amino-fumarsäure

$\alpha$-OH-Muconsäure-semialdehyd

Nikotinsäure

Chinolinsäure

Picolinsäure

Acetyl-CoA

Glycinkonjugat

+ Glycinkonjugat

N-Methyl-2-pyridon-5-carboxamid

b

Schema 1a u. b. Oxydativer Abbau des Tryptophans

Im Tryptophan wird der Pyrrolring aufgespalten unter Bildung von Kynurenin.

Drei weitere Möglichkeiten des Abbaues von Kynurenin sind gegeben:

a) Abspaltung der Seitenkette (als Alanin) unter Bildung von Anthranilsäure bzw. ihrer Conjugate Glucuronid und o-Aminohippursäure.

b) Hydroxylierung in Dreistellung unter Bildung der für die Carcinogenese bedeutungsvollen ortho-Aminophenolstruktur.

c) Ringschluß der Seitenkette mit der Aminogruppe unter Bildung von Kynurensäure und Xanthurensäure usw.

Die hydroxylierten Verbindungen werden in einem komplizierten biochemischen Prozeß — Bildung eines Pyridingerüstes aus dem Benzolkern — weiter oxydativ abgebaut, der einerseits zu den Endstufen $CO_2$ und Acetyl-Co A, andererseits zu Pyridinderivaten führt, von denen ein Metabolit, das Nicotinsäureamid, besondere Bedeutung hat.

Auf Grund der Urinausscheidung der Metaboliten nach Tryptophanbelastung machte PRICE (1958) die Aussage, daß beim Blasencarcinom sowohl ein normaler wie ein „anormaler" Tryptophanstoffwechsel zu beobachten sei.

Die von uns gemessene Normalausscheidung der Metaboliten im Urin, die wir mit modernsten analytischen Methoden — Säulenchromatographie, Dünnschichtchromatographie, Gaschromatographie usw. — durchgeführt haben, deckt sich im wesentlichen mit der neuesten Literaturangabe von BENASSI (1967). Ältere Literaturangaben, auch die von PRICE, konnten wir nicht reproduzieren. Unsere Werte liegen wesentlich niedriger, was wir auf unsere spezifischen analytischen Methoden zurückführen. Die Verluste bei den verschiedenen chromatographischen Verfahren liegen unter 10% (Abb. 1).

Dabei stellten wir fest:

1. Es werden nicht alle Metaboliten in einem Urin gleichzeitig gefunden. Kynurenin und Xanthurensäure wurden nur bei der Hälfte der untersuchten Normalurine gefunden (15 Untersuchungen).

2. Im Gegensatz zu anderen Autoren konnten wir N-Acetylkynurenin in keinem Fall nachweisen und Anthranilsäure nur in einem Fall. Dagegen war 3-OH-Anthranilsäure in allen Urinen zu finden.

Bei Blasencarcinompatienten stellten wir fest: Die 3-OH-Anthranilsäure ist bei ca. ein Viertel der untersuchten Patienten um über das zehnfache erhöht, drei Viertel haben Normalwerte. Anthranilsäure ist beim Blasencarcinom häufiger zu beobachten. Kynurensäure ist bei ungefähr der Hälfte der Patienten um das fünffache erhöht. Xanthurensäure wird auffallenderweise selten gefunden. Sicher ist, daß bei Carcinomen das Kynurenin beträchtlich erhöht sein kann, in einem Fall sogar um das 100fache der Norm. Auch 3-OH-Kynurenin ist, wenn es beobachtet wird, bis zum zehnfachen erhöht.

Wir müssen ergänzend bemerken, daß bei den dünnschichtchromatographischen Untersuchungen in vielen Fällen charakteristische Zonen beobachtet werden, über deren Struktur wir z. Z. noch keine Aussage machen können. Trotz des uneinheitlichen Ausscheidungsmusters im Urin können wir bestätigen, daß eine charakteristische Konzentrationserhöhung im Urin von Kynurenin, 3-OH-Kynurenin, 3-OH-Anthranilsäure und Kynurensäure feststeht. Die Xanthurensäure und die Anthranilsäure sind ohne Signifikanz, da sie nur in wenigen Fällen beobachtet werden konnten.

Zur Durchführung der autoradiographischen Untersuchungen mit Tritiummarkierter 3-OH-Anthranilsäure zur Überprüfung der Resorption und Speicherung des betreffenden Tryptophanmetaboliten an blasengesunden als auch an tumortragenden Ratten erzeugten wir an über 120 Ratten Tumoren durch Implantation von canzerogenen Substanzen in die Harnblase. Wir gingen dabei so vor, daß wir kleine Cholesterolkugeln, die 4 bis 5 mg 3-OH-Anthranilsäure enthielten, in die Blase von 150 bis 180 g schweren Wistarratten implantierten (Abb. 2).

Zur Überprüfung der Ergebnisse wurden 8 bis 10 Monate nach der Implantation 60 Ratten getötet. 30 davon waren Kontrolltiere, denen Cholesterolkugeln ohne canzerogene Substanz in die Blase eingeführt worden waren. Vergleicht man die beiden Gruppen miteinander, so erkennt man, daß nur 7 der 30 Kontrollen papillomatöse Veränderungen aufwiesen, während die übrigen Tiere eine normale

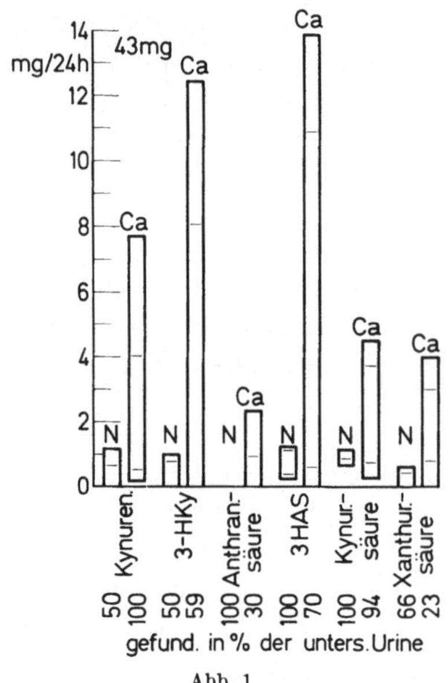

Abb. 1

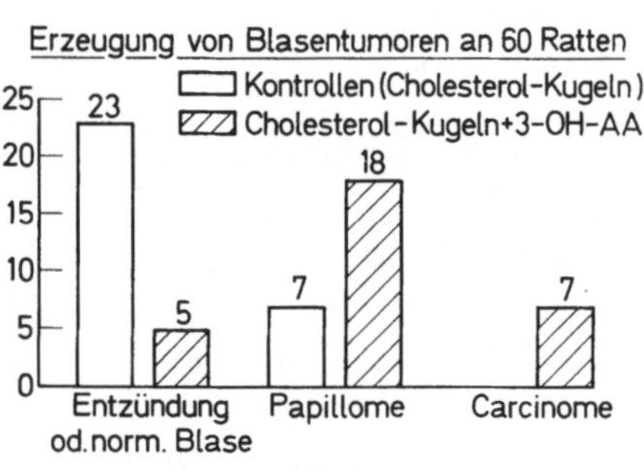

Abb. 2

Abb. 1. Ausscheidung von Tryptophanmetaboliten im Harn bei Blasengesunden (N) und Blasencarcinomen (Ca) in mg/24 Std

Abb. 2. Erzeugung von Blasentumoren bei Ratten mit 3-OH-Anthranilsäure in Cholesterolkugeln. Kontrollen:

oder nur entzündlich veränderte Blase hatten. Demgegenüber fand sich bei den 30 Tieren, deren Kugeln zusätzlich 3-OH-Anthranilsäure enthielten, 25mal ein Tumor, wovon 7 reine Carcinome waren. Damit scheint uns die cancerogene Wirkung dieses Tryptophanmetaboliten weiter gesichert.

Ähnlich den Untersuchungen von Bryan, Morris u. Brown brachten wir 3-OH-Anthranilsäure-($^3$H) in die Harnblase gesunder Ratten. Nach Unterbindung der Harnleiter und der Urethra konnten wir bereits nach 2 Std einen Verlust von 20 bis 30% der Substanz durch die intakte Harnblase feststellen. Während zu diesem Zeitpunkt sowohl in der Leber als auch in der Niere autoradiographisch bereits 3-OH-Anthranilsäure-($^3$H) nachweisbar war, fand sich in der gesunden Blasenwand kein Anhalt für eine Ablagerung.

Zu ähnlichen Ergebnissen wie bei der Instillation in die Harnblase kamen wir auch bei i.v. Verabreichung 3-OH-Anthranilsäure-($^3$H). Auch hier fanden wir bei blasengesunden Ratten autoradiographisch nur in der Leber und Niere unsere markierte Substanz, während in der gesunden Blasenwand dieselbe nicht nachweisbar war. Andere Ergebnisse hatten wir dagegen bei blasentumortragenden Ratten. Hier fand sich nach i.v. Injektion von 3-OH-Anthranilsäure-($^3$H) nach

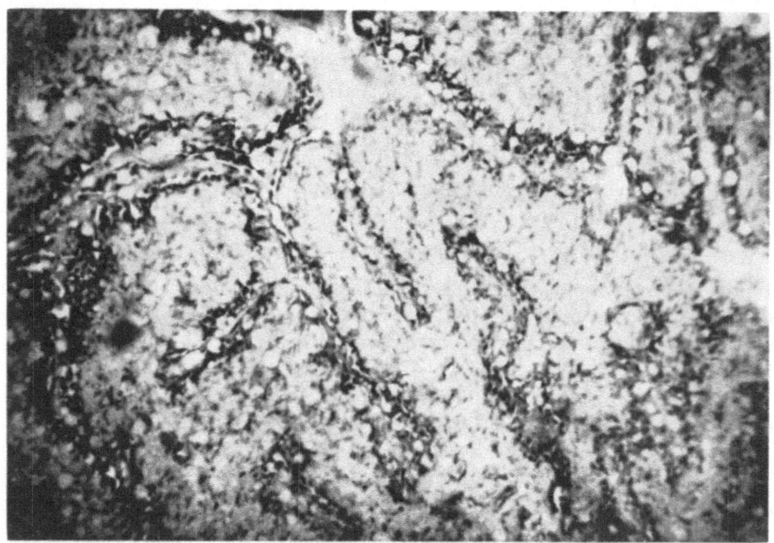

Abb. 3a. Harnblasenpapillom. Vergr. 150 ×

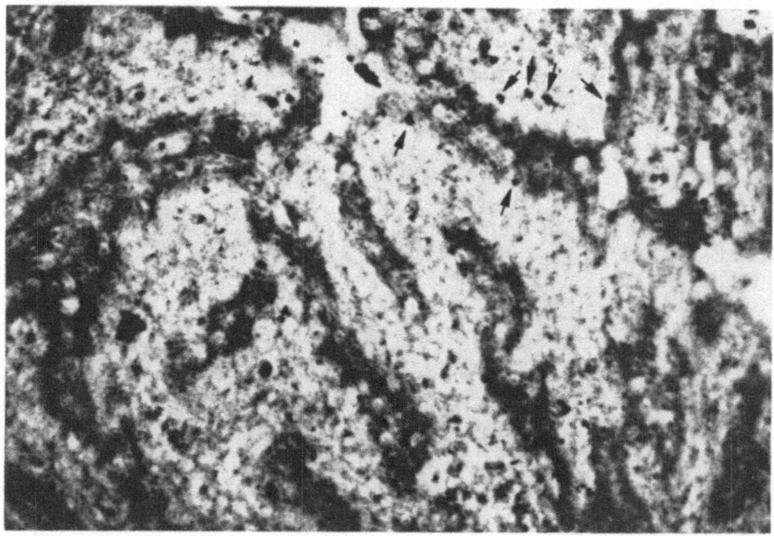

Abb. 3b. Autoradiogramm des gleichen Tumors. Besondere Anreicherung der 3-OH-Anthranilsäure-($^3$H) im und dicht unterhalb des Epithels —

48 Std eine deutliche Ablagerung der Substanz im und dicht unterhalb des Epithels (Abb. 3a u. b).

Um eine so sichere Aussage bezüglich der Lokalisation der markierten Substanzen im histologischen Präparat machen zu können, bedienten wir uns der von

Taugner u. Mitarb. (1958) angegebenen Methode der Gefrierschnittautoradiographie. Diese Methode hat zwei wesentliche Vorteile: 1. Durch sofortige Gefrierung des Nativpräparates treten post mortem keine Verschiebungen der Metaboliten mehr auf und 2. kann nach der Belichtung des Films ein parallel geschnittenes und gefärbtes Präparat mit dem Autoradiogramm unter dem Mikroskop zur genauen Deckung gebracht werden.

Im Rahmen dieser autoradiographischen Untersuchungen maßen wir gleichzeitig die Ausscheidung der 3-OH-Anthranilsäure-($^3$H) im Urin nach i.v. Injektion. Dabei fand sich, daß bei blasengesunden Patienten innerhalb 24 Std 50% der Substanz ausgeschieden wurden, während es bei Blasentumorträgern nur zu einer Ausscheidung von rund 35% der injizierten Dosis von 3-OH-Anthranilsäure kam.

Zusammenfassung

Bei Blasencarcinompat. findet eine signifikante Erhöhung der hydroxylierten Metaboliten statt (3-OH-Kynurenin und 3-OH-Anthranilsäure). Ferner eine Erhöhung der Kynurensäure und des Kynurenins. Alle untersuchten Urine zeigten in irgendeiner Stufe des Abbaues eine Abnormalität.

Der Metabolit 3-OH-Anthranilsäure wirkt im Tierversuch eindeutig canzerogen. Blasentumorgewebe scheint vermehrt freie 3-OH-Anthranilsäure zu speichern.

Literatur

Benassi, C. A., Veronese, F. M., and de Antoni, A.: On the determination of small amounts of tryptophan metabolites and their occurrence in normal human urine. Clin. chim. Acta 17, 383—391 (1967). — Bryan, G. T., Brown, R. R., and Price, J. M.: Mouse bladder carcinogenicity of certain tryptophan metabolites and other aromatic nitrogen compounds suspended in cholesterol. Cancer Res. 24, 596—602 (1964). — Bryan, G. T., Morris, C. R., and Brown, R. R.: Absorption of $^{14}$C-labeled 3-hydroxy-L-kynurenine and 3-hydroxyanthranalic acid from the mouse urinary bladder under carcinogenic conditions. Cancer Res. 25, 1432-1437 (1965). — Engström, A.: Autoradiography. In: Handbuch der Medizinischen Radiologie, 3, 694—706. Berlin-Heidelberg-New York: Springer 1967. — Gibbs, C. C. J., Saunders, S. J., and Sweeney, G. D.: Quantitative estimation of tryptophan in plasma and urine using thin-layer chromatography (TLC) and induced fluorescence. Clin. chim. Acta 17, 317—323 (1967). — Hankes, L. V., Schmaeler, and Stoner, R. D.: Metabolism of 3-hydroxyanthranilic acid labelled with carbon-14 carboxyl in normal and neoplastic mice. Nature (Lond.) 200, 676—677 (1963). — Mann, F. C., and Magoun, J. A. H.: Absorption from the urinary bladder. Amer. J. med. Sci. 166, 96—106 (1923). — Morris, C. R., and Bryan, G. T.: Absorption of C$^{14}$-labeled tryptophan, its metabolites, glycine, and glucose by the urinary bladder of the mouse. Invest. Urol. 3, 577—584 (1966). — Musajo, L., Benassi, C. A., and Parpajola, A.: Excretion and isolation of kynurenine and 3-hydroxykynurenine from human pathological urine. Clin. chim. Acta 1, 229—235 (1956). — Röhl, L.: Prostatic and bladder tumours studied in vitro on the response to androsterone and an ortho-aminophenol. Vortrag: VIII. Internationaler Krebs-Kongreß, Moskau 1962. — Schlegel, J. U., Pipkin, G., and Banowsky, L.: Urine composition in the etiology of bladder tumour formation. J. Urol. (Baltimore) 97, 479—481 (1967). — Taugner, R.: Serienmäßige Herstellung von Gefrierschnitt-Autoradiogrammen mit optimalem Kontakt. Naunyn-Schmiedebergs Arch. exp. Path. Pharmak. 234, 336—342 (1958). — Wallace, D. M.: The natural history and possible cause of bladder tumours. Ann. roy. Coll. Surg. Engl. 18, 366—383 (1956).

Dr. K. Hochberg, Urolog. Abt. der Chirurg. Univ.-Klinik, 69 Heidelberg

Aus der Urolog. Klinik der Universität München (Direktor: Prof. Dr. E. Schmiedt)

# Zur Behebung der posttraumatischen und postoperativen Harninkontinenz beim Mann

## E. Schmiedt

Es bedarf in diesem Kreise keines besonderen Hinweises, daß die Harninkontinenz des Mannes — ganz gleich welcher Genese — zu den unangenehmsten Zuständen gehört. Diese für den Kranken bedrückende Situation belastet in besonderem Maße auch den Operateur, wenn sich der unfreiwillige Harnabgang nach operativen Eingriffen an Blase, Harnröhre und vor allem Prostata einstellt.

---

1. Fascien- bzw. Kunstoffringplastik
   a) retropubisch
   b) abdomino-perineal (präpubisch)
2. M. gracilis-Plastik
3. Sphincter ani-Plastik nach Verges-Flaque-Lowsley
4. Naht des M. sphincter ext. urethrae, Duplikatur des M. bulbocavernosus
5. Sklerotherapie
6. Berry-Prothese
7. Elektrostimulation der Beckenbodenmuskulatur
8. Bulbus urethrae- und Scrotallappeneinzugsplastik

---

Schema. Die wichtigsten Methoden der operativen Behandlung der Harnkontinenz beim Mann

Glücklicherweise ist die postoperative iatrogene Harninkontinenz selten und liegt nach Prostatektomien und transurethralen Resektionen zwischen 0,5 und 1%. Neben den intraoperativen Läsionen des Sphincters sind es in zunehmendem Maße Unfallverletzungen mit Harnröhrenabrissen im Bereich des Diaphragma urogenitale, die — neben Strikturen — eine Harninkontinenz zur Folge haben.

Um die Harninkontinenz zu beheben, werden seit Jahrzehnten immer wieder neue Methoden mitgeteilt, die alle eine mehr oder weniger große Versagerquote aufweisen, was besagt, daß es die Therapie der Wahl in derartigen Fällen noch nicht gibt.

Die wichtigsten Verfahren sind hier tabellarisch zusammengestellt (Schema), wobei glücklicherweise die Sklerotherapie mit Dondren und ähnlichen Präparaten, die vielfach gigantische Fremdkörpergranulome verursacht hat, der Vergangenheit angehört oder wenigstens angehören sollte.

Bei iatrogenen Läsionen sind es meist relativ kleine Defekte des sog. Sphincter externus im Bereich der dorsalen Circumferenz zwischen „3 und 9 Uhr", die die Inkontinenz verursachen (Abb. 1). Es müßte demnach gelingen, die Kontinenz wieder herzustellen, wenn der Gewebsdefekt im äußeren Blasenschließmuskel mit einem elastischen Material ausgeglichen wird, wie man dies beispielsweise — wenn auch meist erfolglos — mit Hilfe der Sklerotherapie versucht hat.

Wir kamen daher auf den Gedanken, diesen Defekt durch Einzug des Bulbus urethrae in die prostatische Harnröhre auszugleichen, und zwar mit dem selben Verfahren, daß Solowow u. Badenoch zur Beseitigung von intradiaphragmalen Harnröhrenstrikturen angegeben haben, und das sich auch uns hierbei in vielen Fällen ausgezeichnet bewährt hat.

Wir gehen hierzu — wie Solowow u. Badenoch — so vor, daß der Bulbus urethrae freigelegt, die Harnröhre distal des Diaphragma urogenitale durchtrennt und der mit zwei Fäden armierte Bulbus in die prostatische Harnröhre von der suprapubisch eröffneten Blase aus eingezogen wird. Die eingezogene Harnröhre wird dann mit einigen Chromcatgutnähten am Diaphragma urogenitale von peri-

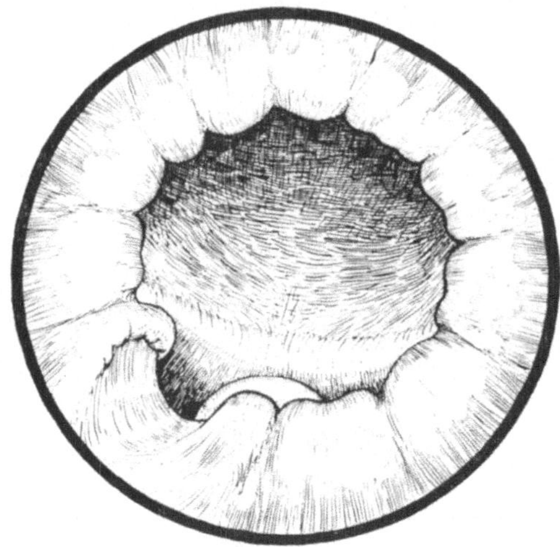

Abb. 1. Die iatrogene Verletzung des sog. Sphincter externus bei Prostatektomien und TUR

neal her fixiert und die Musculi ischiocavernosi hinter dem Bulbus mit einigen kräftigen Nähten aneinander gelagert. Ob die Vereinigung der Musculi ischiocavernosi im Sinne eines Widerlagereffektes einen Einfluß auf die Kontinenz ausübt, oder ob die Kontinenz auf einem Rückschlagventilmechanismus des in die prostatische Harnröhre eingezogenen Urethrabulbus beruht, läßt sich auf Grund unserer bisherigen Erfahrungen nicht entscheiden.

Ähnlich wie bei den iatrogenen Verletzungen des Sphincter externus — der Narbenbildung wegen jedoch prognostisch ungünstiger — ist die Situation bei den traumatischen Schädigungen, wobei es sich meist um Beckenfrakturen mit Harnröhrenabriß und um mehr oder weniger große Einrisse im Musculus sphincter externus handelt. Wenn diese Unfallverletzten zur Behandlung kommen, hat sich zudem meist schon eine Striktur im Bereich der Pars membranacea entwickelt, die es gleichfalls zu beseitigen gilt. Die operative Technik ist in diesen Fällen die gleiche wie bei den iatrogenen Läsionen mit der Ausnahme, daß die Harnröhrenstriktur so weit aufbougiert wird, daß der Bulbus urethrae mühelos durch das Diaphragma urogenitale hindurchgeführt werden kann.

Unser Krankengut umfaßt bis jetzt 9 Fälle, wobei es sich fünfmal um iatrogene und in 4 Fällen um posttraumatische Harninkontinenz mit Strikturen gehandelt hat. Bei all diesen Kranken wurde eine Harnröhrenbulbus-Einzugsplastik in besagter Weise vorgenommen.

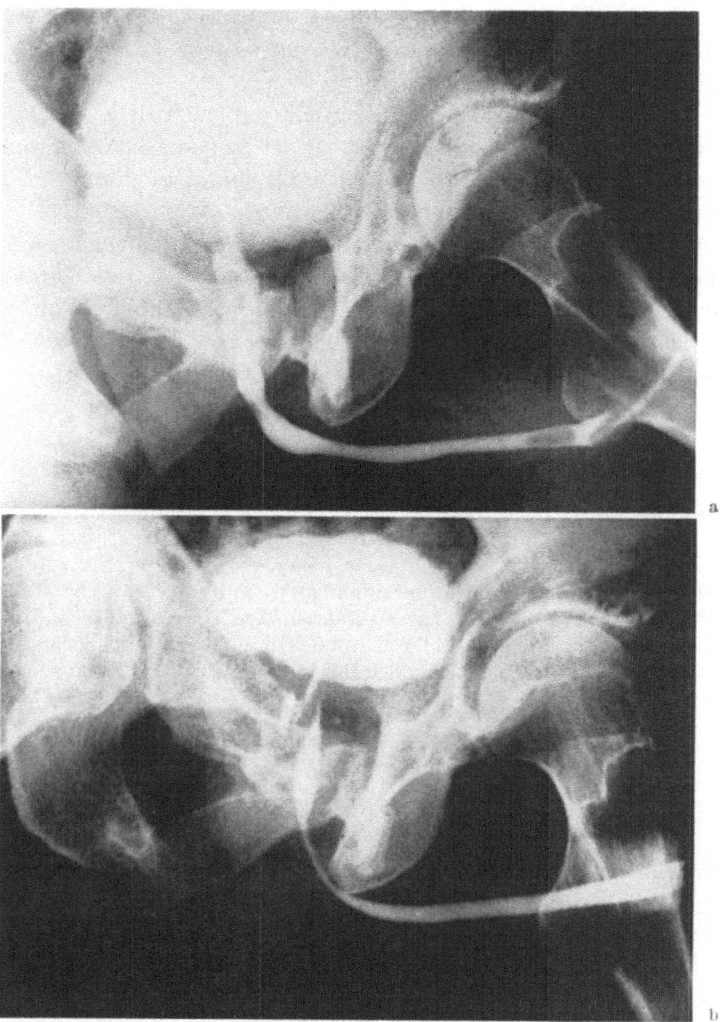


Abb. 2a u. b. Urethrogramme: a Postoperative Harnkontinenz (nach PE.), b Zustand nach Harnröhreneinzug-plastik (Kontinenz)

In fünf Fällen war uns hinsichtlich der Kontinenz Erfolg beschieden. Bei einem weiteren Kranken mit unfallbedingter Zerreißung des Beckenbodens konnte die Kontinenz durch den zusätzlichen Einzug eines gestielten Scrotallappens in der Art, wie es von GIL VERNET u. ZOEDLER für die Beseitigung von intradiaphragmalen Harnröhrenstrikturen angegeben wurde, erzielt werden.

Wir haben natürlich auch Lehrgeld zahlen müssen. Unseren drei Mißerfolgen lagen nach unserer Auffassung folgende Ursachen zugrunde:

Zweimal waren die Kranken nach der Einzugsplastik zwar kontinent, jedoch war die Spontanmiktion hochgradig behindert. Die daraufhin jeweils vorgenommene transurethrale Resektion des in die prostatische Harnröhre überstehenden Bulbus urethrae führte leider zu einer neuerlichen Inkontinenz, weil gewissermaßen die Rückschlagventilfunktion des Harnröhrenbulbus wieder verloren ging. In einem weiteren Fall wurde der eingezogene Bulbus nekrotisch und stieß sich ab, was möglicherweise durch eine zuvor auswärts durchgeführte Sklerotherapie verursacht war.

Wir wissen heute, daß die Spontanmiktion nach dem Harnröhreneinzug trotz anfänglicher Harnsperre von selbst wieder in Gang kommt, wenn man genügend Geduld aufbringt und einige Wochen bis zum Abschluß des Heilungs- und Epithelisierungsprozesses zuwartet (Abb. 2a u. b).

Wenn wir bisher auch nur über wenige derartige Fälle verfügen, so erscheint immerhin auf Grund unserer bisherigen Ergebnisse die operative Harninkontinenzbehandlung beim Mann mit dem Einzug des Harnröhrenbulbus und gegebenenfalls eines zusätzlichen gestielten Scrotallappens in die prostatische Harnröhre eines Versuches wert zu sein. Weitere Erfahrungen sind nötig, um zu einem abschließenden Urteil über dieses Verfahren zu gelangen.

*Zusammenfassung*

Es wird über neun Fälle von posttraumatischer bzw. postoperativer Harninkontinenz beim Mann berichtet, die mit Hilfe der Harnröhrenbulbuseinzugsplastik nach Solowow-Badenoch behandelt wurden, wobei in sechs Fällen ein Erfolg erzielt werden konnte. In einem dieser Fälle mußte zusätzlich ein Scrotallappen in die prostatische Harnröhre eingezogen werden, um eine Kontinenz herbeizuführen. Die Ursachen der Mißerfolge werden besprochen. Weitere Erfahrungen sind von Nöten um zu einem abschließenden Urteil über diese operative Methode zur Beseitigung der Harninkontinenz beim Mann zu gelangen.

Professor Dr. E. Schmiedt, Urolog. Klinik der Universität,
8 München 15, Thalkirchner Straße 48


Lehrstuhl und Abteilung für Urologie der Justus-Liebig-Universität Gießen,
Professor Dr. med. C. F. Rothauge

# Die Harnleiterdünndarmersatzplastik

## C. F. Rothauge

Zum Ersatz des unteren Harnleiters hat sich inzwischen die Boari-Plastik als Routineverfahren allgemein durchgesetzt. Die Durchführung der Boari-Plastik setzt jedoch eine annähernd normal große Blasenkapazität voraus. Besteht neben dem Harnleiterdefekt gleichzeitig eine Schrumpfblase, wie auf der Abb. 1. links zu sehen ist, so können die Harnwege nur durch Zwischenschaltung einer ausgeschalteten Dünndarmschlinge wieder hergestellt werden. Rechts der Zustand 2 Jahre nach Durchführung des Eingriffs. Wir hatten in diesem Falle die isoperistaltisch zwischengeschaltete Dünndarmschlinge absichtlich etwas länger gewählt, da ja neben dem Harnleiterersatz auch noch ein gewisses Blasenreservoire geschaffen werden mußte. Das Intervall zwischen den einzelnen Miktionen, das vor dem Eingriff etwa 10 min betrug, konnte durch die Dünndarmersatzplastik auf fast 3 Std ausgedehnt werden.

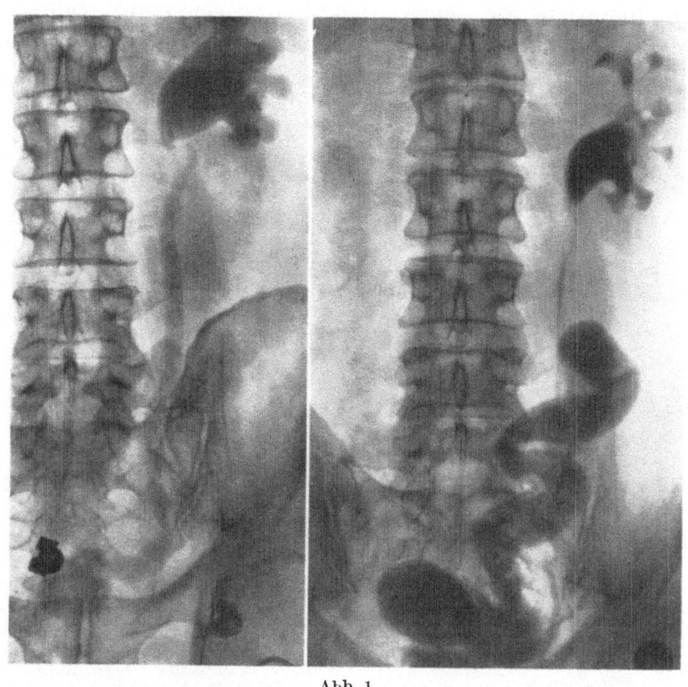

Abb. 1

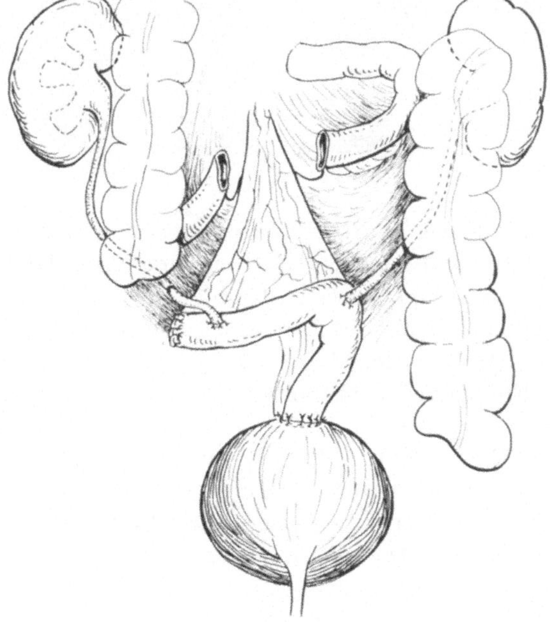

Abb. 2

Nach gynäkologischer Carcinomtherapie hatten wir bei fünf doppelseitigen Boari-Plastiken zweimal beim strahlengeschädigten Harnleiter keine günstigen Resultate. Wir haben uns deshalb beim Ersatz beider unterer Harnleiter der Harnleiterdünndarmersatzplastik zugewandt. Die folgende Abb. 2 zeigt Ihnen das Schema der Operation. Sie sehen, daß eine coecumnahe Dünndarmschlinge unter Erhaltung der Blutversorgung ausgeschaltet wird. Nach Wiederherstellung der Darmkontinuität wird die orale Öffnung der Dünndarmschlinge blind verschlossen. Die Anastomosierung der in die Peritonealhöhle hineingezogenen Harnleiter mit dem oralen Teil der Dünndarmschlinge erfolgt end-zu-seit, zweischichtig ohne Schienung. In einem Falle haben wir entsprechend

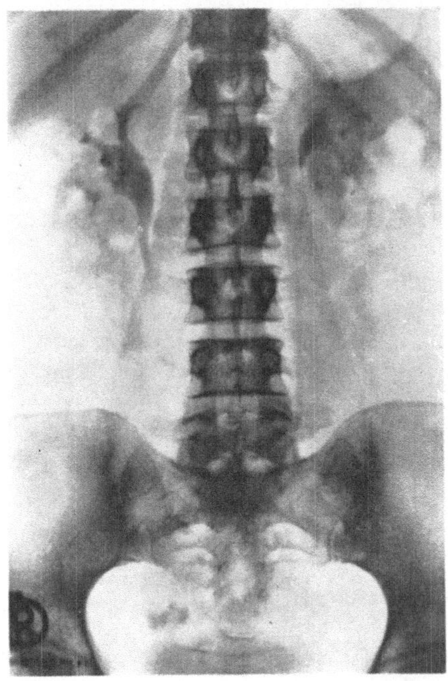

Abb. 3

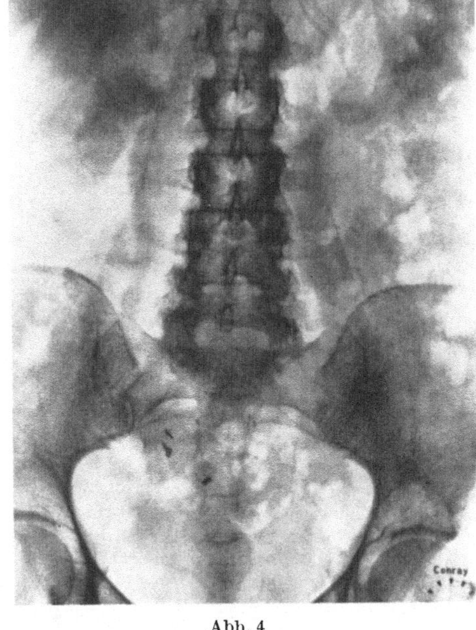

Abb. 4

dem Durchzugsverfahren bei der Ureteroneocystostomie den Harnleiter rüsselförmig in die orale Öffnung der ausgeschalteten Dünndarmschlinge hineingezogen und unter Fixierung des so implantierten Harnleiters die Dünndarmschlinge verschlossen. Wir mußten jedoch die Erfahrung machen, daß die End-zu-Seit-Anastomosierung bessere funktionelle Resultate ergibt. Der Eingriff wird durch eine zweischichtige End-zu-Seit-Anastomosierung der aboralen Dünndarmöffnung mit dem Blasenscheitel beendet. Wir halten es nicht für notwendig diese Anastomosen zu drainieren. Die folgende Abbildung zeigt Ihnen ein i.v. Urogramm nach doppelseitigem Ersatz beider unterer Harnleiter durch Dünndarm. Die Harnleiterdefekte waren nach gynäkologischer Carcinomtherapie entstanden. Sie sehen die zwischengeschaltete Dünndarmschlinge cranial und rechts von der Blase nur ganz diskret mit kontrastmittelhaltigem Urin gefüllt.

Die folgende Abb. 4 zeigt Ihnen das i.v. Urogramm nach partiellem Harnleiterdünndarmersatz rechts bei Restniere. Die linke Niere war außerhalb nach mißglückter Boari-Plastik entfernt worden. Die Patientin kam bewußtlos im urämischen Koma zur Aufnahme, und es mußte zunächst eine Dialyse durchgeführt werden. Nach Durchführung der Dünndarmersatzplastik sanken die erhöhten harnpflichtigen Substanzen rasch ab. Es besteht jetzt zwar noch eine gewisse Erhöhung der harnpflichtigen Substanzen, jedoch kann die Patientin ihren kleinen Haushalt wieder versehen. Auch das folgende i.v. Urogramm (Abb. 5)

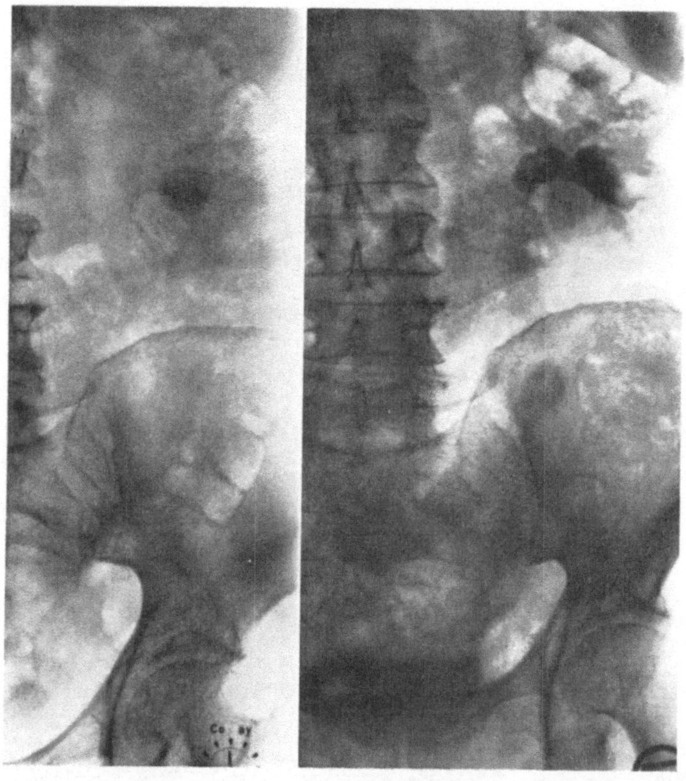

Abb. 5

links im Bild wurde von einer Patientin gewonnen, die nach gynäkologischer Bestrahlung im anurischen und urämischen Zustand in unsere Behandlung kam. Wegen des schlechten Zustandes mußten wir zunächst eine linksseitige Nephrostomie durchführen. Nachdem sich die Patientin erholt hatte, versuchten wir die Harnwege durch doppelseitige Boari-Plastik wieder herzustellen. Nach Entfernung des linksseitigen Nephrostomiekatheters persistierte jedoch eine Nierenfistel infolge des weiterhin stark behinderten Abflusses. Aus diesem Grunde partieller Harnleiterdünndarmersatz. Rechts der Zustand nach dem Eingriff. Die Nierenfistel schloß sich spontan.

In bestimmten Fällen kann auch der Ersatz des gesamten Harnleiters durch Dünndarm erforderlich werden, insbesondere dann, wenn der obere Harnleiter infolge chronischer Infektionen besonders nach vorausgegangenen mißglückten Plastiken über keinerlei Motalitätsreserven mehr verfügt. Ich komme auf die

Diagnostik solcher Zustände und auf die Indikation zum totalen Harnleiterdünndarmersatz noch später zurück.

Beim totalen Harnleiterersatz durch Dünndarm muß man sich davor
hüten, die Darmschlinge zu groß zu wählen, wie es uns in folgendem Fall passiert
ist (Abb. 6). Trotzdem besserte sich hier die Funktion um 100%. Das folgende
Bild (Abb. 7) zeigt Ihnen links eine Harnleiterhautfistel nach Boari-Plastik.
Rechts im Bild das i.v. Urogramm nach totalem Harnleiterdünndarmersatz.

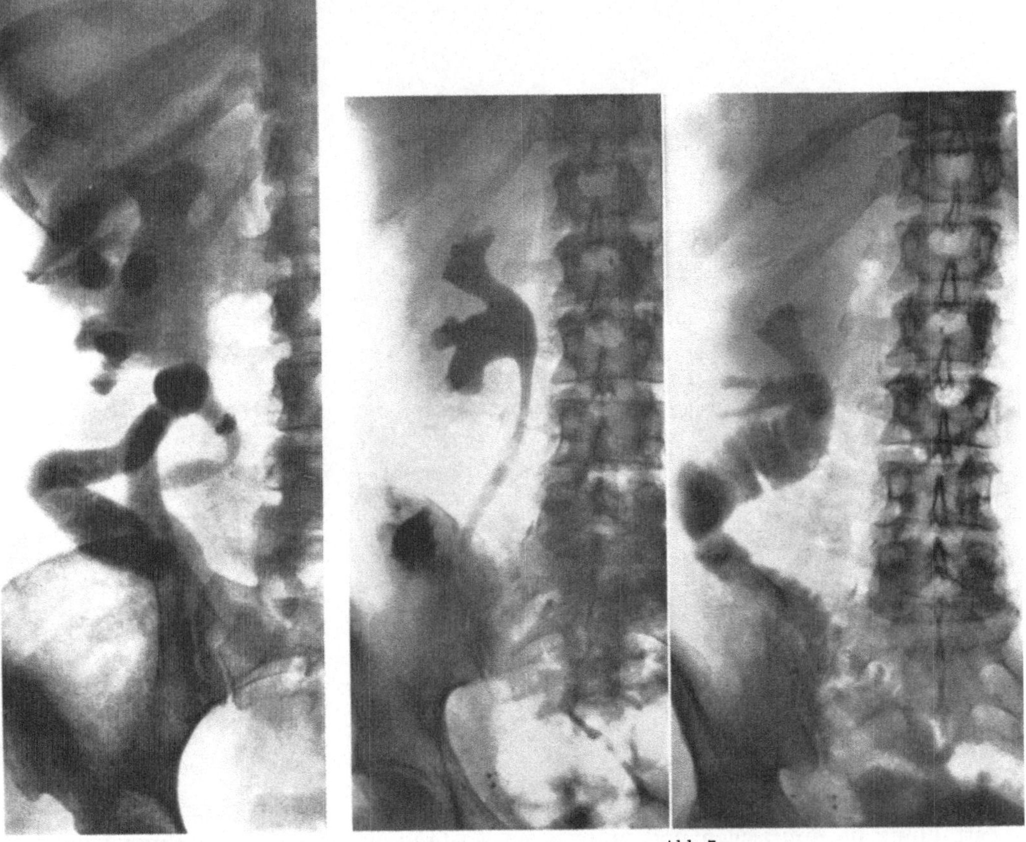

Abb. 6                                                      Abb. 7

Beim Kind ist es ohne weiteres möglich die Nierenbecken-Darmanastomose
vom Bauchraum aus durchzuführen. Beim Erwachsenen tut man jedoch gut daran
nach Hineinziehen der ausgeschalteten Dünndarmschlinge in das jeweilige Nierenlager die Patienten umzulagern und die Anastomose nach Freilegen der Niere vom
Flankenschnitt aus durchzuführen. Auch möchten wir dazu raten, die Nierenbecken-Darmanastomose im Gegensatz zu den intraperitoneal durchgeführten
Anastomosen nach außen zu drainieren.

Die guten Erfahrungen, die wir beim Ersatz des strahlengeschädigten
Harnleiters durch Dünndarm gemacht haben, ermutigten uns dazu, den totalen
Ersatz des Harnleiters durch Dünndarm auch beim motorisch funktionslosen

Megaureter zu versuchen. Dabei war es keineswegs unsere Absicht, die konventionellen Operationsverfahren zur plastischen Korrektur des angeborenen Megaureters durch die Harnleiterdünndarmersatzplastik zu ersetzen.

Diese üblichen Operationsverfahren können jedoch nur in den Fällen zu einem befriedigenden Ergebnis führen, in denen der obere Harnleiter noch über eine gewisse motorische Funktion verfügt. Ist es jedoch infolge der chronischen Infektion zu einer progressiven Zerstörung der muskulären Elemente in der Harnleiterwand gekommen, so entsteht der motorisch funktionslose Megaureter — ein

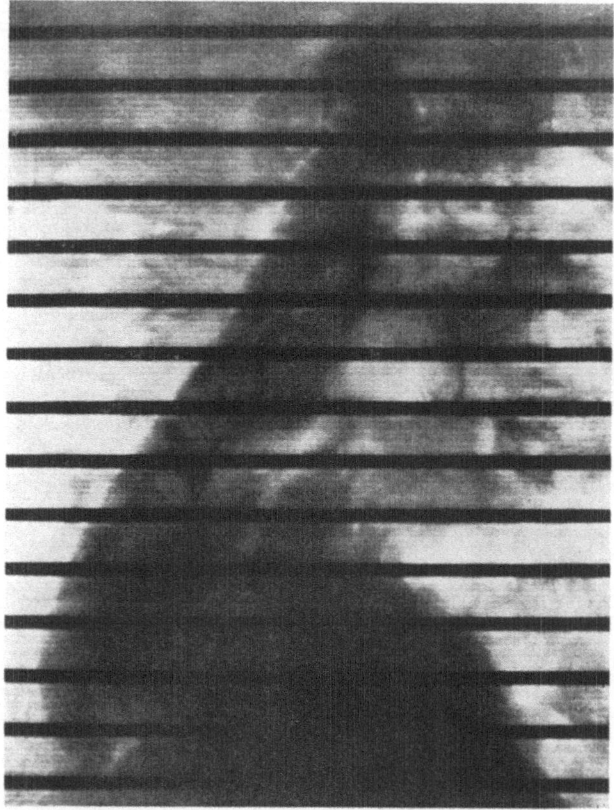

Abb. 8

starres aus Narbengewebe bestehendes Rohr, in dem sich der Harn nur passiv auf Grund des Sekretionsdruckes der Nieren und seines eigenen hydrostatischen Druckes vom Nierenbecken zur Blase bewegt. Die Diagnose des motorisch funktionslosen Megaureters wird mit Hilfe der Urokymographie und Urokinematographie gestellt.

Die Abb. 8 zeigt das Kymogramm eines solchen funktionslosen Harnleiters.

Das nächste Bild (Abb. 9) läßt rechts den Zustand 3 Monate nach vollständigem Harnleiterdünndarmersatz links bei einem neunjährigen Mädchen erkennen. Der rechte Harnleiter, der in seinem oberen Anteil noch Motalitätsreserven besaß, wurde end-zu-seit in die zwischengeschaltete Dünndarmschlinge eingepflanzt. Das rechte Urogramm läßt ohne weiteres das Operationsschema erkennen. Links das Ausscheidungsurogramm vor dem Eingriff.

Die folgende Abb. 10 stellt links wieder die Verhältnisse vor dem Eingriff dar — rechts das Infusionsurogramm $^1/_2$ Jahr später —: Es ist eine weitere deutliche Rückbildung der Harnstauungsnieren zu erkennen — rechts mehr als links.

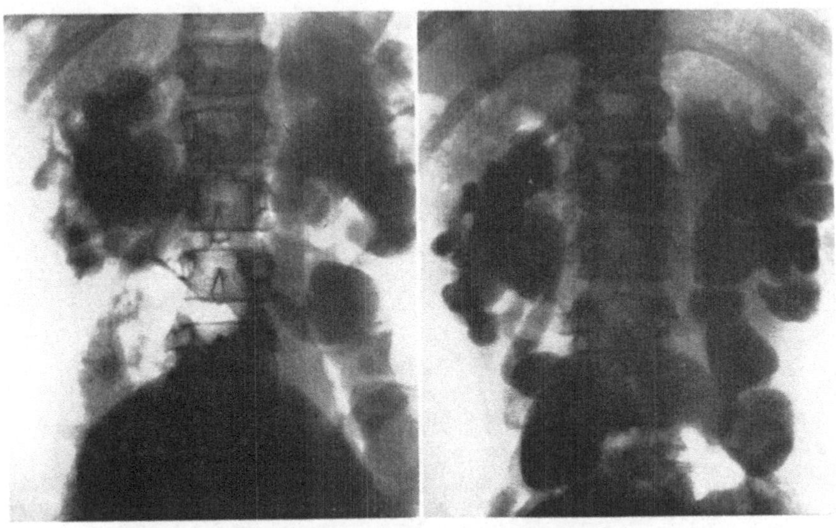

Abb. 9

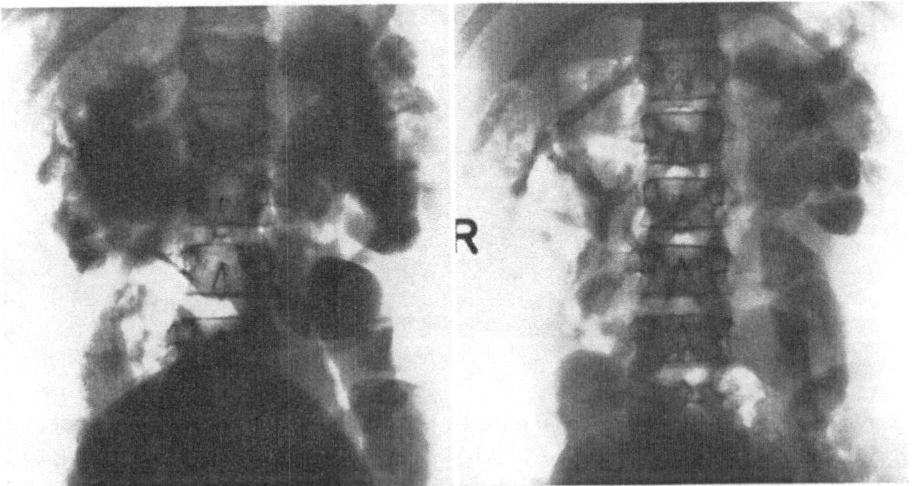


Abb. 10

Das letzte Bild (Abb. 11) stammt von einem zehnjährigen Mädchen mit Solitärniere. Der motorisch funktionslose Harnleiter war im Zustand der Urämie vollständig durch eine Dünndarmschlinge ersetzt worden. Da in diesem Falle eine temporäre Nierenfistel angelegt werden mußte, waren wir in der Lage vergleichende Untersuchungen der Konzentrationen der Harnbestandteile im Nierenbecken-

und Blasenharn vorzunehmen. Die Mittelwerte aller untersuchten Konzentrationen lagen im Blasenharn höher als im Nierenbeckenharn. Eine Rückresorption
harnpflichtiger Substanzen kommt somit nicht vor. Darüber hinaus bestand im
vorliegenden Falle die Möglichkeit durch Durchspülung der Ileumschlinge vom
Nephrostomiekatheter aus mit isotonischer Flüssigkeit eine Herabsetzung der
Blutharnstoffwerte zu erzielen. Die harnpflichtigen Substanzen im Blut diffun-
dieren dem Konzentrationsgefälle entsprechend in die Spülflüssigkeit hinein.
In fast allen Fällen kam es zu einer Verschiebung der aktuellen Wasserstoff-

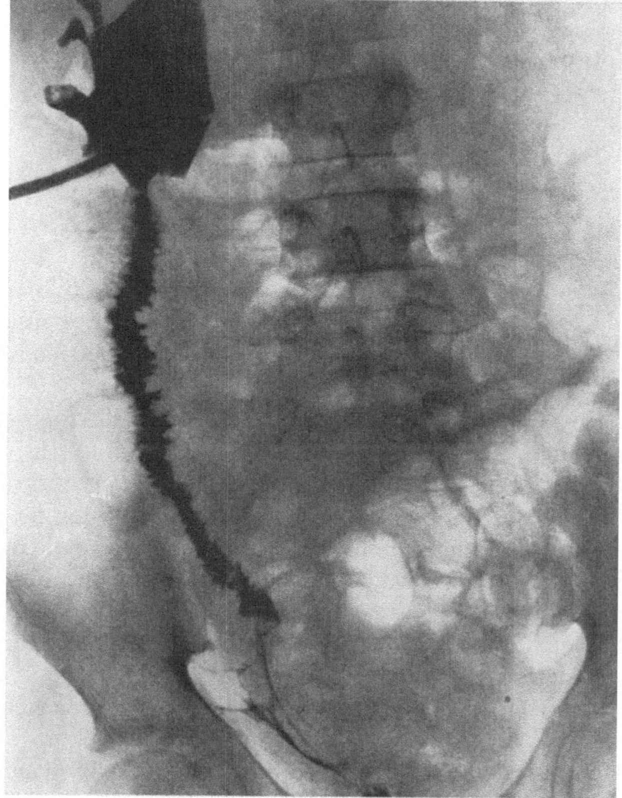

Abb. 11

ionenkonzentration des Blutes zur acidotischen Seite hin. Dieser Zustand ist
jedoch sehr leicht substituierbar.

Wir haben die Harnleiterdünndarmersatzplastik bisher zwölfmal durchgeführt. Drei Patienten verstarben, ein Patient im Operationsschock und ein
weiterer Patient an einer Urosepsis. Ein Kind verstarb bei intakten Harnwegen
am 11. postoperativen Tag an ungeklärtem Hirnödem. Bei allen drei Patienten
hatten wir versäumt, vor Durchführung des Eingriffs eine Entlastung durch
Nephrostomie oder Harnleiterhautfistelung durchzuführen. Die Mortalität von
25% mag hoch erscheinen. Bedenkt man jedoch, daß die meisten Patienten im
Zustand der Niereninsuffizienz auf den Operationstisch kamen, und daß in fast allen

22*

Fällen die Harnleiterdünndarmersatzplastik die letzte Möglichkeit darstellte, um den Patienten das traurige Los des Nierenfistelkatheterträgers zu ersparen, so spricht doch vieles dafür, daß der Ureterdünndarmersatz ein segensreicher Fortschritt der operativen Urologie darstellt.

Professor Dr. med. C. F. Rothauge, Lehrstuhl und Abteilung für Urologie
der Justus Liebig-Universität, 63 Gießen, Klinikstraße 37

Aus der Urolog. Univ.-Klinik Homburg a. d. Saar (Direktor: Prof. Dr. C. E. Alken)

# Möglichkeiten der Krankenblattdokumentation in der Urologie

J. Sökeland und W. Straube

Der bürokratische Ballast in Praxis und Klinik hat sich in den letzten Jahren immer mehr gesteigert. Etwa die Hälfte unserer Zeit verbringen wir damit, Papierkrieg zu führen, Krankengeschichten und Befunde zu schreiben. Bis 1980 wird der Arbeitsanfall in den Krankenhäusern 30mal höher sein als 1950; dieser Arbeitsaufwand kann nicht durch zusätzliches Personal aufgefangen werden (Wagner).

Nur der Einsatz moderner Hilfsmittel, z. B. die elektronische Datenverarbeitung, verspricht auf lange Sicht eine Entlastung. Dabei hat die Befunddokumentation, d. h. die Sammlung, Speicherung und maschinelle Auswertung der von Patienten gewonnenen Daten und Befunde in den vergangenen Jahren immer mehr Verbreitung gefunden. Sie sind für einen Erfahrungsaustausch und eine wissenschaftliche Auswertung unerläßlich. Bei der Einführung moderner Datenverarbeitung müssen ärztlicherseits folgende Forderungen gestellt werden:

1. Die Erfassung der Einzeldaten darf den Ärzten keine zusätzliche Belastung bringen.

2. Die Nomenklatur muß einheitlich sein, der Untersuchungsgang muß systematisiert werden.

3. Die Dokumentationsverfahren müssen einfach, übersichtlich, schnell überprüfbar und flexibel sein.

In der Urologie sind moderne Dokumentationsverfahren noch nicht weit verbreitet. Wir möchten daher über die Möglichkeiten einer modernen Krankenblattdokumentation berichten und gleichzeitig alle interessierten Kliniken bitten, auf diesem Sektor ein gemeinsames Konzept zu erarbeiten. Im Rahmen der Deutschen Gesellschaft für Dokumentation und Statistik sind die Voraussetzungen für eine derartige Zusammenarbeit gegeben. Die Sektion Urologie dieser Gesellschaft wird die dort bestehenden Möglichkeiten intensiver nutzen.

Eine sog. Basisdokumentation ist für eine moderne Klinikführung und für wissenschaftliche Arbeiten ein wertvolles Hilfsmittel sowie der Ausgangspunkt für die Anwendung statistischer Methoden in der Medizin.

Ihre Vorteile sind:

1. Ein sofortiger Überblick über die in der Klinik behandelten Patienten mit vollständiger Statistik über Diagnose und Therapie der einzelnen urologischen Krankheitsbilder.

2. Die Bearbeitung von komplizierten Fragestellungen und Zusammenhängen auf der Grundlage der allgemeinen und klinischen Statistik.

3. Möglichkeiten der Teamarbeit verschiedener urologischer Kliniken: z. B. wird bei seltenen Erkrankungen ein Vergleich verschiedener Therapieformen möglich.

Grundlage einer Dokumentation klinischer Daten ist die Aufstellung eines gemeinsamen Diagnosen- und Therapieschlüssels, die Aufzeichnung aller pathologischen Befunde in einem möglichst einheitlichen Vordruckverfahren.

Diese Daten dienen der Erstellung einer Maschinenlochkarte, die weitere Auswertung kann dann in einem Rechenzentrum erfolgen.

Wir möchten anregen, daß mehrere urologische Kliniken auf dem Sektor·der Dokumentation zusammenarbeiten. Gemeinsam mit dem Vorsitzenden der Sektion Urologie in der Deutschen Gesellschaft für Dokumentation, Herrn Prof. Truss, haben wir Vorschläge für ein gemeinsames Krankenblattdokumentationssystem in der Urologie erarbeitet und würden uns freuen, wenn unsere Anregungen aufgegriffen würden. Herr Straube und Herr Kemper werden jetzt über unsere Erfahrungen über eine derartige Basisdokumentation berichten.

Privatdozent Dr. J. Sökeland und Dr. W. Straube, Urolog. Klinik d. Universität, 665 Homburg a. d. Saar

Aus der Urolog. Univ.-Klinik Homburg a. d. Saar (Direktor: Prof. Dr. C. E. Alken)

# Erfahrungen und Ergebnisse einer dreijährigen Krankenblattdokumentation

W. Straube und K. Kemper

Moderne Dokumentationsverfahren sollen einfach, übersichtlich überprüfbar und flexibel sein. Die erste Stufe der Dokumentation in der Klinik ist die Krankenblattdokumentation. Voraussetzung ist ein Aufbau des Krankenblattes, der eine Auswertung mit Maschinenlochkarten erlaubt. Grundlage der Dokumentation ist der von der Deutschen Gesellschaft für Dokumentation empfohlene allgemeine Krankenblattkopf.

Eine Vereinfachung der Ablage der Krankenblätter und Röntgenbilder ist ihre Ordnung nach der I-Zahl, d. h. die Krankenblätter werden einfach nach dem Geburtsdatum abgelegt. Ergänzt wird diese Zahl durch das Geschlecht und einen Namenschlüssel. Die Vorteile dieser Methode gegenüber der Ablage nach dem Alphabet oder nach fortlaufender Krankenblattnummer sind:

1. Leichtes Auffinden aller Unterlagen nach dem Geburtsdatum.

2. Der Arbeitsaufwand für eine Suchkartei entfällt.

3. Einfache Kontrollen ermöglichen die richtige Einordnung.

Ergänzt wird die Ablage durch eine Namenskartei, die von der Verwaltung erstellt wird. Es handelt sich um eine Zählkarte, die nach dem Alphabet abgelegt wird und auf der Vorderseite die gleichen Daten wie der Krankenblattkopf trägt. Auf der Rückseite ist ein Durchschlag des Arztbriefes mitgeschrieben. Dadurch wird eine schnelle Orientierung über den gesuchten Patienten auch ohne Vorlage der Krankengeschichte möglich.

Die Verschlüsselung erfolgt bis auf den medizinischen Teil durch eine Sekretärin. Symptomatik, Diagnostik und Therapie werden nach dem von uns für die Urologie ausgearbeiteten Diagnosen- und Therapieschlüssel durch den jeweiligen Stationsarzt verschlüsselt. Eine Kontrolle dieser Daten schließt grobe Fehler aus. Die geringe Mehrarbeit wird ausgeglichen durch einen Krankenblattvordruck. Pathologische Befunde werden dort lediglich angestrichen bzw. angekreuzt. Eine direkte maschinelle Verarbeitung durch einen Sichtleser ist damit vorbereitet. Die Vorteile dieses Verfahrens für eine spätere Auswertung sind evident.

Die Daten des Krankenblattes werden auf Lochkarten übertragen, wobei die Zählkarten als Vorlage dienen. Die Aufbewahrung der Lochkarten und die erste Datenauswertung erfolgt mit relativ einfachen Geräten im Dokumentationsraum unserer Klinik. Als Beispiel für die Möglichkeit einer raschen Information sei erwähnt, daß das Heraussuchen z. B. aller Nierentumoren, Steinpatienten oder aller Angiographien aus 1000 Lochkarten noch keine 5 min erfordert.

Die Vorteile dieser Verfahren gegenüber dem konventionellen Anlegen von Krankenbüchern und Karteien sind eindeutig. Eine derartige Basisdokumentation ist jeder urologischen Klinik ohne größeren Aufwand möglich. Wir würden eine intensive Zusammenarbeit auf diesem Gebiet begrüßen.

*Zusammenfassung*

Die moderne Dokumentation erfordert einen verfahrensgerechten Aufbau des Krankenblattes. Der allgemeine Krankenblattkopf der Deutschen Gesellschaft für Dokumentation dient als Grundlage. Die Ablage der Krankenblätter erfolgt nach der „I-Zahl", ergänzt durch eine Namenskartei mit Hilfe der „*Zählkarte*". Auf die Verschlüsselung der Daten und ihre Informationsmöglichkeit durch eine einfache maschinelle Auswertung wird kurz eingegangen. Die Vorteile dieser Verfahren und die Notwendigkeit einer Basisdokumentation sollten zu einer intensiven Zusammenarbeit der urologischen Kliniken führen.

Dr. W. Straube und Dr. K. Kemper, Urolog. Klinik der Universität, 665 Homburg a. d. Saar

Aus der Urolog. Abt. der Chirurg. Univ.-Klinik Heidelberg (Vorstand: Prof. Dr. L. Röhl)

# Kritische Betrachtungen über die Voraussetzungen eines Nierentransplantationsprogrammes

L. Röhl

Die Nierentransplantation hat das Stadium der Erprobung hinter sich und ist heute als eine aktuelle Ergänzung zur konservativen Behandlung des schwerkranken Urämikers anzusehen. Nun, auch wenn ein beträchtlicher Gewinn in Hinsicht auf Lebensverlängerung und Wiederherstellung bei diesen Patienten zu verzeichnen ist, gibt eine kritische Betrachtung der Möglichkeiten zur Durchführung eines Nierentransplantationsprogrammes zweifelsohne Anlaß zu mehreren Überlegungen, die wir jetzt im deutschen Raum zu berücksichtigen haben.

Um die primäre Mortalität zu senken, die Zahl der funktionierenden Transplantationen zu erhöhen — und allen für eine Nierenübertragung geeigneten Patienten diese weitere Überlebenschance zu gewährleisten — stehen im Vordergrund Maßnahmen, die hauptsächlich drei Problemkreis betreffen:

1. Die Auswahl von Empfängern.

2. Die Auswahl von Spendernieren und

3. organisatorische Möglichkeiten bei der Beschaffung einer ausreichenden Zahl von Spendernieren.

Meinen Ausführungen liegen eigene Erfahrungen über 24 Nierentransplantationen zugrunde, die wir seit Februar 1967 in Heidelberg durchgeführt haben.

### Auswahl der Empfänger

Es ist eine allgemeine Erfahrung manchmal deprimierende Rückschläge, besonders am Anfang eines Transplantationsprogrammes, zu erleben. Ein wichtiger Grund liegt meines Erachtens darin, daß in verzweifelten Fällen der Versuchung nachgegeben wird, eine Übertragung bei Empfängern vorzunehmen, bei denen die konservativen Behandlungsmöglichkeiten erschöpft sind. So ist eine primäre Voraussetzung zur Durchführung eines Nierentransplantationsprogrammes das Vorhandensein einer apparativ und personell genügend ausgebauten Dialyseabteilung. Nur dann kann eine befriedigende Auswahl der Empfänger vorgenommen werden, sowohl mit Rücksicht auf die Übertragung der Niere zu einem für den Empfänger günstigen Zeitpunkt in seinem Krankheitsverlauf, als auch für die Möglichkeit beide Spendernieren ausnützen zu können.

Denjenigen, die ein Transplantationsprogramm planen, kann man daher den guten Rat geben, die Dialysemöglichkeiten schon von Anfang an großgügig zu organisieren.

### Zur Auswahl der Spendernieren

Wenn Nieren von frischverstorbenen Spendern benutzt werden, hängt die Möglichkeit zur Durchführung eines Programms geeigneten Ausmaßes von der Anzahl der Schwerverletzten — und zwar besonders von Schädel-Hirntraumen — ab, die in der transplantierenden Klinik pro Jahr aufgenommen werden. Hier liegt meines Erachtens eine der wichtigsten Voraussetzungen, die berücksichtigt werden muß, bevor man sich entschließt mit einem Nierentransplantationsprogramm anzufangen. Das Transplantationsprogramm ist damit auf die Großkliniken beschränkt, die über eine Neurochirurgische- bzw. Unfallabteilung gewisser Größenordnung verfügen.

Die aktuellen Daten in dieser Hinsicht für Heidelberg gehen aus Abb. 1 hervor. In dem Patientenkollektiv der Schädel-Hirntraumen des vorigen Jahres waren 106 Hirncontusionen. Von diesen blieben 71 am Leben und 35 sind gestorben. Von den Verstorbenen kamen 10 als Spender nicht in Frage wegen des biologischen Alters, protrahierter Schockzustände, Entzündung, nicht geeigneten Gefäßen usw. Als potentielle Spender blieben 25 Verstorbene oder 50 Nieren übrig. Die Verteilung dieser potentiellen Spender über das Jahr geht aus den schwarzen Säulen in der unteren Hälfte der Abb. 1 hervor.

Nicht nur die Zahl sondern auch die Qualität der Spendernieren ist zu berücksichtigen. Wie bekannt, spielt für die Vorschädigung der zu transplantierenden

Niere die Hypoxie sowohl während der Agonie als auch während der Zeitspanne vom Exitus des Spenders und Entnahme der Niere bis zur Unterkühlung — die sog. warme Ischämiezeit — eine entscheidende Rolle.

Aus Tab. 1 ist zu erkennen, daß wir bei 15 Spendernieren mit einer warmen Ischämiezeit bis zu 15 min immer unmittelbar nach der Rezirkulation eine Polyurie beobachten konnten. Bei 7 Nieren betrug die warme Ischämiezeit 15 bis 30 min. Eine hatte unmittelbar nach Transplantation eine normale Diurese. 2 eine normale Diurese nach vorübergehender Oligurie. Von 4 anfangs komplett anurischen Nieren stellte sich nach einigen Hämodialysen in einem Fall eine normale Diurese ein. Die anderen 3 zeigten keine Funktion und mußten entfernt werden. Bei 2 Nieren schließlich lag die warme Ischämiezeit über 30 min, wobei wir gleichzeitig keine befriedigende Funktion des Transplantates erreichen konnten. Nur in zwei Situationen haben wir bis jetzt lebende Spender benutzt. Bei

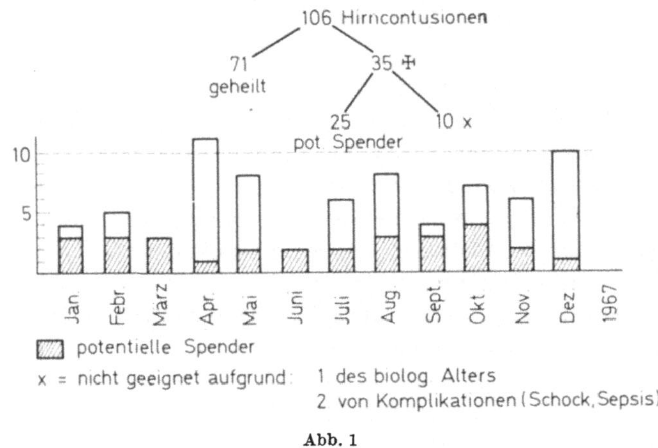


Abb. 1

einer Patientin wurde die Niere des Ehemannes, bei einem Patienten die Niere der Mutter übertragen. Beide Patienten leben praktisch voll rehabilitiert zu Hause, 11 bzw. 6 Monate nach der Transplantation.

Ohne auf die Gesamtproblematik in dieser Hinsicht einzugehen, möchte ich hier unterstreichen, daß die Todeserklärung — nach den von der Deutschen Gesellschaft für Chirurgie vorgeschlagenen Richtlinien —auch bei Nierenübertragungen von großer Bedeutung sein kann. Damit ist die Möglichkeit gegeben, nicht nur die physiologische Vitalität der Spenderniere zu wahren, sondern auch vor der Übertragung von Leichennieren die Histokompatibilitätsbestimmung durchzuführen.

Nun, welche Zahlen von Nierenübertragungen kommen auf uns zu? Auf Grund einer Bedarfsanalyse wäre es realistisch mit etwa 80 neu hinzukommenden, schwerkranken Urämikern pro Million Einwohner und Jahr zu rechnen. Dies würde für Baden-Württemberg etwa 600 Urämiker bedeuten. Aus verschiedenen Gründen, wie Altersverteilung, Grundkrankheit usw. wären von diesen 600 etwa 200 für eine Transplantation geeignet. Nach dieser Berechnung wäre es optimal, wenn für diese Bevölkerungszahl vier Transplantationszentren vorhanden wären, in denen pro Jahr je rd. 50 Nierentransplantationen durchgeführt werden könnten.

Ich stelle mir ein Zentrum etwa wie in Tab. 2 skizziert vor. Die Eckpfeiler sind: erstens eine nephrologische Abteilung mit einer ausreichenden Dialysekapazität, in der auch die Möglichkeit zu entsprechenden immunologischen Untersuchungen gegeben ist. Zweitens eine chirurgische Großklinik mit einem genügenden Krankengut von Schwerverletzten, in der verschiedene Spezialitäten repräsentiert sind, wie Urologie, Neurochirurgie, Gefäßchirurgie, Anästhesiologie, Röntgenologie usw.

In Heidelberg liegt auch die gefäßchirurgische Betreuung dieser Patienten in der Urologie. Wo die Interessen und personellen Voraussetzungen gegeben sind,

Tabelle 1
*Warme Ischämiezeit und Urinausscheidung nach Transplantation*

| Zahl der transplantierten Nieren | Warme Ischämiezeit (min) | Urinausscheidung nach Transplantation |
|---|---|---|
| 15 | < 15 | Polyurie |
| 7 | 15 bis 30 | 1 Normale Diurese<br>2 Oligurie ⟶ normale Diurese<br>4 Anurie ⟶ 1 normale Diurese ⟶ 3 ∅ |
| 2 | > 30 | Anurie ⟶ ∅ |

Tabelle 2. *Nierentransplantationszentrum*
*Kapazität 50 Transplantationen/Jahr*

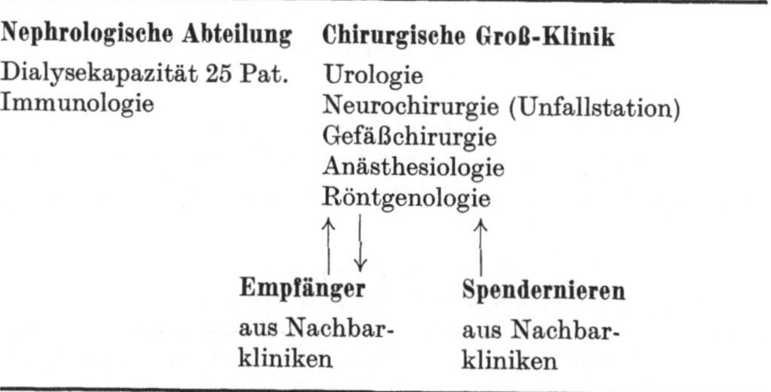



ist es meines Erachtens nur vorteilhaft, wenn ein und dasselbe Operationsteam die gesamten Probleme in der Hand hat. Die zu bewältigenden Probleme sind ja hier ausgesprochen urologisch-nephrologisch. Die Übung und Erfahrung in die meines Erachtens doch gewissermaßen im Hintergrund stehenden gefäßchirurgischen Techniken sind ohne weiteres gut zu erwerben beim Anlegen von AV-Fisteln und während der tierexperimentellen Tätigkeit, die im Zusammenhang mit einem Transplantationsprogramm unbedingt erforderlich ist.

In dem Schema wird auch auf die Möglichkeit einer Zusammenarbeit mit Kliniken in der Umgebung des Zentrums hingewiesen.

Die Empfänger werden in der Nachbarklinik für die Transplantation vorbereitet — AV-Fisteln angelegt, nephrektomiert, evtl. Magen reseziert und dialysiert. Beim Vorhandensein eines geeigneten Spenders wird der Empfänger in das Zentrum transportiert und nach günstigem postoperativen Verlauf in die Heimatklinik zurückverlegt und dort weiterbetreut. Schließlich ist die Möglichkeit eingezeichnet, Spendernieren aus der Umgebung auszunutzen.

Für diejenigen, die mitten in der praktischen Transplantationstätigkeit stehen, ist der Stimulus, einem todkranken Urämiker zum Weiterleben helfen zu können, sehr groß. Leider steht der Arzt unter den heutigen gegebenen Umständen häufig vor der verzweifelten Entscheidung mehreren dieser Patienten eine Transplantation auf Grund unzureichender personeller, räumlicher und apparativer Ausrüstung verweigern zu müssen.

Um diese Diskrepanz zwischen dem schnellen Fortschritt der modernen Medizin auf diesem Gebiet der Organtransplantation und der zögernden Unterstützung durch die betreffenden Behörden zu überbrücken, ist es meines Erachtens höchste Zeit, daß wir in der Bundesrepublik zu einer Gesamtplanung der Transplantationstätigkeit kommen — und die Behörden in dieser dringenden Angelegenheit bald angehen.

Professor Dr. L. RÖHL, Vorstand der Urolog. Abt. der Chirurg. Univ.-Klinik,<br>69 Heidelberg 1, Kirschnerstraße 2

# Für und Wider in der Behandlung von Nierentransplantaten mit Antilymphocytenserum

H. J. KEUTEL und L. E. STEVENS

Nach dem amerikanischen Bericht über die erfaßten Nierentransplantate vom 1. Januar 1966 bis 1. Januar 1968 überleben 75% Nierentransplantate von blutsverwandten Spendern, besonders Geschwistern, die Jahresgrenze, während

Table 1. *Comparison of transplant survival from January 1966 to January 1968 (Sixth report of the human kidney transplant registry)*

| Donor-Recipient relationship | Total number | 1 year survival | | 2 year survival | |
|---|---|---|---|---|---|
| | | No. | % | No. | % |
| Living blood relatives | 327 | 245 | 75 | 213 | 65 |
| Living unrelated and cadaver | 364 | 164 | 45 | 136 | 38 |

nichtblutsverwandte oder Leichennieren nur 45% Chancen haben (Tabelle 1). Trotzdem wird in Zukunft aus vielen Erwägungen die sog. „cadaver kidney" den wesentlichen Anteil des Transplantationsmaterials stellen, vorausgesetzt, daß die immunologischen Reaktionsvorgänge weitgehends unterdrückt werden können.

Ein Angriff gegen die Abwehrmechanismen des Körpers muß logischerweise am Lymphocyten erfolgen, der heute allgemein als Initiator der Rejektionen gilt.

Unter den kleinen Lymphocyten, die sich biochemisch oder mikroskopisch nicht in zwei Gruppen einteilen lassen, werden solche mit einer Lebensspanne von nur wenigen Wochen von langlebigen bis zu 5 Jahren unterschieden.

Das Diagramm (Abb. 1) demonstriert in den verschiedenen Organen den prozentualen Anteil an langlebigen Lymphocyten, gegen die sich vorwiegend eine immunsuppressive Therapie richten müßte.

Tabelle 2 zeigt eine Aufstellung der heute angewandten immunsuppressiven Medikamente, ihren Angriffspunkt und mögliche Nebenwirkungen. Azathioprine und Actinomycin C greifen am DNA- und RNA-Stoffwechsel an, nicht selektiv am Lymphocyten, während Prednison sowohl auf den Kernstoffwechsel als auch direkt lympholytisch oder transformatorisch wirkt. Außer ihrer Toxicität besonders in hoher Dosierung und der unerwünschten Nebenwirkungen wie verzöger-

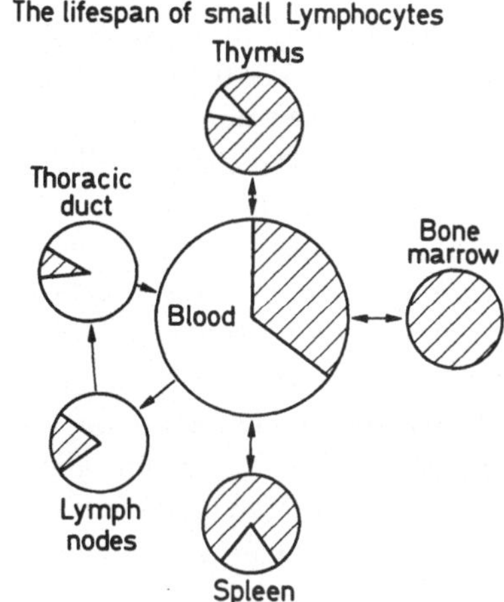


Abb. 1. Die Verteilung der langlebigen (▭) und kurzlebigen (▨) Antilymphocyten im reticuloendothelialen System

ter Wundheilung, Prädisposition für Virusinfekte, Tuberkulose und lymphopoetische Tumoren — um nur einige zu nennen —, können die Purinderivate und Steroide auch eine Medikamentenresistenz der kleinen, langlebigen Lymphocyten erzeugen.

Bei Verwendung des Antilymphocytenserum (ALS) handelt es sich um eine passive Immunisierung des Empfängers eines Transplantates, die gegen seine

Table 2. *Immunosuppressive drugs used in transplantation*

|  | Action | Side effects | Possible drug resistance to |
|---|---|---|---|
| Azathioprine (Imuran) | Inhibits synthesis of purine moieties of *DNA* and *RNA* | Alopecia, anemia, leucopenia, bone marrow depression, pancreatitis, hepatitis, musculoskeletal anomalies in pregnancy | Small longlived lymphocytes |
| Actinomycin C | Selective inhibition of synthesis of *DNA* dependent *RNA* | Nausea, vomiting, Stomatitis, bone marrow depression | |
| Steroids (Prednisone) | Lympholysis, inhibits transformation and mitosis of lymphocytes. Suppressed *DNA*- and *RNA*-synthesis | Impaired wound healing, predisposition to peptic ulceration, Cushing-syndrome | Small longlived lymphocytes |
| Antilymphocyteglobulin | Lympholysis, blindfolding sterile activation of the lymphocytes | i.v.: fever, s.c.: pain, swelling, infiltration. Anaphylaxis, reversible thrombopenia (occasionally) | |

eigenen Lymphocyten gerichtet ist, — theoretisch ideal — aber doch nicht ohne denkbare Komplikationen.

Die Überlebenszeit von Gewebe- und Organtransplantaten konnte im Tierversuch bei alleinigre Zufuhr von ALS verlängert werden, doch reagierten verschiedene Species mit Fremdeiweißkörperablagerungen in den Nieren, Gefäßveränderungen mit Verdickung der Intima, entzündlichen Infiltraten und Nekrosen, kurz: Hyperergien und Anaphylaxien. Gereinigte Antilymphocyten-Gamma-Globuline (ALGG) haben diese allergischen Manifestationen im Tierversuch wesentlich reduzieren können.

Zur Testung des ALS oder ALGG sind wir auf den Agglutinations- und Cytotoxicitätstest angewiesen. Solche in vitro-Titerbestimmungen stehen sicher nicht in direktem Verhältnis zur Überlebenszeit des Transplantates, zumal alle Vorstellungen über die Wirkung des ALS noch nicht genügend fundamentiert sind. Nach Medawar, Traeger, Monaco, Woodruff u. a. erklärt sich die immun suppressive Aktivität nicht allein durch Verminderung der Lymphocyten im peripheren Blut. Man plädiert für eine selektive Zerstörung oder transformatorische Veränderung solcher Lymphocyten, die an den immunologischen Mechanismen teilnehmen.

Die erfolgreich mit ALS oder ALG behandelten Nierentransplantate im Tierexperiment, im deutschen Raum vorwiegend von Pichlmayr durchgeführt, schließen, übertragen auf den Menschen, die Gefahren einer allergischen Reaktion in Unverträglichkeit der artfremden Proteine nicht aus. Hinzu kommt die Schwierigkeit, den Lymphocytenantikörper zwecks Vermeidung solcher Seiteneffekte ohne Verminderung seines cytotoxischen Titers in reiner Form zu isolieren.

Als zusätzliche Therapie hat Starzl eine Ammoniumsulfatprecipitation von ALG erstmalig 1967 an 20 Nierentransplantaten angewandt. Ein Patient starb an einer postoperativen Komplikation. Die restlichen 19 Fälle, mit einer Leichenniere als Spenderniere, sonst alle nach der Methode von Terasaki gekreuzt, zeigten über 6 Monate keine schweren Rejektionskrisen auch bei wesentlich geringerer Dosierung von Imuran und Prednison. Biopsiematerial der Niere war negativ auf Proteinablagerungen von Pferdeserum; nur vier Patienten boten geringfügige anaphylaktische Reaktionen, während alle einen verspäteten Präcipitinanstieg gegen Pferde-Alpha- und Beta-Globuline zeigten. Traeger u. Perrin sahen bei ihren 18 mit analogem ALG behandelten Transplantaten ebenfalls Verminderung der infektiösen Komplikationen, daneben Herabsetzung auch leichter Rejektionskrisen auf etwa die Hälfte, niemals Hämolyse, keine Gerinnungsstörungen, keine heteroimmunologischen Nierenschädigungen vom Serumkrankheitstyp, kein Pferdeserumdepot und bei langer Beobachtung vereinzelt wieder einen Abfall des Präcipitinspiegels.

Von unseren 38 Nierentransplantationen erhielten in den letzten 7 Monaten 17 zusätzlich das Antilymphocyten-Gamma-Globulin bisher ohne irreversible Komplikationen. Wie bei der ALG-Verabreichung wurde bei der intramuskulären Injektion eine Rötung und schmerzhafte lokale Infiltration beobachtet, die intravenöse Injektion gab gewöhnlich einen einmaligen hohen Fieberanstieg. Vereinzelt beobachteten wir eine transitorische Thrombopenie, da wir menschliche Milzen als Immunisierungsmaterial anwandten. Precipitintiteranstieg konnte bei unserer gereinigten Gamma-Globulinfraktion nicht nachgewiesen werden. Im Cytotoxicitätstest war diese Präperation so effektiv, daß nur 0,8 mg Protein/Tag/kg Körpergewicht gegeben werden konnte, eine Dosierung, die wesentlich unter dem Durchschnitt der an anderen Stellen angegebenen täglichen Proteinkonzentration liegt.

In Tabelle 3 sind unsere 38 Nierentransplantate vergleichsweise in zwei Gruppen, Gruppe 1 ohne zusätzliche, Gruppe 2 mit zusätzlicher ALGG-Behandlung, über 2 Monate nach der Operation beobachtet, erfaßt worden. Die deutliche Reduktion der Letalrate und Verminderung der Rejektionskrisen auf 30% sind sicherlich nicht nur einer verbesserten Technik der Nierenkonservierung speziell der ,,Cadaverniere'' zuzuschreiben, sondern wesentlich der ALGG-Substitution, zumal die Dosis von Imuran und Prednison gleichzeitig um ein Drittel vermindert werden konnte.

Nach diesen Ergebnissen werden wir in Zukunft die Behandlung noch mehr auf das ALGG verlagern, Imuran weiter reduzieren und Prednison nur bei immuno-

Table 3. *Fewer rejection episodes with ALG supplement*

| | Number of Transplantants | Related living donors | Cadaver | Rejection crisis within 8 weeks post operative |
|---|---|---|---|---|
| Group No. 1 (treated with Imuran, Prednisone, Actinomycin C) | 21 | 10 (3[a]) | 11 (5[a]) | 21 |
| Group No. 2 (treated with *ALGG*, Imuran, Prednisone, Actinomycin C) | 17 | 6 (1[a]) | 11 (0[a]) | 5 |

[a] Death within 8 weeks.

logischen Komplikationen verwenden. Wir versprechen uns davon eine wesentliche Verbesserung der Lebensaussichten, da erfahrungsgemäß als wichtigste Todesursache in 80% bei initial hoher und langdauernder Imuran- und Prednisonbehandlung die Besiedlung mit ungewöhnlichen, der konventionellen antibiotischen Therapie nicht zugänglichen Organismen anzusehen ist.

### Zusammenfassung

Die noch unbefriedigende Überlebenszeit der Nierentransplantate von nicht verwandten Spendern und Leichennieren veranlaßte trotz Bedenken allergischer Manifestationen zur Einführung von Antilymphocyten-Gamma-Globulin in die postoperative Behandlung, gestützt auf ermutigende Ergebnisse im Tierexperiment. Mit dem gereinigten Anti-Gamma-Globulin wurden außer lokalen Reaktionen oder Fieberanstieg bei i.v. Gaben keine Schäden oder Anaphylaxien beobachtet. Toxische Dosierungen von Imuran und Prednison konnten bei ALGG-Substitution reduziert und die Lebensaussichten des Transplantates verlängert werden.

Literatur kann bei den Verfassern angefordert werden.

Asst. Prof. Dr. H. J. Keutel und Assoc. Prof. Dr. L. E. Stevens,
University of Utah, School of Medicine, Dept. of Surgery,
Salt Lake City, Utah 84112

(Aus der Urologischen Privatklinik Dr. Reuter, Stuttgart)

# Die Kältechirurgie der Prostata

Hans Joachim Reuter

Das Einfrieren der Prostata wird erst seit einigen Jahren geübt. *Das Grund-problem*, Gewebe durch Kälte abzutöten, ist zwar gelöst. Ebenso ist die von uns verwendete Kälteeinheit Unit CE-4 mit ihrem Kälteaggregat und der Kältesonde technisch so leistungsfähig und zuverlässig, daß mit ihr routinemäßig gearbeitet

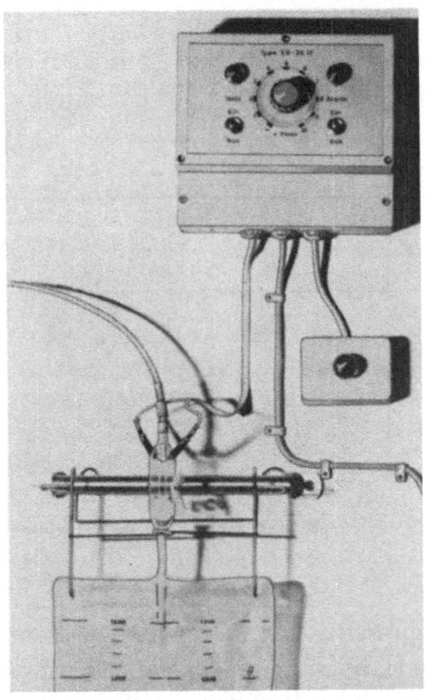

Abb. 1. Elektronisches Katheterkontrollgerät Hydropur nach Reuter/Weisinger

Tabelle 1 a. *Postope-rativer Aufenthalt nach Einfrieren der Prostata (70 Fälle)*

| Tage | Fälle |
| --- | --- |
| 1— 4 | 2 |
| 5— 8 | 44 |
| 9—14 | 17 |
| 15—20 | 4 |
| 26—37 | 3 |
| Gesamt | 70 |

Tabelle 1 b. *Anästhesie*

| | | |
| --- | --- | --- |
| ohne | 2 | |
| Epontol* | 65* | nur für Vasotomie |
| Peridural | 3 | |
| Gesamt | 70 | |

werden kann. Wir haben bei rund 200 Arbeitsvorgängen keinen technischen Aus-fall gehabt.

Jedoch wirft eine völlig neuartige Methode soviele Fragen auf, daß zu ihrer Perfektionierung noch eine Generation von Urologen beschäftigt sein wird.

*Sie* interessiert nun vor allem: Was bringt uns die Kältechirurgie in der Praxis? Ist diese Methode ein echter Fortschritt?

An Hand unserer Erfahrungen möchte ich sagen, daß dies bei richtiger Indikationsstellung der Fall ist.

Wer die Vorteile der Kältechirurgie zu nützen versteht, wird einem gewissen Kreis gefährdeter Prostatiker besser als mit jeder anderen Methode helfen könen. Sie sind: a) Schmerzlosigkeit, damit Wegfall jeder belastenden Narkose. b) Auffallend gute Tolerierung des Eingriffs durch den Kranken, damit Verzicht auf eingreifende Vorbereitung und Nachbehandlung. c) Geringe Nachblutungsnei-gung. d) Kurzer Krankenhausaufenthalt.

Leider stehen dem auch Nachteile der Methode entgegen: a) die Nekrosenbeseitigung benötigt viel Zeit, weil die medikamentöse Nekrolyse noch in den Anfängen steckt.

b) Die protrahierte Dauerkatheternachbehandlung führt zu entzündlichen Spätkomplikationen mit entsprechender Spätmortalität bei Patienten über 80 Jahre.

c) die Einfriergrenze ist schwer zu bestimmen. Eine totale Adenomabtötung ist daher problematisch. Es ist nun leicht zu verstehen, daß die Kältechirurgie in erster Linie für alte Problempatienten mit viel Zeit zur Nachbehandlung geeignet erscheint. Vor allem das inoperable Prostatacarcinom ist eine Domäne der Kältechirurgie. Wahrscheinlich tragen Auto-Immunisationsvorgänge im gefrorenen Gewebe zu den erstaunlichen Carcinomremissionen bei, wie wir sie immer wieder sehen können.

Wir frieren die Prostata nun unter folgenden Gesichtspunkten ein:

1. Das palliative Einfrieren entspricht einer Teilresektion der Prostata. Die gleichmäßige Ausbreitung der Kälte um die Sonde führt zu einem kanalför-

Tabelle 1 c. *Dauer des Einfrierens*

| | |
|---|---|
| 1— 3 min | 30 |
| 4— 6 min | 31 |
| 7—11 min | 9 |
| | 70 |

Tabelle 1 d. *Komplikationen*

| Nachblutung | | Schüttelfrost und hohes Fieber | Exitus |
|---|---|---|---|
| Operationstag | 17 | 5 | p.o. 3 |
| nach 2 Wochen | 2 | | |
| Gesamt | 19 | 5 | 3 |

migen Defekt im Adenom, der je nach Einfrierdauer größer oder kleiner ist. Im Restadenom finden indurative Prozesse statt, die auch bei kurzem Einfrieren von 3 bis 6 min Dauer günstige Resultate erzielen läßt. Da hierbei keine ausgedehnten Nekrosen anfallen, ist der Eingriff und die postoperative Phase wenig belastend. Es ist die einzige Operationsmethode, mit der auch der extreme Risikopatient mit Adenom oder Carcinom noch mit befriedigender Aussicht auf Erfolg behandelt werden kann.

2. Das totale Einfrieren der Prostatageschwulst ist vor allem bei kleinem Adenom in einer Sitzung, beim größeren in zwei oder mehr Sitzungen möglich. Wir haben jedoch zu wenig Erfahrung in der exakten Steuerung bzw. Dosierung der Kälte. So versuchen wir nur beim Carcinom so tief als möglich einzufrieren. Dabei hat es den Anschein, als ob Krebsgewebe empfindlicher als das Adenom auf Kälte reagiert. Von wenigen Patienten mit Sphinctersklerose oder kleinem Adenom mit dem Wunsch auf Erhaltung der Potentia generandi abgesehen, glaube ich, daß die totale Adenomektomie vorerst den bisherigen transurethalen oder chirurgischen Standardmethoden vorbehalten bleibt und vorwiegend Risikopatienten palliativ eingefroren werden sollten.

3. Die Kältechirurgie verschafft uns die Möglichkeit der Ergänzung der bisherigen Operationsmethoden. Hierzu gibt es zwei Wege.

a) Die Prostata wird eingefroren und sofort, also in zunächst erstarrtem Zustand elektroreseziert. Wir haben dabei gesehen, daß die für den Anfänger schwer übersehbaren Gewebeverschiebungen in der Operationsloge ausbleiben, die parenchymatöse Blutung zunächst fehlt und die in der Kapsel allerdings vermehrte Blutung leichter zu stillen ist. Weiterhin wird die Einschwemmung von Spülwasser und Toxinen in Kreislauf und paraprostatisches Gewebe zunächst verhindert, somit die toxische Endphase der Resektion mit Elektrolytstörungen hinausgezögert.

Nachblutungen, insbesondere Fibrinolyse sind seltener, der postoperative Verlauf erscheint günstiger. Dagegen treten in einzelnen Fällen Spätnekrosen als Wundstörungen auf. Das präoperative Einfrieren ist so beim großen Adenom und bei vermehrter Blutungsgefahr indiziert.

Tabelle 2a. *Einfrieren und transurethrale Prostatektomie (88 Fälle)*

| In einer Sitzung | | 59 |
|---|---|---|
| In zwei Sitzungen | | 29 |
| Distanz: | | |
| 1— 5 Tage | 10 | |
| 6— 9 Tage | 8 | |
| 10—14 Tage | 3 | |
| 30 Tage | 1 | |
| 2— 6 Monat | 7 | |
| Gesamt | | 88 |

Tabelle 2b. *Postoperativer Aufenthalt*

| bis 2 Wochen | 50 |
|---|---|
| bis 3 Wochen | 34 |
| bis 4 Wochen | 3 |
| über 4 Wochen | 1 |
| Gesamt | 88 |

Tabelle 2c. *Anästhesie*

| Peridural | 74 |
|---|---|
| Peridural und Epontol oder Inactin | 14 |
| Gesamt | 88 |

Tabelle 2d. *Dauer des Einfrierens*

| 1— 3 min | 65 |
|---|---|
| 4— 6 min | 21 |
| 7—11 min | 2 |
| Gesamt | 88 |

Tabelle 2e. *Adenomgewicht (netto, 20 bis 40% Gewichtsverlust nicht berechnet)*

| 0— 50 g | 45 |
|---|---|
| 51—100 g | 39 |
| über 100 g | 4 |
| Gesamt | 88 |

b) Die Prostata wird zunächst eingefroren und erst nach 1 bis 8 Wochen elektroreseziert. Diese Methode bringt uns Vorteile bei Patienten, die längere Zeit auf den konventionellen Eingriff vorbereitet werden müssen und bei denen toxische Einflüsse durch das Prostataadenom oder Carcinom zu erwarten sind. Diese Kranken erholen sich nach dem Einfrieren gut und können nach 1 bis 2 Monaten unter verbesserten Bedingungen operiert werden, wie sie z. B. eine wesentlich verkleinerte und indurierte Geschwulst darstellen.

Wo liegen nun die Schwächen des Verfahrens und wie können sie ausgeglichen werden?

*Der erste Punkt* betrifft die histologische Diagnostik. Die abgehenden Nekrosen sind hier wertlos. Die übliche Stanzbiopsie gibt uns nur Zufallstreffer. Unsere Erfahrungen mit der cytologischen Gewebediagnostik an über 200 Patienten, teilweise im Vergleich mit Gewebsschnitten zeigen einen neuen Weg. Wir saugen mit Hilfe gewöhnlicher, ca. 10 cm langen Injektionskanülen transrectal Gewebesaft aus der Prostatakapsel ab. Die Nadelführung erfolgt fächerförmig wie bei der Infiltrationsanaesthesie, so daß bei der Saugbiopsie große Kapselflächen erfaßt werden. Der diagnostische Eingriff erfolgt transrectal in der Ambulanz, Schmerzen oder Blutungen treten nicht auf, die Nachteile der Stanzbiopsie entfallen. Das Verfahren leistet in der routinemäßigen Frühdiagnostik des Prostatacarcinoms unschätzbare Dienste.

Der Prostatasaft wird auf Objektträger ausgestrichen und nach PAPANICOLAOU in fünf Stufen ausgewertet.

Tabelle 2f. *Komplikationen*

| Postoperative Blutung (coaguliert) | Postoperativer Schüttelfrost | Exitus |
|---|---|---|
| Nach 6 + 9 Tagen 2 | 5 | 2 |
| Nach 29 Tagen 1 | | |
| Gesamt 3 | 5 | 2 |

Tabelle 2g. *Histologie*

| Adenome 76 | Carcinome 12 |
|---|---|
| Exitus 1 | Exitus 1 |

Tabelle 3. *Alter der Pat. (158 Fälle)*

| Altersgruppe | Einfrieren (70 Fälle) (%) | Einfrieren und TUR (88 Fälle) (%) |
|---|---|---|
| 45—70 Jahre | 28,57 | 61,36 |
| 71—91 Jahre | 71,43 | 38,64 |
| Gesamt | 100,00 | 100,00 |

Gruppe I und II sind negativ, Gruppe III zweifelhaft, Gruppe IV und V krebspositiv.

*Der zweite Punkt* betrifft die Beobachtung des Einfriervorgangs: Das Union-Carbide-Gerät läßt eine endoskopische Beobachtung des Operationsfeldes nicht zu. Aus der Sicht des Urethroskops ist die Tiefe der *Friergrenze sowieso nicht zu erkennen,* wir waren daher bislang auf die Temperaturmessung im Gewebe mit dem nadelförmigen Thermoelement angewiesen. Diese Messung ist ungenau, da die Lage der perineal eingestochenen Temperaturfühler nicht genau bestimmbar ist. Wir schlagen daher vor, die *Thermonadeln* an der Spitze rechtwinklig *umzubiegen* und die Winkel in drei Längen von 0,5 bis 1,5 cm herzustellen. Werden die Nadeln nun transrectal in die Prostata eingestochen, so ist die Temperatur in diesen exakt bestimmten Gewebstiefen genau meßbar.

Weiterhin habe ich mit Hilfe der Lithotriptoroptik durch einen durchsichtigen Plastikkatheter den Einfriervorgang nach suprapubischer Punktion beobachtet. Dies gab die Anregung zur Entwicklung eines *Punktionscystoskops,* das zur

Beobachtung direkt wie eine Blasenfistel in die Blase eingestochen werden kann. Ich habe dabei gesehen, daß beim Einfrieren noch folgende Mängel bestehen:

1. Die Luftfüllung der Blase ist oft illusorisch, weil sich am Blasenboden immer rasch eine neue Urinpfütze bildet. Bei kleinem Adenom steht der Frierteil der Sondenspitze über und bildet einen Eisball in der freien Blase. In vielen Fällen berührt sie dabei die Blasenhinterwand, die dabei mit einfriert. Bei unseren relativ kurzen Einfrierzeiten von 4 bis 8 min zog dies bisher keine bemerkbaren Komplikationen nach sich. Die Beobachtung des Friervorgangs mit dem Punktionscystoskop läßt dies jedoch mit Sicherheit vermeiden. Die Eisgrenze des eingefrorenen Mittellappens und Blasenhalses ist dabei gut zu erkennen, wie wir dies z. B. auch mit der retrograden Cystoskopoptik nach SCHLAGINTWEIT sehen müßten. Die übliche Optik mit 90 bis 180° Öffnung läßt eine derartige Beobachtung nicht zu.

Bei Patienten in schlechtem Zustand empfiehlt sich unter Umständen das präoperative Anlegen einer *Blasenpunktionsfistel*, das ebenfalls die cystoskopische

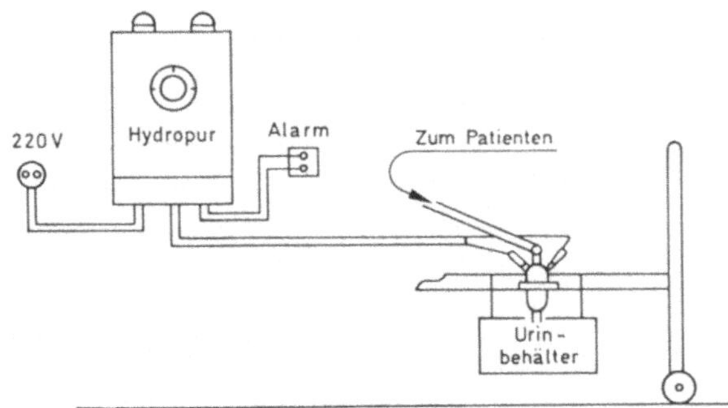


Abb. 2. Elektronisches Katheterkontrollgerät „Hydropur" mit automatischer Alarmauslösung der Klingel oder Schwesteranrufanlage (Fa. R. Wolf)

Beobachtung erlaubt. Patienten mit schlechter ärztlicher Betreuung nach der Entlassung aus der Klinik profitieren von dieser Fistel, wenn ihr Katheter durch Nekrosen verstopft, die auch durch die Fistel extrahiert werden können.

*Der dritte Punkt* betrifft die postoperative Dauerkatheterpflege: Das Auftreten der Urosepsis und ihrer sekundären Herzkreislaufkombinationen hängt vorwiegend von der einwandfreien Funktion der Harnableitung ab. Daher habe ich ein *elektronisches Katheterkontrollgerät* entwickelt. Bei fehlender Urinausscheidung löst dieses Gerät automatisch die Klingelanlage des Krankenzimmers aus. Der Kranke kann dieses Alarmgerät auch zu Hause anschließen.

Abschließend möchte ich feststellen, daß die Kältechirurgie der Prostata aus dem Versuchsstadium getreten ist. Bei richtiger Indikationsstellung zeigt sie Ergebnisse, die mit anderen Methoden nicht zu gewinnen sind. Die Kältechirurgie ist auf Grund ihrer einfachen Handhabung für Urologen, die den Anschluß an die transurethralen Operationen nicht gefunden haben, eine wichtige Ergänzung. Prostataleiden heute mit nur einer Operationsstandardmethode behandeln zu wollen, muß zu unnötigen Mißerfolgen führen. In der sinnvollen Ergänzung der chirurgischen und transurethralen Prostataoperationen sehe ich die Hauptbedeutung dieser neuen Operationsmethode.

Literatur

Amoils, S. D.: Amer. J. Ophtal. **60**, 846 (1965). — Backer, O. G., u. Lund, Fl.: Nord. Med. **77**, 532 (1967). — Backer, O. G., Lund, Fl. u. Hansen, I.: Nord. Med. **77**, 535 (1967) — Cahan, W. G.: Amer. J. Obstet. Gynec. **88**, 410 (1964). — Cooper, I. S.: New Engl. J. Med. **268**, 790, 743 (1963). — Cooper, I. S., and Lee, A. St. J.: J. Amer. Geriat. Soc. **9**, 714 (1961). — Geister, H.: Chir. praxis **10**, 441—446 (1966). — Gonder, M. J., Soanes, W. A., and Smith, V.: Invest. Urol. **1**, 610 (1964); — Ann. N.Y. Acad. Sci. **125**, 716 (1965). — Haschek, H.: Urologe **7**, 103 (1968). — Hill, C. L.: Laryngoscope (St. Louis) **76**, 109 (1966). — Jordan, W. P., Jr., Walker, D., Miller, G. H., and Dryde, D. M.: Surg. Gynec. Obstet. **125**, 1265 (1967). — Kaplan, J., Brosman, S., Kaplan, L., and Kudisch, H.: J. Urol. (Baltimore) **97**, 262—270 (1967). — Kelmann, C., and Copper, I. S.: Amer. J. Ophthal. **56**, 731 (1963). — Lange, K. P., Molnar, S. u. Ziemann, J. H.: Urologe **7**, 71, 107 (1968). — Merymann, H. T.: Ausgeführt in Haschek, H., zit. aus Urologe, S. 616. — Ortved, W. E., O'Kelly, F. M., Todd, I. A., Maxwell, J. B., and Sutton, M. R.: Brit. J. Urol. **39**, 577 (1967). — Sigel, A., u. Schrott, K. M.: Urologe **6**, 190 (1967). — Soanes, W. A., Gonder, M. J., and Shulman, S.: 7th. int. Congr. of Gerontology, Vol. **4**, p. 73. Vienna 1966. — Soanes, W. A., Gonder, J., and Shulman, S.: J. Urol. (Baltimore) **16**, 508 (1966). — Wilson, Ch. B., Winternitz, W. W., Rush, B. F., Walton, K. N., and Maddy, J. M.: Int. Abstr. Surg. **48**, 28 (1967). — Hall, F.: Arch. Derm. Syph. (Berl.) **82**, 9 (1960).

Dr. H. J. Reuter, Urolog. Privatklinik, 7 Stuttgart-S, Humboldtstraße 16

# Cryosurgical prostatectomies, our modifications and results

## P. Rouvalis

Cold in degrees near the absolute zero, produced by liquid Nitrogen as freezing element, has been used as a surgical tool, first by the neurosurgeon Irving Cooper of N.Y., at 1962.

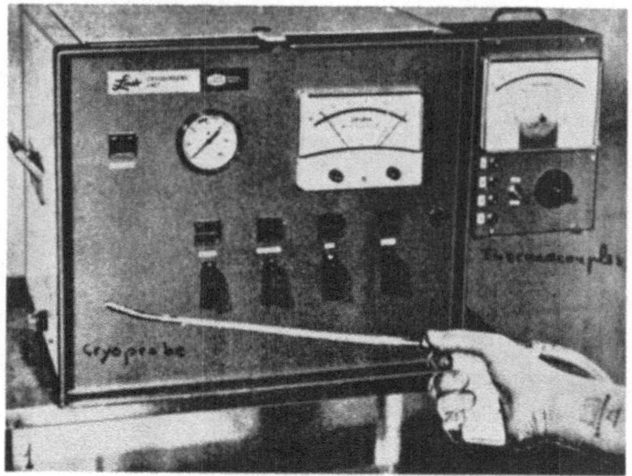

Fig. 1. Union carbide's cryo-urology unit

Moris Gonder and associates of Buffalo, N.Y., at 1965, desined their Urology Unit and attached prostate cryoprobe, which can be inserted transurethrally and localised to the prostatic urethra. Thermocouple needles perineally introduced control freezing unwilling extension. Prostatic tissue necrosis and hemorrhagic infiltration is the reaction of that deep freezing. The method has been approved simple in performance and extremely tolerable by patients. The delayed elimination of necrotic tissue and the associated higher incidence of urosepsis are the main problems of the procedure.

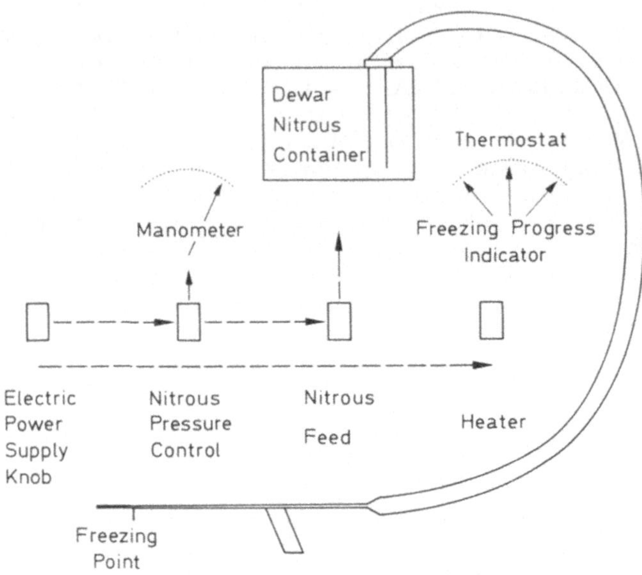


Fig. 2. Drawing of the unit

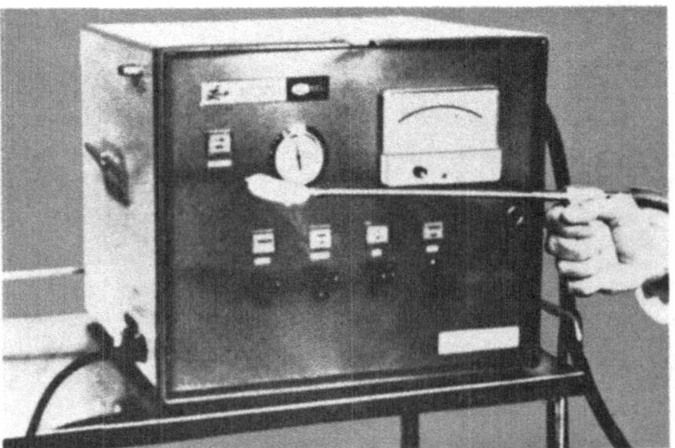

Fig. 3. Iceball after cryoprobe's immersion in water

According to our experience on 300 cases, we contributed to the simplicity of that method, approving that it can be perfomed without general or spinal anesthesia. Cold acts as an anesthetic agent. We found as well that the use of thermocouple needles can be easily omitted. Experienced *index per rectum palpation* provides equal safety.

Following experimental and clinical work, we put the basis that freesing can be used as an aiding tool in conjunction with transurethral resection, to make that procedure safer considering hemostasis, more radical in extracting obstructive tissue and more rapid, producing less stress to the old candidate.

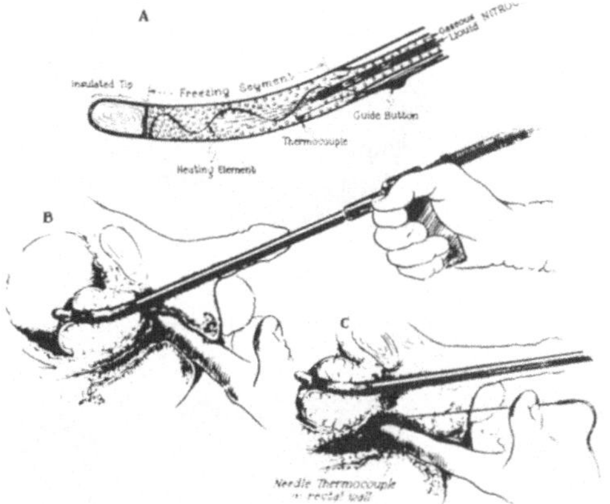

Fig. 4. Probe's interior and localisation

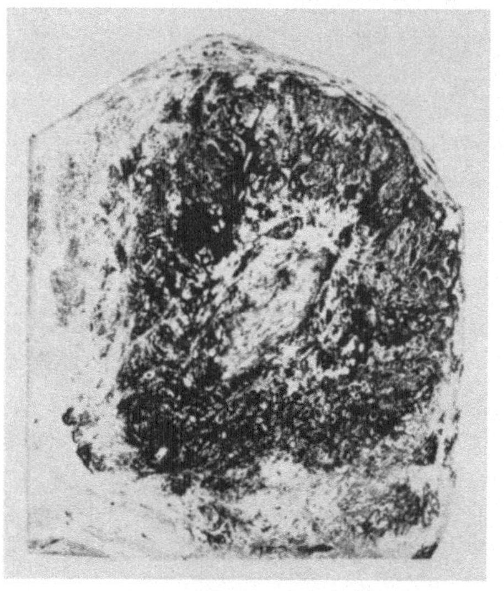

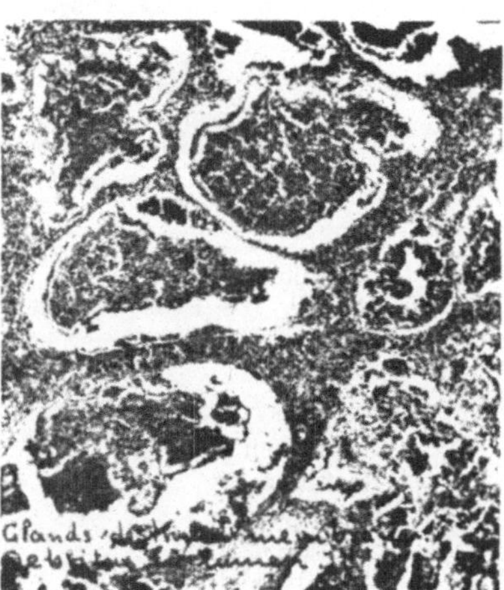

Fig. 5                                           Fig. 6

Fig. 5. Swelling and hemorrhagic infiltration immediately after freezing

Fig. 6. Gland's destroyed membranes and debritus into lumen 10 days later

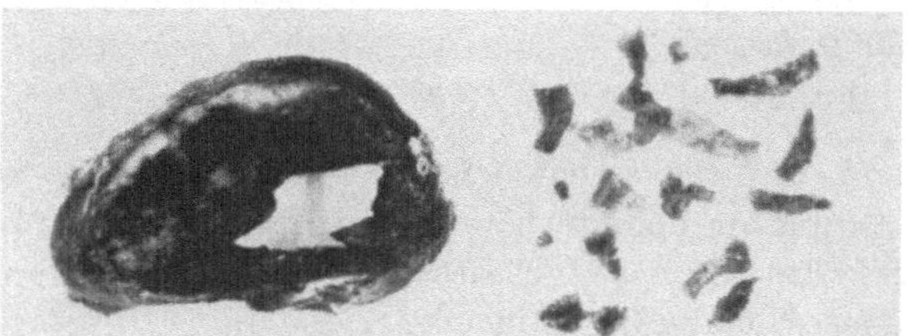

Fig. 7. Experimental: Resection on dog and frosen remaining tissue

We experimended by now on the enzymatic lysis of the necrotic tissue following freezing.

It is our estimation, that these more conservative methods can not change indications for open surgery, when patients are in a very good general condition.

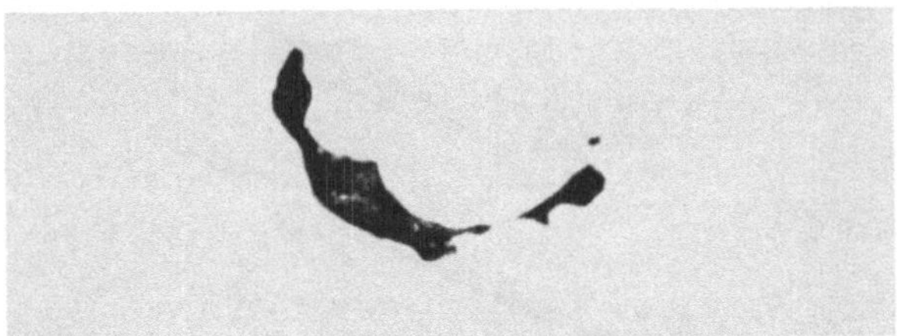

Fig. 8. Following combined T.U.R. and freezing, a piece of human prostatic tissue spontaneously voided

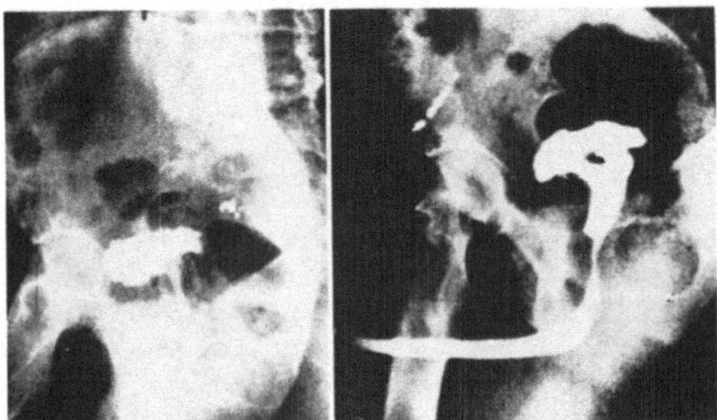

Fig. 9. Pre- and postoperative urethrograms

| Complications | 200 cases Cryosurgery alone | 100 cases Combined T.U.R. and Cryosurgery or Cryosurgery and Cystostomy |
| --- | --- | --- |
| Incontinence | 0 | 0 |
| Rectal Injury | 0 | 0 |
| Epididymitis | 3 | 2 |
| Scrotal Oedema | 4 | 1 |
| Meatal Stricture | 1 | 2 |
| Osteitis Pubis | 0 | 0 |
| Gram Negative Septicemia | 4 | 0 |
| Deaths | 3 | 0 |
| Postoperative Hemorrhage | 0 | 0 |
| Secondary Hemorrhage (ceased after irrigation) | 2 | 1 |

Fig. 10

On the other hand, we believe that it is our scientific duty to accept and learn new procedures promising definite benefit and low mortality to our debilitated cases and to these with associated diseases.

Complications: Not any Incontinence, Rectal injury, Postoperative hemorrhage or Osteitis Pubis.

Epididymitis, Scrotal Oedema, Meatal Stenosis and Secondary hemorrhage were easily managed.

The 4 deaths of our first cases were due to Gram-Negative septicemia. The better results of the last 100 cases are obviously due to the combined resection and cryosurgery and to the precautions against infection including Urine Cultures and medication.

### References

BACKER, O. G., u. LUND, FL.: Nord. Med. 77, 532 (1967). — COOPER, I. S.: New Engl. J. Med. 268, 743, 790 (1963). — DOWD, J. B., FLINT, L. N., and TRIPATHY, Y. N. P.: Surg. Clin. N. Amer. 48, 627 (1968). — GONDER, M. J., SOANES, W. A., and SMITH, V.: Invest. Urol. 1, 610 (1964). — HASCHEK, H.: Urologe 7, (1968). — EHRLICH, R. M., TANNEBAUM, M., ROBERTS, M., and LATTIMER, J. K.: J. Urol. (Baltimore) 101, 890 (1969). — JORDAN, W. P., JR., WALKER, D., MILLER, G. H., DRYDE, D. M.: Surg. Gynec. Obstet. 125, 1265 (1967). — MOLNÁR, S., LANGE, K. P., u. ZIEMANN, J. H.: Urologe 7, 71, 107 (1968). — ORTVED, W E., O'KELLY, F. M., TODD, I. A., MAXWELL, J. B., and SUTTON, M. R.: Brit. J. Urol. 39, 577 (1967). — REUTER, H. J.: Med. Markt. 10, 406 (1968). — ROUVALIS, P.: J. Urol. (Baltimore) 102, 244 (1969). — SOANES, W. A , GONDER, M. J., and SHULMAN, S.: J. Urol. (Baltimore) 16, 508 (1966).

P. ROUVALIS, M. D., 100 Vasilisis Sofias, Athen

Aus der Urolog. Abt. (Dr. S. MOLNÁR)
der Privatklinik Prof. Dr. REIS, München

# Transurethrale Kryochirurgie unter Sichtkontrolle

## ST. MOLNÁR

In den letzten Jahren hat die Kältechirurgie immer mehr an Bedeutung gewonnen. Sie stellt einen ernsthaften Versuch dar, eine neue Therapie zu entwickeln. Die theoretische Grundlage dieser Behandlungskonzeption ist, wucherndes Gewebe lokal mit extremer Kälte zu zerstören. Unter Kältebehandlung meint man nicht eine Unterkühlung, sondern die Einfrierung von Geweben. Der Gefriertod des Gewebes, oder besser gesagt, der Zelle, geschieht biologisch auf zwei verschiedene Weisen. Geringe Kältegrade verursachen eine heterogene, extreme Kältegrade eine homogene Nucleation. Die homogene Nucleation erfolgt bei rascher Abkühlung lebender Gewebe auf tiefe Temperaturen. Diese erzeugt gleichmäßige, extra- und intracelluläre Eisbildung und führt zum irreversiblen Kältetod. Die homogene Nucleation tritt bei — 40 °C und darunter ein. Beim Unterkühlen auf ca. — 5 °C gefriert nur das extracelluläre Wasser und die Zelle bleibt frei von Eis. Dies wird mit heterogener Nucleation bezeichnet. Die ausschließliche extracelluläre Eisbildung bei Temperaturen bis ca. — 15 °C führt nicht zum sicheren Zellentod. Die dominante Erscheinung des Gefriertodes ist die schnell entstandene, intracelluläre Eisbildung. Säugetierzellen überleben diese intracelluläre Eisbildung nicht. Alle cellulären Elemente werden sicher zerstört, während das elastische und kollagene Bindegewebe devitalisiert in seiner Struktur erhalten bleibt. In der Auftauphase vollendet sich der kryonekrotische Effekt durch Zonen wandernder Rekristallisation. Es kommt zu Gefäßthrombosierungen, zur Kälteerythrolyse, zum Gefrierödem und zur Coagulationsnekrose. Die Kältenekrose ist gegenüber dem gesunden Gewebe scharf demarkiert. Durch Plasmaaustritt aus den gefriergeschädigten Gefäßen kommt es zu einer *Kongestion*. Dann tritt die *verflüssigende Nekrose* ein, die ungefähr 10 Tage dauert. Sie wird durch Invasion von Granulocyten und Enzymen vollendet. Nach etwa einer Woche setzen neben Abbau und Einschmelzung auch Aufbauvorgänge ein. Man sieht eine deutliche Fibroblastentätigkeit am Rande der Vereisungszone. Auch die Epithelregeneration beginnt von dem gesunden Gewebe her. Das Studium der Abheilung und Vernarbung ist nach 40 bis 60 Tagen vollendet.

Die Kryobiologie hat die theoretische Grundlage der Gewebeeinfrierung geklärt. Trotzdem hat die Experimentation für die klinische Anwendung ein weites Feld vor sich. Dies betrifft hauptsächlich die Kryourologie. Trotz großer

Fortschritte der Kältetechnik fehlte es an handlichen, differenzierten, dem Zweck angepaßten Operationsgeräten. Die Prostataeinfrierungen wurden bis heute blind mit einer Kältesonde ausgeführt, die in die prostatische Harnröhre eingeführt wurde. Es gab keine Geräte, die eine transurethrale Kryourologie der Prostata- und Blasentumore unter Sichtkontrolle ermöglichten. Die Schwierigkeit, ein derartiges Gerät zu entwickeln, lag an den Anforderungen, die eine transurethrale Operation stellt: Eine dünne Kältesonde, die mit Optik und mit Kaltlichtfasern versehen, noch durch einen üblichen Resektionsschaft in die Harnröhre einzuführen ist. Die Schwierigkeit beim Bau von dünnen Sonden lag darin, daß sie vollständig kälteisoliert sein müssen und nur an der Spitze kühlen dürfen. Die zweite Schwierigkeit derartiger Konstruktionen liegt an dem Behälter für das Kühlmittel — meist flüssiger Stickstoff —, der bei den existierenden konventionellen amerikanischen Geräten durch ein Wellrohr mit der Sonde in Verbindung steht. Dadurch ist die Möglichkeit einer optischen Kontrolle genommen und die Handlichkeit des Gerätes sehr beeinträchtigt.

In medizinisch-technischer Zusammenarbeit haben wir an der Technischen Hochschule in München ein kryochirurgisches Universalgerät gebaut, das auch für transurethrale Kryourologie unter Sichtkontrolle geeignet ist. Das Gerät wurde am Institut für Hochfrequenztechnik, Direktor Professor Dr. Meinke, unter Zusammenarbeit von G. Flachenecker, K. Lange und J. Ziemann, gebaut. Es ist uns gelungen. eine den Anforderungen entsprechend dünne Sonde zu entwickeln, die trotzdem die gewünschte Kälteleistung vollbringt. Das Gerät hat austauschbare Einzelteile und ist für Operationen an den verschiedensten Organen geeignet, z. B. Rectumtumore, mit einer Rectoskop-Kältesondenkombination. Die für transurethrale Operationen bestimmte Ausführung des Gerätes, die Prostata- und Blasentumorvereisungen  unter Sicht des Auges ermöglicht, soll hier kurz dargestellt werden.

### *Aufbau und Wirkungsweise des kryochirurgischen Gerätes*

Das Gerät besteht aus einem Kühl-Handapparat, der mit einem Niederspannungsgerät, einer Absaugpumpe und einem Kaltlichtprojektor verbunden ist. Als Kühlmittel wird flüssiger Stickstoff verwendet, der bei — 196 °C siedet. Erwähnenswerte Eigenschaften des Gerätes: Leichtbewegliche, handliche Form, Kombination der Kältesonde mit Optik und Kaltlicht. Dünne Kältesonde mit ausreichend großer Kühlleistung, durch einen Resektionsschaft in die Harnröhre bzw. Harnblase einführbar. Koaxiale Beweglichkeit der Kältesonde im Schaft, ähnlich der Beweglichkeit einer Resektionsschlinge, bei stehender Optik. Nach Bedarf austauschbare Kühlspitzen der Sonde von verschiedener Form und Länge. Heizung des Handgriffs, die sich automatisch beim Kühlen einschaltet. Ein Heizelement in der Kühlspitze ermöglicht die rasche Entfernung der Sondenspitze aus der Eiskugel. Bedienungsschalter für Kühlung und Auftauen am Griff. Durch Thermofühler im Vorratsbehälter wird ein Lichtsignal bei vollständiger Füllung und ein akustisches Signal, wenn der Behälter leer ist, ausgelöst. Die Zerlegbarkeit des Gerätes ermöglicht das Säubern und Sterilisieren des Kühl-Handapparates durch Gassterilisation oder durch Eintauchen in antiseptische Lösung.

*Tierexperimentelle Untersuchungen*[1]

Die Klärung der Frage, wie weit die Kryochirurgie in der Urologie grundsätzlich und speziell auf dem transurethralen Wege bei Tumoren der Prostata und der Harnblase anwendbar ist, blieb zuerst tierexperimentellen Untersuchungen vorbehalten. In solchen tierexperimentellen Untersuchungen wurde mit unserem Gerät die homogene Nucleation an der Samen- und Harnblase von Kaninchen geprüft. Dienten die Versuche an den Samenblasen der Kaninchen mehr den feingeweblichen, zeitlich gestaffelten Veränderungen nach Einwirkung der Kälte, so sollte an der Prostata von Hunden zusätzlich das Verhalten des Gesamtorgans, sowie der klinische Verlauf nach Anwendung kryochirurgischer Maßnahmen studiert werden. Bei diesen Untersuchungen standen Probleme der Harnabflußstörungen beim alten Hund mit Prostataadenom und das Verhalten der kryonekrotischen Gewebsmassen im Vordergrund.

Weder die klinische Nachbeobachtung bis zu 2 Monaten nach dem kryochirurgischen Eingriff, noch die Obduktion der Tiere ergaben bei unseren Versuchen Hinweise für unerwünschte Nebenwirkungen in der Umgebung der Läsionen. Insbesondere fanden wir keinerlei Anzeichen einer gedeckten Perforation oder einer entzündlichen Alteration in der Umgebung des Operationsgebietes. Das Gerät hat sich als voll funktionsfähig erwiesen und entsprach den erwarteten Anforderungen.

Der postoperative klinische Verlauf gab keinerlei Hinweise für Harnwegsinfektionen, Harnabflußstörungen, Störungen der Blasenfunktion, auch nicht bei Tieren, bei denen absichtlich die Blasenwand mitgeschädigt worden war. Auch bei unseren Tieren führten die Kälteläsionen der Blasenwand nicht zu Perforationen, was die Befunde von SIGL u. Mitarb. bestätigt. Diese Tatsache ist von großer Bedeutung, weil sie zeigt, daß die Kältechirurgie radikal durchführbar ist, ohne Angst vor einer Prostatakapsel- oder Harnblasenperforation bei Vereisung von Tumoren haben zu müssen.

*Unsere Vereisungstechnik*

Die Sonde wurde im Gegensatz zum konventionellen Vorgehen anderer Autoren in die Drüse bis zum Verschwinden der Kühlspitze eingestochen. Sobald der flüssige Stickstoff siedet, beginnt die Einfrierung. Das Gewebe wird hart und verfärbt sich weißlich. Wenn die Sonde in die Drüse eingeführt ist, fällt die Temperatur auf unter — 150 °C. Die Eiskugel entwickelt sich während der nächsten 60 sec und die Sondenspitze setzt sich im Organ fest. Nach 60 sec wächst die Eiskugel nicht mehr wesentlich. Die Sonde läßt sich erst bei einer Gewebstemperatur von über — 6 °C aus der Eiskugel entfernen. Dies wird durch Aufheizen der Sondenspitze ermöglicht. Das eingefrorene Gewebe taut nach 15 min wieder vollständig auf. Gelegentlich kommt es dabei zu geringen Sickerblutungen aus dem Stichkanal. Die Eiskugeln werden nebeneinander gesetzt (bei gutartigen Tumoren). Ihre Zahl hängt von der Größe des zu vereisenden Prostatalappens ab.

[1] An dieser Stelle möchten wir Herrn Dr. MADAUS, Köln, danken für die großzügige Bereitstellung von Versuchstieren. Zu ganz besonderem Dank sind wir Herrn Dr. H. UEBEL, dem Leiter der experimentell-pathologischen Abteilung des Biologischen Instituts Madaus sowie seinen Mitarbeitern verpflichtet.

Die bisher angewandte Methode der Kontaktvereisung an der Oberfläche des zu vereisenden Gebietes ergab sich zwangsläufig dadurch, daß es nur relativ dicke Sonden gab, so daß die Möglichkeit einer transurethralen Kryourologie unter Sichtkontrolle nicht bestand. Unser kryochirurgisches Universalgerät ermöglicht es, die Operationstechnik in bestimmten Fällen zu verändern. Ein wesentlicher Fortschritt besteht darin, daß die Sondenspitze in das zu behandelnde Gewebe eingestochen werden kann und somit nicht nur Eiskalotten, sondern Eiskugeln erzeugt werden, die nebeneinander in das Gewebe hineingesetzt werden können. Bei der konventionellen Methode wird eine Kontaktvereisung durchgeführt. Die Kälte dringt von der Sonde durch die Harnröhre in die Prostata. Die Methode ist unexakt, da die Prostata immer variable anatomische Formen hat, während die Eiskugel immer eine gleiche geometrische Form. Die maximale Kältewirkung (homogene Nucleation) liegt direkt an der Harnröhre, so daß sich die kryonekrotischen Gewebsmassen durch die Harnröhre eliminieren. Darum wird dem Patienten für an die 40 Tage ein Dauerkatheter eingeführt.

Unsere Methode erlaubt unter Sichtkontrolle eine exakte und präparative Kryochirurgie mit den kleinen nebeneinander- oder ineinandergesetzten Eiskugeln sowie durch den liegenden Resektionsschaft die Kombination der Methode mit der Elektroresektion. Bei der kleinen Eiskugel, die dadurch entsteht, daß man in das Organ eingestochen hat, liegt die kryonekrotische Zone in der Prostata isoliert zur Harnröhre durch eine Zone der Gewebskonservierung. So können sich die kryonekrotischen Massen nicht durch die Harnröhre eliminieren. Durch enzymatische und granulocytäre Vorgänge kommt es zu einer verflüssigenden Nekrose, Resorption und schließlich zur Vernarbung. Wir führen einen Dauerkatheter lediglich für 5 bis 7 Tage in die Blase (solange die Kongestionsphase dauert).

Wir glauben, daß die Kryourologie in der Behandlung des Prostatacarcinoms, selbstverständlich kombiniert mit der Hormontherapie, einen wichtigen Platz einnehmen wird. Auf Grund unserer Erfahrungen muß für die Kryochirurgie des Carcinoms eine andere Vereisungstechnik als bei den gutartigen Tumoren empfohlen werden. Da innerhalb der Eiskugel keine konstanten Temperaturen herrschen, sondern zwischen Einstichstelle und Eiskugelrand ein Temperaturgefälle von — 190 °C über 0 °C bis zur physiologischen Kerntemperatur des Gewebes besteht, muß man beim Carcinom so vereisen, daß die Eiskugeln ganz eng ineinander zu liegen kommen, damit an jeder Stelle Temperaturen von unter —50°C garantiert werden können. Dadurch verhindert man, daß innerhalb des Gewebes Zonen der homogenen und heterogenen Nucleation entstehen. Beim Prostatacarcinom empfehlen wir den Tumor soweit wie möglich durch Elektroresektion zu entfernen und die Reste mit ineinandergesetzte Eiskugeln radikal zu vereisen. Die Radikalität der Kälteeinwirkung gegenüber der Elektroresektion sichert beim Prostatacarcinom die Tatsache, daß beim Überschreiten der Prostatakapsel keine Komplikationen entstehen. Darin sehen wir auch den großen Vorteil der Anwendbarkeit der Vereisung bei Blasentumoren. Bei großen Blasentumoren empfehlen wir, soweit als möglich den Tumor durch Elektroresektion zu entfernen und die Implantationsstelle breitbasig zu vereisen.

Unser Gerät wird in der Klinik laufend angewendet. Vorerst hatten wir in der beschriebenen Form beim Blasencarcinom und Blasentumoren sowie bei Prostataadenom bei Patienten mit einer Gegenindikation zur Prostatektomie oder Elektroresektion (Alter, Allgemeinzustand, sonstige Erkrankungen) Vereisungen durchgeführt. Die Methode hat den Vorteil, daß sie wie eine Cystoskopie nur mit Harnröhrenanästhesie oder kombiniert mit einer leichten Oberflächennarkose durchgeführt werden kann. Sie ist absolut schonend. Wir haben nie postoperative Komplikationen beobachtet.

Die Beobachtungszeit ist noch zu kurz, um ein abschließendes Urteil fällen zu können. Unserer Ansicht nach darf man trotz guter Erfolge die Kryochirurgie nicht überwerten. Sicher wird sie in der Urologie nicht die Adenomektomie oder auch die Elektroresektion der Prostata verdrängen. Sie wird bei genauer Indikationsstellung unter Berücksichtigung der Art der Abflußstörung und deren Ursachen, des Alters und des Allgemeinzustandes des Patienten, einen wichtigen Platz in der Therapie einnehmen. Weiterhin wird sie als Ergänzungstherapie zu den Operationsverfahren beim Prostataadenom und -carcinom wie auch bei der Behandlung von Blasentumoren eine wichtige Rolle spielen.

### Zusammenfassung

Unser medizinisch-technisches Team hat ein kryochirurgisches Gerät mit austauschbaren Einzelteilen entwickelt. Die handliche für transurethrale Operationen unter optischer Kontrolle bestimmte Ausführung des Gerätes wird beschrieben.

Das Gerät kommt in einen Resektionsschaft zur Anwendung und läßt eine exakte präparative Kältechirurgie der Prostata- und Blasentumoren unter optischer Kontrolle zu. Die Methode ermöglicht die Kombination der Kältechirurgie und der Elektroresektion, beim Prostata- und Blasencarcinom. So erreicht man die weitaus größtmögliche Radikalität des Eingriffes. Das Gerät wurde erst tierexperimentell erprobt und wird jetzt in der urologischen Abteilung unserer Klinik angewendet (Privatklinik Prof. Dr. Reis, München 27, Möhlstraße 28).

Dr. S. Molnár, Privatklinik Prof. Dr. Reis, 8 München, Möhlstraße 28

Aus der Urolog. Abt. (Vorstand: Prof. Dr. H. Marberger)
der Chirurg. Univ.-Klinik Innsbruck

# Plasmatestosteron beim Mann über 60 Jahre

J. Frick

Unser Interesse gilt seit langem dem Verhalten des männlichen Keimdrüsenhormons beim älteren Mann nachzuspüren. Schon vor 30 Jahren wurde eine auch für den Urologen nicht uninteressante Tatsache entdeckt, daß nämlich Wachstum und Funktion von Prostata und Samenblasen testosteronabhängig sind. Bereits um die Jahrhundertwende wurde zur Behandlung der Prostatahypertrophie die Kastration vorgeschlagen, und 1941 hat Huggins die Orchiektomie als kausale Therapie beim Prostatacarcinom angegeben.

Die Schwierigkeiten zur Erfassung des Plasmatestosteronspiegels lagen durch Jahrzehnte hindurch in der Entwicklung einer Methode, mit der man imstande ist, in der Größenordnung von $10^{-9}$ g exakt zu messen. Der Plasmatestosterongehalt des jungen Mannes beträgt im Durchschnitt 7 ng (1 Nanogramm = $10^{-9}$ g) pro ml Plasma.

Erst mit der Einführung von $C^{14}$- und $H^3$-markierten Steroiden in die medizinische Forschung nach 1955 sind genaue Methoden zur Bestimmung des Testosterongehaltes im Plasma entwickelt worden. Aber alle Doppelisotopenmethoden sind aufwendig und teuer.

Wir haben unsere Untersuchungen mit einer neuen, sensitiven, akkuraten und weniger aufwendigen Technik durchgeführt, die zur Gruppe der „Competitive Protein-Binding Methods" gehört. Die genaue Darstellung des Verfahrens erscheint in der Zeitschrift Steroids.

Das Wesen der Methode besteht in der Bindung eines radiomarkierten Steroids — in unserem Fall $H^3$-Testosteron — an ein Protein, das die Fähigkeit hat, Testosteron spezifisch zu binden. Dieses Protein ist ein $\beta$-Globulin und kommt vermehrt vor im Plasma frühschwangerer Frauen und im Plasma von Kastraten, die unter hohen Dosen von Oestrogen und Dexamethason stehen. Weiters wurde empirisch gefunden, daß das nichtmarkierte Steroid die Fähigkeit hat, die markierte Form vom Protein zu verdrängen, bis sich ein Äquilibrium eingestellt hat. Dieser Effekt wurde schließlich zur quantitativen Bestimmung der Hormone ausgenützt.

*Ergebnisse*

1. Um die Leistungsfähigkeit der Methode zu prüfen, haben wir den Plasmatestosteronspiegel von 21 Männern zwischen 18 und 35 Jahren bestimmt und den Mittelwert verglichen mit denen, die mit bewährten Doppelisotopenmethoden errechnet worden sind.

Mittelwert: 0,74 $\pm$ 0,29 (SD) µg/100 ml Plasma; SD = Standardabweichung
Im Vergleich dazu die Ergebnisse zweier Doppelisotopenmethoden:
a. Bardin und Lipsett: 0,73 $\pm$ 0,26 (SD) µg/100 ml Plasma.
b. Gandy et al.: 0,67 $\pm$ 0,186 (SD) µg/100 ml Plasma.

2. Plasmatestosteronwert beim Mann über 60 Jahre: n (Anzahl der Untersuchungen) = 68; Mittelwert: 0,43 $\pm$ 0,25 (SD) µg/100 ml Plasma.

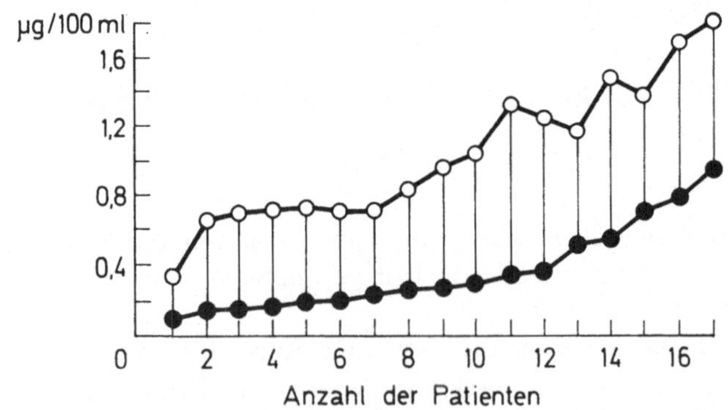


Abb. 1. Plasmatestosteron bei 17 Pat. vor und 24 Std nach Verabreichung von 5000 E Gonadotropin

Im Durchschnitt ist der Plasmatestosterongehalt beim Mann über 60 Jahre um ein Drittel niedriger als beim Mann um 25. Die Streubreite ist in dieser Altersgruppe wesentlich größer als bei einer einheitlichen Gruppe junger Männer. Die Werte reichen vom Bereich des Hypogonaden bis zum normalen Plasmatestosteronspiegel des Jugendlichen.

3. Plasmatestosterongehalt bei 17 Männern über 60 Jahre vor und 24 Std nach Verabreichung von 5000 E Gonadotropin. Mittelwert (vor Ganodotropin) 0,43 ± 0,25 (SD) µg/100 ml; Mittelwert (nach Gonadotropin) 1,149 ± 0,73 (SD) µg/100 ml.

Die Abbildung zeigt die Einzelwerte der 17 Patienten graphisch dargestellt. Im Durchschnitt antworten die Leydigzellen des über 60jährigen mit einer zwei- bis dreifachen Testosteronausschüttung auf die Verabreichung von 5000 E Gonadotropin, eine Tatsache, die bisher noch nie aufgezeigt worden war.

### Literatur

Bardin, W. C., and Lipsett, M. B.: Estimation of testosterone and androstenedione in human peripheral plasma. Steroids 8, 71 (1967). — Coppage, W. S., Jr., and Cooner, A. B.: Testosterone in human plasma. New Engl. J. Med. 273, 902 (1965). — Frick, J., and Kincl, F. A.: The measurement of plasma testosterone by competitive protein-binding assay. (im Druck). — Gandy, H. M., and Peterson, R. E.: Plasma levels of unconjugated $\Delta^4$-androstenedione, eticholanolone, androsterone and testosterone in man. Proc. Endocr. Soc. 46th Meeting, San Fransisco 1964. — Hooker, C. W.: Biology of interstitial cells of testis. Recent Progr. Hormone Res. 3, 173 (1948). — Huggins, C., Stevens, R. E., and Hodges, C. V.: Studies on prostatic cancer. Arch. Surg. 43, 209 (1941). — Murphy, B. E.: Application of the property of protein-binding to the assay of minute quantities of hormones and other substances. Nature (Lond.) 201, 679—682 (1964). — Pearlman, W. H., and Crepy, O.: Steroid-protein interaction with particular reference to testosterone binding by human serum. J. biol. Chem. 242, 182 (1967).

J. Frick, Chirurg. Univ.-Klinik, Urolog. Abt., Innsbruck (Österreich)

Aus der Urolog. Univ.-Klinik u. Poliklinik Hamburg (Direktor: Prof. Dr. H. Klosterhalfen)

# Grundsätzliche Erwägungen zur Anwendung von Antiandrogenen beim Prostatacarcinom

P. Burchardt

Nach unseren heutigen Vorstellungen ist der Prostatakrebs ein hormonabhängiger Tumor. Es ist bisher niemals bei in der frühesten Jugend kastrierten Männern später ein Prostataneoplasma beobachtet worden. Umgekehrt erfährt die Androgenabhängigkeit eine Bestätigung durch die klinische Beobachtung von Wachstumsstillstand oder -Rückgang nach der Kastration.

Aus diesen Gründen ist die therapeutische Anwendung mit einem neuen, wirksamen Antiandrogen gerechtfertigt.

Der Begriff Antiandrogen wurde in der letzten Zeit enger gefaßt. Es werden damit Substanzen bezeichnet, die in der Lage sind, die Wirksamkeit von Androgenen an allen in ihrer Funktion androgenabhängigen Organen und Organsystemen zu hemmen. Es stehen zwei Verbindungen, das Cyproteron und dessen Essigester Cyproteronacetat zur Verfügung. Beide Substanzen blocken bei hypophysektomierten Ratten den androgenen Wachstumseffekt von Testosteronpropionat auf Hoden, Prostata und Samenblasen [Neumann, F.: J. Endocr. 35, 4, 363 (1966)].

Appliziert man Ratten in der zweiten Schwangerschaftshälfte und den neugeborenen männlichen Tieren Cyproteron, so kommt es zur Entwicklung einer Vagina und bei Weitergabe später zu einem weiblichen Sexualverhalten der behandelten Tiere. Die Feminisierung wird von den Autoren [Neumann, F., Elger, W., and Kramer, M.: J. Endocr. 78, 3 (1966)] als das Beispiel für eine zentrale hypothalamische antiandrogene Aktivität angesehen.

An diesen Tierversuchen sollte demonstriert werden, daß es nach Gabe von Cyproteron und Cyproteronacetat zu einer Aufhebung der Wirkung des exogen zugeführten Testosterons und der endogenen Androgene kommt.

Den Aktionsmodus der Antiandrogene stellt man sich als einen kompetitiven Antagonismus am Ort der Androgeneinwirkung vor. Beim Menschen sind bisher Erfahrungen der klinischen Anwendung bei der Acne und beim Hirsutismus bekannt. Die Talgdrüsen sind in ihrer Aktivität hormonabhängig. Man glaubt, daß bei der Acne und dem Hirsutismus der Frauen eine leichte Androgenerhöhung oder zumindest eine erhöhte Endorgansensibilität vorliegt. Nach Gabe von Antiandrogenen kommt es zu einer deutlichen Verminderung der Symptome [Zarate,A., Mahesh, V. B., and Greenblatt, R. B.: J. clin. Endocr. 26, 12, 1394 (1966)]. Serumfermentkontrollen beim Menschen zeigen auch nach längerer Applikation keine Änderung, es trat einzig eine Senkung der sauren Phosphataseaktivität auf. In unserer Klinik wurden eingehende Kontrollen der Leber- und Nierenfunktionsproben über längere Zeit durchgeführt.

Die Antiandrogene Cyproteron und Cyproteronacetat haben keine östrogene Wirkung, es kommt also auch nach längerer Anwendung zu keiner Mammahypertrophie. Das Acetat hat außer der antiandrogenen Wirkung noch eine starke gestagene Komponente, die bei der Behandlung des Prostatakrebses nur erwünscht sein kann, da es somit auch antigonadotrop wirkt [Wiechert, R., Steinbeck, H., Elger, W. und Neumann, F.: Sonderdruck Arzneimittel-Forsch. 17, 1103—1116 (1967)].

Bei der Belastung des menschlichen Organismus mit freien Cyproteron werden im Urin chromatographisch erhöhte Ausscheidungen von Testosteron festgestellt. Da es sich hierbei möglicherweise um aktuelles Testosteron handeln könnte, geben wir unseren Patienten Cyproteronacetat.

In Hamburg wird Cyproteronacetat beim Prostatacarcinom seit etwa einem Jahr systematisch angewendet. Über bisherige Ergebnisse zu berichten, ist problematisch. Dieses könnte nur in Form einer großen prospektiven Studie geschehen, die Dank der verständnisvollen Mitarbeit der praktisch und klinisch tätigen Urologen in Hamburg augenblicklich durchgeführt wird.

P. Burchardt, Urolog. Univ.-Klinik, 2 Hamburg

Aus der Urolog. Univ.-Klinik Hamburg (Direktor: Prof. Dr. H. Klosterhalfen)

# Zur Indikation der operativen Behandlung von Cystennieren.
# Ergebnisse prä- und postoperativer Untersuchungen

J. Kaufmann

Zwei Gründe haben bisher die operative Behandlung der Cystennieren gerechtfertigt:

1. Die klinische Annahme, daß Eröffnung und Abtragung der Cysten zu einer Entlastung des noch vorhandenen funktionsfähigen Parenchyms führen und 2. daß durch die erzielte Kompressionsminderung die Hypertonie gebessert werden könne.

Seit 1964 haben wir bei allen zur Operation kommenden Patienten mit angeborener polycystischer Nierendegeneration prä- und postoperativ getrennte

Tabelle 1. *Nierenfunktion bei Cystennieren. Ergebnisse getrennter Clearanceuntersuchungen vor und nach operativer Cysteneröffnung (Mittelwerte)*

|  | Präoperativ | Postoperativ | | | |
|  |  | nach 8 Monaten | | nach 16 Monaten | |
|  | N = 11 | N = 11 | Änderung in % | N = 7 | Änderung in % |
|---|---|---|---|---|---|
| Inulin | 28,5 | 23,2 | − 18,6 | 11 | − 61,4 |
| PAH | 109,2 | 95,7 | − 12,4 | 51,2 | − 53,1 |

Clearanceuntersuchungen durchgeführt. Clearanceuntersuchungen deshalb, weil sie im Vergleich zu den üblichen Reststickstoff- und Kreatininbestimmungen für die quantitative Beurteilung der verminderten Nierenfunktion genauer und repräsentativer sind.

Wir konnten folgendes feststellen: Bei einer Patientin war es möglich, die Funktion *einer* Niere zu bessern. Alle übrigen Nieren zeigten eine deutliche Funktionsminderung (Tab. 1). Die glomeruläre Filtration hatte sich ca. 8 Monate nach der Operation um 18,6%, bei späteren Kontrollen um 61,4% verschlechtert.

Die entsprechenden Werte für die tubuläre Sekretion betrugen − 12% bzw. − 53%. Bei diesen Werten ist allerdings zu berücksichtigen, daß Nieren mit einer polycystischen Degeneration erfahrungsgemäß im 4. Lebensjahrzehnt ohnehin einen deutlichen Funktionsknick erwarten lassen. Aus unseren Werten ist deshalb nicht zu ersehen, welcher Anteil der Leistungsminderung zu Lasten des natürlichen Abfalls und welcher Anteil zu Lasten der Operation geht. Untersuchungen über die Progredienz der Funktionsminderung bei nicht operativ behandelten Patienten laufen zur Zeit.

Die Ergebnisse zeigen jedoch, daß es zumindest nicht möglich ist, die fortschreitende Niereninsuffizienz durch den operativen Eingriff aufzuhalten. Ob der Untergang funktionsfähigen Nierengewebes durch den Eingriff beschleunigt wird, ist erst nach entsprechenden Vergleichsuntersuchungen bei nichtoperierten Patienten dieser Gruppe zu beurteilen.

Der Blutdruck steigt in der Regel nach vorübergehendem postoperativem Abfall wieder auf die Ausgangswerte an und zeigt keine statistisch zu sichernden Unterschiede gegenüber den präoperativen Werten (Tab. 2).

Tabelle 2. *Verlaufskontrolle bei Cystennieren. RR, Harnstoff-N und Kreatinin vor und nach doppelseitiger operativer Behandlung (Mittelwerte)*

|  | Präoperativ (11 Pat.) | Nach einseitiger Operation (11 Pat.) | Nach doppelseitiger Operation (7 Pat.) |
|---|---|---|---|
| RR | 185/115 mm | 177/114 mm | 163/103 mm |
| Harnstoff-N | 31,6 mg-% | 25,0 mg-% | 51,8 mg-% |
| Kreatinin | 1,92 mg-% | 1,73 mg-% | 5,0 mg-% |

*Schlußfolgerung:* Auf Grund der vorliegenden Ergebnisse halten wir die Stichelung der Cystennieren als Routinebehandlungsmethode für nicht mehr gerechtfertigt. Nur bei infizierten Cysten kann eine relative Operationsindikation im Sinne einer Absceßeröffnung bestehen.

Priv. Doz. Dr. J. Kaufmann, Urolog. Univ.-Klinik, 2 Hamburg-Eppendorf, Martinistraße 52

# Zur Klinik und Therapie der Harnleiterperitonealfistel

A. Taupitz, K. Abbas und G. Wacker

Die nach gynäkologischen Eingriffen auftretenden Harnleiterfisteln, die nicht zu einer Ureter-Scheidenfistel führen, stellen in der Regel eine ernste Komplikation dar. Es handelt sich meist um Nekrosefisteln infolge lokaler Durchblutungsstörungen. Im Gegensatz zu Ureter-Scheidenfisteln mit ausreichendem Harnabfluß kommt es hierbei zu Urininfiltrationen retro- und intraperitoneal und in das Wundgebiet.

Sekundäre ascendierende Infektionen komplizieren den Befund. Exudative und fibrinöse Prozesse führen schließlich zu einem partiellen oder kompletten Verschluß der Fistel; eine Stauungspyelonephritis bzw. Pyonephrose schließt sich an.

Zur Erhaltung der Niere wird eine Nephrostomie angelegt werden müssen. Der Zeitpunkt der Wiederherstellungsoperation wird bestimmt vom Abklingen der intracanaliculären und der lokalen retro- und intraperitonealen Entzündung.

Wir möchten hierzu einige Beispiele demonstrieren, die eine zusätzliche Komplikation in Form einer lokalen oder diffusen Pelvio-Retroperitonitis boten.

*Fall 1* (Abb. 1): 26jährige Pat. 3 Wochen nach abdominellem gynäkologischem Eingriff. Es handelt sich um eine postoperativ aufgetretene Harnleiterperitonealfistel mit Urininfiltrationen im Wundgebiet. Röntgenologisch: Stumme Niere. Die Pat. befand sich in toxischem Zustand. Anlegung einer Nephrostomie. Nach Abheilung der entzündlichen Veränderungen bildet sich eine komplette *Harnleiterstenose links*. 6 Wochen später Blasenlappenplastik. Es

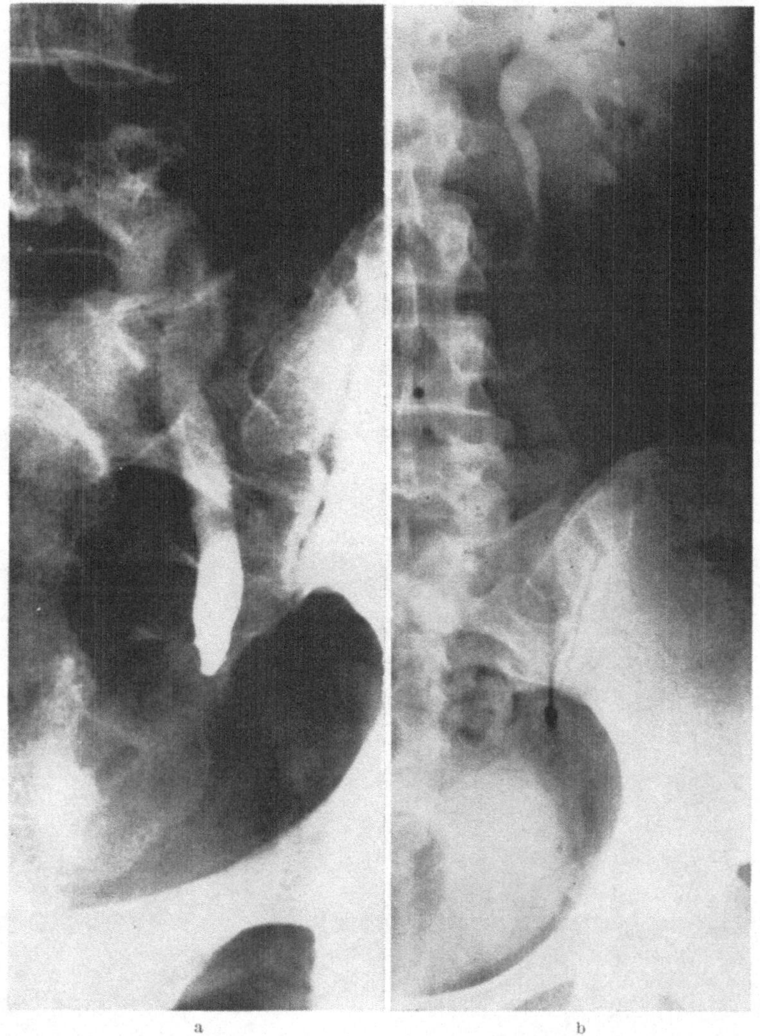

Abb. 1a u. b. Harnleiterstenose li. nach Peritonealfistel. b 6 Wochen nach Blasenlappenplastik li.

finden sich lokale, vorwiegend retroperitoneal gelegene chronische Entzündungsherde. Nach gezielter Infektbehandlung und Cortisonmedikation: *Völlige Ausheilung.* Beobachtungszeit: $3^1/_2$ Jahre.

*Fall 2* (Abb. 2): 26jährige Pat. 4 Wochen nach abdominalem gynäkologischem Eingriff Harnleiterfistel retro- und intraperitoneal. Im Urogramm: *Stumme Niere.* Ebenfalls toxischer Zustand. BSG 80/120. Zur Erhaltung der Niere: Nephrostomie. Nach Wundheilung: *Fistelpyelogramm.* Es zeigt sich hier eine offene Fistel in eine kleine retroperitoneal gelegene Höhle und intraperitoneal. Blasenlappenplastik 6 Wochen später. Nach gezielter Infektbehandlung und Cortison: *Normaler Abfluß.* 3 Monate später: Wiederaufnahme mit Kolikschmerzen links

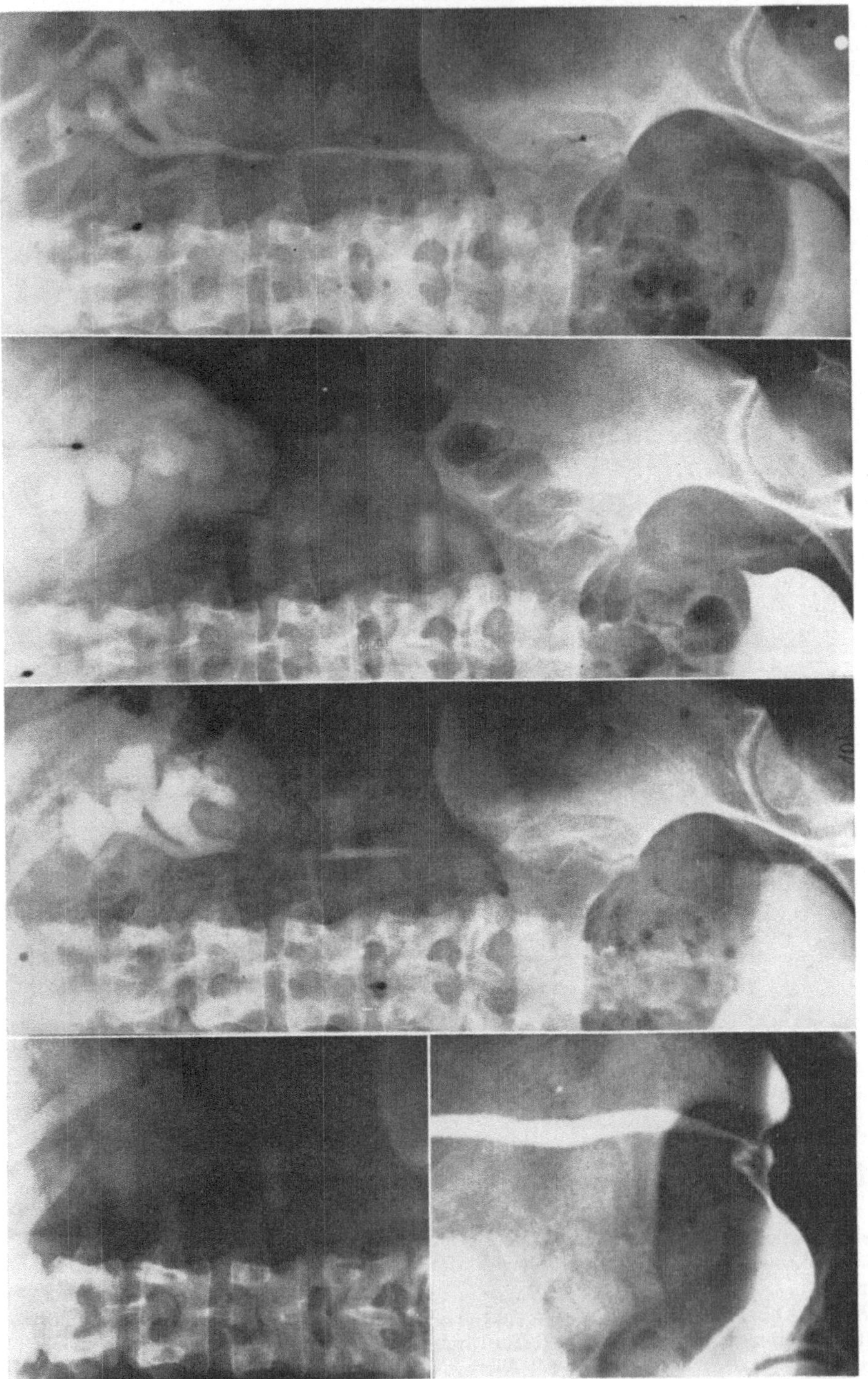

Abb. 2a—e. a Harnleiterperitonealfistel li., zunächst stumme Niere. b Fistelpyelogramm: Peritonealfistel. c Zustand nach Blasenlappenplastik li. d Nach Unterbrechung der Cortison-Medikation: Stenosierung. e Nach erneuter Cortison-Behandlung: Normalisierung des Abflusses.

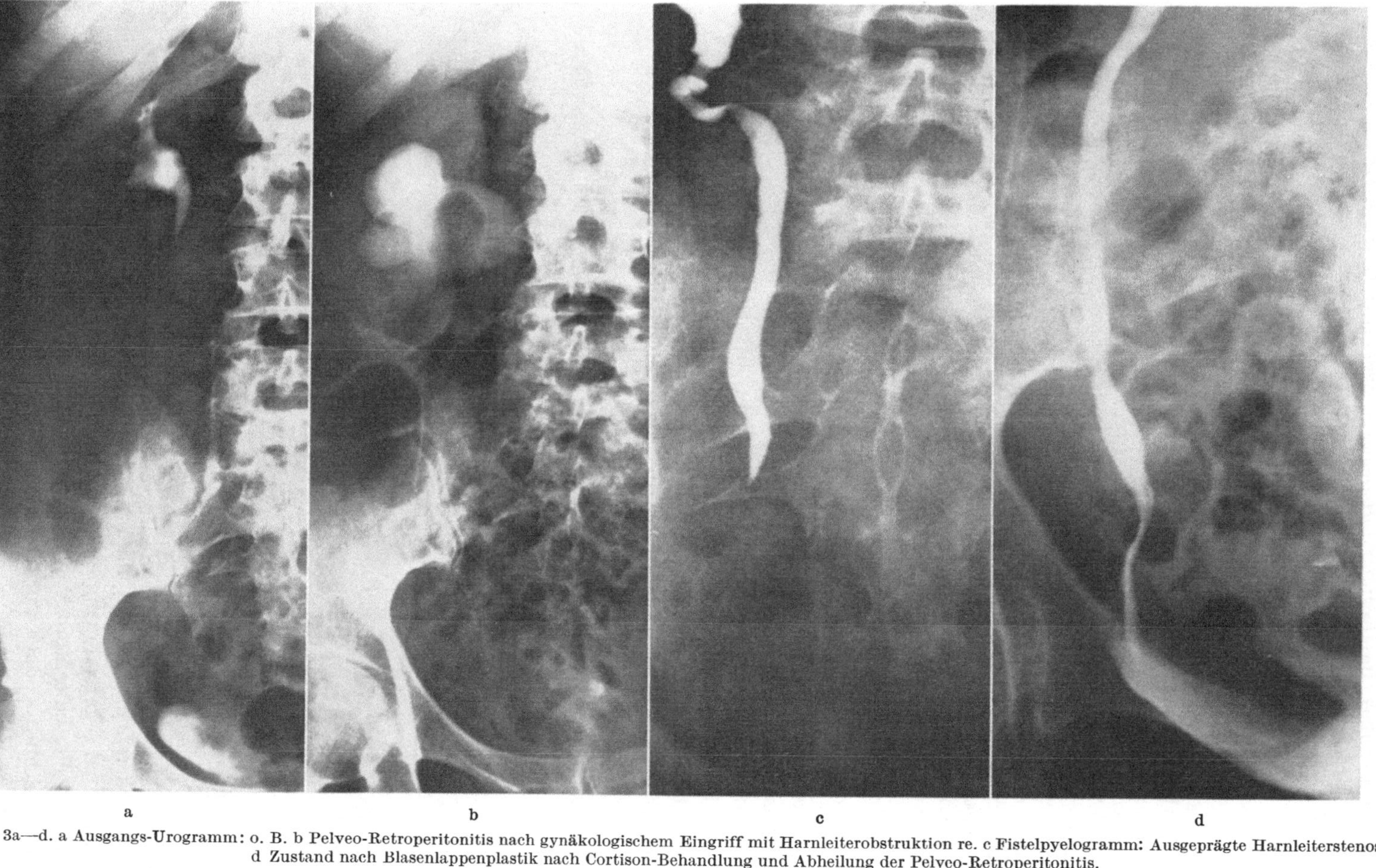

Abb. 3a—d. a Ausgangs-Urogramm: o. B. b Pelveo-Retroperitonitis nach gynäkologischem Eingriff mit Harnleiterobstruktion re. c Fistelpyelogramm: Ausgeprägte Harnleiterstenose. d Zustand nach Blasenlappenplastik nach Cortison-Behandlung und Abheilung der Pelveo-Retroperitonitis.

und erhöhter BSG. Im Urogramm: *Hochgradige Stauung linke Niere.* Leider war die für 6 Wochen nach Entlassung vorgesehene Cortisonbehandlung vom Hausarzt nicht fortgesetzt worden. Da die Urinbefunde nicht für eine Cystitis oder Ureteritis sprachen, nahmen wir eine retroperitoneale Entzündung an und behandelten erneut initial hochdosiert mit Cortison. Hierauf *Normalisierung des Abflusses.* 12 Monate nach Operation: Urin steril, Sediment o.B., BSG normal.

*Fall 3* (Abb. 3): 54jährige Pat. Zustand nach abdominaler gynäkologischer Operation ohne Nachbestrahlung. 5 Wochen nach dem Eingriff Harnleiterfistel intra- und retroperitoneal sowie Harnleiterscheidenfistel links. Blasenlappenplastik nach Boari links. Es finden sich dabei retroperitoneale Veränderungen im Sinne einer chronischen, fibrösen Entzündung. Die Pat. wird beschwerdefrei mit *normalen Abflußverhältnissen* entlassen. 6 Monate später: Erneut Aufnahme wegen Kolikschmerzen rechts. Im Urogramm: *Hochgradige Stauung linke und auch rechte Niere.* Aus vitaler Indikation: Nephrostomie rechts. Im Fistelpyelogramm rechts: Zunehmende *Obliteration des Harnleiters* bis in Höhe des Ileosacralgelenkes. 8 Monate nach Anlage der Nephrostomie und nach Abklingen der klinisch wahrnehmbaren Entzündungserscheinungen: Blasenlappenplastik rechts. Es finden sich ausgedehnte flächenhafte, chronisch-entzündliche, retroperitoneal gelegene Veränderungen im kleinen Becken, vorwiegend an der hinteren Circumferenz mit fester Ummauerung des Harnleiters. Die *Plastik* wird spannungsfrei unter Umgehung der Gewebsveränderungen im kleinen Becken gebildet. Unter entsprechender Cortisonbehandlung Entfernung des Nephrostomiekatheters. Die Pat. ist seit 6 Monaten beschwerdefrei. BSG 5/20, Urinkultur: steril. Linke Niere weiterhin stumm.

Die ausgewählten Fälle zeigen, daß auch nach Ausschaltung der entzündungsauslösenden Urinfistel durch Wiederherstellungsoperation des Harnleiters mittels Blasenlappenplastik nach Boari die einmal in Gang gesetzte Entzündung im Retroperitoneum sich weiter proliferativ entwickeln und zu fortschreitender Fibrosierung mit Harnleiterobliteration führen kann.

Unseres Erachtens besteht in diesen Fällen neben der gezielten Langzeitinfektbehandlung die Indikation für eine langfristige, kontrollierte Cortisontherapie bis zur endgültigen Stabilisierung.

Professor Dr. A. Taupitz, Städt. Krankenhaus, Urolog. Klinik, 675 Kaiserslautern

Aus der Urolog. Abt. der Chirurg. Univ.-Klinik Münster (Westf.)

# Die selektive Bestimmung der metabolischen Acidose nach Harnableitung in den Darm

W. Schmandt

Reflux und Striktur sind durch ausgefeiltere Operationstechnik bei Harnleiter-Darmanastomose seltener geworden. Die Gefahr einer hyperchlorämischen Acidose bleibt unverändert bestehen.

Nieren mit guter Funktion können diese Stoffwechselbelastung meistens jahre- und sogar jahrzehntelang kompensieren. Andererseits kann jede vorübergehende Verschlechterung der Nierenfunktion — z. B. durch einen pyelonephritischen Schub — auch zu einer Akzentuierung bis zu völliger Dekompensation dieser Stoffwechselstörung führen. Nach Abklingen einer solchen passageren Verschlechterung läßt sich durch konservative Behandlung der Säure-Basenhaushalt oft für lange Zeit wieder bessern. Darum sind wiederholte Kontrolluntersuchungen bei solchen Patienten unbedingt erforderlich, die durch eine einfachere Untersuchungsmethode erleichtert würden.

Die Bestimmung der Chloride im Serum ist leicht, die der metabolischen Acidose labortechnisch komplizierter, zumal sie gegenüber einer respiratorischen Acidose abgegrenzt werden muß. Seit 1963 haben wir an der Urologischen Univ.-Klinik Düsseldorf ein vereinfachtes Verfahren der selektiven Bestimmung der metabolischen Acidose mit gut reproduzierbaren Ergebnissen benutzt, das wir einer persönlichen Anregung von Herrn Dr. KNUD ENGEL, Abteilung für Klinische Chemie am Rigshospitalet in Kopenhagen, verdanken. Da das Verfahren unseres Wissens bisher nicht verbreitet ist, sei es kurz geschildert und seine Anwendung empfohlen:

Dem Patienten werden etwa 5 ml Venenblut — bei Verwendung der Mikroelektrode entsprechend weniger — ohne besondere Kautelen für die anaerobe Gewinnung entnommen, nachdem der Totraum der Spritze vorher mit Liquemin gefüllt wurde. Davon werden sogleich $2 \times 0,2$ ml Blut für eine Doppelbestimmung des Hämoglobinwertes nach der Cyanhämiglobinmethode abpipettiert. Das übrige Liqueminblut wird dann zu einer Doppelbestimmung in die durch einen Thermostaten auf 38° erwärmte Meßkammer mit kombinierter Glas-Kalomelelektrode des Astrup-Apparates (oder auch in die Mikroelektrode, thermostatisierte Capillarglaselektrode von Radiometer, Kopenhagen) eingefüllt und von Carbogengas mit 5,6% $CO_2$ durchperlt. Der tatsächliche $CO_2$-Druck des Carbogengasgemisches (schwankend um 40 mm Hg) wird täglich auf Grund des jeweiligen Barometerstandes ermittelt. Nach etwa 3 min ist völliger thermischer und chemischer Ausgleich erreicht, und der pH-Wert kann abgelesen werden.

Im Vollblut wird also so unter genau definierten Standardbedingungen bezüglich Temperatur, $O_2$-Sättigung und $CO_2$-Partialdruck durch Messung des pH ein charakterisierender *Äquilibrierungspunkt* gefunden und in das Nomogramm von SIGGAARD-ANDERSEN u. ENGEL eingetragen. Als Ordinate dient der tatsächliche $CO_2$-Druck des Carbogengases, als Abszisse die abgelesene pH-Messung. Mit dieser einzigen Messung lassen sich dann nach Kenntnis des Hämoglobingehaltes Standardbicarbonat und Basenüberschuß bestimmen. Auf die Definitionen dieser von der Arbeitsgruppe um Astrup in Kopenhagen eingeführten Größen zur exakten Erfassung der Säure-Basenverhältnisse muß ich hier verzichten und auf das entsprechende Originalschrifttum verweisen.

Man zieht nun eine Gerade von dem Punkt der Normalpufferbasenkurve, der der gefundenen Hämoglobinkonzentration entspricht, durch den Nullpunkt der Basenüberschußkurve im Nomogramm und erhält so die *normale* Äquilibrationslinie für Blut mit *dieser* betreffenden Hämoglobinkonzentration. Liegt der vorher eingezeichnete *tatsächliche* (charakterisierende) Äquilibrierungspunkt — wie meistens — nicht in dieser Normallinie, sondern bei Acidose z. B. links, bei Alkalose rechts davon, so wird die *tatsächliche* Äquilibrierungslinie gefunden, indem man durch diesen tatsächlichen Äquilibrierungspunkt — mehr oder weniger parallel zu der normalen Äquilibrierungslinie — eine Gerade einzeichnet, die *um ebensoviele Milliäquivalenteinheiten auf der Pufferbasen- wie auf der Basenüberschußkurve von der normalen Äquilibrationslinie abweicht.* Damit wäre dann die Gleichung erfüllt: BÜ = PB — NPB (Basenüberschuß = Pufferbase — Normalpufferbase). Auf dieser zweiten eingezeichneten Linie können Basenüberschuß und Standardbicarbonat sofort abgelesen werden.

Noch einfacher lassen sich die Werte mit einem durchsichtigen Lineal mit einer eingravierten Geraden und einem kleinen Loch im Zentrum dieser Geraden ablesen. Man braucht dann nur eine Nadelspitze durch dieses kleine Loch in den gefundenen tatsächlichen Äquilibrierungspunkt einzustecken und kann dann durch Veränderung der Neigung der Geraden entsprechend der angegebenen Gleichung leicht und schnell Standardbicarbonat und Basenüberschuß ermitteln.

Dieses verkürzte Verfahren, bei dem die respiratorische Acidose/Alkalose nicht mitbestimmt wird, ist einfacher, weil

1. das Blut nicht arteriell oder capillar, sondern venös im Zusammenhang mit anderen Serumbestimmungen und der Röntgenkontrastinjektion und

2. ohne Kautelen für anaerobe Blutentnahme gewonnen werden kann und weil man

3. nur ein einziges Carbogengasgemisch benötigt.

*Zusammenfassung*

Für die unbedingt notwendigen regelmäßigen Kontrolluntersuchungen von Pat. mit Harnleiter-Darmanastomose wird ein vereinfachtes Verfahren zur selektiven Bestimmung der metabolischen Acidose aus dem Venenblut angegeben, das keine anaerobe Blutentnahme, nur eine einzige pH-Messung und nur ein Carbogengasgemisch erfordert.

Dr. W. Schmandt, Chirurg. Universitäts-Klinik und Poliklinik, Urolog. Abt., 44 Münster, Jungeblodtplatz 1


Aus der Urolog. Univ.-Klinik Wien (Vorstand: Prof. Dr. R. Übelhör) und der II. Med. Abt. des Krankenhauses der Stadt Wien-Lainz (Vorstand: Prim. Dr. F. Schuster)

# Die urologischen Komplikationen der Gicht

## M. Pecherstorfer und R. Eberl

In den letzten Jahren sind die metabolische Gelenkserkrankung Gicht, die familiäre Hyperuricämie und der Harnsäurestoffwechsel wieder besonders in das medizinische Interesse gerückt.

Wir selbst konnten insgesamt 234 Fälle von Gicht beobachten und behandeln, wobei entsprechend den internationalen Erfahrungen weitaus der größte Anteil männliche Patienten waren und nur 3% Frauen aufscheinen.

Über die Altersverteilung unserer Patienten gibt Abb. 1 Auskunft.

Wir wollten nun bei dieser relativ großen Fallzahl untersuchen, mit welchen urologischen Komplikationen im Verlauf einer Gicht zu rechnen ist und ob schon am Beginn des Einsetzens der Therapie die Möglichkeit besteht, diese Komplikationen weitgehendst zu vermeiden.

Es wird über 234 Gichtpatienten berichtet, die besonders hinsichtlich der urologischen Komplikationen untersucht wurden. Das Ergebnis dieser Untersuchung läßt erkennen, daß es in den meisten Fällen möglich ist, die angeführten Komplikationen zu vermeiden.

Vor Beginn einer Gichtbehandlung sollte man sich überzeugen, ob

1. nephrologische oder urologische Befunde gegen eine zu rasche medikamentöse Mobilisierung und Ausscheidung der erhöhten Plasmaharnsäure sprechen.

2. Durch Clearanceuntersuchungen kann jederzeit die renale Kapazität bestimmt und die Therapie entsprechend angepaßt werden.

3. Durch eine i.v. Pyelographie können wir uns exakt über die Abflußverhältnisse und die Entleerung der Blase informieren.

4. Durch die Harnkultur kann ein evtl. bestehender Harninfekt schon zu Beginn erkannt werden und

5. durch pH-Bestimmungen im Harn sind wir in der Lage, durch entsprechende Alkalisierung eine zu große Ansäuerung zu vermeiden.

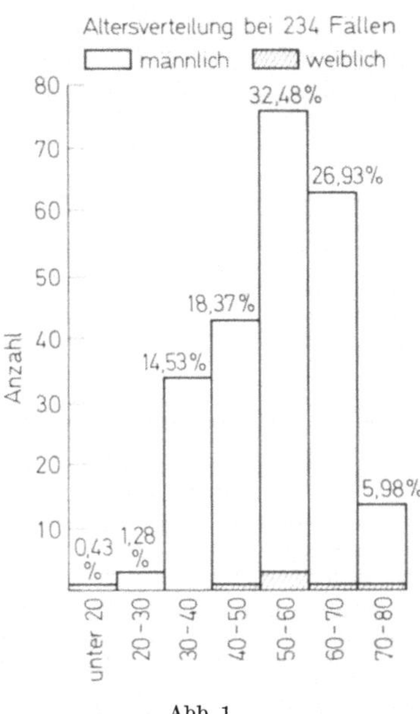


Abb. 1

Die Harnuntersuchung allein war nicht ausreichend, erlaubt aber doch einen gewissen Rückschluß hinsichtlich pathologischer Veränderungen im Bereich des Harntraktes, soweit sie nicht schon, wie wir dies empfohlen haben, durch eine eingehende nephrologische und urologische Untersuchung vor Therapiebeginn festgestellt wurden.

Der positive Sedimentbefund umfaßt vor allem die Kristallurie, bzw. amorphe Urate. Auffallend ist die relativ große Anzahl von Pyurien. Dazu muß bemerkt werden, daß bei der Gicht eine ungünstige Abwehrlage hinsichtlich Infektionen besteht, wie dies auch in ähnlicher Weise beim Diabetes mellitus zutrifft. Die erste Konsequenz aus dieser Feststellung müßte in einer besonderen Beachtung der Asepsis bei instrumentell-diagnostischen Maßnahmen (Cystoskopie, retrograde Pyelographie, Katheterismus nur mit Einmalkatheter) bestehen.

Diese Tabelle bringt einen Überblick über die Keimart. Es überrascht nicht, daß besonders die gramnegativen Keime vorherrschen. Wir konnten

Tabelle 1

| Harnveränderungen | Anzahl | % |
|---|---|---|
| Pyurie | 12 | 5,13 |
| Hämaturie | 16 | 6,84 |
| Albuminurie | 11 | 4,70 |
| positiver Sedimentbefund | 77 | 32,91 |

Tabelle 2

| Harninfektion | Anzahl | % |
|---|---|---|
| Coli | 27 | 11,34 |
| Pyocyaneus | 10 | 4,20 |
| Staph. pyog. aureus anh. | 2 | 0,84 |

Tabelle 3

| Urologische Komplikationen | Anzahl | % |
|---|---|---|
| Pyelonephritis acuta | 11 | 4,70 |
| Verschlußsteine | 3 | 1,28 |
| Oligurie | 3 | 1,28 |
| Anurie | 4 | 1,71 |

Tabelle 4

| Abflußhindernisse | Anzahl | % |
|---|---|---|
| Prostatahypertrophie | 17 | 7,26 |
| Ureterverengung | 2 | 0,85 |
| Andere Hindernisse: | 4 | 1,71 |
| Phimose       1—0,43% | | |
| Blasenpapillom 1—0.43% | | |
| Cystenniere    2—0.85% | | |
| Verschlußstein | 3 | 1,28 |

Tabelle 5

| Steinträger | Anzahl | % |
|---|---|---|
| Harnsäuresteine | 38 | 16,23 |
| Phosphatsteine | 1 | 0,43 |
| Oxalatsteine | 3 | 1,28 |

während der Behandlung über 4% von akuter und subakuter Pyelonephritis beobachten.

Hier sind jene Komplikationen zusammengefaßt, die während der Therapie
akut zu einer Verschlechterung der Prognose führen können. Wenn im Verlauf

einer Gicht plötzlich eine Oligurie oder Anurie auftritt, so ist eine lebensbedrohliche Situation die Folge. Handelt es sich um eine Verstopfung der Ureteren durch Harnsäurekristalle, so wird man mit einem Ureterkatheterismus relativ leicht die Anurie durchbrechen können. Eine ähnliche Situation kann auch durch einen Steinverschluß ausgelöst werden. Man sollte jedoch besonders bei einer Steinanurie, falls ein Ureterkatheterismus nicht gelingt, im speziellen Falle einer Gicht mit entsprechenden hohen Plasmaharnsäurewerten möglichst rasch eine Nephrostomie anlegen, da die Gefahr der akuten ascedierenden Pyelonephritis mit anschließender Sepsis besteht. Auch durch eine massive antibiotische Therapie gelingt es dann meist nicht, diesen schweren Infekt zu beherrschen.

Auf Grund eigener Erfahrungen ist es uns eine besondere Pflicht, auf diesen Umstand hinzuweisen. Man ist meist bei Freilegung der Niere überrascht, in welch kurzer Zeitspanne schwerste entzündliche und abscedierende Veränderungen im Organ entstanden sind.

Daß aber auch andere Abflußhindernisse zu einer Verschlechterung der therapeutischen Situation führen können, ist aus der folgenden Tabelle zu entnehmen.

Wir konnten beobachten, daß nach Beseitigung bestehender Abflußhindernisse, besonders der Prostatahypertrophie, die Patienten durch lange Zeit keinerlei Gelenksattacken mehr aufwiesen und die Frequenz ebenso wie die Intensität der Anfälle deutlich gemindert war. Daraus ist zu schließen, daß man sich nicht nur über den Abfluß des Harnes von der Niere, sondern auch über die Entleerung der Blase (Restharn) selbst vor Beginn einer Gichtbehandlung informieren sollte, da ja das weitaus größte Kontigent unserer männlichen Patienten, nämlich fast 50%, zwischen dem 50. und 70. Lebensjahr steht.

Diese Tabelle gibt über die Anzahl der Steinträger und die Art der Steine Auskunft, wobei bei unseren Gichtpatienten selbstverständlich die Harnsäuresteine den größten Prozentsatz ausmachten.

Zusammenfassung

Bei 234 Gichtpat. wurden die während der Behandlung der Hyperuricämie aufgetretenen urologischen Komplikationen analysiert. Wir sind zu der Überzeugung gekommen, daß ein großer Teil dieser Komplikationen hätte vermieden werden können, wenn schon vor der Behandlung der Gicht die nephrologischen und urologischen Aspekte genügend beachtet worden wären. Grundsätzlich muß man sich bei der Behandlung jeder Gicht im klaren sein, daß die Harnsäure zum größten Teil, nämlich zu 80% durch die Nieren ausgeschieden wird, daß also die renale Kapazität und die Abflußverhältnisse des Harnes eine Schlüsselstellung im Rahmen der Gichttherapie einnehmen müssen. Es wird daher empfohlen, noch vor Beginn der Behandlung eine exakte urologische und nephrologische Abklärung durchzuführen.

Literatur

BARTELS, C., and MATOSSIAN, G. S.: Gout: Six-year follow-up on probenecid therapy. Arthr. and Rheum. 2, 193 (1959). — KUZELL, W. C.: Some observations on 520 gouty patients. J. chron. Dis. 2, 645 (1955). — ÜBELHÖR, R., u. GASSER, G.: Ausführlicher Bericht über das Wiener Symposion: Möglichkeiten der konservativen Beeinflussung des Harnsteinleidens in Experiment und Klinik. Urologe 1, 41 (1968). — TALBOTT, J. H., and SHERMAN, J. M.: Urate distribution in blood. J. biol. Chem. 65, 361 (1936).

Dozent Dr. M. PECHERSTORFER, Urolog. Univ.-Klinik Wien, A-1090 Wien, Alserstraße 4
Oberarzt Dr. R. EBERL, II. Med. Abt. im Krankenhaus der Stadt Wien-Lainz,
A-1130 Wien, Wolkersbergenstraße 1

# Die Bedeutung der Steinanalyse für die Rezidivsteinprophylaxe

P.-M. Klein

Die Steinrezidivprophylaxe in der Nachbehandlung der Steinkranken hat im letzten Jahrzehnt an Bedeutung gewonnen. Diese Entwicklung wurde durch die Harnalkalisierungsbehandlung der Harnsäuresteine eingeleitet.

Bei den in Frage kommenden Medikamenten handelt es sich um anorganische Salze. Sie wirken einmal weitgehend indifferent über den Darm durch Resorptionsverminderung der steinbildenden Mineralien. Problematisch ist jedoch die vermehrte Ausscheidung dieser Salze im Harn, wo sie eine Inhibitorenfunktion oder Komplexbildung ausüben sollen.

An der Hamburger Klinik konnten wir bei der Rezidivprophylaxe mit den Orthophosphaten, die durch Vermehrung der Phyrophosphatausscheidung im Harn und Verminderung der Calciumresorption im Darm die Bildung von Calciumkonkrementen herabsetzen sollen, feststellen, daß es wiederholt zu rasch gewachsenen Rezidivsteinen gekommen war. Eine unvollständige oder fehlerhafte Steinanalyse war in diesen Fällen die Ursache für die schnelle Rezidivsteinbildung unter der Orthophosphattherapie. Zur Vermeidung weiterer Fehlindikationen zur Rezidivsteinprophylaxe ließen wir 66 Steinanalysen doppelt an getrennten Instituten durchführen. Bei 31 Analysen fanden sich abweichende Befunde. Es waren in 13 Analysen die Kationen Calcium, Magnesium und Ammonium, in 15 weiteren die Anionen Oxalat, Phosphat und Urat und in drei Analysen sowohl Kationen wie Anionen unterschiedlich bestimmt worden.

Diese Befunde machen deutlich, daß eine sorgfältige Steinanalyse die Grundlage jeder Rezidivsteinprophylaxe ist. In diesem Zusammenhang muß erwähnt werden, daß weniger die angewandte Methode als die Sorgfalt bei der Analyse entscheidend ist. Die Infrarotspektroskopie stellt für die Aufarbeitung kleinster Steinmengen einen Vorteil dar.

Ist eine Steinanalyse nicht mit der nötigen Sorgfalt durchzuführen, sollte man von einschneidenden Maßnahmen zur Rezidivprophylaxe Abstand nehmen. Die Prophylaxe sollte sich in diesen Fällen auf 1. Infekttherapie, 2. Vermehrung der Flüssigkeitszufuhr und 3. Einstellung eines Harn-pH zwischen 6,0 und 6,4 beschränken.

Die Steinanalysen wurden durchgeführt in der Abteilung Urologie der Minerva-Gesellschaft für die Forschung, Leiter Dr. A. Timmermann und im Physiologisch-Chemischen Institut der Universität Hamburg.

Dr. P.-M. Klein, Urolog. Univ.-Klinik und Poliklinik,
2 Hamburg 20, Martinistraße 52

Aus der Urolog. Klinik und Poliklinik der Universität München
(Direktor: Prof. Dr. E. Schmiedt)

# Zur Behandlung des retrocavalen Ureters

E. Elsässer

Unter dem Begriff des retrocavalen oder auch circumcavalen Ureters versteht man eine topographisch-anatomische Anomalie, bei der der Ureter die Vena cava unterkreuzt.

Diese Anomalie stellt an sich keine Erkrankung dar. Erst das Hinzutreten von Harnabflußstörungen mit allen seinen Folgeerscheinungen wie Hydronephrose, Hydroureter, Infektion und Steinbildung machen den Träger einer solchen Anomalie zu einem behandlungsbedürftigen Kranken.

Für das Zustandekommen der Harnabflußstörungen wird ursächlich vor allem eine zunehmende Fibrosierung und später Stenosierung des Harnleiters in seinem retrocavalen Anteil angeschuldigt, der hier offenbar eine Druckschädigung durch die Vena cava erfährt. Hinzutretende Infektionen und Steinbildungen können dann noch endgültig dafür sorgen, daß das bisher kompensierte Leiden in einen dekompensierten Zustand übergeht.

Die Behandlung muß auf den Grad der bereits eingetretenen Nierenschädigung Rücksicht nehmen. Symptomfreie Anomalieträger müssen lediglich in regelmäßigen Abständen kontrolliert werden, um eine evtl. auftretende Stauung frühzeitig zu erkennen. Dies ist insofern von Wichtigkeit, weil bei den erst spät zur Behandlung gelangten Fällen wegen der bereits eingetretenen irreparablen Nierenschädigung therapeutisch meist nur noch die Nephrektomie bleibt. Dies war bei den 152 in der Weltliteratur beschriebenen Fällen 23mal = 15% der Fall [2, 8, 9].

Heute ist das Ziel der Behandlung die geschädigten Nieren soweit wie möglich durch konservative Operationen zu erhalten.

Die ersten, die solche erhaltenden Operationen mit Erfolg durchführten waren 1935 Kimbrough [5], 1936 Übelhör [8] und 1938 May [7].

Sie alle beschritten den nächstliegenden Weg und durchtrennten den Ureter in Höhe seiner Kreuzung mit der Vena cava, mobilisierten ihn, verlagerten ihn vor die Vena cava und führten eine End-zu-End-Anastomose des Ureters aus. Diese Operationsmethode wurde in den folgenden Jahren mehrfach angewandt, wobei sich nicht selten sekundäre Stenosen im Bereich der Ureteranastomose ausbildeten.

Aus diesem Grund hat Harril [4] (1940) die Stelle der Durchtrennung und Wiedervereinigung in das Nierenbecken verlegt, wobei er den oberen Ureteranteil freipräparierte, ihn unter der Vena cava durchzog und nach Vorverlagerung wieder mit dem Nierenbecken anastomosierte. Auch diese Methode blieb nicht

ohne Mißerfolge, da sie den fibrotisch veränderten und narbig stenosierten retrocavalen Ureterabschnitt beläßt und zudem die Gefahr der Ernährungsstörung des
über eine längere Strecke skeletierten Ureters nach sich zieht. Sie ist, wie z. B. bei
intrarenal gelegenem Nierenbecken, auch technisch nicht immer durchführbar.

Der umgekehrte Weg, den Ureter blasennah zu durchtrennen und nach
Mobilisierung des unteren Ureterabschnittes und Verlagerung desselben vor die
Vena cava in die Blase neu zu implantieren, wurde nur von Lowsley [6] begangen.
Der Operationserfolg war hier wegen Nekrosen und Fistelbildungen am Ureter
schlecht.

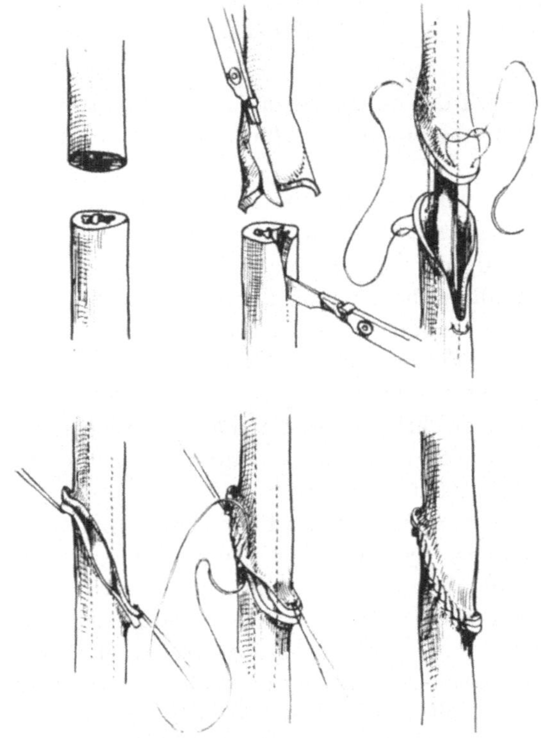

Abb. 1. Schematische Darstellung der Ureterschräganastomose

Cathro [1] hat nicht den Ureter, sondern die Vena cava durchtrennt und
dadurch den Ureter aus seinem retrocavalen Verlauf befreit. Da Cathro aber
keine Reanastomosierung der Vena cava durchführte war der postoperative Verlauf durch eine Thrombophlebitis und anhaltende Ödembildung an den unteren
Extremitäten kompliziert. Erst 6 Monate später war der Kranke beschwerdefrei.
Die Hydronephrose hatte sich teilweise zurückgebildet.

Goodwin [3] durchtrennte ebenfalls die Vena cava, führte aber danach eine
End-zu-End-Anastomose der Vena cava nach Verlagerung des Ureters durch.
Der Operationserfolg war hier ausgezeichnet.

Dieses Verfahren empfiehlt sich nur, wenn der ehemals retrocavale Ureterabschnitt selbst noch nicht stenosiert ist.

Inzwischen haben die Fortschritte der Ureterchirurgie es ermöglicht,
Stenosen am Ort der Anastomose weitgehend zu vermeiden.

An unserer Klinik wird bei Ureterstenosen unterschiedlicher Genese der Harnleiter quer durchtrennt, die beiden Enden werden $2^1/_2$ cm längs geschlitzt, die Ecken abgerundet und die Ureterstümpfe mittels fortlaufender Naht vereinigt, so daß eine Schräganastomose entsteht (Abb. 1).

Wir haben mit dieser Schräganastomose am Ureter gute Erfahrungen gemacht und sie deshalb auch bei folgendem Fall eines retrocavalen Ureters angewandt.

Es handelte sich um einen bereits andernorts wegen Harnsteinen rechts voroperierten 67jährigen Mann, bei dem eine harnsaure Diathese mit Steinbildung und dadurch bedingter schwerer Nierenschädigung links im Vordergrund stand.

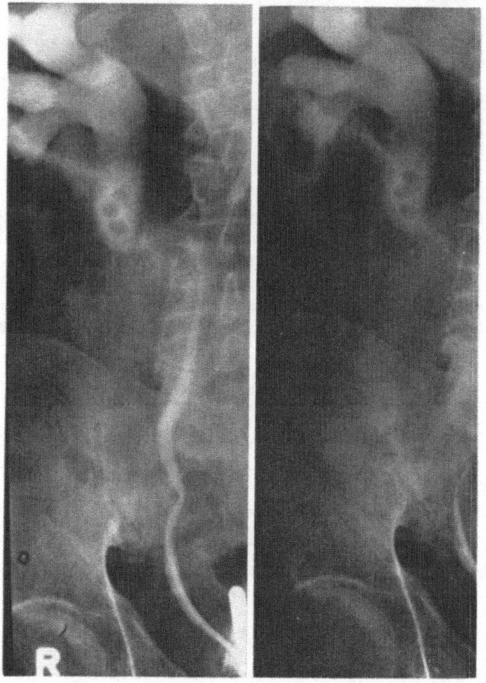


Abb. 2. Hydroureteronephrose bei retrokavalem Ureterverlauf rechts, nichtschattengebende Uretersteine rechts

Rechts lag zusätzlich ein retrocavaler Ureter vor, der den Spontanabgang der Rezidivsteine auf dieser Seite verhinderte (Abb. 2).

Der Kranke kam wegen einer postrenalen Anurie zur Aufnahme, die zunächst die Sanierung der linken Seite erforderte. Nach Erholung des Patienten und Normalisierung der harnpflichtigen Substanzen im Serum wurde die rechte Seite operativ angegangen. Es fand sich ein stark erweitertes hydronephotisch verändertes Nierenbecken und ein Hydroureter, der bis zu der Stelle zu verfolgen war, wo er hinter der Vena cava verschwand.

Beim Versuch, den retrocavalen Anteil des Ureters zu befreien, zeigte sich, daß dieser in derbe Schwielen eingebettet und selbst hochgradig fibrös verändert war. Es wurde deshalb das krankhaft veränderte, retrocavale Ureterstück in situ belassen und der Ureter ober- und unterhalb desselben durchtrennt. Der distale Ureteranteil wurde soweit mobilisiert, daß die zuvor erwähnte Schräganastomose

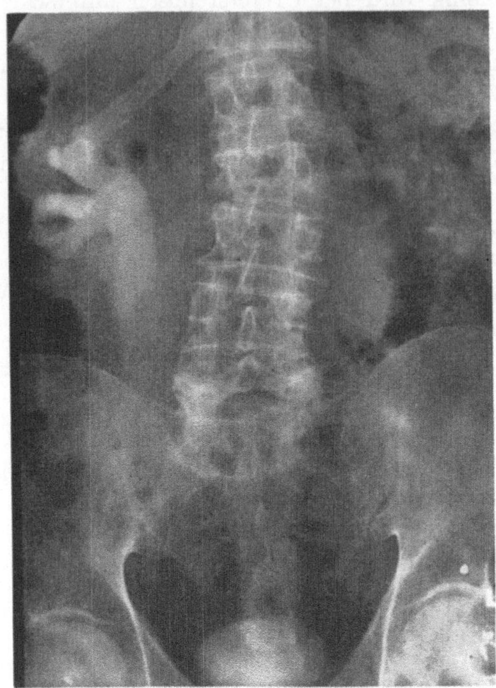

Abb. 3. Postoperatives Ausscheidungsurogramm

ausgeführt werden konnte. Die Steine wurden zuvor aus dem Nierenbecken entfernt und eine temporäre transrenale Nierenfistel für 12 Tage angelegt.

Der postoperative Verlauf gestaltete sich störungsfrei. Das Ausscheidungsurogramm zeigt postoperativ noch eine Erweiterung des Nierenbeckens und oberen Ureterabschnittes bei freiem, ungehinderten Abfluß des Kontrastmittels in die Blase (Abb. 3).

Literatur

1. Cathro, A. J.: J. Urol. (Baltimore) 67, 464 (1952). — 2. Gironcoli, F.: Acta chir. Acad. Sci. Hung. III, 137 (1962). — 3. Goodwin, W. E., Burke, D. E., and Müller, W. H.: Surg. Gynec. Obstet. 104, 337 (1957). — 4. Harril, H. C.: J. Urol. (Baltimore) 33, 497 (1935). — 5. Kimbrough, J. C.: J. Urol. (Baltimore) 33, 497 (1935). — 6. Lowsley, O. S.: Surg. Gynec. Obstet. 82, 549 (1946). — 7. May, F.: Z. Urol. 32, 316 (1938). — 8. Übelhör, R.: Z. Urol. 30, 769 (1936). — 9. Voelkel, H. H.: Z. Urol. 56, 49 (1963). — 10. Wabrosch, G.: Z. Urol. 57, 11 (1964).

Dr. E. Elsässer, Oberarzt der Urolog. Klinik der Univ., 8 München 15. Thalkirchner Straße 48

Aus der Urolog. Abt. und dem Bakteriolog.-Patholog. Institut
des Kaiser Franz Joseph-Spitales, Wien

# Das eosinophile Infiltrat der Blase

B. Bibus und J. Zeitlhofer

In den letzten 8 Jahren verzeichneten wir 27mal bei Probeexcisionen aus der Blase einen Befund, der insofern bemerkenswert war, als das gewonnene Gewebe bei der histologischen Untersuchung dicht von eosinophilen Zellen durchsetzt war. Das Material umfaßt beinahe 2% unserer Probeexcisionen aus der Blase. Sämtliche Patienten befanden sich im 6., 7. oder 8. Lebensjahrzehnt. Es handelte sich um 5 Frauen und 22 Männer. Bei der cystoskopischen Untersuchung sah man meist lokalisierte, leicht prominierende, graurote Herdbildungen, teilweise mit Fibrin bedeckt. Sie sind dem Erscheinungsbild eines Blasencarcinoms außerordentlich ähnlich. Histologisch das subepitheliale Bindegewebe stark ödematös aufgelockert, die kollagenen Fasern verdickt, die Kerne der Bindegewebszellen vergrößert, chromatinarm. Das ödematöse Bindegewebe diffus von vorwiegend eosinophilen Granulocyten durchsetzt, deren Kerne teilweise pyknotisch sind. Daneben in geringerer Zahl Lymphocyten, Plasmazellen und histiocytäre Zellelemente. Die eosinophilen Granulocyten überwiegen jedoch bei weitem. Die klinische und die Harnuntersuchung boten das Bild eines Infektes der Harnwege.

Es handelt sich bei diesen Beobachtungen sicherlich nicht um ein einheitliches Krankheitsbild; man kann das Krankengut in drei Gruppen einteilen:

Die größte Gruppe umfaßt 17 Fälle und betrifft Patienten, bei denen das eosinophile Infiltrat am Ort oder in unmittelbarer Nachbarschaft und im zeitlichen Zusammenhang mit einer endovesical behandelten Tumorerkrankung gefunden wurde. Es waren dies Papillome oder Carcinome, welche endovesical elektroreseziert wurden (nur einmal Resektion eines Prostatacarcinoms). Wir können hier geradezu von einem typischen Verhalten sprechen: Bei einer Nachresektion, welche in der Absicht vorgenommen wurde, tiefer in die Blasenwand eindringende Tumorformationen zu entfernen, entsprach das entfernte Gewebe dem geschilderten eosinophilen Infiltrat, wobei gleichzeitig Tumorgewebe noch oder nicht mehr nachweisbar war.

Die zweite Gruppe (fünf Fälle) betrifft Patienten, welche wegen einer anderen urologischen Erkrankung zur Untersuchung kamen und bei welchen ein eosinophiles Infiltrat der Harnblase als Zufallsbefund entdeckt wurde (Nierenstein, Epididymitis, Harninkontinenz, Sphincterstarre, Hypernephrom). Den Patienten dieser Gruppe ist gemeinsam, daß infolge einer primären Erkrankung eine (evtl. iatrogene) Harninfektion vorhanden gewesen sein dürfte, welche ihrerseits zum eosinophilen Infiltrat geführt hat.

Am interessantesten ist wohl die dritte Gruppe, sechs Fälle umfassend, bei welchen die Patienten aus scheinbar voller Gesundheit mit dysurischen Beschwerden zur Untersuchung kamen, wobei das Symptom der Hämaturie vorherrschte. Bei der Cystoskopie stellten wir eine lokalisierte Schleimhautschwellung meist in der unteren Blasenhälfte fest, welche hochgradig verdächtig auf ein Blasencarcinom war. Das histologische Ergebnis eines esoinophilen Harnblaseninfiltrates kam in solchen Fällen überraschend. Nach 2 bis 3 Wochen einer routinemäßigen Therapie mit Harndesinfektionsmitteln kam es zur Ausheilung, wobei wir die Normalisierung des Befundes cystoskopisch verfolgen konnten.

Die Kürze der Zeit läßt theoretische Erwägungen über die Entstehung des Befundes nicht zu. Am ehesten glauben wir, daß es sich um ein allergisches Geschehen handelt.

Obwohl wir den geschilderten Befund relativ häufig erheben konnten, wurde er bisher in der Literatur verhältnismäßig wenig beachtet. Mitteilungen darüber sind kasuistischer Natur und finden sich hauptsächlich im Gebiet der Kinderheilkunde. Sie betreffen jedoch meist chronische Verlaufsformen.

### Zusammenfassung

Nach den erhobenen Befunden scheint es sich um eine besondere Form der Cystitis zu handeln, welche sich besonders durch ihren herdförmigen Charakter und eine auffallend dichte Infiltration mit eosinophilen Granulocyten auszeichnet. Von großer Bedeutung erscheint uns die Beziehung zu Geschwülsten der Harnblase und wir glauben, daß ein derartiger Befund stets Anlaß sein sollte, an eine gleichzeitig vorhandene, nicht diagnostizierte Harnblasengeschwulst zu denken. Bei den primär erkrankten Pat. sind auf Grund des makroskopischen Bildes Verwechslungen mit einem Harnblasencarcinom möglich. Die selbstverständliche Forderung einer Probeexcision vor einem operativen Eingriff wird dadurch unterstrichen. Wir sind uns bewußt, daß das beschriebene Bild in klinischer und ätiologischer Hinsicht nicht genügend geklärt ist. Die vorliegende Mitteilung sollte nur dazu dienen, die beschriebenen Veränderungen, für welche wir die Bezeichnung „eosinophiles Infiltrat der Harnblasenschleimhaut" vorschlagen, zu beachten und im Auge zu behalten.

### Literatur

Brown, E. W.: J. Urol. (Baltimore) 83, 665 (1960). — Farber, S., u. Vawter, G. F.: Clinical pathological conference. J. Pediat. 62, 941 (1963). — Palubinskas, A. J.: Eosinophilic cystitis. Radiology 75, 589 (1960). — Wenzl, J. E., Greene, L. F., and Harris, L. E.: Eosinophilie cystitis. J. Pediat. 64, 746 (1964). — Zeitlhofer, J., u. Bibus, B.: Wien. klin. Wschr. 79, 958 (1967).

Professor Dr. B. Bibus, Bakteriol.-Patholog. Institut des Kaiser Joseph Spitals, Urolog. Abt., A-1 Wien 18, Währingerstraße 134

# Zur Diagnose der bakteriellen Prostatitis mit Hilfe der quantitativen Keimzahlbestimmung

K. A. Lennert und W. Mondorf

Die Möglichkeit, pathogene Keime im Urin quantitativ zu bestimmen, bedeutete einen wesentlichen Fortschritt für die Diagnose und Therapie der Pyelonephritis und der asymptomatischen Bakteriurie. So kann man auch bei

Verdacht auf Prostatitis die Keime im Urin vor und nach Expression der Prostata quantitativ auszählen. Bei einem Anstieg der Keimzahlen nach Expression läßt sich dann auf eine bakterielle Keimbesiedlung der Prostata schließen.

## Untersuchungsgang

Nach Reinigung der Harnröhre wird der Urin vor und nach Expression der Prostata chemisch und mikroskopisch untersucht und umgehend eine quantitative und qualitative Kultur angesetzt. Die Keimzahl wird nach dem Keimfiltrationsverfahren von Scheitlin bestimmt. Das Exprimat wird als Nativ- und als gefärbtes Präparat mikroskopisch ausgewertet.

## Ergebnisse

Auf diese Weise wurden von 207 Männern mit Verdacht auf Prostatitis insgesamt 828 Urinproben untersucht. In 157 Fällen, das ist in 75,8%, ließen sich im Urin quantitativ und qualitativ *keine* pathogene Keime nachweisen. In Verbindung mit der Vorgeschichte, dem Tast- und Exprimatbefund wurden folgende Diagnosen gestellt (Tab. 1):

*Abakterielle Prostatitis 19mal.* Diese Diagnose stützt sich in der Hauptsache auf den mikroskopischen Befund des Exprimates. In Anlehnung an die Literatur wurden mehr als 15 Leukocyten pro Gesichtsfeld bei 320facher Vergrößerung als pathologisch bewertet.

Eine *unspezifische Urethritis* ergaben Vorgeschichte und Lokalbefund in 19 Fällen.

10mal wurde eine *Prostatahypertrophie* und einmal eine *Sphinctersklerose* diagnostiziert.

17mal fand sich eine *Prostatorrhoe*, die meist nach überstandener Gonorrhoe vorhanden war.

Auffallend häufig waren die *Prostata-* bzw. *Genitalneurosen* (44mal). Die betreffenden Männer gaben uncharakteristische Beschwerden im Genitalbereich an, wiesen jedoch keine krankhaften Veränderungen der Prostata und des äußeren Genitale auf. Hinter dem Symptomenkomplex verbargen sich häufig Carcinophobie, Ehe- und Sexualkonflikte.

In 47 Fällen ließ sich auf Grund des klinischen Befundes und der Laboruntersuchungen ein Prostataleiden nicht bestätigen.

In 50 Fällen, das ist in 24,2%, wurden im Urin quantitativ und qualitativ pathogene Keime gefunden. In Anlehnung an die Literatur wurden Werte unter 1000 Keime/ml Urin als Verunreinigung der unteren Harnwege gedeutet; fanden sich nach Expression der Prostata mehr als 1000 Keime/ml Urin, dann wurde eine bakterielle Prostatitis mit oder ohne Beteiligung der unteren Harnwege angenommen. Bei der Aufgliederung der 50 Fälle in Tab. 2 haben Keimzahlergebnisse, subjektive Beschwerden, Palpations- und Exprimatbefunde zu den angegebenen Diagnosen geführt:

*Akute bakterielle Prostatitis 4mal.* Diese Patienten hatten vor Expression der Prostata mehr als 100000 Keime/ml Urin; nach Expression hatten sie mehr als eine Million Keime.

*Sekundär bakterielle Prostatitis bei Bakteriurie 8mal.* Hier wurden sowohl vor als auch nach Expression mehr als eine Million Keime/ml Urin ausgezählt, wobei die geklagten Beschwerden, Tast- und Exprimatbefund für eine Beteiligung der Prostata sprachen.

*Subakute bis chronische bakterielle Prostatitis 20mal.* Hierbei war zwar ein deutlicher Keimzahlanstieg nach Expression von ca. 1000 auf ca. 400000 zu verzeichnen, jedoch ließen die klinischen Befunde eine Prostatitis nicht vermuten.

*Kontamination 18mal.* Hierbei lag die Keimzahl stets unter 1000. Diese Ergebnisse lassen folgenden Schluß zu:

Tabelle 1. *Diagnosen von 157 Männern, bei denen im Urin vor und nach Expression der Prostata quantitativ und qualitativ keine Keime nachgewiesen wurden*

| Diagnose | Anzahl |
| --- | --- |
| Abakterielle Prostatitis | 19 |
| Unspezifische Urethritis | 19 |
| Prostatahypertrophie | 10 |
| Sphinctersklerose | 1 |
| Prostatorrhoe | 17 |
| Prostata- bzw. Genitalneurose | 44 |
| Kein Prostataleiden | 47 |

Tabelle 2. *Diagnosen von 50 Männern, bei denen im Urin vor und nach Expression der Prostata pathogene Keime nachgewiesen wurden*

| Diagnose | Anzahl |
| --- | --- |
| Akute bakterielle Prostatitis | 4 |
| Sekundär bakterielle Prostatitis bei Bakteriurie | 8 |
| Subakute-chronische bakterielle Prostatitis | 20 |
| Kontamination | 18 |

1. Die bakterielle Prostatis ist nicht so häufig wie man allgemein annimmt. Ihr Anteil an den entzündlichen Erkrankungen der Prostata liegt zwischen 20 und 30%.

2. Der Tast- und Exprimatbefund sowie die qualitative Urinkultur allein reichen für die Diagnose einer bakteriellen Prostatitis nicht aus. Bei negativem Keimnachweis im Urin sollte man erst ab 15 Leukocyten/Gesichtsfeld von einer abakteriellen Prostatitis sprechen.

Dr. K. A. LENNERT, Urolog. Abt. der Chirurg. Univ.-Klinik, 6 Frankfurt a. M.

## Aussprache

Herr RIEDEL:

Gestatten Sie mir einige morphologische Ergänzungen zum Vortrag von Herrn ZIEGLER und Herrn MÖHRING, Heidelberg, über die Physiologie und Pathophysiologie des Renin-Angiotensinsystems. Herr ZIEGLER sagte, daß das Renin im juxtaglomerulären Apparat gespeichert und wohl auch gebildet wird.

Der juxtaglomeruläre Apparat der Niere besteht

1. aus dem präglomerulären Abschnitt der Arteriola afferens;

2. der Macula densa, einer speziellen Differenzierung des distalen Tubulus in dem Abschnitt, wo er in Kontakt mit dem Glomerulus tritt; und

3. den zwischen Macula densa und Gefäßstiel des Glomerulus gelegenen Goormaghtigh-Zellen.

Der präglomeruläre Anteil der Arteriola afferens enthält an Stelle von glatten Muskelzellen mehr oder weniger viele proteinsezernierende Zellen, deren Sekretionsprodukt in Form intracellulärer Sekretgranula vorliegt. Es sind das die Epitheloidzellen oder, wie man sie auch nennt, juxtaglomerulären Zellen.

Der juxtaglomeruläre Apparat kann experimentell beeinflußt werden. Morphologisch faßbar sind Veränderungen jedoch nur an den juxtaglomerulären Zellen.

Man kann ihn stimulieren. Dabei kommt es zu einem vermehrten Auftreten von intracellulären Sekretgranula in den juxtaglomerulären Zellen und gleichzeitig zu einer Vermehrung der in der Nierenrinde nachweisbaren Reninaktivität.

Wir können den juxtaglomerulären Apparat durch eine bestimmte Versuchsanordnung auch hemmen, ihn entspeichern. Dabei kommt es zu einem völligen Verlust der Sekretgranula der juxtaglomerulären Zellen. An ihrer Stelle treten vermehrt Myofibrillen auf. Gleichzeitig ist in der Rinde dieser Nieren eine Reninaktivität nicht mehr nachweisbar.

Diese entspeicherten juxtaglomerulären Zellen können durch eine andere Versuchsanordnung dazu angeregt werden, ihre Sekretionstätigkeit wieder aufzunehmen. Mit dem Wiederauftreten der Sekretgranula kann in diesen Nieren eine Reninaktivität wieder nachgewiesen werden. Nach 4 Tagen finden sich Verhältnisse, wie sie beim normalen Versuchstier bestehen.

Aus dem Schrifttum und unter Berücksichtigung unserer eigenen experimentellen Befunde glauben wir annehmen zu dürfen, daß die Sekretgranula der juxtaglomerulären Zellen Renin oder eine Vorstufe des Renins enthalten.

# Generalversammlung

## am Donnerstag, dem 24. Oktober 1968 in der Kongreßhalle zu Berlin

Der Kassenbericht wird durch den Kassenführer vorgelegt und durch die Herren BRACHMANN und NAGEL geprüft. Der Kassenführer wird einstimmig durch Akklamation entlastet.

Der Vorschlag, Herrn STAEHLER zum Vorsitzenden für die nächste Kongreßperiode zu wählen, wird durch Akklamation ohne Gegenvorschläge aus der Versammlung angenommen. Herr STAEHLER nimmt die Wahl an und gibt nach Dankesworten bekannt, daß der Kongreß im Herbst 1970 in Tübingen stattfinden wird.

Als Ersatz für Herrn BODEN wird als nicht ständiges Ausschußmitglied aus dem Vorschlag: Herr MAUERMEYER

Herr BRACHMANN

Herr REUTER,

Herr MARBERGER

in geheimer Abstimmung Herr BRACHMANN mit 51 Stimmen gewählt.

Herr MAUERMEYER erhielt 26 Stimmen,

Herr REUTER          18 Stimmen

Herr MARBERGER      2 Stimmen.

In die Deutsche Gesellschaft für Urologie wurden als ordentliche Mitglieder folgende Herren aufgenommen und durch Akklamation bestätigt:

Herr Dr. ULRICH BLUMENSTOCK

Herr Dr. CIFUENTES DELATTE

Herr Dr. RÜDIGER ENGELKING

Herr Dr. HELMUT GEISTER

Herr Dr. WOLFGANG HAIDLEN

Herr Dr. KARL-HEINZ KONJETZNY

Herr Dr. HENNING MARQUARDT

Herr Dr. PERIKLES MOISSIDIS

Herr Dr. HELMUT MÖLLHOFF

Herr Dr. KARL OSWALD

Herr Dr. KLAUS-DIETRISCH REDECKER

Herr Dr. RUDOLF THIELE

Herr Dr. PETER ZEISS

Die Satzungsänderung, die die Übernahme des Restvermögens des XIV. Kongesses der Internationalen Gesellschaft für Urologie E. V. bezweckt, wird vom Plenum einstimmig angenommen. Der vom Vorstand gemachte Zusatz zur Satzung der Deutschen Gesellschaft für Urologie, daß das Restvermögen der Gesellschaft bei einer eventuellen Auflösung der Deutschen Forschungsgemeinschaft übertragen werden solle, wird gleichfalls einstimmig angenommen.

Herr REUTER verliest die einzelnen Punkte seiner Vorschläge zur Satzungsänderung und Diskussion, die den Mitgliedern vorher schriftlich mitgeteilt worden waren. Der Vorsitzende gibt zu jedem Punkt seine persönliche ablehnende Stellungnahme bekannt. In Diskussion wird zu Punkt 5 vorgeschlagen, daß Fortbildungsveranstaltungen durch die regionalen Gesellschaften im Einvernehmen mit den Ärztekammern durchgeführt werden mögen. Derartiges Verfahren wird den Gesellschaften empfohlen. In Diskussion zu Punkt 8 wird mitgeteilt, daß Ausschüsse nach § 10 der Satzungsordnung jederzeit durch den Vorstand unter Zuziehung beliebiger Mitglieder eingesetzt werden können. Der Vorsitzende bittet um eine bessere Koordinierung der Programme der regionalen Gesellschaft mit der Deutschen Gesellschaft für Urologie. Eine Absprache innerhalb der regionalen Gesellschaften wäre gleichfalls zweckmäßig. Die Abstimmung über die einzelnen Punkte der Abänderungsvorschläge von Herrn Dr. REUTER werden vom Plenum ohne Gegenstimmen Punkt für Punkt abgelehnt.

Durch die steigenden Druckkosten ist eine Subventionierung des Kongreßbandes durch die Deutsche Gesellschaft für Urologie nicht mehr möglich. Er soll frei zu vollem Preis verkauft werden, damit eine Beitragserhöhung vermieden werden kann. Dieser Vorschlag findet die einstimmige Zustimmung der Versammlung, jedoch wird der Schriftführer weitere Möglichkeiten eruieren.

Der Vorsitzende schlägt zur Ernennung als Ehrenmitglied vor:

Herrn MAYOR und Herrn GIERTZ

Die Versammlung stimmt dem einstimmig zu.

Der Vorsitzende gibt der Versammlung den Beschluß des Vorstandes bekannt, daß nur noch alle 3 Jahre informative Vorträge auf dem Chirurgenkongreß gehalten werden mögen. Er bittet, daß sich alle Herren, die auf dem Chirurgenkongreß zu Reden aufgefordert werden oder reden möchten, dieser Weisung anschließen. Der Vorsitzende und künftige Vorsitzende mögen sich deshalb mit dem Vorsitzenden der Deutschen Gesellschaft für Chirurgie in Verbindung setzen. Das Plenum stimmt durch Akklamation zu.

# Verzeichnis der Mitglieder
# der Deutschen Gesellschaft für Urologie

(1. Januar 1969)

## I. Organe der Gesellschaft

Vorsitzender: Prof. Dr. W. STAEHLER, 74 Tübingen
Stellvertretender Vorsitzender: Prof. Dr. W. BROSIG, 1 Berlin
1. Schriftführer: Prof. Dr. H. K. BÜSCHER, 3 Hannover
2. Schriftführer: Prof. Dr. med. E. HIENZSCH, Jena (Thüringen)
Kassenführer: Priv.-Doz. Dr. F. ARNHOLDT, 7 Stuttgart
Archivar: San.-Rat. Dr. J. KELLER, Dresden N 6

### Ständige Ausschußmitglieder

Prof. Dr. C. E. ALKEN, 665 Homburg/Saar
Prof. Dr. P. BISCHOFF, 2 Hamburg
Prof. Dr. H. BOEMINGHAUS, 4 Düsseldorf
Prof. Dr. H. DETTMAR, 4 Düsseldorf
Prof. Dr. P. DEUTICKE, Wien
Prof. Dr. K. Heusch, 51 Aachen
Prof. Dr. F. MAY, 8 München
Prof. Dr. M. STOLZE, Halle a. d. Saale
Prof. Dr. R. ÜBELHÖR, Wien 8

### Nichtständige Ausschußmitglieder

Dr. W. BRACHMANN, 2 Hamburg
Dr. O. FRICKE, 483 Gütersloh
Dr. W. KNIPPER, 2 Hamburg-Altona,
    als Vorsitzender des Berufsverbandes der Deutschen Fach-
    ärzte für Urologie
Dr. H. D. MARQUARDT, 79 Ulm
Dr. D. ZOEDLER, 4 Düsseldorf

### Ehrenmitglieder

Prof. Dr. BOEMINGHAUS, HANS, Leitender Arzt der Klinik Golzheim, 4 Düsseldorf.
Prof. Dr. DERRA, ERNST, Direktor d. Chirurg. Klinik d. Universität, 4 Düsseldorf.
Prof. Dr. FORSSMANN, WERNER, Chefarzt d. chirurg. Abteilung d. ev. Krankenhauses, 4 Düsseldorf, Fürstenwall 91.
Prof. Dr. GIRONCOLI, FRANCO DE, Primario Urologo, Florenz (Italien), 119, Via S. Niccolo.
Prof. Dr. GIERTZ, GUSTAV, Stockholm 60, Karolinska Sjukhuset (Schweden).
Prof. Dr. GOODWIN.
Prof. Dr. ICHIKAWA, TOKUJI, Urolog. Klinik d. Univ. Tokio, Bunkyo-Ku, Tokio (Japan).
Prof. Dr. KIELLEUTHNER, LUDWIG, Krankenhaus Josefinum München, Schönfeldstraße 16, priv.: 8 München 22, Ludwigstraße 11/I.
Dr. KLOSE, GEORG, Facharzt für Urologie, St. Liborius Kurdiätheim Silesia, 359 Bad Wildungen, Brunnenallee 46.

Prof. Dr. Linder, Fritz, Direktor der Chirurg. Universitätsklinik Heidelberg, 69 Heidelberg.

Prof. Dr. Ljunggren, Einar, Sahlgrenska Sjukhuset, Göteborg (Schweden).

Prof. Dr. May, Ferdinand, 8 München 27, Pienzenauerstraße 125.

Prof. Dr. Pena de la, Alfonso, Madrid (Spanien), Padilla 22.

Prof. Dr. Rosenstein, Paul, Rio de Janeiro (Brasilien), Rua das Acacias 90.

Prof. Dr. Takayasu, Urolog. Department, Medical Faculty, University of Tokio, Bunkyo-Ku, Tokio (Japan)

## Korrespondierende Mitglieder

Dr. Angeloff, Sofia, (Bulgarien) Alabinstraße 3.

Doz. Dr. Alwall, Nils, Lund (Schweden).

Dr. Band, David, F. R. C. S., Edinburgh (Schottland).

Prof. Dr. Bartrina, José, Barcelona (Spanien), Diagonal 419.

Doz. Dr. Belonischkin, Boris, Stockholm (Schweden), Filipstadebacken 26/7.

Prof. Dr. Bibus, Bertrand, Primarius, Kaiser Fr. Jos. Spital, Wien 18 (Österreich), Währingerstr. 134.

Priv.-Doz. Dr. Biedermann, Günther, Chirurg. Univ.-Klinik Innsbruck (Österreich), Erzherzog-Eugen-Straße 19/II

Dr. Blangey, René, Facharzt für Chirurgie und Urologie, Zürich (Schweiz), Hechtplatz 1.

Prof. Dr. Bodechtel, Gustav, 8 München, Med. Univ.-Klinik.

Prof. Dr. Bruni, Pasquale, Primario Urologo-Docente Università, Krankenhaus S. Gennaro, Neapel 9, Via Giobenale, Italien.

Prof. Dr. Bürkle de la Camp, Heinrich, 7801 Dottingen/Breisgau.

Prof. Dr. Castro, Enrique Pérez, Madrid (Spanien), Prof. Jefe Servicio Urologia Hospital Prinvincial, Espronceda.

Prof. Dr. Couvelaire, Roger, Paris (Frankreich), 44 Rue Boilleau.

Prof. Dr. Darget, Raymond, Urolog. Klinik der Univ. Bordeaux (Frankreich), 17 Rue Castéja.

Prof. Dr. Defort, René, Antwerpen (Belgien), Belgie lei, 199.

Prof. Dr. Dix, Victor, F.R.C.S., Shandonclose, Tunbridge Wells Kent (England).

Dr. Duff, Francis, Dublin (Irland).

Dr. Enfedjieff, Michael, Doz-, Vorst. der Urolog. Klin. im Staatskrankenhaus „Dr. R. Angeloff", Sofia (Bulgarien), ul. 13. Mart Nr. 15.

Prof. Dr. Ercole, Ricardo, Rosario (Argentinien), Br. Oronno 755.

Dr. Garcia, Alberto E., Buenos Aires (Argentinien), Paraquay 1352.

Dr. Hanley, Howard, F. R. C. S., London (England), Devonshire Street, Portland Place W 1.

Prof. Dr. Henninger, Herbert, Rudolfspital Wien (Österreich).

Dr. Hjort, Erling F., Chefarzt Akershus Fylke Kirurkisk avdeling, Midtstuen/Oslo (Norwegen).

Dr. Howald, Rudolf, Basel (Schweiz), Leimenstraße 57.

Doz. Dr. Korkud, Giyas.

Prof. Dr. Küss, René, Paris (Frankreich), XVIe, 152 Av. Victor Hugo.

Dr. Leander, Gösta, Stockholm (Schweden), Nybrogatan 34.

Dr. Mandel, J. V., London W 1 (England), 79, Harley Street.

Prof. Dr. Mayer, Direktor der Urolog. Univ.-Klinik Kantonspital Zürich (Schweiz).

Prof. Dr. Minder, Julius, Facharzt für Urologie, Zürich (Schweiz), Börsenstraße 16.

Prof. Dr. Mingazzini, Ermanno, Primario Urologo Ospedali Riuniti Policlinico, Rom (Italien), Viale del Policlinico 129a.

Prof. Dr. Neuwirth, Karl, Brno (ČSSR), Kvetna 1.

Prof. Dr. Nicolich, Giorgio, Genua (Italien), Piazza della Vittoria 4—10.

Colon. Dr. Patton, John, Walter Reed Army Hospital Washington 12, D. C. St. Louis (USA).

Prof. Dr. Petkovič, Sava, Belgrad (Jugoslawien), Visegradska 26, Urolog. Klinik.

Prof. Dr. Pytel, Anton, Moskau (UdSSR), Department of Urology, Second Med. Inst., N. I. Pirogov.

Prof. Dr. Radeck.

Dr. Rauchenwald, Karl, Primarius d. Urolog. Station am Landeskrankenhaus Klagenfurt (Österreich), Rizzistraße 21.

Prof. Dr. Ravasini, Giorgio, Primario Urologo Ospedale de Padova, Padova (Italien), Via J. Stellini n. 2.

Dr. Raposo-Montero, Luis, Huerfanas (Spanien), 15 Santiago de Compostela.

Dr. Santaella, Rafael Alcale, Valenzia (Spanien), Plaza de Alfonso el Magnanimo 13.

Doz. Dr. habil. Sarafoff, Dimiter, Sofia (Bulgarien), Uliza Asparuch 52.

Prof. Dr. Serralach, Barcelona (Spanien), Pelayo 40.

Prof. Dr. Serav, Kemal, Ankara (Türkei).

Dr. Sestič, Zlatko, Zagreb (Jugoslawien), Oreskovića 2.

Prof. Dr. Sorrentino, Michelangelo, Neapel (Italien), Riviere die Chiaia 207.

Doz. Dr. habil. Schaffhauser, Franz, Zürich (Schweiz), Bleicherweg 20.

Prof. Dr. Weber, Herbert, Facharzt für Urologie, Primarius am Krankenhaus, Linz/Donau (Österreich), Goethestraße 33.

Prof. Dr. Wesolowski, Stefan, Warschau (Polen).

Dr. Weyeneth, R., Genf (Schweiz), 14 Cours de Rive.

Prof. Dr. Wildbolz, Egon, Bern (Schweiz), Sulgeneckstraße 25.

Dr. Williams, Roger Lester, London NW 1 (England), 1 E Hyde Park Mansions.


## Ordentliche Mitglieder

Dr. Aberle, Albrecht, Facharzt für Urologie, Leit. Arzt d. urolog. Abteilung Lanz-Krankenhaus, 68 Mannheim, Kaiserring 24.

Dr. Adam, Oswald, Facharzt für Chirurgie u. Urologie, 2 Hamburg 13, Schlüterstraße 6.

Dr. Albert, Lothar, Facharzt für Chirurgie, Jena, Urologische Universitätsklinik, Lessingstraße 1.

Priv.-Doz. Dr. Albrecht, Karl-Friedrich, Chefarzt der Univ.-Klinik, 56 Wuppertal-Barmen.

Dr. Albring, Helmut, 469 Herne (Westf.), Kleiststraße 10.

Dr. Alfermann, Friedhelm, Facharzt für Urologie, Leit. Arzt d. urolog. Abteilung d. Elisabeth-Krankenhauses, 35 Kassel, Wilhelmsh. Allee 11.

Prof. Dr. Alken, Carl-Erich, Direktor d. Urolog. Univ.-Klinik, 665 Homburg/Saar.

Dr. von Allesch, Wilhelm, Facharzt für Urologie, Leit. Arzt d. urolog. Abteilung d. Krankenanstalten Wesermünde, 2851 Debstedt, Krankenhaus Seepark.

Dr. Almstedt, Ulrich, 1 Berlin 19, Spandauer Damm 130

Dr. Altvater, Gerhard, Facharzt für Chirurgie u. Urologie, 42 Oberhausen-Sterkrade, Johaniter-Krankenhaus.

Dr. Anger, Siegfried-Günther, Facharzt für Chirurgie u. Urologie, Halle/Saale, Schillerstraße 52.

Doz. Dr. Arnholdt, Fritz, Chefarzt d. Urolog. Klinik, 7 Stuttgart.

Dr. Bacher, Karl, Leiter der Urologischen Abt. in der Chirurg. Klinik d. Städt. Krankenanstalten, 47 Ludwigshafen/Rhein, Bergmannstraße 1.

Dr. Battke, Horst, Facharzt für Urologie, Oberarzt d. urolog. Abteilung d. Stadtkrankenhauses Weidenplan, Halle a. d. Saale, Hertzstraße 25.

Prof. Dr. Bauer, Karl-Michael, Oberarzt d. Chirurg. Univ.-Klinik, Urol. Abteilung, 74 Tübingen.

Dr. Bauermeister, Hermann, 2 Hamburg 52, Hemmingstedter Straße, Weg 6.

Priv.-Doz. Dr. Baumbusch, Friedrich, Chefarzt d. Urolog. Klinik d. Städt. Krankenanstalten, 415 Krefeld.

Dr. Baumgart, Chefarzt d. Urolog. Abt. i. Krankenhaus Kreyenbrück d. Städt. Krankenanstalten, 29 Oldenburg i. O., An den Voßbergen 79—99.

Dr. Baumgärtel, Hermann, 1 Berlin 45, Tietzenweg 71 a.

Dr. Baur, Alfons, Facharzt für Urologie, 5 Köln-Sülz, Gustavstraße 47.

Dr. Beck, Matthias, Chefarzt d. St.-Elisabeth-Krankenhauses, Urolog. Abteilung, 5 Köln 1, Hohenstaufenring 53/55.

Dr. Beckendorf, Fritz, 3352 Einbeck, Steinbrink 1, Facharzt für Chirurgie.

Prof. Dr. Becker, Theo, Direktor d. Chirurg. Klinik und Poliklinik d. Friedrich-Schiller-Universität, Jena (Thüringen), Bachstraße 18.

Dr. Becker, Wolfgang, Leit. Arzt d. urolog. Abteilung d. Peter-Friedr.-Ludw.-Hospitals, 29 Oldenburg, Eichkamp 27, priv. Huntestraße 17.

Dr. Berglin, Thorwald, Göteborg (Schweden), Sahlgrenska Krankenhaus, Göteborgsgatan 22.

Dr. BERNDT, R., Chefarzt der Urolog. Abt. d. Städt. Krankenhauses Neukölln, 1 Berlin 47, Rudowerstraße 56.

Dr. BIEBERBACH, JOACHIM, Facharzt für Urologie, 3 Hannover-Linden,Minister-Stüve-Straße 6,

Dr. BIERNAT, WALTER, 3110 Uelzen, Schuhstraße 28.

Prof. Dr. BISCHOFF, PETER, Chefarzt d. Urolog. Abteilung d. Elisabeth-Krankenhauses, 2 Hamburg 20, Heilwigstraße 28.

Dr. BLASCHE, Facharzt f. Urologie, Chefarzt d. chirurg. u. urolog. Abteilung d. Krankenhauses, 672 Speyer, Ludwigstraße 9.

Prof. Dr. BLASUCCI, PAOLO, Rom (Italien), Via dell' Umilta 46.

Dr. BLEICKEN, Chefarzt der Urolog. Abt. d. Diakonissenanstalt, 239 Flensburg, Björnsonstraße 42.

Prof. Dr. BLUMENSAAT, CARL, Chirurg. u. urolog. Abteilung d. Knappschaftskrankenhauses, 425 Bottrop, Osterfelder Straße 151 A.

Dr. BLUMENSTEIN, GÜNTER, Halle a. d. Saale, Klopstockstraße 13.

Dr. BLUMENSTOCK, ULRICH, Facharzt für Urologie, 1 Berlin 42 (Tempelhof), Schulenburgring 128.

Dr. BLUMENTHAL, ERICH, Chefarzt d. Chirurg. Abt. d. Allg. Krankenhauses Rissen, 2 Hamburg-Blankenese, Grotiusweg 35/37.

Dr. BODEN, OTTO, Leit. Arzt d. urolog. Abteilung d. Hildegardis-Krankenhauses, 5 Köln-Lindenthal, priv.: 5 Köln-Lindenthal, Kitschburgerstraße 9.

Dr. BÖHMER, WALTER, Facharzt f. Urologie, Oberarzt d. urolog. Abteilung St. Marien-Hospital 466 Gelsenkirchen Buer, Mühlenstraße 5.

Dr. BOEHRINGER, KONRAD jr., 48 Bielefeld, Heeperstraße 5.

Dr. BÖTTGER, PAUL, 679 Landstuhl/Pfalz, 2. General Hospital.

Dr. BOFINGER, GÜNTHER, Facharzt für Urologie, 7 Stuttgart-Weilimdorf, Deidesheimer Str. 15.

Dr. BOHLMANN, ARNOLD, Chefarzt d. Urolog. Klinik im Bezirkskrankenhaus Heinrich Braun, Zwickau (Sachsen).

Prof. Dr. BOSHAMMER, KURT, 6702 Bad Dürkheim, Hugo Bischoffstraße 16.

Dr. BRACHMANN, WERNER, Chefarzt der Urolog. Abtlg. des Allgem. Krankenhauses, 2 Hamburg-Barmbek.

Dr. BRANDENBERG, OTTO, Facharzt für Urologie, 33 Braunschweig, Wilhelmitorwall 4.

Dr. BRANDSTÄTER, PETER, Facharzt für Urologie, 7141 Neckarweihingen, Sonnenhalde 38.

Dr. habil. BRANDT, HERMANN, Chefarzt d. Chirurg. Abteilung d. Landeskrankenhauses, 493 Detmold, Hans-Heinrich-Straße 34.

Dr. BRAUN, ERNST, Facharzt für Urologie, 62 Wiesbaden, Schöne Aussicht 37.

Prof. Dr. BRAVETTA, GIOVANNI, Primario Urologo, Mailand (Italien), Via Legnano 32.

Dr. BRENNER, WERNER, Chefarzt d. Chirurg. Klinik d. Städt. Krankenanstalten, 565 Solingen, Frankenstraße 33.

Dr. BRESSEL, MAX, Urolog. Univ.-Klinik, 665 Homburg/Saar.

Prof. Dr. BRINKMANN, WOLF, Chefarzt, 469 Herne (Westf.), Kaiserstraße 11.

Dr. BROEGGER, KARL JOSEF, Facharzt für Chirurgie u. Urologie, 4 Düsseldorf, Louise-Dumont-Straße 1.

Dr. BROICH, JOHANNES, Leit. Arzt d. Urolog. Abt. d. Städt. Krankenhaus, 509 Leverkusen, Am alten Schafstall 10.

Prof. Dr. BROSIG, WILHELM, Direktor d. Urolog. Univ.-Klinik d. Freien Universität, 1 Berlin 45, Klinikum Steglitz, Hindenburgdamm 30.

Dr. BROSS, HEINRICH, Chefarzt d. Chirurg. Abteilung d. Marienhospitals, 4 Düsseldorf, Sternstraße 91.

Prof. Dr. BRÜTT, H., 2 Hamburg 13, Benediktstraße 46.

Dr. BÜCHNER, ADOLF-OTTO, Facharzt für Urologie, Chefarzt d. Urolog. Abt. d. Ev. Krankenhauses Essen-Werden, 43 Essen, Kettwiger Straße 30.

Dr. BÜNZ, WERNER, Facharzt für Urologie, 2 Hamburg 22, Karlstraße 35.

Prof. Dr. BÜSCHER, H.-K., Leitender Arzt d. Urolog. Abt. d. Friederikenstiftes, 3 Hannover, Humboldtstraße 5.

Prof. Dr. BURKHARDT, GERHARD, Facharzt für Chirurgie u. Urologie, Chefarzt d. Chirurg. Klinik d. Kreiskrankenhauses Meißen/Sachsen.

Dr. Busch, Franz, Chefarzt d. Urolog. Abt. d. DRK-Krankenhauses Jungfernheide, 1 Berlin-Charlottenburg, Ahornstraße 21.

Dr. Busch, Hans-Gerhard, 2 Hamburg 20, Eppendorfer Landstraße 35.

Dr. van Camp, Koenrad, Antwerpen 1, Pastorijstraat 51/Belgien.

Prof. Dr. Christoffersen, J. C., Chefarzt d. urolog. Abteilung Bispebjergs Hospital, Kopenhagen (Dänemark).

Dr. Class, Gerhard, Facharzt für Urologie, 79 Ulm, Dreiköniggasse 17.

Dr. Claus, Helmut, Facharzt für Urologie, Erfurt, Marktstraße 48/49.

Doz. habil. Cohaisz, Josef, Urolog. Abt. d. Raphaelsklinik 44 Münster, Fürstenbergstraße 5.

Prof. Dr. Cordes, Eberhard, Chefarzt d. chirurg.-urolog. Abteilung d. St.Elisabeth-Krankenhauses, Halle a. d. Saale, Schwuchtstraße 1 a.

Dr. Crona, Hugo, Lasarettet Uddevalla (Schweden).

Dr. Crone-Münzebrock, Helmut, Facharzt für Urologie, 314 Lüneburg, Lüner Damm 9.

Dr. Curth, Claus.

Dr. Damm, Erdmann, Facharzt für Urologie, 62 Wiesbaden, Burgstraße 1.

Dr. Dammermann, Hans-Jürgen, Facharzt für Chirurgie und Urologie, 23 Kiel, Holtenaustraße 124.

Dr. Danger, Wilhelm, Facharzt für Urologie, 48 Bielefeld, Alter Markt 2.

Dr. Daut, Hans, Facharzt für Urologie, Chefarzt Sanatorium Reinhardsquelle, 359 Bad Wildungen.

Doz. Dr. Dege, Hans-Albert, Medizinalrat, Städt. Krankenanstalten, 287 Delmenhorst.

Dr. Deilmann, Friedrich-Wilhelm, 55 Trier, Sickingenstraße 14.

Dr. Deisting, Werner, Chefarzt d. Suberö-Krankenhauses, Tveraa Faroeer Inseln (Dänemark).

Dr. Delatte, Luis Cifuentes, Madrid — 4/Spanien, Monte Esquinza, 20.

Prof. Dr. Dettmar, Herrmann, Direktor der Urolog. Klinik d. Universität, 4 Düsseldorf, Moorenstraße 5, priv.: 4 Erkrath b. Düsseldorf, Hubbelrather Weg 12.

Prof. Dr. Deuticke, Paul, Vorstand d. urolog. Abteilung d. Städt. Poliklinik, Wien 9 (Österreich), Mariannengasse 10, priv.: Wien 3, Metternichgasse 7.

Dr. Dewes, Rudolf, 28 Bremen.

Dr. Diener, Wolfgang, Leit. Arzt d. Urolog. Abt. des Ev. Jung-Stilling-Krankenhauses, 59 Siegen, Wichernstraße

Dr. Dietz, Paul, Facharzt für Urologie, 433 Mülheim a. d. Ruhr, Charlottenstraße 99.

Dr. Döge, Ernst, Facharzt für Urologie u. Chirurgie, Stralsund, Kreiskrankenhaus.

Dr. Dühring, Herbert, Facharzt für Urologie u. Chirurgie, 2 Hamburg 33, Fuhlsbüttler Straße 104.

Dr. Ebbinghaus, Klaus-Dieter, Chefarzt d. Urolog. Abt. am Kreiskrankenhaus Hellersen-Lüdenscheid., 588 Lüdenscheid.

Prof. Ebhardt, Klaus, Stadtobermedizinalrat, 753 Pforzheim, Humboldtstraße 51.

Dr. Eckhardt, Georg, Direktor des Städt. Krankenhauses, Chirurg. Klinik, 359 Bad Wildungen, priv.: 359 Bad Wildungen, Richard-Kirchner-Straße 35.

Dr. Edelhof, J., Obermedizinalrat, Chefarzt d. Chirurg. Klinik d. Städt. Krankenhauses Süd, 24 Lübeck, Lutherstraße 10.

Dr. Edsmann, Gunnar, Kungälv (Schweden), Fontinvägen 30.

Prof. Dr. Eggers, H., 6369 Büdesheim, Bahnhofstraße 36.

Doz. Dr. Ekmann, Hans, Oberarzt für Chirurgie u. Urologie, Göteborg (Schweden), Sahlgrenska Sjukhuset, Linnéplatsen 4.

Dr. Engehausen, Paul, Facharzt für Urologie, ev. Krankenhaus, 463 Bochum-Linden, Kortumstraße 54, priv.: 463 Bochum, Graf-Engelbert-Straße 30.

Dr. Engelking, Rüdiger, Oberarzt der Chirurg.-Univ.-Klinik Köln-Lindenthal, Urolog. Abt., 506 Bensberg-Frankenforst, Fasanenstraße 32.

Prof. Dr. Eufinger, H., Chefarzt d. Chirurg. Klinik des Stadtkrankenhauses 66 Saarbrücken.

Dr. Fabian, Peter, Facharzt für Urologie, 28 Bremen, Utbremerstraße 100.

Dr. Fabricius, Berthold, Leit. Arzt d. Kreiskrankenhauses, 6748 Bergzabern (Pfalz).

Dr. Fanizadeh, Ali, 359 Bad Wildungen, Pommernstraße 6.

Dr. Farwick, Helmut, Leit. Arzt d. urolog. Abteilung am St.-Agnes-Hospital, 429 Bocholt i. W., Nordmauer 18, priv.: 429 Bocholt, Niederbruch 20.

Dr. FEDERSCHMIDT, KLAUS, Chefarzt der Urolog. Abt. des Ev. Johannis-Krankenhauses, 48 Bielefeld, Schildescher Straße.

Dr. FEUSTEL, ALEXANDER, Oberarzt, Chirurg. Univ.-Klinik, urolog. Abteilung, Leipzig C 1, Liebigstraße 21.

Dr. FIEDLER, 1 Berlin 41, Canovastraße 2.

Dr. FISCHER, JOHANNES, Facharzt für Urologie, 2 Hamburg-Altona, Hohenzollernweg 5.

Prof. Dr. FLEMMING, FRIEDRICH, Oberarzt der Chirurg.-Univ.-Klinik (Charité), Berlin N 4, Schumannstraße 2.

Dr. FORNER, LOTHAR, 294 Wilhelmshaven, Pestalozziweg 9.

Dr. FRANKE, JOHANNES, Leit. Arzt der Urolog. Abteilung und Poliklinik Krankenhaus Meißen (Sachsen).

Dr. FRAUBOES, ROLF, Facharzt für Urologie, 2 Hamburg 33, Fuhlsbüttler Straße 127.

Dr. FREI, ALBERT, Chefarzt d. urolog. Abteilung d. Städt. Krankenhauses, 77 Singen (Hohentw), Virchowstraße 10.

Dr. FRICKE, OTTO, Facharzt für Urologie, leit. Arzt d. urolog. Abteilung d. Städt. Krankenhauses, 483 Gütersloh, Eickhoffstraße 5.

Dr. FRIEDRICH, CAROLA, Fachärztin für Urologie, 85 Nürnberg, Naumburgstraße 2.

Dr. FRIEDRICH, HERMANN, Facharzt für Urologie, 85 Nürnberg, Naumburgstraße 2.

Dr. FRIELING, HORST, Leit. Arzt d. urolog. Abteilung d. St.-Elisabeth-Hospitals, 586 Iserlohn, Ziegelstraße 4.

Dr. FRITJOFSSON, AKE, Ass. d. Chirurg. Univ.-Klinik, I, Sahlgrenska-Krankenhaus, Göteborg (Schweden).

Priv.-Doz. Dr. FROHMÜLLER, HUBERT, Leiter d. Urolog. Abt. d. Chirurg.-Univ.-Klinik im Staatlichen Luitpold-Krankenhaus, 87 Würzburg.

Prof. Dr. FUCHS, HUGO KARL, 732 Göppingen, Wolfstraße 34.

Dr. FUNFACK, HANS-JOACHIM

Dr. FUNFACK, MAX, San.-Rat, Facharzt für Urologie, Dresden A 53, Loschwitzer Straße 31.

Dr. FUNK, KLAUS, Chefarzt d. Urolog. Abt. am Knappschaftskrankenhaus, 465 Gelsenkirchen.

Dozent Dr. GACA, ADALBERT, Leiter der Urolog. Abteilung der Chirurg. Univ.-Klinik, 78 Freiburg i. Brsg., Hugstetterstraße 55.

Dr. GARCIA, MARTINEZ, J. Polo de Medina 1, Murcia (Spanien).

Dr. GEISTER, HELMUT, Chefarzt d. Hauptschwerpunktkrankenhauses, 216 Stade/Elbe, Salinenweg 6.

Dr. GIESSELMANN, WALTER, Facharzt für Urologie, Leit. Arzt d. Klinik Bertestraße, 3 Hannover, Bödekerstraße 96.

Dr. GLOEDE, H., 2 Hamburg 1, Steindamm 14.

Dr. GOEDERT, JEAN, Facharzt für Urologie, Luxemburg, Rue de Plébiscite 1.

Dr. GÖTZ, HEINRICH, Facharzt für Urologie, 64 Fulda, Goethestraße 3.

Dr. GÖTZEN, FRANZ-JOSEF, Chefarzt d. urolog. Abteilung am St. Johannes-Hospital, 41 Duisburg-Hamborn.

Dr. GOLDMANN, KONRAD, Facharzt für Urologie, 78 Freiburg i. Brsg., Bertholdstraße 45.

Dr. GONNERMANN, HORST, Facharzt für Urologie, 2 Hamburg-Wandsbek, Wandsbeker Marktstraße 24/26.

Dr. GRABNER, FRIEDRICH, 34 Göttingen, Urolog. Abt. d. Chirurg. Univ.-Klinik.

Dr. GRÄFE, HELMUT, Facharzt für Urologie, Leipzig C 1, Floßplatz 33.

Prof. Dr. GRIESSMANN, H., Chefarzt d. chirurg. Abteilung d. Städt. Krankenhauses, 235 Neumünster, priv.: 235 Neumünster, Marienstraße 14.

Dr. GRÖNINGER, KARL-HEINZ, Facharzt für Chirurgie, 85 Nürnberg.

Dr. GRUBE, ERICH, Facharzt für Urologie, 2 Hamburg 19, Osterstraße 16.

Dr. GUMBRECHT, HANS, Chefarzt d. urolog. Abteilung d. Missionsärztl. Klinik, 87 Würzburg, Salvatorstraße, priv.: 87 Würzburg, Schadewitzstraße 8.

Dr. GUNST, WERNER, Leit. Arzt. d. Urolog. Abteilung d. Krankenhauses, 795 Biberach a. d. Riß, priv.: Stadionallee 20.

Prof. Dr. GÜTGEMANN, ALFRED, Direktor d. Chirurg. Univ.-Klinik, 53 Bonn, Ippendorfer Weg 17.

Dr. GUTWINSKI, ERHARD, Facharzt für Urologie, 7 Stuttgart, Neckarstraße 3.

M. D. HABIB, HENRY M., 24th and Cherry Streets, Kansas City, Missouri/USA.

Prof. Dr. HAGEMANN, ERICH, Facharzt für Urologie u. Chirurgie, Oberarzt d. Urolog. Abteilung d. Chirurg. Univ.-Klinik d. Charité, Berlin.

Dr. HAGEMÜLLER, ALBRECHT, Facharzt für Urologie, 6 Frankfurt/Main, Börsenstraße 19.

Dr. HAIDLEN, WOLFGANG, Klinik Golzheim, 4 Düsseldorf, Mecklenburger Weg 40.

Dr. HAKIMI, FAKHREDDIN, Khiaban Shapoor, Khiaban Alborz, Teheran (Iran).

Prof. Dr. HAMMEL, HEINRICH, Facharzt für Chirurgie u. Urologie, 673 Neustadt (Weinstraße), Höhenstraße 17.

Dr. HANSCHKE, HANS-JÜRGEN, Urolog. Univ. Klinik 665 Homburg/Saar.

Dr. HANSEN, FRITZ-HELLMUTH, Leit. Arzt d. urolog. Station d. Chirurg. Abteilung am Stadtkrankenhaus, 237 Rendsburg, Bastion 2.

Dr. HARTIG, DIETER, urolog. Abteilung des Albert-Schweizer-Krankenhauses, 341 Northeim.

Doz. Dr. habil. HARTMANN, GERHARD, Oberarzt d. Chirurg. Univ.-Klinik, Jena (Thüringen), Ricarda-Huch-Straße 12.

Prof. Dr. HASCHE-KLÜNDER, RÜTGER, 3 Hannover, Theaterstraße 7.

Prof. Dr. HASCHEK, HORST, Facharzt für Urologie, Wien 7 (Österreich), Kaiserstraße 65.

Dr. HASSE, ERICH, 605 Offenbach/Main, Frankfurter Straße 67.

Dr. HASSELBACHER, KURT, Dozent, Facharzt für Urologie u. Chirurgie, Chirurg. Univ.-Klinik, Halle a. d. Saale.

Dr. HAUGE, ALEXANDER, Urolog. Univ.-Klinik d. Freien Univ. Berlin, 1 Berlin-Schöneberg, Apostel-Paulus-Straße 17.

Dr. HAUTKAPPE, W., Facharzt für Urologie, urolog. Abteilung d. Karolinen-Hospitals, 576 Neheim-Hüsten 2, Norbertusstraße 19.

Dr. HECK, DIETER, 68 Mannheim, Tullarstraße 3.

Dr. HEINZELMANN, GERHARD, Oberarzt der Chirurg. Abt. der Ev. Diakonissenanstalt, 717 Schwäb. Hall, Emil-Kost-Weg 34.

Prof. Dr. habil. HEISE, G. W., Direktor d. Urolog. Klinik d. Gustav-Ricker-Krankenhauses d. Med. Akademie, Magdeburg, Leipziger Straße 44.

Dr. HELLENSCHMIED, RUDOLF, Chefarzt u. ärztl. Direktor d. Krankenhauses Moabit, 1 Berlin NW 21, Turmstraße 21.

Dr. HENFTLING, THEO, 71 Heilbronn, Oststraße 24, Facharzt f. Urologie.

Prof. Dr. HENNIG, OTTO, Facharzt für Chirurgie u. Urologie, 89 Augsburg, Fröhlichstraße 14.

Dr. HERRBERG, W., Facharzt für Urologie, 73 Eßlingen/Neckar, Ebershalderstr. 22.

Dr. HERMANN, G., 87 Würzburg, Kaiserstraße 1—3.

Prof. Dr. HERTEL, ENGELHARD, 64 Fulda, Görresstraße 16.

Dr. HERTKENS, HANS-JOACHIM, Chefarzt d. Urolog. Klinik des Bezirkskrankenhauses Görlitz, Lerchenstraße 13.

Prof. Dr. habil. HEUSCH, KARL, 51 Aachen, Kaiser Friedrich-Allee 39.

Dr. HEUSCH, PAUL, Facharzt für Urologie, 4 Düsseldorf, Holbeinstraße 18.

Dr. HEUSS, H., 6 Frankfurt/Main, Kurhessenstraße 133.

Dr. HEUSTERBERG, KARL-HEINZ, Facharzt für Urologie, 8 München 2, Neuhauser Straße 4.

Prof. Dr. HIENZSCH, E., Direktor d. Urolog. Univ.-Klinik, Jena.

Prof. Dr. HILGENFELDT, OTTO, August-Krankenanstalt, 463 Bochum, Parkstraße 17.

Dr. HÖHLE, GÜNTHER, Leit. Arzt d. chirurg. Abteilung d. Kreiskrankenhauses Kurort. Poliklinik, Ilmenau (Thüringen).

Priv.-Doz. Dr. HOELTZENBEIN, JOSEF, Chefarzt d. Chirurg. Abt. d. St. Franziskus-Hospitals, 44 Münster (Westf.), Hohenzollernring 72.

Dr. HOERR, ERNST, Facharzt für Urologie, ev. Diakonissenanstalt, 717 Schwäbisch-Hall.

Prof. Dr. HÖSEL, MAX, Facharzt für Urologie, 8 München 25, Implerstraße 51.

Dr. HOFFMANN, GÜNTER, Urolog. Abt. des Friederikenstiftes, 3 Hannover, Humboldtstraße 5.

Prof. Dr. HOHENFELLNER, Urolog. Univ.-Klinik, 65 Mainz.

Prof. Dr. HOLDER, ERICH, 85 Nürnberg, Flurstraße 17.

Dr. HOSEK, MILAN, Brünn, Krizova 15, ČSSR.

Dr. HUBMANN, PAUL, Ob.-Medizinalrat, Chefarzt Städt. Krankenhaus, 334 Wolfenbüttel, Jägerstraße 18.

Priv.-Doz. Dr. HUBMANN, ROLF, Chefarzt der Urolog. Abt. St. Georg, 2 Hamburg 1, Lohmühlenstraße 5.

Prof. Dr. HÜDEPOHL, FERDINAND, Facharzt für Urologie, 1 Berlin-Charlottenburg, Branitzerplatz 5, 1 Berlin W 15, Kurfürstendamm 212 (Praxis).

Dr. HÜSCH, PAUL, Facharzt für Urologie, 45 Osnabrück, Am Bürgergehorsam 20.

Dr. HUHN, K. H., Facharzt f. Urologie, 658 Idar-Oberstein, Hauptstraße 380.

Dr. HUNTGEBURTH, WILHELM, Facharzt für Urologie, 479 Paderborn, Karlstraße 36.

Dr. HUTH, EBERHARD, Facharzt für Urologie, 83 Landshut, Ludmillastraße 15a.

Dr. IHM, K. W., Niederwiesa (Sachsen).

Dr. ISHIYAMA, SHUJI, Suitama Japan, Kanwagae Napacho 13 – 11, Praxis Ischijama. (Japan).

Dr. JACOBI, WALTER, Facharzt für Urologie u. Chirurgie, Leit. Arzt d. Sanatoriums Dr. Schlaginwelt, 8789 Bad Brückenau (Unterfr.), Uferstraße.

Dr. JANCA, KOSTA, Novi Sad, Magaresevida 3 II ulaz (Jugoslawien).

Dr. JÄPPELT, MANFRED, Leit. Arzt d. Urolog. Abt. am Städt. Marienkrankenhaus, Zell-Harmersbach, privat: 7611 Unterharmersbach, Eckwaldblick.

Prof. Dr. JÖNSSON, GÖSTA, Chefarzt d. urolog. Abteilung d. Univ., Lund (Schweden), Allhelgona Kyrkogata 2.

Dr. JOOS, THEODOR, Facharzt für Urologie, 8 München 23, Haselnußstrauch 13.

Dr. JÜNGLING, ROBERT, 85 Nürnberg, Güntherstraße 18a.

Dr. JUNG, FERDINAND, 28 Bremen 1, Schwachhauser Heerstraße 84.

Dr. JUNG, HANS-PETER, 8 München, Dobereinerstraße 30.

Dr. JUNKER, HANS, 62 Wiesbaden, Idsteiner Straße 5.

Dr. KADEN, WOLFGANG, Facharzt für Chirurgie u. Urologie, Chefarzt d. Urolog. Klinik, Ernst-Scheffler-Krankenhaus, Aue (Sachsen).

Dr. KALWEIT, HEINZ, Facharzt für Urologie, 1 Berlin C 2, Münzstraße 23.

Prof. Dr. KARCHER, GUNTHER, Chefarzt der Urolog. Abt. d. Stadtkrankenhauses, 605 Offenbach/Main.

Priv.-Doz. Dr. KAUFMANN, J., Oberarzt, Urolog. Abt. d. Chirurg. Univ.-Klinik, 2 Hamburg-Eppendorf.

Dr. KEITEL, HERIBERT, Lutherstadt Wittenberg, Lutherstraße 339.

Dr. KELÂMI, ALPAY, 1 Berlin 33, Patschkauerweg 55.

Dr. KELLER, JOHANNES, Obersanitätsrat Facharzt für Urologie, Dresden N 6, Otto-Buchwitz-Straße 58.

Dr. KESSLINGER, HANS, Facharzt für Urologie, Urolog. Abteilung d. Städt. Krankenhauses, 894 Memmingen (Allgäu), Maximilianstraße 10.

Prof. Dr. KEUTEL, HANS-JÜRGEN, University of Utah, College of Medicine, Medical Center, Salt Lake City/Utah (USA).

Dr. KEUTNER, H., Leit. Arzt d. urolog. Abteilung d. Städt. Krankenanstalten, 62 Wiesbaden, Schwalbacher Straße 62.

Priv.-Doz. Dr. KINDLER, KARL, Chefarzt d. ev. Krankenhauses Bethanien, 586 Iserlohn, Bömbergring 110.

Prof. Dr. KIRSCH, ERNST, Direktor d. Urolog. Klinik der Med. Akademie, Dresden.

Dr. KIRSCH, HEINZ, Leit. Arzt d. urolog. Abteilung d. Städt. Krankenanstalten, 516 Düren, Wirtelstraße 22.

M. D. KLEIN, ALAN LEWIS, F.A.C.S., 150 Avenida del Mar, San Clemente, California 92 672/USA.

Dr. KLEINEFENN, OTTO, Facharzt für Urologie, Leit. Arzt d. Urolog. Abteilung am St. Marienhospital, 42 Oberhausen-Osterfeld, priv.: Oberhausen, Paul-Reusch-Straße 43—45.

Prof. Dr. KLEINSCHMIDT, KARL, 433 Mülheim/Ruhr, Bleichstraße 5.

Dr. KLETSCHKE, HANS-GOTTFRIED, 1 Berlin-Charlottenburg, Tegelweg 28.

Dr. KLIMPEL, KONRAD, 1 Berlin-Lankwitz, Leonorenstraße 95.

Prof. Dr. KLOSTERHALFEN, HERBERT, Direktor d. urolog. Abt. der Chirurg. Univ.-Klinik und Poliklinik, 2 Hamburg-Eppendorf.

Dr. KMENT, OTTO HANS, 1 Berlin-Steglitz, Walsroder Straße 13b, Chefarzt Städt. Krankenhaus Hufeland.

Dr. KNAUTH, HORST, Urolog. Klinik Städt. Krankenanstalten, 79 Ulm.

Dr. KNEISE, GERHARD, Chirurg, Chefarzt Kreiskrankenhaus, 7118 Künzelsau (Württ.).

Dr. KNIPPER, WOLFGANG, Chefarzt d. Urolog. Abt. des Marienkrankenhauses, 2 Hamburg 22, Alfredstraße 9.

Dr. KOCH, HEINZ, Chefarzt d. Urolog. Klinik des Bezirkskrankenhauses, Plauen.

Dr. KÖTZSCHKE, GUSTAV-HERMANN, Facharzt für Urologie, 707 Schwäbisch-Gmünd, Stuifenstraße 7.

Dr. KOLLBERG, STIG, Centrallazaret Boden/Schweden.

Dr. KOLLE, PETER, Facharzt f. Urologie, 8 München, Stauffenbergstraße 7.

Dr. KOLLWITZ, ARNE-ANDREAS, Priv.-Doz., Oberarzt d. Urolog. Klinik d. Freien Univ. Berlin im Städt. Krankenhaus Westend; 1 Berlin-Grunewald, Ilmenauer Straße 1 a.

Dr. KONJETZNY, KARL HEINZ, 21 Hamburg 90, Schwarzenbergstraße 12.

Dr. KORNBECK, EBERHARD, Facharzt für Urologie, 35 Kassel, Obere Königsstraße 13.

Priv.-Doz. Dr. KÖRNER, FRIEDRICH-RUDOLF, Facharzt für Urologie, Leit. Arzt d. urolog. Abteilung d. Bundeswehrlazarettes Hamburg-Wandsbek, priv.: 2 Hamburg-Wandsbek, Stephanstraße 154.

Dr. KORTE, H., Chefarzt d. Urolog. Abt. d. Heilig-Geist-Krankenhauses 5 Köln-Weidenpesch, Graseggerstraße 105.

Dr. KÖSTER, KARL, Facharzt für Urologie, 56 Wuppertal-Elberfeld, Friedrich-Ebert-Str. 116a.

Dr. KRAFT, KARL, Facharzt für Urologie, 359 Bad Wildungen, Dr. Born-Straße 3.

Dr. KRAFT, KLAUS, Chefarzt d. Urolog. Krankenhauses St. Laborius, 359 Bad Wildungen, Dr. Born-Straße 1.

Dr. KRASSEL, BERTHOLD, Facharzt für Urologie, 714 Ludwigsburg (Württ.), Myliusstraße 6.

Dr. KREBS, WERNER, Chefarzt d. Urolog. Klinik, Krankenhaus Buch, Berlin-Buch.

Dr. KRESS, LOTHAR, Facharzt f. Urologie, 6736 Hambach/Weinstraße, Erschigweg 15.

Prof. Dr. KRÖNKE, ERNST, 6 Frankfurt a. M., Wilhelm Epstein-Straße 2.

Dr. KRONSBEIN, HINRICH, Facharzt für Urologie, 3 Hannover, Hamburger Allee 18.

Dr. KÜHNEL, GERHARD, Oberarzt d. urolog. Abteilung der chir. Klinik des Nord West-Krankenhauses, 6 Frankfurt a. M., Steinbacherstraße 2 – 26.

Dr. KÜHNER, W. H., Facharzt für Urologie, 69 Heidelberg, Dantestraße 18.

Dr. KUNA, HANS-ULRICH, Klinik d. Westens, Chir. Abt., Magdeburg, Berta von Suttnerstr. 5.

Dr. KUNSTMANN, HELMUTH, 85 Nürnberg, Munkerstraße 7.

Dr. KUNZE, JOACHIM, Dresden A 27, Eisenstuckstraße 45.

Dr. VON KUSSEROW, HANS-JOCHEN, Facharzt für Urologie, 4 Düsseldorf-Benrath, Humperdinckstraße 25.

Dr. LAHM, WILHELM, Facharzt für Urologie, 4812 Brackwede (Westf.), Hauptstraße 127.

Dr. LANG, HEINER, Facharzt für Urologie, 668 Neunkirchen/Saar, Bahnhofstraße 31.

Dr. LANGE, GERHARD, Chefarzt d. urolog. Abteilung d. Krankenhauses, Quedlinburg.

Dr. LANGE, HELMUT, Facharzt für Urologie, 32 Hildesheim, Bahnhofsallee 11.

Dr. LANGE, KONRAD, Chefarzt d. Urolog. Klinik d. Bezirkskrankenhauses, 432 Aschersleben, Lindenstraße 36.

Dr. LANGNER, DIETER, Stadtkrankenhaus Weidenplan, Halle/Saale, privat: Leipzig O 5, Erich-Ferl-Straße 199.

Prof. Dr. LANGREDER, WILHELM, Chefarzt d. Städt. Frauenklinik, 407 Rheydt, Gartenstraße 66/68.

Dr. LECHNIR, JOSEF, Facharzt für Urologie, 285 Bremerhaven-M., Bürgermeister Smid-Straße 12.

Dr. LEGNER, CHRISTOPH, Facharzt für Urologie, 666 Zweibrücken, Kaiserstraße 7.

Dr. LEHMANN, HANS-DIETER, Oberarzt und Leiter der II. Chirurg. Univ.-Klinik Köln-Merheim, Wohnh. 5062 Forsbach, Im Wielpützfeld 3.

Dr. LEYH, CLEMENS, 8 München 8, Wiener Platz 7/3.

Prof. Dr. LICHTENAUER, FRIEDRICH, 2 Hamburg-Harburg, Eissendorfer Pferdeweg 48a.

Dr. LICHTENBERG, H., Facharzt für Urologie, 41 Duisburg-Meiderich, Friedrichstraße 21.

Dr. LIEBERKNECHT, FRITZ, Facharzt für Chirurgie u. Urologie, 355 Marburg/Lahn, Universitätsstraße 38.

Dr. LIENKAMP, HEINRICH, Leit. Arzt d. urolog. Abteilung St. Vinzenz-Hospital, 41 Duisburg-Mitte, Friedrich-Wilhelm-Straße 45.

Dr. LIMMER, HEINZ, 415 Krefeld, Ostwall 100.

Dr. LINDE, F. W., Facharzt für Chirurgie u. Urologie, 355 Marburg/Lahn, Dörfflerstraße 12.

Dr. LINDNER, ARNULF, Leiter d. urolog. Abteilung am Allgemeinen Krankenhaus, 58 Hagen (Westf.), priv.: 5842 Westhofen-Buchholz üb. Schwerte/Ruhr, Schwanenweg 1.

Dr. LITOS, MICHAEL, Facharzt für Urologie, Athen (Griechenland), Neophyton Deuka 10.

Dr. LITZ, KARL, Facharzt für Chirurgie, 7932 Munderkingen/Donau, Krs. Ebingen, Städt. Krankenhaus.

Dr. LLINARES, ANTONIO MIRA, Alicante (Spanien), Filipe Berge 12,3.

Dr. LÖBEL, WERNER, Obermedizinalrat, Chefarzt d. chirurg. Abteilung des Küchwald-Krankenhauses, Karl-Marx-Stadt C 25, Bürgerstraße 2.

Prof. Dr. LOEWENECK, M., 2 Hamburg, Alfredstraße 9.

Dr. LOHMANN, RAIMUND, Chefarzt d. Urolog. Abt. d. St. Elisabeth-Krankenhauses, 545 Neuwied/Rhein, Tannenbergstraße 25.

Dr. LOHMÜLLER, WALTER, Facharzt für Urologie, 85 Nürnberg, Mallerstraße 26.

Dr. LOMPA, HELMUTH, Facharzt für Urologie u. Chirurgie, 61 Darmstadt, Weyprechtsstraße 5.

Dr. LORD, HEINZ, Branersville/Ohio (USA), 109 Bell Street.

Dr. LORENZ, GÜNTER, 406 Viersen (Rhld.), Löhstraße 25.

Dr. LURZ, HANS, Chefarzt d. Chir. u. Urolog. Abt. d. Diakonissenkrankenhauses, 68 Mannheim.

Prof. Dr. LURZ, LEONHARD, 68 Mannheim, Mellstraße 51.

Dr. LUTZ, GEORG, 6114 Groß-Umstadt, Ziegelwaldweg 4.

Prof. Dr. LUTZEYER, WOLF, Urolog. Klinik der Medizinischen Akademie, 51 Aachen, Goethestraße 27/29.

Dr. MADSEN, PAUL OVE, Chief Urol. Sect. Va. Hospital, Madison/Wisc. (USA).

Dr. MAISS, HANS-JOACHIM, Chefarzt d. Chirurg. Abteilung u. ärztl. Direktor d. Kreiskrankenhauses, Eisleben.

Prof. Dr. MARBERGER, HANS, Chirurg. Univ.-Klinik, Innsbruck (Österreich), Haspingerstr. 12.

Dr. MARQUARDT, HANS-DIETER, Chefarzt d. Urolog. Klinik d. Städt. Krankenanstalten, 79 Ulm/Donau.

Dr. MARQUARDT, HENNING, Urolog. Abt. d. Chirurg. Univ.-Klinik Köln-Lindenthal, privat: 5 Köln 1, Brüsselerstraße 10.

Dr. MATHISEN, WILLY, Oberarzt am Rikshospitalet, Kir. Avd. A., Oslo (Norwegen).

Dr. MATZ, JOACHIM, Facharzt für Chirurgie u. Urologie, Funktionsarzt für Urologie am Stadtkrankenhaus Bremen-Blumenthal, 28 Bremen-St. Magnus, Leuchtenburgerstraße 8/12.

Dr. MAUERMAYER, WOLFGANG, Chefarzt d. Urolog. Klinik am Krankenhaus rechts der Isar, 8011 München-Neukeferloh, Birkenstraße 15.

Dr. MEINERTZ, OTTO, Facharzt für Urologie, 65 Mainz, Gärtnergasse 11—15.

Dr. MELLER, WALTER, 5172 Linnich, Kr. Jülich, Altwyk 23.

Prof. Dr. MELLIN, PAUL, Dir. der Urolog. Klinik Essen der Ruhruniv., 43 Essen.

Dr. MENNICKEN, CARL, Facharzt für Urologie, 415 Krefeld, Ostwall 119.

Dr. MENSE, GERHARD, Facharzt für Urologie, 35 Kassel-W., Landgraf-Karl-Str. 10

Dr. MENZEL, ELMAR, Facharzt für Urologie, Leit. Arzt d. urolog. Abteilung d. Knappschaftskrankenhauses, 425 Bottrop, Osterfeldstr. 157

Dr. MERGET, RICHARD.

Dr. MERK, CLAUS, Leit. Arzt d. urolog. Abteilung d. Marienhospitals Buer, 465 Gelsenkirchen, Wittekindstraße 25.

Dr. MEUSER, HERBERT, Facharzt für Urologie, Wien 1 (Österreich), Blutgasse 11.

Dr. MEYER, ERICH, Facharzt für Urologie, 85 Nürnberg, Schwanhäuserstraße 15.

Dr. MEYER, KARL-OSKAR, Facharzt für Urologie, 34 Göttingen, Wagnerstraße 3—5.

Dr. MEYER-DELPHO, WALTER, Facharzt für Urologie, 35 Kassel, Sophienstraße 2.

Dr. MICHEL, HUBERT, Facharzt für Urologie, 61 Darmstadt, Hügelstraße 55.

Dr. MILLER, FRITZ G., Facharzt für Urologie, 79 Ulm/Donau, Beyerstraße 14.

Dr. MÖLLHOFF, HELMUT, Chefarzt d. Urolog. Abt. Marienhospital, 437 Marl, Robert Koch-Straße 21.

Dr. MÖNCH, LOTHAR, Leit. d. Urolog. Poliklinik, Dresden-Nicklau N 23.

Prof. Dr. MÖRL, FRANZ, Direktor d. Chirurg. Univ.-Klinik, Halle/Saale, Ernestusstraße 11.

Dr. MOISSIDIS, PERIKLES, Serrai/Griechenland, V. Irakliou 6.

Dr. MOLITOR, WALTER, Chefarzt der Urolog. Abt. d. Krankenhauses St. Trudpert, 753 Pforzheim, Wolfsbergallee 50.

Dr. MOONEN, W. A., Vught (Niederlande), Kleine Gent 11.

Dr. MÜHLING, WERNER.

Dr. MÜLLER, GERD-WOLFGANG, Oberarzt d. Urolog. Klinik d. Med. Akademie, Magdeburg, Adelheidring 23.

Priv.-Doz. Dr. MÜLLER, JOHANNES, Facharzt für Chirurgie u. Urologie, Chefarzt d. Urolog. Poliklinik Bezirkskrankenhaus Dresden-Friedrichstadt, priv.: Dresden A 19, Heubenerstraße 5 I.

Dr. MÜLLER, KURT, Facharzt für Urologie, 7 Stuttgart-Bad Cannstatt, Bahnhofstraße 8.

Dr. MÜSSIGGANG.

Dr. MUND, ERICH, Facharzt für Urologie, 581 Witten/Ruhr, Mozartstraße 11.

Dr. NAGEL, HEINZ, Facharzt für Urologie, Chefarzt d. Urolog. Abteilung St. Marien-Hospital, 5 Köln.

Prof. Dr. NAGEL, REINHARD, Direktor d. Urolog. Klinik d. Freien Univ. u. Poliklinik, Klinikum Westend, Berlin, 1 Berlin-19, Spandauer Damm 130.

Dr. NAGELS, HEINZ, Facharzt für Urologie, 43 Essen, Haus am Kettwiger Tor.

San.-Rat Dr. NETTE, WERNER, Facharzt für Urologie, Leipzig C 1, Schletterstraße 11.

Dr. OBÉ, GERHARD, Facharzt für Urologie, 66 Saarbrücken, Futterstraße 15.

Dr. OBMANN, KARL-HEINZ, 68 Mannheim.

Prof. Dr. OBRANT, KARL OLAF, Medizinalrat, Sahlgrenska Sjukhuset, Göteborg (Schweden).

Dr. OHLER, ERNST, Facharzt für Urologie, 67 Ludwigshafen (Rhein), Kaiser-Wilhelm-Straße 14.

Prof. Dr. OLSSON, OLLE, Chefarzt d. Röntgenolog. Univ.-Klinik, Lund (Schweden).

Dr. OSWALD, KARL, Oberarzt d. Urolog. Abt. d. Chirurg. Univ.-Klinik, 74 Tübingen, Calwerstraße

Dr. ÖZEGE, ENGIN, 469 Herne, Widumerstraße 8.

Doz. Dr. PACES, VACLAV, Vorstand d. Urolog. Klinik d. Instituts für ärztliche Fortbildung Prag, Praha 5 — Smichoy ČSSR, Stroupeznickehe 26.

Dr. PAEHLER, HELMUTH, Facharzt für Urologie, 588 Lüdenscheid, Heinrich-Mann-Straße 15.

Dr. PAETZEL, WALTER, Facharzt für Urologie, 8018 Grafing b. München, Bürgerlingstraße 15.

Dr. PAGEL, WERNER.

Dr. PALMÖV, ANDREAS, Oberarzt, Eriks Sjukhus, Stockholm (Schweden).

Dr. PAPADIMITRIU, DEMETRE, Direktor d. Urolog. Klinik, Allgemeines Krankenhaus, Athen (Griechenland), Voukourestiou Str. 35 b (136).

Dr. PECHERSTORFER, MARTIN, Oberarzt d. Urolog. Univ.-Klinik, Wien (Österreich), Alserstraße 4.

Dr. PECZAT, ROLF, Urolog. Abt. des Friederikenstiftes, 3 Hannover, Humboldtstraße 5.

Prof. Dr. PENITTSCHKA, WILFRIED, Chefarzt d. Chirurg. Abteilung Neues St. Vincentius-Krankenhaus, 75 Karlsruhe, Südendstraße 32, priv.: 75 Karlsruhe, Links d. Alb 26.

Dr. PETRI, W., Facharzt für Chirurgie, Chefarzt d. Chirurg. Abteilung, Bezirkskrankenhaus für Psychiatrie, Leipzig-Dösen, Chirurg. Abteilung, Leipzig O 39, Chemnitzer Straße 50.

Dr. PFEIFFER, HANS, 712 Bietigheim, Uhlandstraße 6.

Dr. PFITZNER, HANS, Facharzt für Urologie, 58 Hagen-Haspe, Talstraße 16.

Dr. PIRLICH, WOLFRAM, Facharzt f. Urologie, Chirurg. Klinik d. Karl-Marx-Univ. Leipzig, Bochumerstraße 50.

Dr. PRAETORIUS, MICHAEL, 8 München 71, Agnes Bernauer-Straße 71.

Prof. Dr. PUIGVERT, ANTONIO GORRO, Barcelona (Spanien), Provenza 345.

Dr. PUSINELLI, WOLFGANG, Facharzt für Urologie, Osterwiek über Halberstadt, Krankenhaus.

Prof. Dr. RAABE, SIEGFRIED, Chirurg. Klinik, Facharzt für Chirurgie u. Urologie, 78 Freiburg i. Brsg.

Dr. RAATZSCH, HEINZ, Oberarzt d. Urolog. Klinik d. Med. Akademie Dresden, Petscherstraße 74.

Dr. RANGE, ROLF-WERNER, Facharzt für Urologie, 72 Tuttlingen, Schlößleweg 15.

Dr. RAVE, BERNHARD, Facharzt für Urologie, Leit. Arzt d. urolog. Abteilung d. Prosper-Hospitals, 435 Recklinghausen, Hohenzollernstraße 30.

Dr. REDECKER, KLAUS-DIETRICH, Chefarzt d. Urolog. Abt. d. Krankenhauses Bruchsal, privat: 7521 Weiher, Forsterstraße 21.

Dr. REH, NORBERT, Facharzt für Urologie, 407 Rheydt, Hugo-Preuß-Straße 34.

Dr. REIMANN-HUNZIKER, Chefarzt d. Adullamstiftung, Basel (Schweiz), Mittlere Straße 15.

Dr. REUTER, HANS-JOACHIM, Facharzt für Urologie, 7 Stuttgart S., Paulinenstraße 10.

Dr. REUTER, ULRICH, Facharzt für Urologie, 495 Minden (Westf.), Bismarckstraße 1.

Dr. RICHTER FRITZ M., 2942 Jever (Oldenburg), Neue Straße 14.

Dr. RICHTER, WILLI HEINRICH, Chefarzt d. chirurg. Abteilung Kreiskrankenhaus, 208 Pinneberg (Holstein).

Dr. RIEF, JOHANN ALBRECHT, 1 Berlin 28, Geierpfad 8/10.

Dr. RITZMANN, W.

Prof. Dr. ROCKSTROH, HEINZ, Chirurg. Univ.-Klinik, Urolog. Abt., Halle/Saale, Leninstr. 18.

Prof. Dr. RODECK, G., Chirurg. Univ.-Klinik, 355 Marburg/Lahn, Friedrich-Ebert-Straße 78.

Prof. Dr. RÖHL, LARS, Direktor der Urolog. Abt., Chir. Univ. Klinik, 69 Heidelberg.

Dr. ROEMER, LEO, Facharzt für Urologie, 4 Düsseldorf, Sternstraße 72.

Dr. ROSSBACH, ADOLF, Facharzt für Urologie, 799 Friedrichshafen/Bodensee, Schmidstraße 4.

Prof. Dr. ROTHAUGE, CARL-FRIEDRICH, Chirurg. Univ.-Klinik, 6331 Gießen, Professorenweg 5.

Dr. ROXLAN, BERND, Facharzt für Urologie, 46 Dortmund, Hiltropwall 2.

Dr. RUDZEWSKI, B., Facharzt für Chirurgie, Chefarzt d. Städt. Krankenhauses, 7107 Neckarsulm, Neuenstadter Straße 27.

Dr. habil RUGENDORF, ERWIN-WALTER, Oberarzt d. Urolog.Klinik d. Städt. Krankenhauses, 6 Frankfurt/Main-Hoechst, Gotenstraße 6—8.

Dr. RUILE, KURT, Urolog. Abt. d. Chirurg. Univ.-Klinik, 63 Gießen, Klinikstraße 37.

Prof. Dr. RUMMELHARDT, SEPP, Wien 19 (Österreich), Kaasgrabengasse 17.

Prof. Dr. RUTISHAUSER, GEORG, Leit. d. Urolog. Abt. d. Chirurg. Univ.-Klinik, Basel/Schweiz.

Priv.-Doz. Dr. SACHSE, Krankenanstalten-Urolog. Klinik, 85 Nürnberg, Flurstraße 17.

Dr. SADEGHI, ESMAIL, Sari/Iran, Passage Hafezadeh.

Frau Dr. SALLINEN, AUNE, Fachärztin für Urologie, Helsinki (Finnland), Runeberg K. 46 B.

Dr. SAPIA, HERBERT, Facharzt für Chirurgie u. Urologie, Berlin NO 18 Kniprodestraße 122.

Dr. SCANZONI VON LICHTENFELS, CURT, Rotes Kreuz-Krankenhaus, 33 Braunschweig, Jasperallee 19.

Dr. SCHENDZILORZ, FRITZ, Facharzt f. Urologie, 54 Koblenz, Mainzer Straße 29.

Dr. SCHIEBEL, ALFRED, Facharzt für Chirurgie, Chefarzt, Bergmannskrankenhaus, Chirurg. Abteilung, Klettwitz N. L.

Dr. SCHILLER, MANFRED, Facharzt f. Urologie, 8 München 2, Promenadeplatz 10.

Dr. SCHIMATZEK, ANTON, Wien 1 (Österreich), Reischachstraße 3.

Dr. SCHINDLER, ERNST, Obermed. Rat, 359 Bad Wildungen, Langemarckstraße 9.

Dr. SCHLICHT, LEO, 8 München, Laplacestraße 32.

Dr. SCHMANDT, WERNER, Urolog. Abt. d. Chirurg. Univ.-Klinik, 44 Münster i. W.

Dr. SCHMIDT, HANS, Facharzt für Chirurgie u. Urologie, Urolog. Klinik d. Städt. Krankenanstalten, Wismar, Dr. Unruh-Straße 21.

Dr. SCHMIDT, J., Oberarzt d. Urolog. Klinik, 77 Singen.

Dr. SCHMIDT, WALTER, 41 Duisburg, Curtiusstraße 14.

Prof. Dr. SCHMIEDT, EGBERT, Direktor d. Urolog. Klinik d. Universität München, Städt. Krankenhaus, 8 München 15, Thalkirchnerstraße 48.

Doz. Dr. SCHMITZ, WERNER, Oberarzt d. Urolog. Klinik d. Universität 4 Düsseldorf, privat: 415 Krefeld, Am Reitweg 4.

Dr. SCHNEIDER, HANS-JOACHIM, Oberarzt d. Urolog. Klinik u. Poliklinik der Friedrich-Schiller-Universität, Jena, Lessingstraße 1.

Prof. Dr. SCHNEIDER, HERMANN, Urolog. Klinik d. Städt. Krankenhauses, 75 Karlsruhe, Devrientstraße 3.

Dr. SCHNEIDER, KURT, Facharzt für Urologie, 8 München 22, Schönfeldstraße 19.

Prof. Dr. SCHOBER, KARL-LUDWIG, Chirurg. Univ.-Klinik, Halle/Saale, Leninstraße 18.

Dr. SCHÖNBORN, HUGO, Facharzt für Urologie, 75 Karlsruhe, Douglasstraße 34.

Dr. SCHÖNGART, KLAUS, Facharzt für Urologie, Kreiskrankenhaus, Urolog. Abteilung, 3006 Großburgwedel (Hann.).

Prof. Dr. SCHRÖDER, CARL-HEINZ, Leit. Arzt d. Chirurg. u. Urolog. Abteilung d. Städt. Krankenhauses, 454 Lengerich (Westf.).

Dr. SCHRÖTER, HELMUT, Leit. Arzt d. Urolog. Abteilung d. Krankenhauses St. Josef, 84 Regensburg, Richard-Wagner-Straße 38.

Dr. SCHÜTZE, RICHARD, Facharzt für Urologie, 2 Hamburg-Sasel, Stadtbahnstraße 21.

Doz. Dr. med. habil. SCHULTHEIS, THEODOR, Chefarzt d. Chirurg.-urolog. Abteilung d. St. Barbara-Hospitals, 439 Gladbeck (Westf.).

Dr. SCHULTZE-SEEMANN, FRITZ, Facharzt für Chirurgie u. Urologie, 1 Berlin 28, Münchener Straße 22.

Dr. SCHULZE, WALTER, Facharzt für Urologie, 2 Hamburg-Altona, Museumstraße 1.

Prof. Dr. SCHUMANN, EBERHARD, Direktor d. Röntgen- u. Radiumklinik d. Med. Akademie, Erfurt, Straße der Einheit 166.

Prof. Dr. SCHUMANN, DIETRICH, Direktor d. Chirurg. Klinik d. Bezirkskrankenhauses Dresden-Friedrichstadt, Dresden A 1, Friedrichstraße 41.

Dr. SCHWARTZ, LOTHAR, 5902 Weidenau/Sieg, Herrenfeldstraße 13.

Dr. SCULÉTY, SANDOR, I. Chirurg. Univ.-Klinik, Szeged (Ungarn), Postfach 464.

Dr. SEDLACZEK, ERIK, Facharzt für Urologie, 8 München 2, Theatinerstraße 38.

Dr. SEIDEL, P., 84 Regensburg, Turfweg 4.

Dr. SEMMELROCH, HERMANN, Direktor d. Städt. Krankenhauses u. Chefarzt d. chirurg. Abteilung, 8458 Sulzbach-Rosenberg (Opf).), Krankenhausstraße 18.

Prof. Dr. SERFLING, Direktor d. Chirurg. Univ.-Klinik, Charité, Berlin, Schumannstr. 20.

Dr. SICHERT, WOLFRAM, Facharzt für Urologie, 465 Gelsenkirchen-Buer, Goldbergstraße 72.

Dr. SICKINGER, KURT, 2 Hamburg 13, Rothenbaumchausee 179.

Dr. SIEPERMANN, WERNER, 56 Wuppertal-Elberfeld, Alte Freiheit 3.

Prof. Dr. SIGEL, ALFRED, Leiter d. Urolog. Abt. d. Chirurg. Univ.-Klinik, 852 Erlangen, privat: Jasminstraße 30.

Dr. SIMMET, JOHANNES, Facharzt für Urologie, Wallerfangen/Saar; priv.: 6638 Dillingen/Saar, Stummstraße 55.

Priv.-Doz. Dr. SIMONS, ERICH, Chefarzt d. Urolog. Klinik d. Elisabeth-Krankenhauses, 407 Rheydt, Hubertusstraße 100.

Dr. SINGER, HERBERT, Facharzt für Chirurgie u. Urologie, Bad Blankenburg (Thüringen), Krankenhaus.

Doz. Dr. SINNER, WILHELM, Leiter d. Urolog. Abt. an d. Chirurg. Univ.-Klinik, 25 Rostock, Leninallee 35.

Dr. SMOLER, HANS, Facharzt für Urologie, 896 Kempten/Allgäu, Bahnhofstraße 6.

Dr. SOCHA, PAUL, 466 Gelsenkirchen-Buer, Königswiese 19.

Dr. SODER, ERICH, Facharzt für Chirurgie u. Urologie, Chefarzt d. Chir. Abt. d. Städt. Krankenhauses, 674 Landau/Pfalz.

Priv.-Doz. Dr. SÖKELAND, JÜRGEN-BERNHARD, Oberarzt d. Urolog. Univ.-Klinik, 665 Homburg/Saar.

Priv.-Doz. Dr. SOMMERKAMP, H., 355 Marburg/Lahn, Uferstraße 9.

Dr. SPARWASSER, HERBERT, 54 Koblenz, Schlachthofstraße 15.

Dr. SPECKMANN, FRIEDRICH, Chefarzt d. Urol. Klinik der Städt. Krankenanstalten, 46 Dortmund.

Prof. Dr. STAEHLER, WERNER, Lehrstuhl für Urologie d. Univ.-Kliniken, 74 Tübingen, Calwerstraße.

Dr. STÄHLER, HARTMUT, Facharzt für Chirurgie u. Urologie, Chefarzt d. Urolog. Klinik, 89 Augsburg.

Dr. STAGGE, FRITZ, Facharzt für Urologie, 45 Osnabrück, Möserstraße 38.

Dr. STAMMEL, Facharzt für Urologie, 423 Wesel, Berliner Torplatz 5.

Dr. STAPF, ARTHUR, Direktor d. Städt. Humboldt-Krankenhauses, 1 Berlin-Reinickendorf, Teichstraße 65.

Dr. STEFFENS-KREBS, DIETER, Oberarzt d. Chirurg. Klinik u. Urolog. Abt. d. Stadtkrankenhauses, 359 Bad Wildungen.

Dr. STIEHLER, GÜNTHER, Facharzt für Urologie, 44 Münster/Westf., Warendorferstraße 97.

Dr. STOLL, HANS G., Facharzt für Urologie, Leit. Arzt d. Urolog. Klinik d. Städt. Krankenanstalten, 28 Bremen.

Prof. Dr. med. habil. STOLZE, M., Leit. Direktor d. Urolog. Klinik des Stadtkrankenhauses Weidenplan, Halle/Saale, Mühlweg 1.

Dr. STOPP, RICHARD, Chefarzt d. Urolog. Poliklinik, Freiberg/Sa., Weißbachstraße 8a.

Prof. Dr. STOTZ, WILHELM, 41 Duisburg, Bethesda-Krankenhaus.

Dr. STRAUSS, HEINZ, Facharzt für Urologie, 35 Kassel, Friedrich-Ebertstraße 127.

Dr. STRAUSS, WOLFGANG, Facharzt für Urologie, 8789 Bad Brückenau, Georg-Ritter-Krankenhaus.

Priv.-Doz. Dr. STROHMENGER, PAUL, 43 Essen, Urolog. Klinik, Klinikum Essen d. Ruhruniversität.

Dr. STROTHOTTE, ERICH, 56 Wuppertal-Barmen, Kleine Flurstraße 9.

Dr. STRUBE, HERBERT, Leit. Arzt d. chirurg.-urolog. Abteilung Rot-Kreuz-Krankenhaus, 545 Neuwied.

Dr. STUDEMUND, HARTWIG, Anschar-Krankenhaus, 23 Kiel-Wil, Weimarer Straße 9.

Dr. TANEV, TANU STEFANOFF, Facharzt für Urologie, Chefarzt, Sofia (Bulgarien) Bld. Patriarch Eftimi 12.

Dr. TAUBERT, GÜNTHER, Facharzt für Chirurgie u. Urologie, Oberarzt d. Chir. Univ.-Klinik Jena/Thüringen, Reichardtstieg 8.

Prof. Dr. TAUPITZ, ARTUR, Chefarzt der Urolog. Klinik, Städt. Krankenhaus, 675 Kaiserslautern.

Prof. Dr. THELEN, ANTON, Leiter d. Chirurg. Abteilung d. Lorettokrankenhauses, 78 Freiburg i. Brsg.

Dr. THELEN, PAUL, Facharzt für Urologie, 5 Köln, Im Klapperhof 52, priv.: 5 Köln-Lindenthal, Lortzingstraße 45.

Dr. THIEL, KARL-HEINZ, Chefarzt d. Urolog. Klinik d. Städt. Krankenanstalten Heilbronn, privat: 7101 Klingenberg/Heilbronn, Uhlandstraße 71.

Dr. THIELE, RUDOLF, Oberarzt d. Urolog. Klinik d. Städt. Krankenanstalten, 89 Augsburg, Jakoberwallstraße 21.

Dr. THOMA, EDUARD, 85 Nürnberg, Stormstraße 13.

Dr. TIMMERMANN, ALBERT, 2 Hamburg 1, Rathausmarkt, Plan 5. Krankenhaus, 207 Großhansdorf, Arensburg.

Dr. TIMMERMANN, H. W., Chefarzt Stadtkrankenhaus, 238 Schleswig, Möwenweg 18.

Dr. TITTEL, HANS, Facharzt für Urologie, 28 Bremen, Sielwall 18.

Dr. TRAMOYERES, CASES, ALFREDO, Valencia (Spanien), Av. Jacinto Benavente 27.

Dr. TREVISINI, ATTILIO, Primario Urologo, Ospedale Maggiore, Trieste (Italia), Via Coroneo 6.

Dr. TRINCKAUF, HANS-HEINRICH, Oberarzt an der Urolog. Klinik d. Med. Akademie „Carl Gustav Carus", Dresden, Fetscherstraße 74.

Prof. Dr. TRUSS, FRIDREICH, Facharzt für Urologie, Leiter d. Urolog. Abteilung d. Chirurg. Univ.-Klinik, 34 Göttingen, Goßlerstraße 10.

Prof. Dr. TSCHERVENAKOV, ANTON, Vorstand d. Urolog. Klinik d. Instituts für ärztl. Fortbildung (ISUL), Sofia (Bulgarien), Belo More 8.

Prof. Dr. ÜBELHÖR, RICHARD, Vorstand d. Urolog. Klinik d. Krankenhauses d. Stadt Wien in Lainz, Wien 8 (Österreich), Alserstraße 25.

Prof. Dr. UEBERMUTH, H., Direktor d. Chirurg. Klinik d. Karl-Marx-Univ., Leipzig C 1, Liebigstraße.

Dr. UHLIR, KAREL, Facharzt für Chirurgie u. Urologie, Vorstand d. urolog. Abteilung d. Stadtkrankenhauses in Ostrava (ČSSR), Postovní 31.

Dr. ULTZMANN, HARALD, Facharzt für Urologie, Wien 4 (Österreich), Plösselgasse 6.

Dr. UNGER, VICTOR, Facharzt für Chirurgie u. Urologie, 66 Saarbrücken, Viktoriastraße 2.

Priv.-Doz. Dr. VAHLENSIECK, WINFRIED, Leit. Arzt d. Urolog. Abt. d. Chir. Univ.-Klinik Bonn/a. Rhein, privat: Lengsdorf bei Bonn, Auf dem Freibogen 2b.

Dr. VOIGT, KONRAD, Facharzt für Urologie, 1 Berlin NW 21, Alt Moabit 86b.

Dr. WAGNER, CARL, Facharzt für Urologie, 359 Bad Wildungen, Hufelandstraße 1.

Dr. WAGENER, KLAUS, Facharzt für Urologie, 359 Bad Wildungen, Hufelandstraße 1a.

Dr. WALDHUBEL, 655 Bad Kreuznach, Josef Schneider-Straße 10.

Priv.-Doz. Dr. WAND, HERIBERT, Urolog. Abteilung d. Universität, 23 Kiel.

Dr. WASMUTH, KLAUS, Chefarzt d. chirurg. u. urolog. Abteilung d. Stadtkrankenhauses, 8832 Weißenburg i. Brsg., Würzburger Weg 22.

Priv.-Doz. Dr. WEBER, WOLFGANG, Chirurg. Univ.-Klinik, 6 Frankfurt/Main-Süd, Ludwig-Rehn-Straße 14.

Prof. Dr. WEHNER, ERNST, Facharzt für Urologie, Leit. Arzt d. Urolog. Klinik, 7 Stuttgart-S., Hohenzollernstraße 9.

Dr. WEHNER, WALTER, 7 Stuttgart-S., Hohenzollernstraße 9.

Dr. WEHRHEIM, WALTER, Leit. Arzt d. urolog. Abteilung d. Tuberkuloseklinik, Heilstätten Bad Berka, Krs. Weimar.

Dr. WEIDNER, OTTO, Chefarzt d. urolog. Abteilung d. Krankenhauses St. Nepomuk, Erfurt (Thüringen), Gartenstraße 21.

Dr. WEIGELE, G., Facharzt für Urologie, 741 Reutlingen, Bahnhofstraße 2.

Dr. WEINER, WOLFGANG, Facharzt für Chirurgie u. Urologie, 65 Gera, Joh.-R. Beckerstraße 1, Leit. d. Urolog. Abt. d. Bergarbeiter-Krankenhauses.

Dr. WENDEROTH, Oberarzt d. Städt. Krankenanstalten, Urolog. Klinik, 56 Wuppertal-Barmen, Heusnerstraße 40.

Dr. WICHER, WILLIBALD, Facharzt für Urologie, 8 München 2, Schützenstraße 2.

Dr. WIDEN, TORSTEN, Allmänna Sjukhuset, Malmö (Schweden).

Dr. WIEBE, WALTER, Facharzt für Urologie, 294 Wilhelmshaven, Hegelstraße 64.

Dr. WIGGER, C., Facharzt für Urologie, 493 Detmold, Hornsche Straße 34.

Dr. WILBERT, HEINZ, 652 Worms, Siegfriedstraße 31.

Prof. Dr. WILLE-BAUMKAUF, HORST, 33 Braunschweig, Moltkestraße 1.

Dr. WINKELMANN, CLAUS, Facharzt für Urologie u. Chirurgie, 722 Schwenningen/Neckar, Karlstraße 36.

Dr. WINZ, RICHARD, Facharzt für Urologie, 44 Münster (Westf.), Bahnhofstraße 18.

Dr. WITZEL, REINHOLD, Facharzt für Urologie, 53 Bonn, Lennéstraße 9a.

Dr. WOHLRABE, KURT, Facharzt für Urologie, 43 Essen-West, Altendorfer Straße 305.

Dr. WOLFF, OTTO, Facharzt für Urologie, 28 Bremen, Schleifmühlgasse 26.

Dr. WOLTERHOFF, HERMANN, Facharzt für Urologie, 401 Hilden (Rhld.), Benrather Straße 26.

Dr. WOSSIDLO, DIETHER, Facharzt für Urologie, 1 Berlin-Spandau, Markt 12/13.

Dr. WURDAS, HERMIS, Facharzt für Urologie, 404 Neuß (Rhld.), Bahnstraße 1.

YOUNG, M. D., B. W., San Francisco, 490 Post Street, Calif./USA.

Dr. ZEISS, PETER, Leit. Arzt d. Urolog. Klinik, Sanatorium Reinharsquelle, 359 Bad Wildungen, Dr. Bornstraße 7.

Doz. Dr. ZEMAN, EMIL, Urolog. Klinik Brünn (ČSSR), Brezinagasse 14.

Prof. Dr. ZENKER, RUDOLF, Direktor d. Chirurg. Univ.-Klinik, 8 München, Nußbaumstraße.

Dr. ZIEGENMEYER, HANS-DIETRICH, Chefarzt d. Gyn.-geburtshilfl. Abteilung, Krankenhaus in Lauchhammer-Ost, Stalinstraße 84.

Dr. Dr. ZIKIC, 493 Detmold, Beneckestraße 11.

Prof. Dr. Zingg, Urolog. Univ.-Klinik Zürich.

Dr. ZIPPER, GERT-CHRISTIAN, Oberarzt d. Urolog. Klinik u. Poliklinik d. Bezirkskrankenhauses, Görlitz (Sachsen), Holteistraße 13.

Dr. ZOEDLER, DIETMAR, Klinik Golzheim, 4 Düsseldorf, Friedrich-Lau-Straße 26.

Dr. ZORN, BERNHARD, Chefarzt d. Urolog. Klinik, d. Leninkrankenhauses, Karl-Marx-Stadt.

Dr. ZORN, DIETRICH, 3 Hannover-Kirchrode, Aussiger Wende 17.

Dr. ZURBORG, CLEMENS, Leiter d. urolog. Abteilung a. d. Chirurg. Klinik d. Städt. Krankenanstalten, 415 Krefeld, Rheinstraße 21.